**A   Sprache – mehr als
Sprechen und Verstehen**

B   Therapie

C   Leben mit Aphasie

D   Anhang

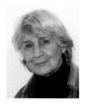

Dr. Luise Lutz

- Studierte Linguistik, Sprachheilpädagogik und Psychologie an der Universität Hamburg; Weiterbildung in Neurolinguistik und Patholinguistik an den Universitäten Edinburgh, Paris und Brüssel.
- Lehrte 15 Jahre Neurolinguistik/Patholinguistik an den Universitäten Hamburg, Bremen, Osnabrück und der Humboldt-Universität Berlin.
- Seit über 20 Jahren Seminare an Logopädenschulen, Rehakliniken und in Pflegeheimen in Deutschland, Österreich und der Schweiz zu den Themen "Aphasietherapie" und "Umgang mit Aphasie".
- Arbeitet seit 1979 als Klinische Linguistin in der neurologischen Rehabilitation; davon 13 Jahre in der geriatrischen Reha (Aufbau und Leitung der Sprachtherapie-Abteilung im Albertinen Haus, Hamburg). Baute im Aphasiezentrum Vechta-Langförden die Sprachtherapie-Abteilung auf und entwickelte das dort angewandte Konzept für die 4-wöchigen Intensiv-Kuren für Aphasiker und Angehörige. Seit 1996 therapiert sie in eigener Praxis in Hamburg.
- Langjährige Tätigkeit in der Aphasiker-Selbsthilfe.
- 2003 Bundesverdienstkreuz.

Luise Lutz

Das Schweigen verstehen

Über Aphasie

Mit einem Geleitwort von Prof. Dr. med. Wolfgang Schlote

4., überarbeitete Auflage

Mit 64 Abbildungen und 3 Tabellen

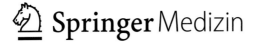

Dr. Luise Lutz
Praxis für Aphasietherapie
Julius-Brecht-Str. 11
22609 Hamburg

Prof. Dr. med. Wolfgang Schlote
Neurologisches Insitut der Johann Wolfgang Goethe-Universität
Deutschordenstraße 46
60528 Frankfurt

Sagen Sie uns Ihre Meinung zum Buch: www.springer.de/978-3-642-12918-6

ISBN   978-3-642-12918-6 Springer-Verlag Berlin Heidelberg New York

Bibliografische Information der Deutschen Nationalbibliothek
Die Deutsche Bibliothek verzeichnet diese Publikation in der Deutschen Nationalbibliografie;
detaillierte bibliografische Daten sind im Internet über http://dnb.d-nb.de abrufbar.

Springer Medizin
Springer-Verlag GmbH
Ein Unternehmen der Springer Science+Business Media

springer.de
© Springer Medizin Verlag Berlin Heidelberg 1992, 1996, 2004 und 2010
Printed in Germany

Planung: Marga Botsch, Heidelberg
Projektmanagement: Natalie Brecht, Heidelberg
Copy-Editing: Katharina Sporns-Schollmeyer
Satz: medionet Publishing Services Ltd., Berlin
Layout und Umschlaggestaltung: deblik Berlin
SPIN 12560554

Gedruckt auf säurefreiem Papier   22/2122/cb – 5 4 3 2 1 0

In Erinnerung an Orge

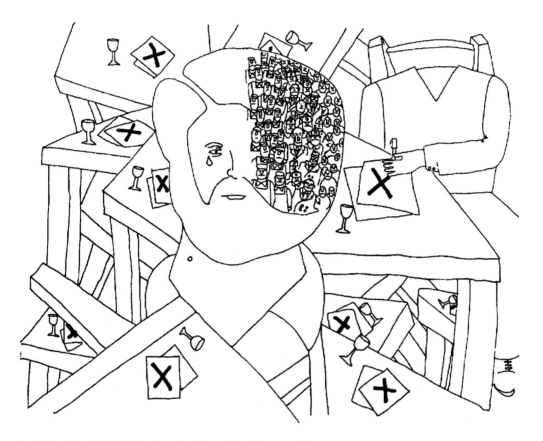

Der Aphasiker Sabadel (Karikaturist) hat sich selbst gezeichnet

Geleitwort

Das Buch von Dr. Luise Lutz mit dem vielsagenden Titel »**Das Schweigen verstehen**« liegt nun in dritter Auflage vor. Seinen zunehmenden Erfolg verdankt das Buch zwei Wurzeln: der wirklich unermesslichen Erfahrung der Sprachtherapeutin aus ihrer jahrzehntelangen Praxis und den wissenschaftlichen Kenntnissen der klinischen Linguistin, die jeden ihrer sprachdiagnostischen und -therapeutischen Ansätze kritisch überprüft.

Frau Dr. Lutz vereint die beiden Facetten in diesem Buch zu einem höchst informativen und spannenden Bericht, der vom Leser mit immer erneuter eigener Neugier nachvollzogen und ausgeschöpft wird. Das Buch wird damit, auch aufgrund seiner klaren inhaltlichen Gliederung, zu einem Lesebuch und Nachschlagewerk für alle, die mit aphasischen Patienten zu tun haben, sei es beruflich, sei es als Angehörige.

Aphasie, also Sprachlosigkeit, gehört zu den schwersten und beunruhigendsten Veränderungen, die einen Menschen treffen können, sie trifft ihn im Kern seiner Persönlichkeit. Es ist für diejenigen, die mit ihm Umgang haben, zunächst schwer verständlich, was sich in einem aphasischen Patienten, in seinem Selbstverständnis, in seinem Alltag und in der Kommunikation mit ihm abspielt.

Aphasie ist zu einem brennenden sozialen Problem geworden, das in seiner Tragweite nicht immer erkannt wird, denn die Patienten sind körperlich nur teilweise oder überhaupt nicht behindert, sie haben aber einen wichtigen, integralen Teil ihres Selbst verloren. Ihnen in dieser Lage beizustehen, ihnen wieder zu Sprachkompetenz zu verhelfen, ist eine schwierige Aufgabe.

Eine wichtige Funktion des Buches von Frau Dr. Lutz ist zu zeigen, dass es bei der Sprachtherapie nicht um vordergründige Trainingsprogramme mit naheliegenden Übungsaufgaben geht, sondern um einen **systembezogenen Sprachaufbau aufgrund linguistischer Kenntnisse über Spracherwerb, Sprachstruktur und kognitiven Hintergrund.** Es ist das besondere Verdienst von Frau Dr. Lutz, diese Zusammenhänge verständlich zu machen und an Hand einer Fülle eindrucksvoller Beispiele darzustellen.

Dabei wird deutlich, dass die individuelle Einstellung auf den einzelnen Patienten und auf die spezifische Form seiner Störung und der Verarbeitung dieser Störung eine wesentliche, ja vermutlich die entscheidende Voraussetzung für einen Therapieerfolg ist. Der Therapeut/die Therapeutin muss den individuellen Zugang zum Patienten finden, sonst scheitert auch die bestgeplante Sprachtherapie.

Wer das Buch liest, erhält einen Blick in die Katakomben der intakten und der gestörten Sprache als einer einzigartigen, komplizierten, sensiblen, spezifisch menschlichen Form der Bewegung, die nur für den kundigen, geduldigen und gleichermaßen sensiblen Beobachter und Therapeuten zugänglich ist.

In diesem Buch werden die Phänomene gestörter und wieder neu erworbener sprachlicher Fähigkeiten von Anfang an im Blick auf die heute bekannten neurobiologischen Grundlagen der Sprachfunktion analysiert. Obwohl die aktuelle Neurologie und Neuropsychologie, trotz der zunehmenden Anwendung bildgebender Verfahren, noch weit davon entfernt ist, die feineren neuronalen Aktivitäten darzustellen, die sprachlichen Leistungen zugrunde liegen, so hat sie doch zahlreiche Erkenntnisse gebracht, die ein differenzierteres Bild von den Vorgängen im Bereich der »inneren Sprache« vermitteln und die früheren holzschnittartigen Vorstellungen modifizieren. Dies trifft vor allem auf das Wechselspiel erregender und hemmender Verbindungen in den neuronalen Netzwerken der Sprachregion zu. Dem trägt auch dieses Buch Rechnung. Die vorliegende Auflage wurde unter diesen Aspekten neu bearbeitet und bezieht die neue wissenschaftliche Literatur mit ein.

Für wen ist das Buch geschrieben? Für Sprachtherapeuten, für die Angehörigen betroffener Patienten, aber auch für interessierte Laien im Umkreis aphasischer Patienten, die sich Anregungen, Kenntnisse und Anschauung »mitten aus der Praxis«, jedoch mit wissenschaftlichem Hintergrund, holen wollen. Nach meiner Kenntnis gibt es weder auf dem deutschen noch auf dem internationalen Markt ein Buch, das das Phänomen der gestörten Sprache in ähnlich eindringlicher Weise darstellt und verständlich macht. Möge diese dritte Auflage des Buches wie die bisherigen mit Erfolg ihren Weg gehen.

Prof. Dr. med. Wolfgang Schlote
Frankfurt/Main

Vorwort zur 4. Auflage

Seit ich dieses Buch schrieb, sind mehr als zwanzig Jahre vergangen.

In dieser Zeit haben sich die Forschungserkenntnisse in allen für die Aphasiologie relevanten Bereichen - Neurobiologie, -psychologie und –linguistik - sprunghaft vermehrt, auch die bildgebenden Verfahren haben mit neuen Erkenntnissen über die Sprachverarbeitung dazu beigetragen. In der Therapieforschung sind neue Therapiemethoden entwickelt worden, die Anzahl der Therapie-Einrichtungen ist gestiegen, und die Selbsthilfebewegung hat sich zu beachtlicher Größe entwickelt.

Trotzdem scheint der Wunsch nach Aufklärung noch weit verbreitet zu sein. Ich werde immer wieder um Hilfe gebeten: Betroffene und ihre Angehörigen suchen nach Erklärungen über die für sie unbegreiflichen sprachlichen Reaktionen. Sie haben Mühe abzuschätzen, was in der Therapie machbar ist, und sie haben unzählige Fragen über den Umgang mit Aphasie. Deshalb scheint eine aktualisierte Auflage sinnvoll zu sein.

Auch in den letzten Jahren haben mir viele Betroffene und andere Menschen, die am Problem „Aphasie" Anteil genommen haben, Mut gemacht, mich weiter mit diesen Fragen zu befassen. Ich habe so viele interessierte und motivierende Gesprächspartner erlebt, dass ich ihnen nicht einzeln danken kann. Hier mein Dank an sie alle!

Ein spezieller Dank gilt meinen Patienten, die ich für ihre Geduld und ihre Durchhaltekraft bewundere und die mir in jeder Therapiesitzung so viele positive Impulse geben.

Dr. Luise Lutz
Hamburg, im Oktober 2010

Vorwort zur 3. Auflage

Die Neurowissenschaften haben in den letzten Jahren zu vielen neuen Erkenntnissen geführt, die auch den Bereich der Aphasiologie betreffen. Trotzdem erlebe ich fast täglich, dass das Wissen über Aphasie immer noch in keiner Hinsicht genügt:

- Über die neuro(bio)logischen Hintergründe der Aphasie wie auch über die Mechanismen der Sprache ist in der Öffentlichkeit immer noch sehr wenig bekannt, so dass die Aphasiker und ihre Angehörigen fast überall auf wenig Verständnis stoßen. Es gibt sehr viel Fachliteratur zu diesem Thema, aber kaum Texte, die auch für Laien lesbar sind.
- Über die Möglichkeiten der Therapie bestehen häufig selbst im medizinischen Bereich noch unklare Vorstellungen: Ich bekomme immer wieder Anrufe von verunsicherten Angehörigen, denen gesagt wurde, dass »nach einem halben Jahr/nach 8 Monaten nicht mehr mit Therapie-Fortschritten gerechnet werden kann«. Nach 25 Jahren Therapie-Erfahrung bin ich sicher, dass dies nicht stimmt – aber wie kann ich meine Anrufer in einem kurzen Gespräch so gut überzeugen, dass sie den Aphasikern helfen, mit genügend Mut und Durchhaltekraft eine langwierige Therapie durchzustehen?
- Der Zeitdruck, unter dem Ärzte und Pflegekräfte schon immer standen, verschärft sich aufgrund der aktuellen Sparmaßnahmen, so dass immer weniger Zeit bleibt, Aphasiker und Angehörige ausführlich aufzuklären.
- Immer noch gibt es viel zu wenig psychologische Unterstützung für die Angehörigen, die ja von Aphasie mitbetroffen sind.

Es scheint also sinnvoll, dieses Buch in einer weiteren aktualisierten Neuauflage herauszubringen.

Obwohl ich das Buch für Angehörige von Aphasikern und für andere nichtfachliche Ansprechpartner der Aphasiker geschrieben habe, wird es offenbar häufig als Einstiegslektüre von Studierenden der Logopädie, Sprachheilpädagogik und Klinischen Linguistik benutzt. Deshalb habe ich an manchen Stellen einige fachliche Erklärungen hinzugefügt und auch die Literaturliste entsprechend ergänzt, möchte aber betonen, dass es mir weiterhin in erster Linie um die praktische – allerdings gründliche und nach dem heutigen Stand der Wissenschaft fundierte – Aufklärung der Betroffenen und ihrer Gesprächspartner geht. Wissenschaftliche Vollständigkeit würde den Rahmen dieses Buches sprengen.

Da inzwischen sehr viel Literatur zur Computertherapie erschienen ist und es mir unmöglich erscheint, diesen neuen Therapiezweig im Rahmen dieses Buches so gründlich zu behandeln, wie er es verdient, habe ich das zuerst geplante Kapitel über Therapie mit dem Computer wieder herausgenommen.

In den Jahren, die seit der letzten Auflage vergangen sind, haben mich so viele Menschen – Leser, Freunde, Kollegen, Seminarteilnehmer, Mitglieder des Aphasikerverbandes und andere Gesprächspartner – ermutigt, bestärkt, unterstützt, aufgemuntert, dass ich unmöglich allen namentlich danken kann. Stellvertretend für sie alle nenne ich nur Albrecht und Gesine Kerber, Karin Farchtchi, Jan Markus Lutz und – mit Dank für einen ganz besonderen Anlass – Dr. Haide Ehlbeck, Hubert Beltz und Bernd Hillig. Ohne Euch, ohne Sie alle hätte ich die Arbeit der letzten Jahre nicht geschafft. Einen großen Dank verdient Marga Botsch vom Springer Verlag, die seit nunmehr 13 Jahren »Das Schweigen verstehen« betreut. Wenn es einen Preis für den Umgang mit Autoren gäbe, müsste sie ihn bekommen. Darüber hinaus meinen Dank an alle Mitarbeiter des Springer-Verlags, die an dieser Auflage beteiligt sind, insbesondere Gaby Seelmann-Eggebert und Isolde Scherich.

Am meisten Dank schulde ich meinen Patienten, die mich immer neu inspirieren und die ich für ihren Mut und ihre Tapferkeit sehr bewundere.

Dr. Luise Lutz
Hamburg, im April 2004

Vorwort zur 2. Auflage

Das große Interesse, das dieses Buch bei ganz unterschiedlichen Lesergruppen gefunden hat, zeigt, dass trotz umfangreicher Literatur über Aphasie immer noch ein großes Bedürfnis nach Aufklärung über diese Störung und den Umgang mit ihr besteht.

Ich danke allen Lesern und Freunden, die mir mit ihren Kommentaren und Verbesserungsvorschlägen geholfen haben, und hoffe, dass es uns allen gemeinsam gelingt, das Wissen über Aphasie und damit das Verständnis für die davon Betroffenen allmählich zu vergrößern.

Luise Lutz
Hamburg, im Frühjahr 1996

Vorwort zur 1. Auflage

Der Neurologe Detlef von Cramon sagte vor einiger Zeit: »Wir bedürfen nicht nur der Therapie, um das Schicksal der Aphasie bei unseren Mitmenschen besser zu ertragen, wir bedürfen auch der Anleitung, wie wir den Zugang zu den Menschen im Turm (der Sprachlosigkeit) erlernen.«

Eine solche Anleitung hatte ich im Sinn, als ich dieses Buch schrieb. Wer mit dem Schicksal der Aphasie konfrontiert wird, ob als Aphasiker, als Angehöriger, als Therapeut oder Freund, kann sich in vielen Büchern über die verschiedenen Erscheinungsformen der Aphasie ausführlich informieren. Aber er sucht meist vergeblich nach Erklärungen, die ihm helfen, diese Störung zu verstehen und mit ihr umzugehen. Einsicht in die Mechanismen der Störung ist aber die Voraussetzung für den richtigen Umgang mit ihr. Und nur, wenn man fähig ist, mit der Aphasie so umzugehen, dass Kommunikation trotz gestörter Sprache möglich ist, findet man einen Zugang zu den Aphasikern und kann sie aus ihrer Isolation befreien.

Mein Anliegen ist also, das sprachliche Fehlverhalten durchschaubarer zu machen. Die aphasischen Reaktionen können wir aber nur vor dem Hintergrund der normalen Sprache erkennen, denn nur, wenn wir verstehen, wie Sprache funktioniert, werden wir auch ihre Störungen verstehen. Deshalb ist dieses Buch auch ein Buch über normale Sprache.

Mein Vorhaben ist insofern vermessen, als sowohl in der Aphasiologie als auch in der Neuropsychologie und Neurolinguistik in den letzten Jahren ein Boom an Theorien, Erkenntnissen, Hypothesen und Diskussionen eingesetzt hat. Die Diskussion ist im Fluss, eine Theorie löst die andere ab, die Erkenntnisse über die sprachlichen Prozesse werden immer komplizierter. Um den Rahmen dieses Buches nicht zu sprengen und um für den Nichtfachmann verständlich zu bleiben, muss ich mich in der Auswahl des Stoffes beschränken und die Darstellung vereinfachen. In der Vereinfachung liegt aber immer die Gefahr einer Verfälschung: Wenn ich etwas vereinfacht darstelle, kann ich nicht allen Aspekten gerecht sein. Ich bin mir dieser Gefahr bewusst. Wenn ich dennoch den Versuch wage, die komplexe Materie vereinfacht darzustellen, so liegt das an dem tiefen Interesse, auf das ich gestoßen bin, sobald ich mit Aphasikern, ihren Angehörigen und Freunden, mit Krankengymnasten, Ergotherapeuten, Pflegepersonal und Ärzten über diese Fragen diskutierte. Ihnen möchte ich mit diesem Buch den Einstieg in die Problematik erleichtern.

Die Themen in diesem Buch sind vielfältig, und nicht jeder Leser wird sich für jedes Thema interessieren. Ich habe versucht, jedes Kapitel in sich abzuschließen, sodass es möglich sein wird, einzelne Kapitel zu überspringen.

In den ersten drei Kapiteln fasse ich zusammen, was über die Beziehungen zwischen Sprache und Gehirn und über die aphasische Symptomatik allgemein bekannt ist.

In den Kapiteln 4 bis 10 gehe ich auf verschiedene sprachliche Aspekte, die für die Aphasie relevant sind, spezieller ein.

Im Abschnitt »Therapie« möchte ich nicht das Methodenwissen diskutieren, das in vielen Lehrbüchern ausführlich genug dargestellt ist, sondern am Beispiel eines von mir im Laufe der Jahre entwickelten therapeutischen Vorgehens erläutern, was in der Aphasietherapie geschieht in der Hoffnung, verständlich zu machen, was therapeutisch machbar ist und wo die Grenzen der Therapie liegen.

Im letzten Abschnitt möchte ich einen Einblick in die Problematik des Lebens mit Aphasie geben. Das Kapitel »Umgang mit Aphasie« enthält Ratschläge für Gespräche mit Aphasikern.

Alle Beispiele, Begebenheiten, Erzählungen sind wahr – Aphasie ist so vielfältig, interessant und grausam, dass es nicht nötig ist, noch etwas hinzuzuerfinden.

Luise Lutz
Hamburg, im Frühjahr 1992

Danksagung

Während ich dieses Buch schrieb, begegnete ich immer wieder Menschen, die an diesem Thema Anteil nahmen und mich durch ihr Interesse bestärkten. Es waren so viele, dass ich sie hier nicht alle namentlich aufführen kann. Ihnen allen möchte ich herzlich danken.

Mein besonderer Dank gilt allen meinen aphasischen Patienten und Freunden. In den Gesprächen mit ihnen habe ich viel mehr gewonnen als gegeben. Ein spezieller Dank an alle Aphasiker, die an diesem Buch mitgewirkt haben: an Jenny, die viele der Abbildungen zeichnete, an Hanne, die mir ihr Tagebuch anvertraute, an Ingo und alle anderen, die mir erlaubten, ihre Probleme zu schildern. Den Angehörigen der Aphasiker danke ich für ihre Offenheit und ihr Vertrauen.

Ein großer Dank geht an den Vorstand der »Johanna und Fritz Buch-Gedächtnis-Stiftung«, namentlich Herrn Professor Dr. Hans-Joachim Weber, für das großzügige Stipendium, das es mir ermöglichte, mich ein Jahr lang fern vom Klinikalltag auf das Schreiben zu konzentrieren. Ohne diese Unterstützung hätte das Buch nicht entstehen können.

Zu besonderem Dank bin ich Frau Dr. Irmgard Weber-Prahl verpflichtet, die mich als erste ermutigte, die Probleme der Aphasiker an die Öffentlichkeit zu bringen. Auf ihre Anregungen geht letztendlich dieses Buch zurück.

Mein aufrichtiger Dank gilt Frau Maria Bergmann, die mich bei der Fertigstellung dieses Buches unterstützt und darüber hinaus mehr als irgendjemand, den ich kenne, für die Aphasiker getan hat: Sie setzte ihr Vermögen für den Bau und die Einrichtung des Aphasie-Zentrums Josef Bergmann ein.

Der Leitung des Albertinen-Diakoniewerkes und meinem Chef, Herrn PD Dr. H.P. Meier-Baumgartner, danke ich für die verständnisvolle Unterstützung meiner Arbeit. Herzlichen Dank meinen Kollegen Barbara Kuhlmann und Bernd Heise für die Beispiele aus ihrer Therapiearbeit. Allen Therapeuten im Albertinen-Haus danke ich für die intensiven Gespräche über Aphasie-Probleme, die dieses Buch mitgeformt haben. Ein besonderer Dank an Wolfgang Gerckens, der mich aus etlichen Computer-Pannen rettete.

Meinen Studenten und den Teilnehmern der diversen Pflege- und Altenpflegekurse danke ich für ihr tiefes Interesse, ihre Fragen und ihre Mitarbeit, durch die ich immer aufs Neue zum Nachdenken und Forschen angeregt wurde.

Ilse Wittig, Marga Botsch, Isolde Gundermann und Bernhard Lewerich, Springer-Verlag, danke ich für die geduldige und ermutigende Betreuung während der Entstehung dieses Buches.

Für das Lesen von Manuskriptteilen, hilfreiche Ratschläge, fruchtbare Diskussionen und viele andere gute Einflüsse, die mich in den vergangenen drei Jahren immer wieder aufmunterten, wenn mir die Energie zum Weiterschreiben auszugehen drohte, danke ich meinen Freunden und Kollegen Helga Andresen, Werner Aufermann, Marlies Buchholz, Marion Dietel, Hannelore Doll, Gernot Fligge, Inge Frohburg, Silke Gosch-Callsen, Christoph Gutknecht, Björn Kerber, Ursula und Wilfried Kimmich, Helen Leuninger, Dieter Lutz, Etta Menzel, Karl-Albrecht Rossberg, Werner Rötter, Wolfgang Schlote und Holger Schultze.

Schreiben – und leben – hat mich E. Comhaire gelehrt. Ich danke ihr aufrichtig für alles.

Renate Böttcher danke ich ganz besonders für ihre Freundschaft, ihren sachverständigen Rat und ihre selbstlose Hilfe.

Am meisten danke ich Gesine, Albrecht, Jan Markus und Orge.

Inhaltsverzeichnis

Hinweise

Lautschrift

Die Aussprache von Lauten wird durch die phonetische Transkription angegeben. In diesem Buch werden folgende Zeichen verwendet:

e	für e wie in B**ee**t
ε	für e wie in Tr**e**ppe
ə	für e wie in b**e**gegnen
ø	für ö wie in Öl
ç	für ch wie in leicht
x	für ch wie im Dach
:	steht nach einem langen Vokal wie in da
//	umschließt einzelne Phoneme

Gebrauch von männlicher und weiblicher Form

Alle Gattungsbegriffe habe ich – wie es Lesbarkeit und Umfang des Buches nahelegen – in der männlichen Form benutzt, die im Deutschen die Bedeutung »männlich« und »weiblich« signalisiert.

Bezeichnung des Therapiekonzepts

Die Bezeichnung des Therapiekonzepts »MODAK« wurde von der Urheberin Dr. Luise Lutz geschützt, was üblicherweise mit der Schreibweise MODAK(R) verdeutlicht wird. Im Interesse des ungestörten Leseflusses wird im Text beim Begriff MODAK auf das Markenschutzzeichen verzichtet.

Einleitung

1

Wer seine Sprache verliert, verliert seine Umgebung –
wer seine Umgebung verliert, verliert sich selbst.

1.1   Die Betroffenen

Stellen Sie sich vor, Sie gehen heute Abend müde, aber zufrieden ins Bett, schlafen ohne Probleme ein – und wenn Sie morgen früh aufwachen, sind Sie so verwandelt wie Gregor Samsa in der Kafka-Erzählung »Die Verwandlung«: Sie liegen wie ein hilfloser Käfer auf dem Rücken, Ihre ganze rechte Seite ist unbeweglich. Sie können sich nicht drehen und können nicht aufstehen. Ihre Familie steht erschreckt um Sie herum. Sie erklären, was los ist, aber niemand hört Ihnen zu – man versteht Sie nicht. Und sie merken, dass die anderen eine Sprache sprechen, die Sie nicht verstehen. Sie haben Schmerzen, Ihnen ist übel, Sie müssen dringend ins Bad – aber Sie haben keine Möglichkeit, Ihre Probleme den anderen klarzumachen, weder mündlich, noch schriftlich, noch durch Gesten. Sie fühlen sich ausgeschlossen, sind total einsam und hilflos, und Sie wissen nicht, wie Sie in diesen Zustand hineingeraten sind und ob er je wieder aufhören wird.

Kafkas Schreckensvision ist nicht so absurd, wie sie auf den ersten Blick erscheint. Wenn die aphasischen Patienten in den neurologischen Stationen schreiben könnten, würden sie solche Berichte verfassen. Es handelt sich auch nicht um einen außergewöhnlichen Einzelfall. Jedes Jahr werden in Deutschland ca. 80000 Menschen von solch einem Schicksalsschlag getroffen: Durch eine Verletzung der linken Hirnhälfte verlieren sie die Fähigkeit, mit Sprache umzugehen.

Damit geraten sie in eine Art intellektuelle Einzelhaft: Von einem Tag auf den anderen verliert der Aphasiker mit der Sprache sein ganzes bisheriges Lebensmuster: seinen Beruf, seine Freunde, die Möglichkeit, seinen Interessen nachzugehen, seine Selbstständigkeit und häufig auch seine finanzielle Grundlage. Obwohl er alle seine geistigen Fähigkeiten und sein Wissen noch hat und nur die Sprache fehlt, sie auszudrücken, besteht die Gefahr, dass er von seiner Umwelt gemieden wird und völlig vereinsamt.

Wie kann man auf solche Weise weiterleben? Jeder muss seinen eigenen Weg aus der Katastrophe finden – es gibt nicht »den« Aphasiker. Ich möchte Ihnen einige vorstellen.

Herr U. ist Physiker, Anfang Vierzig, konzentriert, präzise, setzt sich in einem großen Werk energisch, aber freundlich durch. Nach Feierabend treibt er Sport: Tennis, Leichtathletik, im Urlaub Skilaufen, alles macht er mit Leichtigkeit. Einer, dem alles gelingt und der alle gewinnt: wortgewandt, meist gut gelaunt, bei seinen Freunden beliebt und auffallend gut aussehend – wahrscheinlich der heimliche Held vieler junger Damen. – Filmriss.

Herr U. wacht im Krankenhaus auf: Schlaganfall. Die Sprache ist völlig weg, er ist unfähig, sich zu bewegen. Allmählich spürt er, dass nur seine rechte Seite gelähmt ist, und versucht beharrlich, seine eigene Mitte wiederzufinden, zu sitzen, zu stehen … Aber die Sprache bleibt weg, er kann nur »Ja« und »Nein« sagen, und von Zeit zu Zeit kommt eine Kette unverständlicher Silben.

Ich habe Herrn U. vor seinem Schlaganfall nicht gesehen, aber ich denke, dass er sich äußerlich kaum verändert hat: wache Augen, klug, sympathisch. Aber jetzt liegt Traurigkeit wie eine Glasglocke über ihm. Er geht auf alle Therapievorschläge bereitwillig ein, macht konzentriert mit, und doch habe ich den Eindruck, dass er im Stillen denkt: »Es ist hoffnungslos, es ist vorbei, was soll's?« Seine Antworten kommen von weit her – er scheint sie aus Freundlichkeit mir zuliebe zu geben und nicht, weil ihn die Fragen interessieren. Selbst wenn er lächelt, habe ich den Eindruck, dass er es nur den anderen zuliebe tut: Er war nie ein Spielverderber, also spielt er jetzt noch mit, ohne an den Sinn des Spiels zu glauben.

Er ist eine große Herausforderung für mich. Ich habe so oft erlebt, dass die Therapie die Sprache Stück für Stück wieder hervorholte – ich will bei ihm nicht aufgeben. Dabei ist das Vorgehen klar: Zuerst die Resignation bekämpfen, die ihn lähmt – erst wenn Herr U. selbst an Fortschritte glaubt, kann er welche machen.

Die 5. und 6. ambulante Therapiesitzung ist beendet. Herr U. packt seine Hefte ein, rührt sich aber nicht vom Fleck. Ich ermuntere ihn: »Möchten Sie mir noch etwas sagen?« »Ja …« Er guckt hilflos. »Ist es wegen der nächsten Sitzung?« Ein energisches »Nein!« »Ist es etwas über Sie?« »Ja«. Herr U. beginnt, mit großen und kleinen Armbewegungen ein Muster in die Luft zu zeichnen. Ich grüble. »Hat es mit dem Taxifahrer zu tun, der auf Sie wartet?« »Nein, nein!« »Möchten Sie zur Toilette, bevor Sie losfahren?« Herr U. lächelt müde, schüttelt den Kopf. Dann resigniert er, macht eine wegwerfende Handbewegung und wendet sich zum Gehen. »Nein!«, sage ich energisch, mache die Tür wieder zu und setze mich. »Wir kriegen das raus. Jetzt fangen wir noch mal in Ruhe an. Hat es was mit zu Hause zu tun?« Herr U. schüttelt den Kopf. »Mit der Klinik?« Herr U. guckt ratlos. »Können Sie es mir aufzeichnen?« Herr U. malt den Weg zum Ausgang mit allen Ecken säuberlich auf, und an eine Stelle malt er ein unerklärliches Kästchen. Er malt ein zweites Kästchen daneben und sagt »Kon, kon« (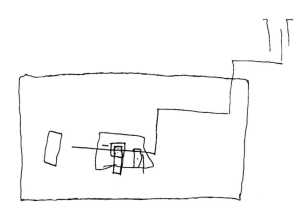 Abb. 1.1). »Ist das die Toilette?« Er nickt – ist aber nicht richtig erleichtert: Den Kern der Sache habe ich noch nicht getroffen. »Möchten Sie dahin?« Herr U. lächelt wieder rätselhaft.

In solchen unklaren Situationen hilft häufig ein Trick: »Die Dinge sprechen lassen«: »Wir gehen jetzt dahin, und Sie zeigen mir, was Sie meinen, ja?« Herr U. ist einverstanden. Aber vor der Toilette parkt er seinen Rollstuhl und beginnt eindringliche, unverständliche Erklärungen. Plötzlich habe ich eine Erleuchtung: »Haben Sie dort etwas vergessen?« »Ja« strahlt Herr U. »Kon, kon!« Ich suche den ganzen Toilettenraum ab, finde nichts, aber kann das Rätsel in der Pförtnerloge lösen: Herr U. hatte letzte Woche in der Toilette seinen Stock vergessen. Nun kann er ihn wieder in Empfang nehmen. Wir schauen uns erleichtert an – die Glasglocke ist für einen Augenblick ein Stück gehoben.

🔄 Warum hat Herr U. nicht einfach seinen Stock gezeichnet? Ich hätte sofort verstanden, dass er ihn suchte. Die Antwort führt uns ein Stück weit in die Aphasieproblematik hinein (► Kap. 7 und 8): »Stock« war das unbetonte Thema, das Aphasiker häufig weder ausdrücken noch verstehen können; »habe ich in der Toilette vergessen« war die leichter abrufbare Aussage.

Dr. B. hinkt leicht wegen der Halbseitenlähmung, eine hagere aufrechte Gestalt. Mit seiner Sportjacke und Schirmmütze sieht er englisch aus, ein englischer Gentleman – obwohl er in der Schweiz aufgewachsen ist. Muttersprache Französisch, aber Deutsch ist fast eine zweite Muttersprache für ihn: jetzt allerdings, nach seinem zweiten Schlaganfall, muss er sich beide Sprachen mühsam zurückerkämpfen: Eine schwere Aphasie hatte ihn völlig verstummen lassen, und als dann allmählich die Worte und Sätze wiederkamen, waren sie unverständlich.

□ Abb. 1.1 Herr U. zeichnet auf, was er sagen möchte.

Aber selbst dieses hastige, sinnlose Kauderwelsch wirkte intelligent und freundlich, vielleicht, weil er seinen Gesprächspartner dabei klug und lächelnd anblickte. Hinter dem Vorhang der verstümmelten Worte und Sätze war ein unglaublich vielfältiges Gedächtnis erhalten. Das merkte ich, als die Worte sich allmählich wieder formen ließen, als die Sätze teilweise wieder zu verstehen waren: Dr. B. steckt voller Ideen und Geschichten: Fabeln von La Fontaine, Kletterrouten in den Schweizer Alpen, Eroberungskämpfe auf Malta im 16. Jh., das Buch »Jenseits von Afrika«, Entspannungstechniken, alte Handschriften, eine Begegnung mit dem Dalai Lama … Jede Therapiesitzung vergeht wie im Fluge.

Er winkt durch das Fenster meines Therapiezimmers und ruft: »Ein Ge…, diesmal – ich habe ein Gedicht auf- … ein Gedicht geschrieben!«

Ich bin gespannt! Er kann sich inzwischen mündlich wieder ganz gut ausdrücken, obwohl ihm noch oft gerade die wichtigen Worte nicht einfallen. Aber die Schriftsprache bleibt hartnäckig blockiert: Zwar kann er inzwischen wieder Buchstaben schreiben (in der ersten Zeit produzierte er nur Seiten um Seiten voller Spinnenbeine, ► Abb. 6.11, S. 114), aber er kann sich nicht merken, welcher Buchstabe für welchen Laut geschrieben wird. Er kann auch seine über Jahre gesammelten Notizen nicht lesen, die er gerade zu einem Buch zusammenstellte, als der Schlaganfall ihn traf.

Dr. B. zieht also das Gedicht aus der Tasche und sagt:

Ich habe es für Sie … für Sie gefunden, nein, geschrieben, ich habe mich … erinnert. Seit … seit wahrscheinlich fünfundzwanzig Jahren her … habe ich es nicht mehr gespielt, äh, gehört … und nicht mehr gesprochen, sondern … teilweise ja, zwischendurch und nur einiges … und dann zusammengestückelt … Ich… ich… versuche es, aber … ich kann es nicht lesen. Bitte, lesen Sie es vor!

Er schaut mich erwartungsvoll an. Ich schaue etwas perplex auf das Blatt (□ Abb. 1.2a). »Sie finden den doch auch so gern!«, sagt er. Im Geist durchwühle ich meinen Gedicht-Speicher, von Goethe bis Wilhelm Busch. Irgendwas an der Zeilenanordnung kommt mir tatsächlich bekannt vor, und auch die Zeile »her und her« … Ja, natürlich, Morgenstern, »Das Huhn«! Ein Griff ins Regal – es stimmt! Dr. B. ist begeistert.

Noch begeisterter bin ich. Dr. B. hat ein unglaubliches Dokument produziert (□ Abb. 1.2b): Die Zeilenlänge stimmt, die Wortkategorien stimmen, die Anzahl der Buchstaben stimmen fast immer, sogar bei dem einen Wort mit 17 Buchstaben; in dem langen Wortgebilde, das für »Stationsvorsteher« steht, ist sogar ein Doppelvokal wie »io« vorhanden, nur nicht an der richtigen Stelle …

Nur die Kombination der Laute zu Wörtern hat nicht geklappt. In mein Staunen hinein sagt Dr. B.:

◻ Abb. 1.2 a Herr B. schreibt ein Gedicht. **b** Vergleich mit dem Morgenstern-Gedicht.

Das ist … leicht zu … zu lesen, das ist also etwas Konkretes, im Gegensatz zum Abstrakten, … ja, und dann ist es … ja, dann ist es leichter … auch konkret zu sehen, dass das Huhn da läuft!

☺ Über Herrn B.s Probleme und Fortschritte beim Schreiben ▸ Kap. 6.4.

Herr G. ist ein leidenschaftlicher Segler. Seine Gedanken und seine Gefühle kreisten sein Leben lang um Meere und Schiffe. Von Beruf war er Schiffbauingenieur, in der Freizeit segelte er bei Regatten in aller Welt. Außer Deutsch sprach er fließend Englisch, Französisch und Dänisch. Bis zu seinem Schlaganfall, den er mit 72 erlitt. Vier Wochen lag er unansprechbar in einem Krankenhaus.

Als er kurz danach zu uns kam, hatte er eine globale Aphasie: Er konnte nur wenig verstehen, konnte fast nichts äußern, Buchstaben sagten ihm nichts mehr. Aber so, wie er bei einer Regatta noch bei Windstärke 11 durchgehalten hatte, so stellte er sich gelassen allen Frustrationen, die die Aphasie gegen ihn auftürmte. Ich habe nie einen Patienten erlebt, der so zäh und unermüdlich geübt hat. Mit »AH!« und »OH!« und »AHA!« fingen wir an – und steuerten zielstrebig auf »Boot« und »Boje« los. Fehlschläge zählten nicht: Herr G. ließ sie gar nicht an sich herankommen. Er artikulierte, legte Buchstaben zu Wörtern, malte sie ab, fing unermüdlich von vorne an. Nie ein Wort der Klage, kein Bedauern – konzentriert, aber gelassen artikulierte

und probierte er tage- und wochenlang herum, bis aus »oho« schließlich »Boot« wurde, bis die Buchstaben sich zu dem Wort »Segel« zähmen ließen, bis er einer imaginären Crew »Ree!« zurufen konnte.

Inzwischen ist er ein Meister im Umgang mit der Aphasie geworden. So wie er früher geschickt und schnell jeden kleinen Windvorteil auszunutzen verstand, um vor seinen Kontrahenten zum Ziel zu kommen, so gelingt es ihm jetzt, mit Geschicklichkeit und Witz seinen Gesprächspartner durch irgendein wegweisendes Wort zum Verstehen seiner kryptischen Äußerungen zu bringen – ein listenreicher Odysseus auf dem Ozean der Aphasie.

Herr G. am Telefon:

Als ich ihn nach seinem Spaziergang fragte, sagte er nur das Wort »dicht«. Ich riet: »Der Verkehr war dicht?« – »Nein!« – »Der Nebel war dicht?« – »Nein!« – Er wiederholte »dicht«; schnaufte aber ärgerlich, als ich »nah?« fragte – also mit »nah« hatte es nichts zu tun. An beiden Enden des Telefons eine nachdenkliche Pause. Dann bot mir Herr G. »Insel« an, aber am Ton seiner Stimme merkte ich, dass das nicht den Kern der Sache traf, sondern ein Wegweiser (eine Assoziation) war. »Insel?«, wiederholte ich tastend, »Insel im Wasser?« »Ja«, rief er glücklich, »Wasser dicht!« Nun verstand ich ihn: »Die Alster ist dicht, zugefroren?« – »Ja«, sagte er erleichtert.

Auch Herrn G.s Reaktionen werden in späteren Kapiteln genauer erklärt. Bei dem Wort »dicht« zeigt sich wieder die Thema-Aussage-Problematik: Herr B. wollte sagen »Die Alster ist dicht«, konnte aber das unbetonte Thema »die Alster« nicht produzieren, sondern nur die betonte Aussage (▶ Kap. 7 und 8). Über »Insel« als Assoziation zu »Alster« bzw. »Wasser« ▶ Kap. 5.1.

Frau O. ist um die Vierzig, Seele und Managerin des Architekturbüros ihres Mannes. Dann Schlaganfall vor vier Wochen, schwere Aphasie, versteht nichts, ist verstört, unruhig – »Es ist fraglich, ob Sprachtherapie überhaupt möglich ist – ob da eventuell der Verstand ...?« hieß es.

Frau O. springt auf, als ich zum ersten Mal ins Zimmer komme, und lächelt mich an:

Auf Sie die gwiks merz gewartebetest!

Ich bin überrascht: Jung, hübsch, schick – ich hätte sie für eine Besucherin gehalten, wenn ich sie auf dem Flur getroffen hätte. Nur die rechte Hand scheint betroffen und natürlich die Sprache. Wir schauen uns an – und ich habe in diesem ersten Moment das Gefühl, dass sie mich in sich hineinschauen lässt. Ich denke: »Klug, der Verstand ist da ... Jargon-Aphasie, deshalb kann sie uns nicht verstehen ... furchtbar einsam, verzweifelt ... aber merkt, dass ich an ihren Verstand glaube, vertraut mir ... unruhig, ängstlich, hat sich selbst verloren ...« Es ist schon eine ganze Zeit her, aber ich erinnere mich noch genau an diesen Moment. »Alice im Wunderland« kam mir in den Sinn, Alice im Wald ohne Namen:

❱❱ Nun, einen Vorteil hat es wenigstens,« sagte sie, während sie zwischen die ersten Bäume trat, »man kommt dabei von der Hitze in den – in den – in den Was?« fragte sie ganz überrascht, dass ihr das Wort nicht einfallen wollte. »Ich meine, zwischen die – die – nun, das da eben!« und fasste dabei einen Baumstamm an. »Wie heißt das nur? ... Und nun, wer bin ich? Daran will ich mich unbedingt erinnern, wenn es irgendwie geht. Ich bin fest entschlossen dazu!« Aber ihre Entschlossenheit half ihr nicht viel ... (Carroll 1963). ❰❰

Diese Verlorenheit konnte ich bei Frau O. spüren: Der Wald, die Welt in ihrem Kopf ist namenlos, alles, was ihr begegnet, ist namenlos – sie selbst auch. »Wer bin ich?«, fragt Alice – diese Frage entdeckte ich in Frau O.s Augen, als wir uns anschauten.

Inzwischen begleite ich Frau O. ein Stück auf dem Weg durch den Wald. Wir kommen manchmal auf Lichtungen, auf denen die Worte da sind, sich sogar zu Sätzen fügen lassen. Aber nach einigen Minuten tauchen die namenlosen Bäume wieder auf. Es ist wichtig, in solch einem Wald nicht allein zu sein. Ich merke, dass Frau O.

ihre Angst verliert, wenn sie zu mir kommt. Sie macht gute Fortschritte, aber kann diese Fortschritte selbst nicht erkennen. Ich sehe manchmal in der Ferne das Ende des Waldes, zeige es ihr – sie kann es noch nicht sehen. Aber sie lächelt jetzt hin und wieder.

Als typische Wernicke-Aphasikerin hat Frau O. vor allem Probleme mit der Produktion von Substantiven, während sie Funktionswörter und grammatikalische Elemente teilweise produzieren kann. Für die auffallenden sprachlichen Entstellungen scheint vor allem gestörte Hemmung verantwortlich zu sein (▶ Kap. 5.1).
Zum Verlust des »Ich«: Mit der Sprache verlieren Aphasiker auch ihren psychosozialen Bezugsrahmen (▶ Kap. 6.1 und ▶ Kap. 15.1).

Ingo war mit Leib und Seele Polizeikommissar, Dienststelle in der Nähe der Reeperbahn. Als er gerade 27 geworden war, verunglückte sein bester Freund beim Einsatz tödlich. Zwei Tage später brach Ingo plötzlich zusammen: Schlaganfall, globale Aphasie.

Zwei Jahre nach dem Schlaganfall tauchte er in unserer Aphasiker-Selbsthilfegruppe auf. Groß, sportlich, kompetent – Siegfried der Drachentöter, aber viel mehr als »Ja« und »Nein« konnte er nicht sagen.

Das ist jetzt zwei Jahre her. Inzwischen hat Ingo sich auf seine Weise Teile der Sprache zurückerobert: Am Tisch still sitzen und abstrakt vor sich hinlernen war nie sein Fall – er ist sehr begabt und hat das meiste ohne viel Lernen begriffen und erreicht – er tut lieber was. Er hat sich Aufgaben gesucht: Was immer in unserer Gruppe zu erledigen ist, Ingo übernimmt es bereitwillig: Er besorgt die Fahrkarten für einen Gruppenausflug (wie er sich am Schalter verständlich macht, ist rätselhaft), er besucht einsame Aphasiker und muntert sie auf, er stellt völlig selbstständig monatlich eine Zeitung für unsere Gruppe her (da er noch nicht Wort für Wort lesen und schon gar nicht selbstständig schreiben kann, sucht er die Texte dafür überall mit Geschick zusammen), er findet interessante Filme und Konzerte heraus und versucht, die anderen aus der Gruppe dahin in Bewegung zu setzen ... Wenn wir als Gruppe unterwegs sind, ist Ingo unser Leiter – er kümmert sich um alles, sieht alles, ist fürsorglich, hilft. Er ist jetzt gerade 31 geworden – Halbseitenlähmung, schwere Aphasie, immer noch – aber er gibt nicht auf.

Als kürzlich die Stimmung in unserer Selbsthilfegruppe sank, stand Ingo auf und hielt eine Ansprache:

Arbeit finden, aber was, weiß ich nicht! – – Sprache besser
geworden? – weiß ich nicht! Denken und Verstehen:
ja, aber raus geht nicht! – Aber Zeit: ein Jahr weiter! –
Schlaganfall: Denken/Handeln – schwer zu sagen: alles
Ordnung, aber raus geht nicht! Aber macht nichts: lernen,
immer lernen! Ein Jahr weiter – kommt... Ein Jahr weiter
und viel Zeit, immer lernen! – – Warum?
Lachen! Leben! Lachen! Denken! Ja, wirklich wahr!!
Kopf ist da, strengt an, aber macht nichts: Zeit, viel Zeit!
Kommt – aber kommt langsam!

Wenn es eine Olympiade für Durchhaltekraft und Tapferkeit gäbe, würde Ingo die Goldmedaille erringen.

 In diesem Zusammenhang ▶ Kap. 14.1.

Herr R. ist äußerlich das genaue Gegenteil von Ingo: Ende
Fünfzig, klein, unscheinbar, schüchtern, eine Mischung aus
Selbstironie und Verzweiflung in den Augen. Aber man spürt
schnell, selbst durch die stotternde, zerrüttete Sprache hindurch, dass die äußere Unscheinbarkeit täuscht. Herr R. ist
anscheinend sein Leben lang nach innen gewachsen. Klug,
witzig, voller Freundlichkeit und als Jurist nicht nur angesehen, sondern auch sehr beliebt.

Als der Schlaganfall ihn mitten aus der Arbeit gerissen
hatte, klappte nur noch das Verstehen. Sprechen, Lesen
und Schreiben waren auf eine teuflische Weise unregier-
bar: Worte und Buchstaben ließen sich zwar produzieren
und – beim Lesen – einfangen, aber sie gerieten ständig
durcheinander, verhedderten sich, verschwammen, ... ein
nervenzerrüttender, kräftezehrender Kampf, den Herr R.
zäh und teilweise schon mit Erfolg ausficht: Er kann, nach
anderthalb Jahren, inzwischen wieder relativ gut sprechen, und auch beim Schreiben und Lesen beginnen die
Buchstaben und Worte, ihm wieder zu gehorchen.

Aber etwas Eigenartiges und immer wieder Erschre-
ckendes passiert ihm häufig: Auge und Mund, Ohr und
Hand arbeiten nicht mehr zusammen. Seine Augen nehmen die Worte im Buch auf, aber sein Mund produziert
ganz andere Worte; seine Ohren haben die diktierten
Worte richtig empfangen, aber seine Hand schreibt ganz
andere Worte.

Herr R. hat eine Bildergeschichte vor sich liegen und
ist voller Konzentration damit beschäftigt, zu den Bildern
einen Text zu finden (wobei ihm, wie immer, der Stil etwas
kanzleihaft gerät). Er murmelt langsam die Worte, die er
schreibt, vor sich hin – oder vielmehr, die Worte, die er
schreiben will, denn ohne dass er es merkt, entstehen häufig auf dem Papier andere Worte (Assoziationen zu dem,
was er eigentlich sagen will). Ich habe sein Gemurmel notiert, Abb. 1.3 zeigt die Geschichte.

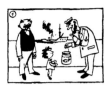

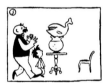

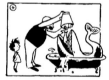

 Abb. 1.3 Herr R. macht einen Text zu «Vater und Sohn"

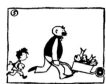

sagt:
„Der Fisch ist
zunehmend
schwer zu füttern"

schreibt:
Der Fisch ist
genesamt
frisch zu lösfern

(frische Fische?) (insgesamt?)

sagt:
„Der Wuchs des
Fisches zerstört
das Haus"

schreibt:
Der Wuchs des
Fisch verchält
das Haus

(schält sich
heraus?)

☐ Abb. 1.3 Fortsetzung

🔘 Bei Aphasie können die verschiedenen neuronalen Netzwerke nicht mehr zusammenarbeiten, man spricht dann von »Diskonnektion«. Herrn R.s Text zeigt Diskonnektion der Modalitäten »Sprechen« und »Schreiben« (▶ Kap. 6.5.1).

»Die Frau … die Frau …« sagte Herr D., als ich an sein Bett trat, und schaute mich verzweifelt an. Dann machte er die Augen fest zu und drehte seinen Kopf weg. Keine Therapie möglich.

Jeden Tag das Gleiche. Ich durchwühlte meine Bilderkartei auf der Suche nach interessanten, aufregenden, anregenden Motiven – kein Echo. Aber er hatte so wache Augen. Er musste doch zu packen sein! Eines Tages kam ich aus dem Nachbarzimmer und fand Herrn D. im Rollstuhl vor seiner Tür, Augen Richtung Fußboden. Ich hatte ein Sammelsurium von Therapiematerial unter dem Arm, und als ich Herrn D. zunickte, rutschten mir alle Lebensmittelbilder weg, genau vor seine Füße. Er schaute auf den Braten, die Suppe, diverse Käsesorten, Torte und Eis … Ich merkte, wie es ihm einen Ruck gab: Seine Schultern bewegten sich, sein Rücken wurde gerade, er hob den Kopf, schaute mich an, als ob er er aus dem Schlaf erwachte, und sagte:

Kochen … ich immer … kochen … die Frau … Suppe …

und lächelte mich an!

Herr D. war Hobbykoch. Also »kochten« wir. Es war etwas schwierig im Bett (sein Ausflug im Rollstuhl war noch zu anstrengend gewesen), aber wir kamen voran, von »Ei« über »Salz« und »Mehl« bis zu »Mohnkuchen«. Herr D. war unermüdlich: Den ganzen Nachmittag schien er im Bett über Gerichte nachzudenken. Er konnte hundertmal besser kochen als ich.

Als wir bei »Sacher-Torte« angelangt waren, uns mit Verben wie »backen« und »rühren« abplagten und den Kampf gegen die immer wieder durcheinander geratenen Zahlen aufnahmen, traf ich eines Tages Herrn D. im Klinik-Cafe. Eine zauberhaft aussehende Dame schob seinen Rollstuhl.

Inzwischen hatte er mir seine Geschichte – zumindest bruchstückhaft – anvertraut: Er hatte die Frau seines Lebens gefunden und für sie ein schönes Haus gebaut. Wenn es fertig wäre, wollten sie heiraten. Aber kurz vorher hatte er einen Schlaganfall bekommen. Und nun hoffte und fürchtete er zugleich, dass sie ihn besuchen würde: Ihn in diesem Zustand sehen? Aber er brauchte sie so sehr … Jeden Tag wartete er, wochenlang.

Nun war sie gekommen. Ich ging auf die beiden zu, und über seinen Kopf weg fragte sie mich: »Sagen Sie mal, wird das denn wieder?« Während ich irgendwas antwortete – im Sinne von: »Es ist noch zu früh, darüber etwas zu sagen« – traf ich auf Herrn D.s Blick und sah, was er sah: Das Haus würde leer bleiben, keine raffinierten Gerichte für die Flitterwochen, überhaupt keine Flitterwochen …

Herr D. würde übermenschliche Kräfte brauchen, um diesen Schlag zu überstehen. Kurz nach unserer Begegnung im Cafe kehrte er in seine Heimatstadt zurück. Ich habe ihn nicht wieder gesehen. Aber vor kurzem erfuhr ich von jemandem, der ihn getroffen hatte: Er kann wieder laufen, er kann wieder sprechen, er hat von Reisen erzählt, und sein Gesicht war voller Energie. Er scheint die übermenschlichen Kräfte gehabt zu haben. Ich hoffe sehr, dass er jemanden findet, für den er seine Gerichte kochen kann.

🔘 An Herrn D.s Reaktionen zeigt sich, wie stark die individuellen Interessen die Fortschritte in der Therapie beeinflussen.
Über die Angehörigenproblematik ▶ Kap. 15.

Verschlungen sitze ich
neben der Sprache.
Stumm ist mein Mund.
Verworren lächle ich,
bleib von dem Sprechen getrennt.
Die Augen – aufmerksam,
aber ich kann
das Sprechen
nicht finden.
Oh grauenhafte Welt!
Aus dieser Sackgasse,
aus dieser Sprachstraße
verbissen kratze ich
mir das Gehirn. Ach,
und während ich
noch mit den Worten kämpfe,
öffnet sich der Schlund
und aus spuckt er
die Verständnislosigkeit der anderen.
Hanne V (Aphasikerin)

1.2   Die Umgebung

>> Sprich, damit ich dich sehe (Sokrates). <<

Was fühlt man, wenn man unvorbereitet auf jemanden trifft, der seinen Namen nicht sagen kann oder statt »Guten Tag« »Danke schön« sagt? Sicher Unbehagen, wahrscheinlich auch Zweifel, ob sein Verstand funktioniert.

Wir gehen mit Sprache so selbstverständlich um, dass ihr Verlust uns undenkbar erscheint: Wie kann ein Mensch noch Mensch sein, wenn er weder sprechen noch verstehen, weder lesen noch schreiben kann? Ein Mensch, der seine Sprache verloren hat, ist eine »Unperson«: Er kann sich, seine Persönlichkeit, nicht mehr ausdrücken, also wird er nicht mehr gesehen. Er kann seine Gedanken, sein Wissen nicht in Worte kleiden, also glaubt man, dass er nicht mehr denken kann und dass er all sein Wissen vergessen hat.

Dabei hat er mehr denn je das Verständnis der anderen nötig, und zwar auf zweifache Weise: Er braucht die Bestätigung, dass man ihn in seiner verzweifelten Lage versteht und ihn immer noch als den Menschen, der er war, sieht und anerkennt, und er braucht auch verständnisvolle Hilfe bei seinen Kommunikationsversuchen.

Aber seine Umgebung reagiert selbst hilflos. Wir sind alle so eingespielt auf das mühelose Hin und Her der nach unbewussten Regeln ablaufenden Sprache, dass gestörte Sprache für uns etwas völlig Neues ist, etwas, für das wir kein Verhaltensmuster bereit haben und das uns deshalb erschreckt. Der **Aphasiker stößt überall auf Ratlosigkeit und Ablehnung**. Kaum jemand hat Verständnis für ihn, weil sich kaum jemand seine Störung erklären kann.

Über Sprache ist viel zu wenig bekannt. Wer weiß schon, auf welche Weise ihm die Worte zufliegen? Wer hat Lust, darüber nachzudenken, warum die Sätze gerade so und nicht anders aus seinem Mund kommen? Wie ein Auto funktioniert, weiß fast jeder. Aber wer – außer ein paar Fachleuten – interessiert sich dafür, wie die Sprache funktioniert? Weil wir sie unbewusst in der Kindheit gelernt haben, denken wir nie darüber nach, welche komplizierten, automatisierten Höchstleistungen wir vollbringen, wenn wir sprechen, verstehen, lesen und schreiben.

Weil wir viel zu wenig über Sprache wissen, können wir auch nicht wissen, was passiert, wenn sie ausfällt. Zwar versprechen wir uns auch einmal, und auch uns fällt manchmal ein Wort nicht ein, aber normalerweise kommen uns die Worte so mühelos in den Sinn, dass wir uns nicht vorstellen können, wie es ist, wenn die Gedanken da sind und sich nicht in Sprache umwandeln lassen. Wir können uns nicht vorstellen, dass man vergessen kann, wie aus Wörtern ein Satz entsteht, und es erscheint uns unmöglich, dass man nicht mehr weiß, wie der Buchstabe »A« ausgesprochen wird.

Diesem Nichtverstehen begegnet der Aphasiker überall, vom engsten Kreis seiner Familie, bis zum weitesten, der Öffentlichkeit. In der Familie muss man erst langsam – und auf schmerzliche Weise – lernen, mit der Störung umzugehen. Die Aphasie überschattet das ganze Familienleben; der Alltag besteht – zumindest anfangs – nur noch aus Verständigungsproblemen und Frustrationen. Auf Schwierigkeiten stößt der Aphasiker auch im nächst größeren Umfeld: im Kreis seiner Freunde und Bekannten. Sie ziehen sich zurück. Es gelingt ihnen selten, hinter der gestörten Sprache den alten Freund zu entdecken. Sie nehmen die gestörte Sprache zu wörtlich und schließen daraus auf eine gestörte Persönlichkeit – weil sie es nicht besser wissen.

Verständnislosigkeit begegnet dem Aphasiker auch im medizinischen und behördlichen Umfeld, wo er eigentlich auf Aufklärung und konkrete Hilfe hofft. In der Ausbildung für die medizinischen Berufe wird Aphasie nur am Rande behandelt. Deshalb beginnen die Probleme häufig schon in den Krankenhäusern und setzen sich bei den Krankenkassen und Behörden fort, wo man nicht weiß, wie man mit dem Aphasiker umgehen soll und welche Konsequenzen seine Störung hat.

Da die Umgebung nicht weiß, auf welche Weise Sprachprozesse entgleisen, überschießen oder blockieren, reagiert sie auf die massiven sprachlichen Regelverletzungen bei Aphasie häufig emotional mit:
- Mitleid,
- Unsicherheit,
- Ablehnung.

Mit seinem intakten Verstand erkennt der Aphasiker diese Reaktionen genau und reagiert seinerseits emotional – meist depressiv.

❯ **Bei Aphasikern ist die Suizidgefahr sehr groß.**

Fast überall handelt man nach dem Motto: »Sprich, damit ich dich sehe!«, dessen Umkehrung lautet: »Wenn du nicht sprichst, werde ich dich übersehen!« Damit schiebt man die Schuld für alle misslingenden Kommunikationsversuche dem Aphasiker zu. Zu Unrecht. Sprache findet immer zwischen Sprecher und Hörer statt.

❶ **Aphasie ist nicht allein das Problem des Aphasikers. Gestörte Sprache betrifft immer Sprecher und Hörer.**

Aphasie ist auch unser Problem. Es hängt zu einem großen Teil von uns ab, ob Gespräche mit Aphasikern möglich sind. Wenn wir über die aphasischen Reaktionen mehr wissen, werden wir durch die gestörte Sprache hindurch den Aphasiker »sehen« können – und sein »Schweigen« verstehen.

Sprache – mehr als Sprechen und Verstehen

Sprache und Gehirn

2

» Die Erforschung der biologischen Grundlagen der menschlichen Sprachfähigkeiten kann sich als eines der aufregendsten unerschlossenen Gebiete der zukünftigen Wissenschaft herausstellen (N. Chomsky). «

Die Frage »Wie kommt die Sprache in unseren Kopf?« ist fast so schwer zu beantworten wie die Frage »Wie kommt die Welt in unseren Kopf?« Die Aufgabe, der anatomischen, also materiellen Struktur des Gehirns ein so unmaterielles Phänomen wie die Sprache zuzuordnen, hat die Forscher immer wieder herausgefordert und zu faszinierenden Erkenntnissen geführt.

In unserem Gehirn ist in dem Universum der Zellstrukturen, Netzwerke und Schaltkreise ein zweites Universum verborgen, das sich der menschliche Geist geschaffen hat: Eine unvorstellbar große Zahl ineinander verwobener Sprachsysteme – Bedeutungssysteme, Grammatiksysteme, Lautsysteme und andere –, die automatisiert unsere Gedanken in Worte umwandeln.

Die Frage, wie sich die Sprachstrukturen in die neuronalen Strukturen einfädeln, ist auch ein Thema der Aphasieforschung. Die unterschiedlichen Theorien, die man im Laufe der Jahre darüber entwickelt hat, möchte ich in den folgenden Abschnitten kurz umreißen (ausführliche Informationen sind bei Tesak 2005 zu finden).

In den Bereich der Aphasiologie spielen Erkenntnisse der Hemisphärenforschung hinein. Die Frage: »Kann bei Aphasie die intakte rechte Hemisphäre (Hirnhälfte) Sprachprozesse der beschädigten linken Hemisphäre übernehmen, und wenn ja, welche?« betrifft alle, die mit Aphasie konfrontiert sind (s. dazu auch Springer, Deutsch 1988).

Der letzte Abschnitt dieses Kapitels betrifft die Mikrowelt der Nervenzellen, die die Grundlage für die Sprachprozesse bildet (s. Schlote 1988).

2.1   Die Erforschung der Aphasie

» Es hat lange Zeit so ausgesehen, als ob das Problem der Sprache in der Naturwissenschaft nur eine untergeordnete Rolle spielte (W. Heisenberg). «

■ ■   Die Anfänge der Aphasiologie

Ein Hieroglyphentext aus dem alten Ägypten, der vermutlich um das Jahr 3000 v. Chr. verfasst wurde, beschreibt verschiedene Kopfverletzungen. Bei Fall 22 heißt es:

» Wenn du einen Menschen untersuchst, dessen Schläfe eingedrückt ist ... so antwortet er dir nicht, denn er ist der Sprache nicht mehr mächtig (Changeux 1984). «

Obwohl man schon so früh erkannt hatte, dass bestimmte Kopfverletzungen die Sprache zerstören, hat es lange gedauert, bis die Aphasie zum Forschungsthema wurde. Zwar wurden einzelne Fälle von Aphasie im Laufe der Jahrhunderte immer wieder erwähnt, z. B. im Altertum von Hippokrates oder in der Renaissance von Paracelsus, schließlich auch von Goethe, dessen Großvater daran litt. Aber erst Anfang des 19. Jh. erklärte ein französischer Arzt namens Dax, dass Aphasie durch Verletzungen in der linken Hirnhälfte ausgelöst würde. Niemand interessierte sich dafür, er wurde vergessen.

1861 rüttelte der französische Chirurg Broca die Fachwelt auf durch die Entdeckung des »motorischen Sprachzentrums« im linken Stirnhirn. Kurz danach (1874) wies ein junger deutscher Psychiater, Wernicke, darauf hin, dass es in der linken Hirnhälfte etwas weiter hinten noch ein zweites Sprachzentrum geben müsse. Er nannte es das »sensorische Sprachzentrum«.

Broca und Wernicke waren beide durch Aphasiepatienten auf diesen Zusammenhang gestoßen, aber während der von Broca beschriebene Patient fast stumm war (er konnte nur »tan tan« sagen), beschrieb Wernicke eine Patientin, die eine ganz andere Aphasie hatte: Sie konnte fließend sprechen, nur war das, was sie sagte, größtenteils unverständlich, und sie schien fast nichts zu verstehen, so dass sie für verwirrt und taub gehalten wurde.

Seit Brocas und Wernickes Entdeckungen hat man sich immer wieder bemüht herauszufinden, welche Zusammenhänge zwischen Sprache und Gehirn bestehen. Die Forscher, die sich damit beschäftigt haben, kann man vereinfacht in zwei Gruppen einteilen:
- die Vertreter der anatomisch orientierten »Lokalisationslehre«,
- ihre mehr psychologisch orientierten Kritiker.

■ ■   Die »Lokalisationslehre« und ihre Kritiker

Die von Broca und Wernicke ausgehende Lokalisationslehre wurde im 19. Jh. von vielen Neurologen übernommen. Man stellte sich Sprache im Gehirn gewissermaßen statisch lokalisiert vor in eng umgrenzten Zentren, die durch Nervenbahnen verbunden seien. In den Zentren seien Erinnerungsbilder von Sinnesempfindungen (=sensorischen Empfindungen) und Bewegungsempfindungen (=motorischen Empfindungen) gespeichert, die beim kindlichen Spracherwerb aufgebaut würden. Zu jedem Wort gebe es im sensorischen/akustischen Zentrum ein Klangbild und im motorischen/artikulatorischen Zentrum eine Sprachbewegungsvorstellung. Die Schriftsprache werde über zusätzliche Zentren (eines für optische Sinnesbilder, eines für Schreibbewegungsvorstellungen) abgewickelt (Lichtheim 1885).

Der Reiz dieses Modells lag darin, dass man das so schwer fassbare, flüchtige Phänomen »Sprache« scheinbar fest im Griff hatte, dass man es festzunageln glaubte in bestimmten konkreten Hirnabschnitten, die man sehen, in der Anatomie sogar anfassen konnte.

Die Einteilung der Aphasien schien nach diesem Modell einfach: Bei einer **Verletzung des motorischen Zentrums** würde eine »motorische Aphasie« entstehen: Der Patient kann wenig oder nichts artikulieren. Eine **Verletzung des sensorischen Zentrums** würde eine »sensorische Aphasie« hervorrufen: Der Patient kann wenig oder nichts verstehen. Eine **Verletzung beider Zentren** würde eine totale Aphasie zur Folge haben: Der Patient kann weder normal sprechen noch normal verstehen.

Dieses Modell ist zwar übersichtlich, stimmt aber nicht mit den klinischen Erfahrungen überein. Manche Patienten haben trotz einer Verletzung des sog. »motorischen« Zentrums überhaupt keine Aphasie, während andere bei genau dieser Verletzung zusätzlich zur sog. »motorischen« Störung auch eine starke Verstehensstörung haben, obwohl ihr sog. »sensorisches« Sprachzentrum unverletzt ist.

Darüber hinaus verleitet dieses Modell mit seinem Begriff »**motorische Aphasie**« zu unklaren Diagnosen: Es gibt nämlich zusätzlich zur Aphasie echte motorische Störungen der Sprache (d.h. Störungen der Sprechbewegungsmuskulatur), z. B. die Dysarthrie, bei der nur das Sprechen betroffen ist. Dysarthrische Patienten können normal verstehen, lesen und schreiben. Sie brauchen eine andere Therapie als Aphasiker, bei denen Teile des **Sprachsystems** betroffen sind.

Die Lokalisationslehre hatte sich Mitte des 19. Jh. kaum verbreitet, da wurde sie auch schon angegriffen, u. a. von dem englischen Neurologen Hughling Jackson. Er wies darauf hin, dass die Schädigung eines bestimmten Hirnabschnitts nicht zum vollständigen Ausfall der Sprachfähigkeiten führt, die dort angeblich lokalisiert seien: Selbst wenn ein Patient bei Schädigung der Sprachzentren nicht mehr willkürlich Wörter oder Sätze äußern kann, produziert er in bestimmten Situationen noch unwillkürlich Sprache. Ein häufig angeführtes Beispiel: Der Arzt fragt: »Können sie nein sagen?« Der Patient antwortet: »Nein, Herr Doktor, das kann ich nicht.« Wenn er daraufhin aufgefordert wird, das »Nein« zu wiederholen, ist er dazu nicht fähig. Dieses Phänomen der unwillkürlich produzierten, d.h. nicht wiederholbaren Äußerungen begegnet uns in den Kliniken täglich und ist eines der provozierendsten Rätsel der Aphasie (Jackson 1874, zitiert in Jackson 1958).

Wir Nichtaphasiker kennen dieses Phänomen auch: Sobald es darauf ankommt, bleibt uns das Wort im Halse stecken; später, wenn die Spannung vorbei ist, sind wir redegewandt und schlagfertig. In Bezug auf das Erlernen von Fremdsprachen wird vom Ein- und Ausschalten eines im Gehirn angesiedelten **Selbstkontrollsystems** (=Monitorsystem) gesprochen. Solange das Monitorsystem die Überwachung ausübt, spricht der Fremdsprachenlernende richtig, aber zögernd; wenn der Monitor ausgeschaltet ist und der Lernende spontan, aber weniger korrekt spricht, fließt die Sprache automatischer. Wir kennen alle diesen glücklichen Zustand, wenn uns für das, was wir denken, genau die richtigen Worte kommen; – diese **automatisierte Sprache**, die von allen Formulierungssorgen losgelöst ist, scheint auf eine spezielle Weise erzeugt zu werden, vielleicht über besondere Nervenbahnen.

Es gibt heute für dieses Phänomen noch keine genaue Erklärung, eben so wenig wie Jackson damals eine fand. Er wies nur darauf hin, dass die Fähigkeit zum flüssigen Äußern von Sätzen nicht unbedingt in **den** Hirnregionen lokalisiert sein muss, wo sie aufgrund einer Verletzung gestört werden kann. Jackson vermutete, dass jede vom Zentralnervensystem vollzogene Sprachhandlung in einer komplizierten vertikalen Organisation über die ganze linke Hirnhälfte und den Hirnstamm verteilt sei. Mit dieser Idee war er seiner Zeit weit voraus.

Schon Jackson hatte immer wieder darauf hingewiesen, dass bei den Sprachstörungen die Gefühle eine große Rolle spielen. Gegen Ende des vorigen und in der ersten Hälfte dieses Jahrhunderts betonten die Kritiker der Lokalisationslehre die psychische Problematik der Aphasie. Sie gingen davon aus, dass man die Lokalisation der gestörten Prozesse nicht erforschen könne, weil die Erzeugung der Sprache über das gesamte Gehirn verteilt sei.

Ungefähr 100 Jahre lang ging es immer wieder um die Fragen:

- Wo sitzt die Sprache?
- Wo kann sie zerstört werden?
- Ist sie in bestimmten Zentren lokalisiert?
- Oder ist sie ein flüchtiges geistiges Phänomen, das überall und nirgends in unserem Kopf zu finden ist?

■■ **Die neuere Entwicklung der Aphasiologie**

Der Streit um diese Fragen konnte nicht entschieden werden, weil beide Seiten in gewissem Sinne Recht hatten. Sprache hat eben zwei Naturen, eine biologische und eine abstrakte. Aber man hatte lange Zeit keine Möglichkeit, die Erkenntnisse der einen Seite mit den Erkenntnissen der anderen in Beziehung zu setzen.

Bis zur Mitte des 20. Jh. waren diese Fragen vor allem im engen Kreis der Neurologen und Psychiater diskutiert worden. Nach dem 2. Weltkrieg stieß man auch in mehreren anderen Forschungsbereichen darauf, und seitdem hat sich Aphasiologie zu einem gemeinsamen Forschungsfeld für Neurologen, Neuropsychologen, Neurolinguisten und Neurobiologen entwickelt.

Man kam nun zu Vorstellungen, die über die klassische Aufteilung der Sprache in eine motorische und eine sensorische Komponente weit hinausgingen. Ein entscheidender Anstoß dazu kam sehr früh von dem russischen Neuropsychologen Luria. Er beschrieb die Aphasie als eine Störung vieler hierarchisch gegliederter Funktionen, die gemeinsam, aber arbeitsteilig Sprache erzeugen und bestimmten Hirnarealen zugeordnet seien (Luria 1970).

Daraus entwickelte sich die heutige Vorstellung, dass Sprache durch das Teamwork einer immensen Zahl von neuronalen Netzwerksystemen erzeugt und verarbeitet wird. Diese Schaltstrukturen scheinen sich über das gesamte Gehirn zu erstrecken, allerdings mit gewissen Schwerpunkten in der linken Hemisphäre (◘ Abb. 2.1). Wie Sprache in diesen Netzwerken entsteht und wie durch Fehler bei der Zusammenarbeit dieser Netzwerke Aphasie entsteht, wird heute weltweit erforscht.

In der Aphasieforschung geht es längst um mehr als Lokalisation (◘ Übersicht 2.1). Zum Beispiel versucht man, die **aphasischen Störungsbilder** mit linguistischen Mitteln zu erfassen und **immer präziser zu beschreiben**, wobei man nicht mehr wie früher nur nach Sprech-, Verstehens-, Lese- und Schreibstörungen unterteilt. Man versucht bei jedem Patienten genau zu erfassen, welche Störungen im abstrakten Sprachsystem zu welchen sprachlichen Ausfällen führen und inwieweit diese Ausfälle gleichzeitig beim Sprechen, Verstehen, Lesen und Schreiben auftreten. Es hat sich gezeigt, dass bei bestimmten Verletzungen der linken Hemisphäre (bei Schlaganfällen, die durch Mangeldurchblutung hervorgerufen wurden) typische Kombinationen von sprachlichen Ausfällen entstehen, die als »aphasische Syndrome« bezeichnet werden (Poeck 1989; auch ► Kap. 3).

Jedes dieser Syndrome besteht aus einer Vielzahl von Symptomen und bei jedem Symptom ergibt sich die Frage nach der Ursache gerade dieser sprachlichen Reaktion, denn je besser man die Ursachen kennt, desto gezielter kann man mit therapeutischen Maßnahmen etwas dagegen unternehmen. Intensive Forschungen beschäftigen sich daher mit den Hintergründen der aphasischen Störungsbilder, also mit der Erforschung der **neurolinguistischen Prozesse**: Auf welche Weise arbeiten sie, auf welche Weise werden sie gestört? (z.B. Caplan 1987).

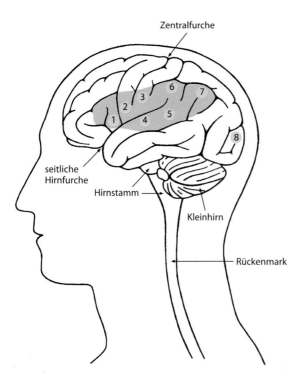

Zentralfurche

6
3   7
2
1   4   5
8

seitliche
Hirnfurche

Hirnstamm

Kleinhirn

Rückenmark

◘ **Abb. 2.1** Die Schaltzentren zur Spracherzeugung und -verarbeitung. 1 Broca-Area, 2 motorische Sprechregion, 3 somatosensorische Region, 4 Hörregion, 5 Wernicke-Area, 6 Gyurs supramarginalis, 7 Gyrus angularis (»Schriftsprachzentrum«), 8 Sehregion. (Nach Huber et al.1991)

> ◘ **Übersicht 2.1.**
> **Was geschieht in der Aphasieforschung?**
> ▬ Aphasische Störungsbilder werden immer präziser erfasst und beschrieben.
> ▬ Störungen jedes Patienten werden individuell betrachtet.
> ▬ Man versucht, die Ursachen der verschiedenen Symptome gezielter zu erfassen.
> ▬ Diagnostik wird verbessert.
> ▬ Therapiemethoden werden weiterentwickelt.
> ▬ Kommunikation zwischen Aphasikern und Nichtaphasikern wird untersucht.
> ▬ Psychosoziale Auswirkungen der Aphasie werden untersucht.

Ein anderer wesentlicher Untersuchungsbereich betrifft die **Diagnostik**, d. h. die Entwicklung, Verfeinerung und Ergänzung von Aphasietests und die Fragen, die mit ihrer Anwendung zusammenhängen (z.B. Huber et al. 1983).

Erst im letzten Drittel des 20. Jh. hat eine intensive Beschäftigung mit der **Therapie** eingesetzt: Therapiemethoden werden entwickelt, verbessert und auf ihre Effektivität hin untersucht (z.B. Chapey 1986; Kotten 1997; Shewan u. Bandur 1986; Tesak 2006, 2007).

Zwei Bereiche, die ich für sehr wichtig halte, haben relativ spät Beachtung gefunden:

Das ist einmal der **kommunikative Aspekt**, die Untersuchung der Beziehung zwischen dem Aphasiker und seinen Gesprächspartnern mit Fragen wie:

- Welche Strategien werden in Gesprächen mit Aphasikern benutzt?
- Wie beeinflussen sich Aphasiker und Gesprächspartner gegenseitig? (z.B. Bauer u. Kaiser 1989; Mellies et al. 1990; Steiner 1989, 1991, 1994; Bongartz 1997; auch ► Kap. 7)

Der andere Aspekt ist eng damit verbunden: Er betrifft die **psychischen** Auswirkungen der Aphasie sowohl auf den Aphasiker selbst wie auch auf seine engere Umgebung (z.B. Mellies u. Winnecken 1990; ► Kap. 15).

Es gibt noch viele unbeantwortete Fragen im Forschungsbereich der linguistischen Aphasiologie, die sich inzwischen zu einem eigenständigen wissenschaftlichen Bereich entwickelt hat, aber weiterhin eng mit den Disziplinen verbunden ist, aus denen sie entstand: Neurologie, Psycholinguistik, theoretische Linguistik und kognitive Psychologie.

2.2   Hemisphären: Die rechte weiß, was die linke tut

》 Mit der linken Hemisphäre erkennen wir die Bäume, mit der rechten den Wald (Heeschen u. Reischies). 《

■ ■   Das Konzept der Hemisphärendominanz
In den 60er Jahren des 20. Jh. erlebte die Hemisphärenforschung einen Boom. Während man früher auf Untersuchungen innerhalb der Anatomie und Pathologie angewiesen gewesen war, entdeckte man nun Techniken, auch am lebenden und gesunden Menschen die unterschiedliche Arbeit der Hirnhälften zu erforschen.

Dabei entstand das Konzept der **Hemisphärendominanz**. Es besagt, dass bei rechtshändigen Menschen sowohl die Sprache wie auch die rechte Hand von der linken Hemisphäre gesteuert werden. Da mit der rechten Hemisphäre keine ähnlich wichtigen Leistungen verbunden zu sein schienen, hielt man die linke Hemisphäre für überlegen und bezeichnete sie als »dominant«. Man kam zu der Überzeugung, dass diese Dominanz der linken Hemisphäre schon von Geburt an vorhanden, also genetisch bedingt sei (Deegener 1978).

Aus diesem Konzept ergaben sich viele neue Fragen, z. B.: »Steuert die linke Hemisphäre unser Sprachverhalten völlig selbstständig?« Manche Forscher haben das angenommen. Andere Forscher sind inzwischen zu der Überzeugung gekommen, dass auch die rechte Hemisphäre an den Sprachprozessen beteiligt ist. Worin besteht diese Beteiligung? Arbeiten die beiden Hemisphären zusammen? Oder ist vielleicht jede Hemisphäre unabhängig von der anderen für einen Teil des Sprachverhaltens verantwortlich? Im Hinblick auf die Aphasie sind diese Fragen sehr wichtig, denn eng verbunden mit ihnen ist ja die Frage: Kann notfalls die rechte Hemisphäre selbstständig Sprachprozesse übernehmen und welche?

Man beobachtete Gesunde und Sprachgestörte, führte anatomische Studien durch und machte Experimente mit Epileptikern, deren Großhirnhälften aus therapeutischen Gründen operativ voneinander getrennt worden waren. Je mehr Arbeiten entstanden, desto vorsichtiger wurden die Aussagen.

■ ■   Das Konzept der Hemisphärenspezialisierung
Allerdings ist man heute überzeugt, dass auch die rechte Hemisphäre wesentliche Aufgaben hat. Deshalb spricht man heute lieber von einer **Hemisphärenspezialisierung** (Springer u. Deutsch 1988). »Spezialisierung« heißt nicht, dass bestimmte Leistungen (wie z. B. die Sprache) in einer Hemisphäre **lokalisiert** sind: Alle höheren Hirnleistungen scheinen auf der Zusammenarbeit beider Hemisphären zu beruhen. Spezialisierung bedeutet vielmehr, dass jede der Hemisphären für ganz bestimmte Aufgabenbereiche **verantwortlich** ist und auf charakteristische Weise – unter Mitwirkung der anderen Hemisphäre – ihre Aufgaben durchführt (funktionelle Asymmetrie).

Diese Zusammenarbeit bei gleichzeitiger Arbeitsteilung hat man inzwischen durch Messungen der Hirndurchblutung und des Hirnstoffwechsels nachweisen können: Sprachliche Stimuli steigerten die Hirndurchblutung der linken Hemisphäre um 10 %, während sich bei nichtsprachlichen akustischen Stimuli eine Zunahme der Hirndurchblutung in der rechten Hemisphäre zeigte. Untersuchungen mit der Positronenemissionstomographie (PET), mit der die Stoffwechselrate im Hirngewebe nachgewiesen wird, ergaben bei sprachlicher Stimulierung eine allgemeine Zunahme des Hirnstoffwechsels in der linken Hirnhälfte, besonders im primären Hörzentrum und im Wernicke-Zentrum. Aber auch in der rechten Hemisphäre nimmt der Hirnstoffwechsel bei sprachlicher Stimulierung zu, und zwar in einem Bereich, der dem Wernicke-Gebiet der linken Hemisphäre entspricht. Bei nichtsprachlichen Stimuli steigt der Hirnstoffwechsel stärker in der rechten Hemisphäre (Schlote 1988).

Während wir sprechen, verstehen, lesen und schreiben, scheinen also in beiden Hemisphären gleichzeitig Sprachprozesse abzulaufen – jedoch auf verschiedene Weise.

Linke Hemisphäre. Die Prozesse der linken Hemisphäre scheinen auf »Zerlegen« und »Aneinanderreihen« spezialisiert zu sein, d. h. auf analytische, sequentielle Verarbeitung. Indem sie ständig kategorisieren und gruppieren, führen sie genau die Tätigkeiten aus, die für die Erzeugung und Verarbeitung von Sprache wesentlich sind: z. B. müssen beim Verstehen die Schallwellen, die in unser Ohr kommen, so kategorisiert werden, dass wir aus ihnen bedeutungsunterscheidende Laute »heraushören«. Diese Laute müssen von unseren Verstehensprozessen so gruppiert werden, dass sinnvolle Wörter/Sätze/Texte entstehen, aus denen wir uns die Informationen herausklauben, die wir einspeichern möchten.

Beim Sprechen müssen die **Gedanken bzw. geistigen Bilder** in kleinste Bedeutungseinheiten zerlegt werden, denen Lautmuster zugeordnet werden. Für die Erzeugung dieser Lautmuster müssen wir mit unserer Sprechmuskulatur feinste, aufeinander abgestimmte Bewegungen machen, und die Befehle für diese Bewegungen müssen in der richtigen Auswahl und Aneinanderreihung gegeben werden.

Weil die linke Hemisphäre diese Arbeit besser und schneller als die rechte durchführen kann, scheint sie vorwiegend für die Sprache verantwortlich zu sein:

❗ Man vermutet, dass die **Sprache** vorwiegend von der linken Hemisphäre für den Gebrauch **bereitgestellt** und **gesteuert** wird.

Rechte Hemisphäre. Die rechte Hemisphäre scheint auf ganz andere Weise an der Sprache beteiligt zu sein. Sie ist im Gegensatz zur linken nicht an Einzelheiten interessiert, sondern am Ganzen: Ihre Prozesse interpretieren Reize im Zusammenhang, nehmen sie als »Gestalt« oder als Raum wahr. Darüber hinaus ist die rechte Hemisphäre auf die Wahrnehmung und Verarbeitung von Musik und Gefühlsanteilen der Sprache spezialisiert.

Entsprechend reagiert die rechte Hemisphäre bei der Sprachverarbeitung:

❗ Die rechte Hemisphäre ist wahrscheinlich für ganzheitliche sprachliche Operationen wie das **globale Erfassen von Wörtern und Redewendungen** zuständig. Sie stellt die Prozesse bereit, die sich mit den **Gefühlsanteilen der Sprache** befassen, und sie scheint auch die **Sprechmelodie** zu steuern.

Dass wir mit der rechten Hemisphäre auch **singen**, zeigt sich bei Aphasie: Manche schwer betroffenen Aphasiker, die kaum ein Wort spontan äußern können, singen mühelos ganze Liedzeilen.

Es gibt Anhaltspunkte, dass manche Substantive in der rechten Hemisphäre abgespeichert sind (Pulvermüller 1996). Und die rechte Hemisphäre scheint auch für **automatisierte Ausrufe und Floskeln** wie »Verdammt!«, »Freut mich!«, »Entschuldigung!« und automatisierte Gesprächsreaktionen wie »Hm«, »Soso«, »Ach« verantwortlich zu sein. Diese Ausrufe und Reaktionen sind häufig selbst bei schweren Aphasien noch möglich oder leichter zurückzuerobern. Auch ohne Aphasie kann man manchmal feststellen, dass solche sprachlichen Äußerungen unabhängig von

den anderen sprachlichen Prozessen funktionieren: Wer nach längerer Unterbrechung wieder in seiner Muttersprache spricht, wird anfangs automatisierte Ausrufe, Floskeln und Gesprächsreaktionen – evtl. auch die Sprechmelodie – gegen seinen Willen in der Fremdsprache produzieren, die er lange Zeit gesprochen hat. Vielleicht werden diese Äußerungen von der rechten Hemisphäre produziert, die sich möglicherweise nicht synchron mit der linken Hemisphäre auf den Sprachwechsel umstellt.

Auch **beim Verstehen reagiert die rechte Hemisphäre charakteristisch**. In verschiedenen Untersuchungen stellte man fest, dass sie in der Lage ist, **konkrete Substantive besser zu verstehen als abstrakte**. Sie kann auch Substantive, die man sich gut bildlich vorstellen kann, besser verarbeiten als Substantive, die weniger bildhaft sind. **Verben dagegen scheint sie in der Regel schlechter verarbeiten zu können als Substantive**, und **Adjektive noch schlechter** (Friederici 1984).

Bei Störungen in der rechten Hirnhälfte kommt es vor, dass Patienten zwar die wörtliche Bedeutung einer Äußerung verstehen, aber die Absicht dahinter nicht erkennen. Sie vermögen nicht zu erkennen, ob die Äußerung ärgerlich oder witzig gemeint war. Das **wörtliche Verstehen der Sätze** scheint also durch die linke Hemisphäre gesteuert zu werden. Bei ihrer Verletzung kann die Wahrnehmung der Sprachlaute so verzerrt sein, dass sie nicht mehr als menschliche Sprache erkannt, sondern mit anderen Geräuschen verwechselt werden, während das Gehör völlig intakt ist. **Außersprachliche Geräusche** werden dagegen normalerweise durch die rechte Hemisphäre verarbeitet und können manchmal nicht mehr identifiziert werden, wenn diese gestört ist. Untersuchungspersonen mit zeitweilig inaktivierter rechter Hirnhälfte nahmen Lachen als Weinen, das Quieken eines Schweines als Traktorgeräusch, ein Hundegebell als Hühnergackern wahr (Jakobson 1981).

▪▪   Die Zusammenarbeit der Hemisphären

❗ Es scheint, dass Sprache in einem ständigen schnellen Hin und Her durch die Zusammenarbeit beider Hemisphären entsteht.

Zwar ist diese Zusammenarbeit noch längst nicht im Einzelnen geklärt, aber man vermutet, dass die linke im Allgemeinen an den Strukturen arbeitet, Einzelelemente, Grammatik, Formen betreut, während die rechte Hemisphäre die Gefühle liefert, die diese Strukturen in eine lebendige Äußerung verwandeln. Wenn die linke Hemisphäre den Satz: »Ich komme später wieder« programmiert, dann scheint die rechte Hemisphäre den Klang und die Sprachmelodie beizusteuern, die dem Hörer sagen, ob es sich um eine Mitteilung, einen Trost oder eine Drohung handelt.

Die Zusammenarbeit der beiden Hemisphären kann wahrscheinlich nur funktionieren, wenn viele Informationen im Gehirn mehrfach abgespeichert sind, und man nimmt sogar an, dass die beiden Hemisphären Kopien ihrer Informationen untereinander austauschen (Linke 1981).

Ohne die linke Hemisphäre erscheint die rechte in ihren sprachlichen Fähigkeiten begrenzt: Sie kann zwar ein wenig verstehen und vorgefertigte Sprach-Stücke wie ganze Wörter und Redewendungen produzieren, aber in der Regel versteht sie mehr als sie produzieren kann. Allerdings wurden auch beim Verstehen große interindividuelle Unterschiede festgestellt (Gazzangia 1983).

Bei Aphasie kann die rechte Hemisphäre nicht für die verletzte linke Hemisphäre vollwertig einspringen. Es gibt aber Anhaltspunkte, dass nach einem Schlaganfall Anteile der Sprachkompetenz von der geschädigten linken Hemisphäre in die rechte verlagert und nach unterschiedlich langer Rehabilitationsperiode wieder in die linke zurückverlagert werden (Saur et al. 2006).

Dass die rechte Hemisphäre für das Erfassen von Redewendungen und die Entschlüsselung der Gefühle, die mit der Sprache ausgedrückt werden, zuständig ist, dass sie also auf Klang und Intonation einer Äußerung reagiert, erweist sich bei Aphasie als hilfreich. Aphasiker, bei denen eine schwere Störung des Verstehens diagnostiziert wurde, können trotzdem in manchen Situationen und bei bestimmten Gesprächspartnern etliches verstehen. Sie scheinen mit ihrer intakten rechten Hemisphäre die Gefühle hinter der Sprache zu erkennen.

Die unterschiedliche Arbeitsweise der beiden Hirnhälften bezieht sich nicht nur auf die Sprache, sondern auch auf Bereiche des Denkens und Lernens (links eher abstrakt, logisch, mathematisch, rechts eher konkret, bildhaft), und der Wahrnehmung (links detailliert, analytisch, rechts »gestalthaft«, global, räumlich). Um es mit Heeschen u. Reischies (1981) auszudrücken: Mit der linken Hemisphäre erkennen wir die Bäume, mit der rechten den Wald.

■ ■   Rechtshänder und Linkshänder

Diese Hemisphärenspezialisierung scheint für ca. 95 % der Rechtshänder zu gelten. Bei Linkshändern ist die Aufgabenverteilung nicht einfach umgekehrt: Bei ca. 56 % der Linkshänder befindet sich – wie bei den Rechtshändern – die Sprachregion links. Bei einem Teil der übrigen 44 % der Linkshänder wird die Sprache von der rechten Hemisphäre aus gesteuert, bei anderen konnte eine Hemisphärendominanz weder für die rechte noch für die linke Hemisphäre eindeutig festgestellt werden. Bei ihnen scheint die Sprache von beiden Hemisphären gesteuert zu werden (Huber 1985).

❗ Aus der klinischen Erfahrung ist bekannt, dass Linkshänder im Allgemeinen bei einer Aphasie die Sprache schneller zurückgewinnen als Rechtshänder.

Dasselbe gilt für manche Rechtshänder, in deren Familie Linkshändigkeit vorkommt (Friederici 1984).

In der Kindheit scheint noch die Möglichkeit zu bestehen, dass die rechte Hemisphäre die Arbeit der linken weitgehend übernimmt: Aphasien, die durch Unfälle verursacht wurden, bilden sich bei kleineren Kindern relativ gut zurück (Lenneberg 1972).

Und die Fremdsprachen? Sie scheinen auch von links aus gesteuert zu werden. Aber die Forschungsergebnisse sind nicht eindeutig. Auf jeden Fall scheinen später erworbene Sprachen über Bahnen zu laufen, die bei Aphasie gefährdet sind: Für viele Aphasiker ist es schwer bis unmöglich, sich in einer Fremdsprache auszudrücken oder sie wiederzugewinnen, sogar wenn sie sie vorher gut beherrscht hatten. Es kommt aber auch vor, dass Aphasiker die Mutter- und die Fremdsprache nicht mehr voneinander trennen können und ständig Brocken aus der einen in die andere hineinbringen (▶ Abb. 3.8).

🔷 Hemisphärenforschung aktuell
Der Hemisphärenforschung sind zur Zeit noch keine eindeutigen Erklärungen der komplizierten Zusammenarbeit, die für die sprachlichen Vorgänge nötig ist, möglich. Vielleicht wird sie auch nie zu völlig eindeutigen Aussagen kommen können, weil die Neuronennetze, in denen sich die Sprache bewegt, trotz vieler Gemeinsamkeiten für jeden Menschen unterschiedlich gesponnen zu sein scheinen. Es sieht nämlich so aus, als ob ihr Aufbau nicht nur von der Vererbung, sondern auch von der jeweiligen Umwelt und dem jeweiligen Verhalten geprägt wird (Deegener 1978; Springer u. Deutsch 1988; Köhler 2000).

2.3   Neuronale Netzwerke

❯❯ Nicht das Gehirn ist ein Computer, sondern es besteht vielmehr aus Milliarden von Computern, von denen jeder eine interne, höchst komplexe Struktur und chemoelektrische Funktion hat und die alle zusammen ein Netz von Interaktionen bilden, dessen Gesamtzustand uns immer unbekannt bleiben wird (Oeser). ❮❮

»Das menschliche Gehirn«, schreibt der Neurobiologe Changeux (1984), »stellt sich dar als ein Gebilde aus Milliarden ineinander verwobener neuronaler Spinnennetze, in denen Myriaden elektrischer Impulse knistern und kreisen, die hier und da mit einer großen Vielfalt chemischer Signale in Verbindung treten.«

Sprache entsteht innerhalb dieser neuronalen Netzwerke. Die elektrischen Impulse, die ununterbrochen durch das Geäst der Nervenzellen jagen, übermitteln auch sprachliche Informationen.

Wie eine Welle an einem Seil wird jeder Impuls über eine lange Nervenfaser von einer Nervenzelle zur anderen weitergeleitet und muss dabei zahllose mit Flüssigkeit gefüllte Spalten überqueren: die **Synapsen.** An diesen Kontaktstellen zwischen den Zellen übernehmen **chemische Trägerstoffe,** die Neurotransmitter, die Verantwortung für die Weiterleitung der Information. Auf die komplizierten Vorgänge an den Synapsen werde ich hier nicht eingehen; wichtig für uns ist, dass die Neurotransmitter wie ein Schalter die Weiterleitung der Impulse beeinflussen: Je nach ihrer Zusammensetzung lösen sie eine Erregung (Exzitation) oder eine Hemmung (Inhibition) der Signale aus (s. Changeux 1984; Huether 2000; Spitzer 1996; Schlote 1988).

Das System der Informationsübermittlung funktioniert also:
- **teilweise elektrisch:** bei der Impulsleitung entlang einer Nervenfaser,
- **teilweise chemisch:** bei der Impulsübertragung an der Synapse durch Transmitter.

Auf diesem System beruht auch unsere Sprache. In diesem Dickicht komplexer Neuronennetzwerke führen die elektrische Impulsleitung und die chemische Impulsübertragung zu allem, was wir sagen – von »Hallo« bis zur Neujahransprache (s. z. B. Caplan 1987; Dittmann 1988; Levelt 1989; Pinker 1996, 1998, 1999). Störungen oder Unterbrechungen an den Schaltstellen scheinen bei Aphasie eine wesentliche Rolle zu spielen (Butterworth et al. 1985; Schlote 1988).

■ ■   Hemmung

Innerhalb der neuronalen Netzwerke sind Gruppen von Nervenzellen durch einen festgelegten Schaltplan verbunden, der den Input und Output von Informationen durch Parallel-, Hintereinander- oder Wechselschaltung von Nervenzellen regelt, wobei Hemmprozesse eine wichtige Rolle spielen. Unser Gehirn besteht aus 2–4 Millionen solcher Schaltkreise (Module), die wie die Zellen in einer Honigwabe aneinandergepackt sind. Jedes Modul ist mit anderen Modulen seiner Umgebung und mit entfernteren Modulen der gleichen wie der gegenüberliegenden Hemisphäre verbunden (Oeser u. Seitelberger 1995, Bauer 2008).

Obwohl alle neuronalen Schaltkreise nach dem gleichen Grundplan funktionieren, bearbeiten sie, je nach ihrer Lokalisation, eine Vielzahl unterschiedlicher Aufgaben. Sie stehen auch mit entfernteren Hirngebieten in Verbindung: mit den Sinnesorganen und allen anderen Hirn-anteilen, durch die die verschiedenen kognitiven Systeme und die Gefühle gesteuert werden – alle jene Systeme, die im Sprachgebrauch eng miteinander verknüpft sind.

Diese zahllosen autonomen und kooperativ arbeitenden Signalsysteme bestehen aus Subsystemen, deren Grundelemente die miteinander verschalteten Nervenzellen sind. Hemmungsstörungen an deren Schaltstellen (Synapsen) scheinen bei Aphasie eine wesentliche Rolle zu spielen (Butterworth et al. 1985; Schlote 1988).

Vielleicht kann ein Bild diese Vorgänge verständlicher machen: Wir können uns die elektrischen Impulse als Autos vorstellen, die durch ein riesiges Straßennetz (=Geflecht der Nervenfasern) fahren. Wenn die Ampeln (=die chemischen Weichen der Synapsen) wie Wackelkontakte funktionieren oder ganz ausfallen, dann ergeben sich Staus oder Unfälle: Die Autos werden auf ihrem Weg gehemmt. Sie kommen nicht oder nicht schnell genug an ihren Zielen an. Genau das passiert auch mit den elektrischen Impulsen, wenn eine Hirnverletzung die Arbeit der Hemmungsvorgänge an den Synapsen stört (► Kap. 5.1 und 6.2.5).

> ❶ Durch gestörte Hemmung an den Synapsen geraten die elektrischen Impulse auf falsche Bahnen oder werden abgeblockt.

■ ■   Aktivierung

Für unser gesamtes Verhalten, und damit auch für unsere Sprache, ist es aber nicht nur notwendig, dass die elektrischen Impulse durch richtige chemische Steuerung auf richtigen Wegen in die Nervenzellen (»Neuronen«) gelangen. Die Erregungen, die sie in den Nervenzellen auslösen, müssen auch die **richtige Stärke** haben, d. h. die Nervenzellen brauchen eine genügend starke Aktivierung, um die elektrischen Impulse weiterzuleiten (um zu »feuern«). Ist der Schwellenwert in den Nervenzellen zu niedrig, dann reagieren sie nicht (Spitzer 1996).

Es scheint, dass die Schwellenwerte, die für die sprachliche Produktion und Verarbeitung nötig sind, auf vielfache Weise beeinflusst werden durch:
- **körperliche Vorgänge** wie Hormone, Blutdruck usw.,
- **psychische Reaktionen,** z. B. Freude oder Angst, Motivation oder Langeweile, Entspannung oder Stress (Luria 1982).

Und sogar die **Sprache selbst scheint Einfluss auf die Schwellenwerte zu haben:** Betonte Sprachelemente scheinen stärkere Aktivierungen auszulösen. Wie wir sehen werden, sind diese Vorgänge für die Aphasien relevant (► Kap. 6.1.2).

■■   Parallelität

Neben der **Hemmung** und der **Aktivierung** spielt ein drittes Phänomen eine große Rolle: die **gleichzeitige (parallele) Steuerung** dieser vielen verschiedenen und voneinander unabhängigen neuronalen Schaltkreise (s. Levelt 1989a; Tesak 2006, 2005, Bauer 2008). Wir hören z. B. das, was wir selbst sagen. Das erscheint selbstverständlich, ist aber eine Höchstleistung, denn wir steuern dabei gleichzeitig zwei riesige neuronale Netzwerke: ein Netzwerk, das für die mündliche Sprachproduktion, ein anderes, das für das Hörverstehen zuständig ist. Wenn wir dabei Auto fahren oder irgendeine Arbeit mit den Händen aus-führen, steuern wir gleichzeitig noch weitere Netzwerke. Wie Jongleure steuern wir ständig gleichzeitig verschiedene komplexe Netzwerke: Beim Vorlesen sprechen wir aus, was wir lesen, beim Diktat schreiben wir auf, was wir hören, beim Erzählen sprechen wir einen Satz aus, während wir den nächsten Satz planen. Alles, was wir ohne bewusstes Nachdenken, fast automatisiert, tun, können wir mit anderen ebenso automatisierten Handlungen verbinden. Diese **Fähigkeit, parallele Handlungen auszuführen**, erfordert viel Energie; bei Müdigkeit oder anderen schwächenden Einflüssen lässt sie nach. Auch bei Aphasie ist sie mehr oder weniger gestört, da viele sprachliche Systeme nicht mehr automatisiert arbeiten, sondern bewusst gesteuert werden müssen.

Ungestörte neuronale Hemmung, ungestörte neuronale Aktivierung und präzise parallele Steuerung der neuronalen Schaltkreise sind die Voraussetzungen dafür, dass unsere Sprache funktioniert. Die Wichtigkeit dieser drei neurophysiologischen Phänomene können wir an den beiden grundlegenden Tätigkeiten erkennen, auf denen unser Sprachverhalten basiert:

▬ dem Auswählen und
▬ dem Gruppieren.

Wir wählen Laute aus und gruppieren sie zu Wörtern, wir wählen Wörter aus und gruppieren sie zu Sätzen, schließlich wählen wir Sätze aus und gruppieren sie zu Texten. Um etwas auszuwählen, muss man die Gesamtmenge, aus der man auswählen will, zunächst aktivieren. Danach muss man die Teile, die man aus der aktivierten Gesamtmenge auswählen will, stärker aktivieren und die restlichen Teile der Gesamtmenge parallel dazu hemmen. Anschließend beginnt diese Tätigkeit des Aktivierens und gleichzeitigen Hemmens von Neuem – so ergibt sich unsere Sprache.

❶ Störungen der Hemmung, Aktivierung und parallelen Steuerung bewirken gravierende Störungen der Sprache, wie wir sie bei den Aphasien erleben.

Die **neuronale Sprachverarbeitung** wird also von zahllosen autonom und kooperativ arbeitenden Signalsystemen ausgeführt, die sich aus Subsystemen zusammensetzen. Auch das **abstrakte Sprachsystem** lässt sich durch Netzwerke, Subsysteme und Regelkreise erklären. Wie sich diese beiden Strukturen, die neuronale und die abstrakte sprachliche, aufeinander beziehen, das ist eine Frage der heutigen interdisziplinären Forschung: Teams von Neurologen, Neurobiologen, Neuropsychologen, Neurolinguisten und Technikern versuchen, sie zu klären, unterstützt durch die neuen bildgebenden Verfahren. Aber wir stehen erst am Anfang.

Das klinische Bild der Aphasie

» Letztlich ist die Sprachforschung Teil der Biologie des Menschen... Angesichts der dramatischen Erfolge der Biologie ... ist die Hoffnung möglicherweise nicht übertrieben, dass in den vor uns liegenden Jahren einige klassische Fragen über die Natur des menschlichen Geistes und seiner Erzeugnisse ebenfalls in den allgemeinen Gegenstandsbereich der Naturwissenschaften aufgenommen werden können (N. Chomsky). «

Sicher sind seit der Erwähnung der an Sprachverlust leidenden ägyptischen Krieger immer wieder – durch Kriegsverletzungen und Schlaganfälle – unzählige Aphasien verursacht worden, aber in der Öffentlichkeit haben sich die Störungsbilder der Aphasie nicht herumgesprochen. Es ist immer noch wenig bekannt, dass es die Aphasie gibt, obwohl in Deutschland jährlich mit ca. 50.000 neuen Fällen von Aphasien allein nach Schlaganfall gerechnet werden muss. Da viele Aphasien oft jahrelang bestehen bleiben, ergibt sich eine Prävalenz (Gesamtzahl zu jedem Zeitpunkt) von ca. 70.000-80.000 Fällen (Wehmeyer & Grötzbach 2010; Huber et al. 2006).

Selbst innerhalb der Medizin wird die Aphasie häufig als medizinisches Problem nicht genügend zur Kenntnis genommen. Sie lässt sich in keinen der bekannten Krankheitsbereiche einordnen. Sie ist keine Störung, die man rein medizinisch erfassen kann wie z. B. die Leukämie. Sie ist auch keine psychosomatische Erkrankung wie z. B. Asthma, bei dem psychische Faktoren eine Rolle spielen können, das aber ein medizinisch feststellbares Krankheitsbild hat. Sie gehört auch nicht in den Bereich der Geisteskrankheiten, da ihr alle entsprechenden Symptome – Verwirrtheitszustände, Störungen der intellektuellen Funktionen, Persönlichkeitsabbau etc. – fehlen.

🛈 **Aphasie betrifft allein den Bereich Sprache.**

Der Bereich »Sprache« reicht allerdings viel weiter in andere Bereiche hinein, als man sich im Allgemeinen vorstellt:
- **Sprache ist biologisch,** d. h. neurophysiologisch, begründet. Die Prozesse, die für die Entstehung und Steuerung von Sprache zuständig sind, spielen sich im Gehirn ab. Muskeln und Sinnesorgane sind Zwischenstationen, über die die Sprache vom Sprecher zum Hörer, vom Schreiber zum Leser gelangt.
- **Mit emotionalen Prozessen steht die Sprache in einer Wechselbeziehung.** Einen großen Teil unserer Gefühle transportieren wir über die Sprache an unsere Umwelt, und wir werden ständig von dem, was wir sprachlich aufnehmen (hören und lesen), in unseren Gefühlen beeinflusst.
- Am besten bekannt ist die **Wechselbeziehung zwischen Sprache und Denken.** Sie ist so bekannt, dass Sprache häufig mit dem Denken gleichgesetzt wird. Die Konsequenz: Gestörte Sprache wird auch häufig mit gestörtem

Denken gleichgesetzt. Tatsächlich gibt es Krankheiten, bei denen gestörtes Denken zu abweichender Sprache führt (z.B. Schizophrenie, Alzheimer-Krankheit). Zu diesen Krankheiten gehört die Aphasie aber nicht.

Störungen in jedem dieser Bereiche – im organischen, im emotionalen und im verstandesmäßigen – können Sprachstörungen zur Folge haben.

🛈 **Aphasie wird ausgelöst durch Störungen im neurophysiologischen Bereich; und sie wirkt sich auf den Gefühlsbereich aus, während das Denken weitgehend intakt bleibt.**

Für die Betroffenen ist es in mehrfacher Hinsicht wichtig, dass eine Aphasie als Aphasie erkannt und nicht mit anderen Sprachstörungen verwechselt wird:
1. Für die Beziehungen des Aphasikers zur Umgebung ist es entscheidend, dass Aphasie nicht als Geisteskrankheit angesehen wird.
2. Für den Erfolg der Sprachtherapie ist es entscheidend, dass sie speziell auf die Aphasie zugeschnitten ist.
3. Die Betroffenen selbst sollten über die Aphasie Bescheid wissen.

Niemand hält es für möglich, dass er von einem Tag auf den anderen die Fähigkeit zum Sprechen, Verstehen, Lesen und Schreiben verlieren könnte. Die **Aphasie taucht wie eine Katastrophe aus dem Nichts auf** – und wie bei allen Katastrophen ergeben sich nach dem Abklingen des ersten Schocks quälende Fragen:
- »Was ist passiert?«
- »Warum ist es passiert?«
- »Wie wird es weitergehen?«

Ich bin sicher, dass sich jeder Aphasiker und jeder Angehörige mit diesen Fragen herumschlägt. Trotzdem stoße ich immer wieder – selbst Monate nach Beginn der Aphasie – auf sehr unklare Vorstellungen über die Art der Schädigung und ihr Ausmaß, obwohl darüber durchaus klare Auskünfte gegeben werden könnten.

Deshalb möchte ich in diesem Kapitel eine kurze Darstellung des **klinischen Bildes der Aphasie** bringen:
- Was ist Aphasie?
- Was unterscheidet sie von anderen Sprachstörungen?
- Wie ist ihr Erscheinungsbild?

Während wir versuchen, die Aphasie mit Hilfe ihrer Definition einzukreisen und von anderen Sprachstörungen abzugrenzen, erhalten wir eine vorläufige Antwort auf die ersten beiden Fragen. Eine Antwort auf die Frage nach dem Erscheinungsbild der Aphasie wird sich durch dieses ganze Buch ziehen und letzten Endes für jeden Aphasiker individuell gegeben werden müssen.

3.1   Definition

> ❶ Aphasie ist eine erworbene Störung der Sprache in allen Modalitäten nach vollzogenem Spracherwerb infolge einer umschriebenen Hirnschädigung (nach Wallesch 1986).

Fangen wir ausnahmsweise mit dem Ende an:

■ ■   Ursache der Aphasie ist eine Hirnschädigung

Fast immer handelt es sich um eine Verletzung der dominanten (meist linken) Hemisphäre.

Wir haben gesehen, dass beide Hemisphären – auf unterschiedliche Weise – an der Erzeugung der Sprache beteiligt sind, dass aber der linken Hemisphäre dabei die wichtigere Rolle zufällt (▶ Kap. 2.2). Sie stellt die Sprache für den Benutzer bereit. Durch ihre Verletzung wird der Zugriff zu den Regionen, in denen die Sprachprogrammierung stattfindet, gestört und der Weg der Sprachprozesse unterbrochen oder behindert.

Bei ca. 80 % der Hirnverletzungen, die Aphasie auslösen, handelt es sich um Schlaganfälle, die in zwei Formen auftreten:

- Etwa 85 % der Schlaganfälle sind sog. **ischämische Insulte**, die auf einer Mangeldurchblutung bestimmter arterieller Bereiche beruhen (arterielle Thrombose, Hirngefäßverschluss durch Embolie).
- Bei ca. 15 % der Schlaganfälle handelt es sich um **Hirnblutungen**, die entweder dann auftreten, wenn – bei Gefäßwandsklerose – brüchig gewordene Hirngefäße aufgrund von Bluthochdruck platzen oder wenn – bei meist jüngeren Patienten – eine angeborene Gefäßmissbildung vorliegt, die zu einem Aneurysma (krankhafte Arterienerweiterung) oder zu einem Hämangiom (gutartige Gefäßgeschwulst) führt.

Andere Ursachen für Aphasie sind Schädelverletzungen (z.B. durch Verkehrsunfälle), Hirntumoren und Hirnoperationen, soweit sie die linke Hemisphäre betreffen.

■ ■   Aphasie tritt bei einer umschriebenen Hirnschädigung auf

Degenerationserscheinungen, Vergiftungen, Infektionen etc. können diffuse Erkrankungen des Gehirns hervorrufen, die sich in Verwirrtheitszuständen, Störungen der intellektuellen Funktionen, Antriebsstörungen und Persönlichkeitsabbau äußern. Bei solchen generalisierten (diffusen) Störungen (z.B. dem organischen Psychosyndrom oder den Demenzen wie der Alzheimer-Krankheit) zeigt sich häufig auch eine Sprachstörung, deren Ursache aber nicht ein gestörtes Sprachsystem ist, sondern – tiefer liegend – eine gestörte Persönlichkeit oder ein gestörter Intellekt. Gestörtes Denken, gestörte Wahrnehmungen,

◻ Tab. 3.1 Aphasie als Folge einer umschriebenen Hirnschädigung

Umschriebene Hirnschädigung	Generalisierte Hirnschädigung
Bei Verletzung bestimmter arterieller Versorgungsbereiche der dominanten Hemisphäre	Bei Vergiftungen, Degenerationserscheinungen, Infektionen etc.
Intellekt und Persönlichkeit sind primär nicht betroffen	Gestörter Intellekt, gestörte Persönlichkeit
Wahrnehmung und Denkfähigkeit erhalten	Wahrnehmung, Denkfähigkeit, Bewusstsein betroffen
Aphasie	Diese Störungen drücken sich in der Sprache aus

gestörtes Bewusstsein drücken sich auch in der Sprache aus. Diese Sprachstörungen müssen von Aphasie unterschieden werden. Sie erfordern eine andere Behandlung (zum Unterschied Aphasie/Sprachstörung aufgrund diffuser Hirnstörungen s. Blanken 1985; Wallesch 1986; Kotten 1990).

Ursache für eine Aphasie ist nicht eine diffuse Erkrankung des gesamten Gehirns, sondern eine umschriebene (fokale), d. h. auf bestimmte Hirnregionen begrenzte Schädigung der dominanten Hemisphäre (◻ Tab. 3.1, ▶ S. 25).

■ ■   Aphasie ist eine erworbene Störung der Sprache

> ❶ Aphasie ist keine angeborene Sprachstörung.

Man darf sie z.B. nicht mit der Sprachproblematik verwechseln, die sich bei angeborener Gehörlosigkeit (Taubstummheit) ergibt.

Obwohl Aphasiker nicht mehr normal mit Sprache umgehen können, haben sie noch ein umfangreiches sprachliches Wissen, und dieses Wissen unterscheidet sich vom Sprachwissen des Gehörlosen (◻ Tab. 3.2).

Ein Aphasiker hatte als Kind die Chance, die Sprache über das Ohr aufzunehmen, sie in allen Lautschattierungen kennenzulernen und sie im Langzeitgedächtnis zu speichern. Er kennt z.B. die verschiedenen Satzmelodien (»Wann kommst du?«=echte Frage; »Wann kommst du?«=nochmaliges Nachfragen, Ungläubigkeit etc.). Er hat auch das richtige Lauterzeugungsprogramm eingespeichert, das man braucht, um jeden Laut, jedes Wort und jeden Satz so zu artikulieren, dass die Botschaft beim Hörer »richtig« ankommt: Er weiß z.B., wie man – durch den Ton und die Länge der Pausen – dem Gesprächspartner signalisiert, dass man das Gespräch abbrechen möchte. Aber von einem Tag auf den anderen ist ihm die Möglichkeit genommen worden, dieses Wissen abzurufen und umzusetzen.

◨ Tab. 3.2 Aphasie als erworbene Sprachstörung im Vergleich zur Sprachstörung bei angeborener Gehörlosigkeit

Aphasie	Angeborene Gehörlosigkeit
Der Aphasiker hat als Kind die Sprache über das Gehör in vollem Umfang erworben Das bedeutet: — Er hat alle Lautprogramme eingespeichert — Er kennt die Satzmelodien	Der Gehörlose kennt weder die Lautprogramme noch die Satzmelodien in normaler Vielfalt
Der Abruf der Sprachprogramme ist gestört	Ungestörter Abruf der Sprachprogramme
Die Umwandlung der Sprachprogramme in wahrnehmbare Sprache ist gestört	Ungestörte Umwandlung der Sprachprogramme
Schlechte verbale Merkfähigkeit	Normale verbale Merkfähigkeit
Keine Hörbehinderung	Wahrnehmung über das Gehör nicht/fast nicht möglich

◨ Tab. 3.3 Aphasie und Sprachentwicklungsstörung

Aphasie	Sprachentwicklungsverzögerung
Der Aphasiker hat als Kind alle Sprachmuster ungestört erworben; verfügte vor der Störung über komplizierte Sprachformen	Dem Kind fehlt die Fähigkeit, selbstständig das Netzwerk des Sprachsystems mit allen Verzweigungen aufzubauen
Die Sprachreste, über die er noch verfügt, können aus grammatisch/stilistisch komplizierten Formen und spezialisiertem Vokabular bestehen	Das Kind mit dieser Störung verfügt über weniger Sprachstrukturen und weniger spezialisiertes Vokabular

Einen großen Teil dieses Sprachwissens, das über das Gehör gelernt wurde, kann der Gehörlose nie erwerben. Auf andere Weise ist er aber Aphasikern gegenüber im Vorteil: Alles, was der Gehörlose trotz des ausgefallenen Hörkanals an Sprache erworben hat, steht ihm auf Abruf zur Verfügung; sein sprachliches Gedächtnis ist in Ordnung, und er kann, wenn er darin geübt ist, seine Gedanken flüssig in Gebärden oder in Schrift umsetzen. Das können Aphasiker nicht mehr. Ihre Therapie muss sich deshalb von der Therapie der Gehörlosen unterscheiden.

▪▪ **Aphasie ist eine Sprachstörung, die nach vollzogenem Spracherwerb auftritt**

Man spricht – zumindest in unserem Teil der Welt – nicht von Aphasie, wenn man eine kindliche Sprachentwicklungsverzögerung meint, die in manchen Ausprägungen, z. B. dem sog. Agrammatismus (ungrammatische Ausdrucksweise) der Aphasie ähnelt.

Von Aphasie spricht man immer dann, wenn schon erworbene Sprache verloren geht (◨ Tab. 3.3, ▶ S. 27). Das kann auch bei einem Kind vorkommen, wenn es z. B. im Alter von 5 Jahren durch einen Unfall seine bis dahin erworbenen Sprachfähigkeiten (ganz oder teilweise) wieder verliert. Aber die überwiegende Mehrzahl der Aphasiker sind Erwachsene und – in geringerer Zahl und hauptsächlich nach Unfällen – Jugendliche.

Ein **Aphasiker unterscheidet sich vom Kind**, das eine Sprachentwicklungsstörung hat, auf ähnliche Weise wie vom Gehörlosen:
— Er hat vor Ausbruch der Aphasie das riesige und komplizierte System der Sprache vollständig zur Verfügung gehabt, dessen Aufbau dem sprachgestörten Kind nicht von selbst gelingt.
— Er konnte z. B. mühelos mit grammatikalisch komplizierten Formen umgehen.
— Er konnte Sätze zu Texten verknüpfen.
— Er brachte, ohne sich der komplizierten Umwandlungsprozesse bewusst zu sein, seine Gedanken zu Papier, wobei er – je nachdem, ob es sich um einen Brief an seinen Sohn oder seinen Chef handelte – ganz unterschiedliche Wörter und Sätze niederschrieb.

Dem **Kind** mit einer Sprachentwicklungsstörung fehlt die Fähigkeit, das Netzwerk des Sprachsystems mit allen Verzweigungen aufzubauen und so die Sprache mit allen Feinheiten in den Griff zu bekommen. Der Aphasiker dagegen hatte sie früher im Griff und verfügt jetzt immer noch über Teilsysteme, die wesentlich subtiler und spezieller sind als die rudimentären Sprachsysteme eines sprachentwicklungsgestörten Kindes.

Die Aphasietherapie des Erwachsenen unterscheidet sich von der Therapie der Kinder:
— Beim Kind wird die Sprache schrittweise aufgebaut und erweitert.
— Beim Erwachsenen versucht man, sein noch vorhandenes Sprachwissen zu mobilisieren und seine noch funktionierenden Teilsysteme der Sprache für die Kommunikation nutzbar zu machen.
Siehe dazu auch ▶ Kap. 10.

■■ Aphasie ist eine Störung der Sprache in allen
Modalitäten

Im deutschen Sprachgebrauch unterscheiden wir im
Allgemeinen nicht zwischen »Sprachstörungen« und
»Sprechstörungen«. Wir sagen »Er hat eine Sprachstörung«, wenn wir jemand meinen, der aufgrund bestimmter Fehlbildungen oder neuromuskulärer Störungen der
Sprechwerkzeuge (z.B. der Zunge, des Gaumensegels, der
Nasenhöhle etc.) nicht so artikulieren kann, wie man es
normalerweise gewohnt ist, der z. B. lispelt oder näselt. Bei
diesen **organisch bzw. motorisch bedingten Störungen
ist aber nur das Sprechen betroffen** – Verstehen, Lesen
und Schreiben sind nicht gestört (Vogel et al. 1988).

Eine dieser Störungen, die nur den Sprechbewegungsapparat betreffen, ist die **Dysarthrie**. Sie wird manchmal
nicht genügend von der Aphasie unterschieden, da sie –
wie die Aphasie – bei einem Schlaganfall entsteht. Weil bei
ihr das Verstehen, das Lesen und das Schreiben normal
funktionieren, erfordert sie aber eine andere Therapie als
die Aphasie (Vogel et al. 1988). Auch die Sprechstörungen,
die beim Parkinson-Syndrom und bei der progressiven
Paralyse auftreten, müssen von der Aphasie unterschieden
und anders als diese therapiert werden.

Aphasie dagegen ist keine SPRECHstörung, sondern
betrifft den gesamten Bereich der Sprache (❏ Übersicht
3.1): Sie betrifft das im Gedächtnis gespeicherte sprachliche Regelsystem, sozusagen das Programm für die
Spracherzeugung und Sprachverarbeitung, wie auch die
Prozesse, die dieses Programm in wahrnehmbare Sprache umsetzen. Ein Aphasiker hat nicht bestimmte Wörter
oder Formulierungen vergessen, sondern ihm stehen die
Regeln und die Sprachprozesse nicht mehr zur Verfügung,
die er braucht, um in jeder Situation die passenden Äu
ßerungen zu erzeugen bzw. aufzunehmen. Das bedeutet,
dass **alle Fähigkeiten der sprachlichen Realisierung** –
Sprechen, Verstehen, Lesen, Schreiben (Sprachmodalitäten) – **bei Aphasie nicht mehr richtig arbeiten können**,
da sie auf das zugrunde liegende Sprachprogramm angewiesen sind.

❏ **Übersicht 3.1. Betroffene Sprachbereiche**
— Alle Teile des abstrakten Sprachsystems (das
Programm)
— Alle Sprachmodalitäten (Sprechen, Verstehen, Lesen,
Schreiben, Gestik)
— Die Zusammenarbeit dieser Modalitäten

Alle Sprachmodalitäten zeigen meist ähnliche Störungsmuster:
▬ Ein Aphasiker, dessen grammatische Prozesse betroffen sind, **spricht** und **schreibt agrammatisch**.
▬ Beim **Lesen** überspringt er die unbetonten grammatischen Bestandteile der Wörter und die »kleinen«
Wörter wie Präpositionen, Pronomen, Konjunktionen und Artikel.
▬ Im **Gespräch** versteht er die sinntragenden Wörter
(Substantive, Verben, Adjektive) besser als die übrigen Wörter.

Ingo erzählte, was ihm in Berlin passierte: »Ich fahre
Freitag Berlin. Schöne Sonne. Ost-Berlin: Auto kaputt.
Anlasser. Herr abschleppen Grenze. Anrufen Berlin:
Kommst du? Ich: Zündung geht nicht.« Er schreibt es auf
(❏ Abb. 3.1).

▬ Ein Aphasiker, der **Laute, Wörter, Satzteile und
Sätze verdoppelt**, umstellt und ineinander schach-
telt, zeigt diese Tendenz mündlich und schriftlich (s.
Beispiel Frau T., ❏ Abb. 3.2).

❏ **Abb. 3.1** Ingo berichtet schriftlich über einen Ausflug nach Berlin
(die mehrfachen Wiederholungen sind Korrekturversuche – Ingo
bemerkte seine Fehler).

❏ **Abb. 3.2** Frau T. schreibt etwas auf.

Frau T. erzählt, dass sie für einen kurzen Moment besser verstehen konnte, als sie bei ihrer Tochter war – aber dann war es wieder vorbei: »Ja, und ich konnte es hier schon mal geerden gelerdenmer bei meiner zweimal ungener, da war ich so gefreut, ich konnt's wieder legen, aber das hat's wieder vorbech ... Und dann haben wir's gelegen ... Ich schubbe ob das, ob das jetzt sehr, aber ... och nein, nein. Das ist fal nicht deute, nicht so ...«

Allerdings sind Sprechen, Verstehen, Lesen und Schreiben nicht immer gleichmäßig schwer gestört. Sie erholen sich unterschiedlich schnell. Manche Aphasiker gewinnen das Verstehen von gesprochener Sprache schneller zurück als die übrigen Fähigkeiten; andere Aphasiker können Gelesenes schneller wieder verstehen als Gesprochenes; wieder andere können ihre Sprechfähigkeit am schnellsten zurückgewinnen.

Die **Sprachmodalitäten arbeiten normalerweise eng zusammen.** Wir hören, was wir sprechen; wir schreiben – beim Diktat – das, was wir hören. Bei Aphasie dagegen bricht diese Koordination häufig zusammen: Ein Aphasiker schreibt manchmal etwas anderes als er denkt; beim lauten Lesen sagt er etwas anderes als das, was er mit den Augen aufnimmt; es kommt vor, dass er nicht hört, was er selbst sagt (= Parallelitätsstörungen, ▶ Kap. 2.3).

Auch die **Gestik ist häufig betroffen.** Sie ist ebenfalls ein sprachliches Ausdruckssystem, das durch Regeln gesteuert wird, die wir in der Kindheit gelernt haben und die bei Aphasie eventuell nicht mehr abgerufen werden können.

3.2   Die aphasischen Syndrome

Man hat immer wieder versucht, die Vielfalt der aphasischen Störungen zu klassifizieren, wobei sich die Klassifikationen aus den jeweiligen theoretischen Vorstellungen über die Aphasien ergeben haben (Leischner 1987; v. Stockert 1984).

Eine der bekanntesten Klassifikationen habe ich schon genannt: Die aus dem 19. Jh. stammende Einteilung in eine »**motorische Aphasie**« (Störung des Sprechens) und eine »**sensorische Aphasie**« (Störung des Verstehens). Die gleichzeitig auftretenden Schreib- und Lesestörungen (**Agraphie** und **Alexie**) wurden als Zusatzstörungen angesehen (Leischner 1987). Diese alte Einteilung hat sich bis heute – in Lehrbüchern, in Arztberichten etc. – vielfach erhalten, häufig nur als Name, hinter dem sich eine speziellere Klassifikation verbirgt, manchmal noch mit der alten, heute nicht mehr vertretenen Vorstellung.

Man akzeptiert heute diese alte Auffassung nicht mehr, weil die Verankerung der Sprache im Gehirn so komplex ist, dass zwischen der Verletzung einer bestimmten Hirn-

region und einer gestörten Sprachmodalität (Sprechen oder Verstehen, Lesen oder Schreiben) keine geradlinige Verbindung angenommen werden kann. Wir gehen heute davon aus, dass Prozesse, die den Sprachmodalitäten zugrunde liegen, bei Aphasie gestört sind, so dass bei jeder Aphasieform alle Modalitäten auf irgendeine Weise betroffen sind.

Die aphasischen Störungen befallen unterschiedliche Teilbereiche der Sprache (z.B. Wortfindung, Bedeutung, Grammatik, Satz-, Text- und Gesprächsplanung, Lautprogrammierung etc.). Dabei ergeben sich viele verschiedene individuelle Kombinationen von Störungen, so viele, dass manche Aphasiologen vorschlagen, alle derzeit gültigen Aphasieklassifizierungen abzuschaffen und nur noch die individuellen Störungsmuster zu beschreiben (Caplan 1987).

Trotz aller individuellen Abweichungen kann man aber doch bei manchen Störungsbildern gewisse Ähnlichkeiten feststellen:

Eine einfache Klassifikation unterscheidet nach der Sprechweise in »**flüssige**« und »**nichtflüssige**« Aphasien. Viele Aphasien lassen sich unter diesem Aspekt auch für Laien leicht erkennbar einteilen, denn für überschnelle, hastige oder extrem langsame Sprache haben wir von Natur aus ein feines Ohr. Allerdings kommen auch Aphasien vor, die sich nicht leicht in dieses Schema einfügen. Manche Aphasiker sprechen teilweise flüssig, teilweise stockend.

Eine weitere häufig angewandte Klassifikation geht gleichzeitig von den sprachlichen Symptomen und dem Ort der Störung aus:

Die Aachener Aphasieforschungsgruppe um den Neurologen Poeck stellte fest, dass Schädigungen in bestimmten Versorgungsbereichen der linken mittleren Hirnarterie charakteristische Störungsmuster hervorrufen, wenn die **Aphasie durch einen Schlaganfall** (ischämischen Insult) verursacht wird (Poeck 1989). Auch diese Einteilung enthält also den Aspekt der Lokalisation, aber man kombinierte bestimmte Hirnregionen nicht mehr mit einer ganzen Modalität (Sprechen oder Verstehen), sondern stellte fest, dass Störungen in diesen Hirnregionen Auffälligkeiten im Sprachgebrauch hervorrufen können, die sowohl beim Sprechen wie auch beim Verstehen, Lesen und Schreiben vorkommen.

Allerdings ist auch diese Klassifikation in der Theorie einfacher als im klinischen Alltag. Nicht alle durch Schlaganfall hervorgerufenen Aphasien passen genau in dieses Schema. Es gibt auch Mischformen und zusätzliche seltenere Sonderformen. Aber da diese Einteilung die überwiegende Zahl der Aphasien erfasst, hat sie sich – für Schlaganfallpatienten – weitgehend durchgesetzt.

Sie genügt für die schnelle und grobe Charakterisierung eines Falles. Ich wende sie auch in diesem Buch an und verzichte auf Beschreibungen weiterer Sonderformen (dazu z. B. Kelter 1990; Kotten 1990; Leuninger 1989; Poeck 1989; v. Stockert 1984; Tesak 2006, 2007).

Poeck et al. (1989) unterschieden bei Aphasien, die durch Schlaganfälle hervorgerufen wurden, 4 Syndrome (Krankheitsbilder):

- globale Aphasie,
- Broca-Aphasie,
- Wernicke-Aphasie,
- amnestische Aphasie.

3.2.1 Globale Aphasie

Eine globale Aphasie entsteht, wenn in der linken Hemisphäre der Hauptstamm der mittleren Hirnarterie (Arteria cerebri media) verschlossen ist (◐ Abb. 3.3). Dadurch ist eine Region betroffen, die den größten Teil aller sprachlichen Prozesse regelt.

❶ Globale Aphasie ist die schwerste Form der Aphasie. Alle sprachlichen Fähigkeiten sind schwer gestört.

Die **Äußerungen** fehlen entweder ganz oder sind weitgehend unverständlich. Sie bestehen aus:

- Sprachautomatismen,
- Stereotypien,
- mühsam hervorgebrachten Einzelwörtern oder aus Silben und Lautfolgen, deren Sinn nicht erkennbar ist.

Auch das **Verstehen** ist – zumindest in der Anfangszeit der Störung – schwer beeinträchtigt und bessert sich meist nur langsam. Das Lesen und Schreiben ist völlig gestört.

Ein Gespräch mit Herrn G., dem Segler, dem wir in der Einleitung begegnet sind. Es fand ca. 4 Monate nach Ausbruch der Aphasie und 2 Monate nach Beginn der Therapie statt. Das Verstehen war so weit gebessert, dass er im Gespräch meistens erschließen konnte, worum es ging, obwohl er nicht jedes Wort verstand:

Herr G. war gebeten worden, ein Bild zu beschreiben, das einen Vater und mehrere Kinder im Wohnzimmer zeigte:
Herr G.: ... bi, ach so, Bild, ja ... äh ... d ... das ... ähm ... nee, s'is ... äh ... viertel vor ... nee, viertal nach halb...
L.L.: Hm. Und nun ...
Herr G.: So. Dann ... äh ... ein ... äh ... einich ... das ... das Kpelefon ...
L.L.: Ja. Wo?
Herr G.: Nee ... das ... der Mann is ...
L.L.: ja! Herr G.: ... is Frau und Kinder ...
L.L.: Eine Frau? Eine Frau seh ich gar nicht ...
Herr G.: Nee ... oh, ja ... das ... äh ... i ... is alles ... so ... so der Frau ... äh ... sucht ... am ob tu ... sam ... dem ge Mann sucht ... nein, das ist ein Kinder, is ... äh ... Mann, nee?
L.L.: Ja ... das ist ein Kind.

Typisch ist, dass diese Wortbrocken mit relativ natürlicher Intonation hervorgebracht werden: eine Aneinanderreihung von einsilbigen Einzelwörtern verschiedener Kategorien, durchsetzt von einzelnen unverständlichen Silben, kurzen oder unvollständigen Floskeln und vereinzelten semantischen Paraphasien, d. h. Wörtern, die zwar im Deutschen vorkommen, aber an dieser Stelle nicht passen wie z. B. »Kpelefon« (auf dem Bild ist kein Telefon zu sehen – er meinte wahrscheinlich den Fernseher damit).

Dieses Beispiel ist wie alle Beispiele, die ich für die einzelnen Syndrome gebe, nur **eine** Spielart unter verschiedenen möglichen der globalen Aphasie. Jede Aphasie hat ihre individuelle Ausprägung.

Auch die **Schreibfähigkeit** ist bei der globalen Aphasie schwer betroffen. Selbstständiges Schreiben ist unmöglich. Häufig ist sogar die Fähigkeit zum Abschreiben gestört; selbst Einzelbuchstaben können oft nicht abgeschrieben werden (◐ Abb. 3.4).

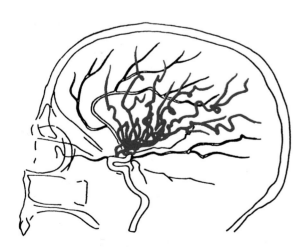

◐ **Abb. 3.3** Ausfall der gesamten A. cerebri media. (Aus Poeck 1981).

◐ **Abb. 3.4** Versuch eines globalen Aphasikers, seinen Namen abzuschreiben.

Ebenso schwer gestört ist die **Lesefähigkeit**. Manchmal können bestimmte einzelne Wörter noch erkannt werden.

❶ Eine Sonderform der globalen Aphasie ist die »Monophasie«.

Die Betroffenen produzieren – ohne Sprechanstrengung und mit guter Artikulation – immer wieder dieselben Silben, Wörter oder Phrasen wie z. B. »sisisi«, »kon-kon«, »Samstag, Samstag«, »Vergelt's Gott« etc., Automatismen, die weder der Situation noch den Intentionen des Aphasikers entsprechen (recurring utterances).

Im Anfangsstadium scheint den Aphasikern nicht bewusst zu sein, dass sie nur diese sinnlosen Äußerungen produzieren, **weil sie aufgrund der gestörten Parallelität das, was sie sagen, nicht gleichzeitig hören können**. Aber selbst dann, wenn sie das Problem erkannt haben und sich große Mühe geben, normale Wörter auszusprechen oder nachzusprechen, können sie diese »recurring utterances« nicht unterdrücken. So sind sie gezwungen, mit Hilfe der Intonation, die sie meist noch beherrschen, ihre Wünsche und Gefühle zum Ausdruck zu bringen.

In manchen Fällen wandelt sich die globale Aphasie im Laufe der Zeit zur Broca-Aphasie, in anderen Fällen zur Wernicke-Aphasie; häufig zeigt eine gebesserte globale Aphasie Mischformen, die sowohl Symptome der Broca- als auch der Wernicke-Aphasie enthalten.

Ingo, der junge Polizist, hatte eine globale Aphasie. Inzwischen hat er gelernt, sich – mit Hilfe seines Gesprächspartners – kommunikativ durchzusetzen. Ingo am Telefon auf meine Frage »Was hast du heute Abend vor?«
Ingo: ich tuper haben L.L. ??? Ingo: t-u-m-p ...
L.L. (mehr ahnend): Computer?
Ingo: Ja, ich heute Abend ...
L.L.: Du willst heute Abend zum Computerkurs?
Ingo: Ja!

3.2.2 Broca-Aphasie (früher »motorische Aphasie« genannt)

Poeck und seine Mitarbeiter haben festgestellt, dass dieses Syndrom dann auftritt, wenn der Versorgungsbereich der Arteria praerolandica (ein Ast der Arteria cerebri media) in der linken Hemisphäre betroffen ist (❏ Abb. 3.5). Dieser Bereich entspricht nicht völlig der von Broca angegebenen »motorischen« Sprachregion (Poeck 1981).

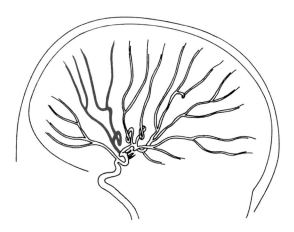

❏ **Abb. 3.5** Verlauf der A. praerolandica aus der A. cerebri media. (Aus Poeck 1981)

❶ Das **Leitsymptom** der Broca-Aphasie ist die verlangsamte, unflüssige und agrammatische, telegrammstilartige Sprache.

Ein Broca-Aphasiker **äußert sich meist in kurzen Sätzen**, in denen die Funktionswörter wie Artikel, Konjunktionen, Präpositionen etc. fehlen, die Substantive nicht dekliniert und die Verben nicht konjugiert werden. Er spricht mit großer Anstrengung, und seine Äußerungen enthalten ungewohnt viele und überlange Pausen, die einerseits durch die allgemeine Verlangsamung der Sprache entstehen, andererseits aufgrund der angestrengten Suche nach Wörtern. Wenn er semantische Paraphasien (Ersetzen eines Wortes durch ein anderes) produziert, stehen sie häufig mit dem gesuchten Wort in Beziehung (»Mantel« für »Jacke« etc.).

Ein Broca-Aphasiker hat häufig **Mühe, seine Lautproduktion richtig zu steuern**: Es kommt vor, dass er Laute auslässt oder sie an der falschen Stelle produziert, da er aufgrund der Hemmungsstörung manche Laute zu früh, andere Laute gar nicht produziert. Er sagt evtl. statt Blume »Bulme« – im Fachjargon ausgedrückt: Seine Sprache enthält phonematische Paraphasien (durch Lautverwechslung veränderte Wörter).

Häufig tritt **zusätzlich zur Aphasie eine Dysarthrie** auf, die die Lautsprache noch mehr entstellt: Die Laute erscheinen z. B. verwaschen, undeutlich, manche Laute können eventuell nicht gebildet werden.

Gespräch mit Frau N. (mit phonematischen Paraphasien):
L.L.: Konnten Sie gestern die Sonne genießen?
Frau N.: ja ... Garten ... Sohn ... Schie ... toch ... äh ... Sohn und ... Schiebertochte ... Faul ... nein ... Faumen fülken ... nein ... Korb Faumen ... Garten ... ich Sonne sitzen, dann ... hause ... Kuchen backen ... Sohn gerne Faulmenchuchen ..

Typisch ist das **mühsame, schwerfällige Hervorbringen von Einzelwörtern und Teilsätzen**, die trotz der fehlenden Grammatik und der Metathesen (Lautumstellungen, z. B. »Fauluren« für »Pflaumen«) den Sinn der Mitteilung erkennen lassen.

Häufig wird behauptet, dass das Verstehen bei Broca-Aphasie kaum gestört sei. Auf diese Aussagen darf man sich aber nicht verlassen. Schwer oder mittelschwer betroffene Broca-Aphasiker können **große Mühe** haben, **Gespräche zu verfolgen oder Äußerungen vollständig zu verstehen**. Da sie aber mit sinntragenden Wörtern wie Substantiven, Verben und Adjektiven besser umgehen können als mit Funktionswörtern, können sie häufig den Sinn der Äußerungen aufgrund dieser sinntragenden Wörter erraten. Sie geraten aber in Schwierigkeiten, wenn der Sinn einer Äußerung von Funktionswörtern abhängt, z.B. würde es ihnen schwerfallen, die folgenden Sätze den entsprechenden Bildern (◘ Abb. 3.6a–d) zuzuordnen (Letsche 1988):

— Die Mutter hat sich noch nicht gewaschen./Die Mutter hat sie noch nicht gewaschen.
— Der Junge bringt das Geschenk für Großmutter./Der Junge bringt das Geschenk von Großmutter.

Eine zusätzliche Problematik entsteht beim **Verstehen durch die Verlangsamung der Sprachverarbeitung**:

Broca-Aphasiker haben beim (Zu)hören große Mühe, das Gesagte schnell genug aufzunehmen – sie verlieren leicht den Faden, weil sie an einzelnen Wörtern hängenbleiben.

Im Gegensatz zu Wernicke-Aphasikern können sich Broca-Aphasiker **gut auf ihre Gesprächspartner einstellen** und erwecken dadurch bei ihnen den Eindruck, dass sie alles verstehen.

> ❗ Bei Broca-Aphasikern bessert sich das Verstehen häufig schneller als die übrigen Sprachmodalitäten. Man sollte aber nicht von vornherein davon ausgehen, dass es bei Broca-Aphasie normal funktioniert.

Die **schriftsprachlichen Fähigkeiten** der Broca-Aphasiker sind meist in gleicher Weise gestört wie die mündlichen: Beim Lesen überspringen Broca-Aphasiker häufig die Funktionswörter und erraten den Text aufgrund der sinntragenden Wörter. Allerdings gelingt das Lesen in vielen Fällen besser als das (Zu)hören, weil der Zeitdruck dabei geringer ist.

Beim **Schreiben** lassen Broca-Aphasiker Funktionswörter und grammatische Wortteile ebenso aus wie beim Sprechen.

Die Prognose für die Broca-Aphasie hängt von verschiedenen Faktoren ab. Unter günstigen Umständen kann sich eine Broca-Aphasie so weit bessern, dass sie in

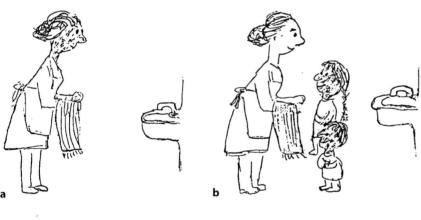

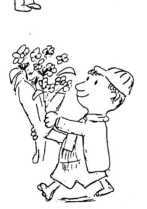

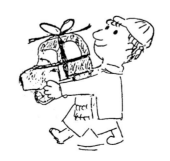

a

b

c

d

◘ **Abb. 3.6. a** Die Mutter hat sich noch nicht gewaschen. **b** Die Mutter hat sie noch nicht gewaschen. **c** Der Junge bringt das Geschenk für Großmutter. **d** Der Junge bringt das Geschenk von Großmutter.

eine amnestische Aphasie übergeht (▶ Abschn. 3.2.4) und sich dann allmählich dem normalen Sprachverhalten nähert.

3.2.3 Wernicke-Aphasie

Dieses Syndrom tritt auf, wenn der Versorgungsbereich der A. temporalis posterior betroffen ist. Das ist die Region im hinteren Abschnitt der linken ersten Schläfenwindung, die schon Wernicke als Störungsherd beschrieben hatte (◘ Abb. 3.7).

> ❶ Das **Leitsymptom** der Wernicke-Aphasie ist eine **flüssige, überschießende Sprache** mit

- vielen falsch benutzten Wörtern (semantischen Paraphasien) und/oder
- **vielen lautlich entstellten Wörtern** (phonematischen Paraphasien),
- einer Tendenz zum **Ineinanderschachteln von Wörtern, Satzteilen und Sätzen (Paragrammatismus)**.

Diese unverständlichen endlosen Wortfolgen sprudeln Wernicke-Aphasiker hastig, aber mit so natürlicher Intonation hervor, dass sie manchmal von unerfahrenen Gesprächspartnern für Ausländer gehalten werden.

Ein Wernicke-Aphasiker beschreibt das Bild, das auch Herr G. zu beschreiben versuchte: einen Vater mit drei kleinen Kindern im Wohnzimmer. Er spricht sehr schnell und mit natürlicher Intonation: »Ja, ich seh das ja hier wie wir, dass, das stimmt ja nun nicht, aber bevorses hier, das ist ein das hier, we weggeschröders hier das, der vorhin is da von weg, damit ich nu sehen kann, das ist die Tür,
▼

sie sie die Tür schließt das mittem Schor, Schorftrecker und sieht dann ehm die früher machen müssen als sch Schapner selber machen müssen, ehm fällt machen die Apparate ...«

Typisch die überschießende, hektische Redeweise mit vielen Funktionswörtern und nur wenigen Substantiven, von denen nur zwei richtig sind (»Tür« und »Apparate«), während die Neologismen (Wortneuschöpfungen) »Schorftrecker« und »Schapner« unverständlich bleiben. Typisch auch die Satzschlangen.

Ein Ausschnitt aus einem Gespräch mit einem anderen Wernicke-Aphasiker, in dem es um seine Wohnung geht:

L.L.: Da, wo Sie wohnen, haben Sie da auch einen Garten?
Herr J.: Ha ah, das seh ich sofort hier.
L.L.: Ja, haben Sie da auch einen Garten? Da, wo Sie wohnen?
Herr J.: Ja, gäh äh ka ur ein geomer, ein teomer vin annern to eh
L.L.: Ja ...
Herr J.: Nech, also, mein schön kerger küksil im Sommer, jetzt um diese Zeit ...
L.L.: Ja ...
Herr J.: Gehabt un so auch heute den bron denn ein ein für äh na et den oder oder für mich denn für – Gott, wie schwer ist das denn!
L.L.: Ich kann Sie immer noch nicht verstehen, leider! Ich möchte so gern, aber da kommen immer andere Wörter ...
Herr J.: Ich weiß, aber aber ein mies da hab ich denn manches so gelies gehakkert ja, ach ja, sach ich da stehn für halle sarge was ich wusste...

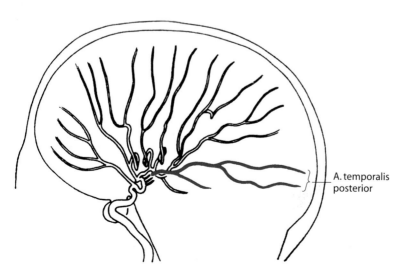

◘ **Abb. 3.7** Verlauf der A. temporalis posterior aus der A. cerebri media. (Aus Poeck 1981).

A. temporalis posterior

Typisch, dass Nebenbemerkungen, die quasi »beiseite« gesprochen werden wie »Gott, wie schwer ist das denn!« oder »ich weiß« richtig artikuliert werden können, während die Äußerungen, die das eigentliche Gesprächsthema betreffen, völlig verstümmelt sind.

Wenn wie in diesem Fall die Sprache fast nur noch aus Wortersetzungen (Paraphasien) besteht, bei denen die Zielwörter nicht mehr erkennbar sind (Neologismen), wird die Aphasieform als »Wernicke-Jargon« bezeichnet.

Jargonaphasiker (und andere Wernicke-Aphasiker in der Anfangsphase ihrer Störung) bemerken häufig nicht, dass sie unverständlich sprechen – sie hören sich zwar selbst, **hören aber nicht das, was sie wirklich sagen, sondern hören das, was sie sagen wollen** (Problem der Parallelität! ▶ Kap. 2.3). Das heißt, sie glauben, dass sie richtig sprechen und können sich nicht erklären, warum man sie nicht versteht. Da das für einen Nichtbetroffenen schwer vorstellbar ist, geraten sie leicht in Gefahr, für psychisch gestört gehalten zu werden – besonders, da bei ihnen weniger häufig als bei anderen Aphasikern eine Halbseitenlähmung auftritt, das äußere Anzeichen einer körperlich verursachten Behinderung.

Nicht nur sich selbst verstehen Wernicke-Aphasiker häufig schlecht, auch das, was andere ihnen sagen, können sie im Allgemeinen nicht gut verstehen. Ihnen scheinen pausenlos Satzfetzen durch den Kopf zu schwirren, die sie nicht unterdrücken können, so dass sie sie aussprechen müssen: **Ihr Redefluss ist kaum zu bremsen.** Auch bei leichteren Wernicke-Aphasien ist dieser anhaltende Redefluss, im Fachjargon »Logorrhö« genannt, häufig vorhanden. Jemand, der pausenlos selbst redet, kann sich natürlich schlecht auf andere Gesprächspartner einstellen; das ist einer der Gründe, weshalb Wernicke-Aphasiker Gesprächen nicht folgen können und nicht verstehen, um was es geht.

Aber selbst wenn Wernicke-Aphasiker es geschafft haben, ihr eigenes Sprechen abzuschalten, und sich bemühen, ihren Gesprächspartner zu verstehen, dringt der Sinn einer Äußerung häufig nicht bis zu ihnen durch. Sie können in solchen Fällen nur aus der Satzmelodie erkennen, ob man sich mit einer Frage oder einer Aufforderung an sie wendet. Den Sinn der Frage oder Aufforderung verstehen sie aber nicht. Das lässt sich teilweise daraus erklären, dass ihnen – im Gegensatz zu den Broca-Aphasikern – der Umgang mit den sinntragenden Wörtern wie Substantiven und Adjektiven besonders schwer fällt (Verben fallen Wernicke-Aphasikern manchmal leichter).

Aufgrund dieser **Verstehensprobleme** haben Wernicke-Aphasiker es besonders schwer mit ihrer Umgebung: **Sie wecken Aggressionen.** »Sie macht einfach nicht mit«, sagte eine Krankengymnastin über eine Wernicke-Aphasikerin. »Ich kann ihr noch so oft sagen, was sie tun soll, sie macht einfach was anderes.« Die Aphasikerin konnte

nur verstehen, dass sie zu irgend etwas aufgefordert wurde, verstand aber nicht, was verlangt wurde.

Die **Schriftsprache** ist entsprechend gestört. Wernicke-Aphasiker erfassen häufig den Sinn des Gelesenen nicht, und beim Schreiben haben sie auch die Tendenz, Wörter – und besonders sinntragende Wörter – zu verdrehen, zu vertauschen, wegzulassen oder ineinander zu verschieben. Ineinandergeschoben werden häufig auch Sätze und Satzteile. In vielen Fällen lässt sich aber die Schriftsprache besser wieder anbahnen als die mündliche Sprache und die Verstehensprozesse, so dass der Therapieeinstieg häufig über das Lesen und Schreiben versucht wird.

❗ Unter günstigen Umständen kann sich eine Wernicke-Aphasie zu einer amnestischen Aphasie entwickeln und sich dann allmählich der normalen Sprache angleichen.

3.2.4 Amnestische Aphasie

Diese Form der Aphasie hat unterschiedliche Ursachen und kann weniger als die anderen Aphasiesyndrome der Schädigung einer bestimmten Hirnregion zugeordnet werden.

Aphasiker mit dieser Störung haben das Problem, dass sie gerade die Wörter, auf die es ankommt – sinntragende Wörter wie Substantive, Adjektive, Verben – nicht abrufen können, da ihre Wortfindung gestört ist. (Diese Störung der Wortfindung tritt auch bei allen anderen Aphasiesyndromen auf, aber bei der amnestischen Aphasie ist sie die Hauptstörung). Amnestische Aphasiker stocken, wenn sie etwas ganz Bestimmtes sagen wollen, oder sie gebrauchen ein Wort, das nicht ganz dem beabsichtigten entspricht, sondern »haarscharf danebentrifft«: »Bleistift« für »Kugelschreiber«, »Schule« für »Therapie« etc. Es kommen auch lautlich entstellte Wörter vor, wenn sie versuchen, sich an das richtige Wort heranzuarbeiten.

Ihnen stehen aber eine Reihe **Ersatzstrategien** zur Verfügung:

- Sie können auf **Redefloskeln** ausweichen: »Na, wie heißt das noch?«
- Sie **umschreiben** das gesuchte Wort »das zum Schneiden«.
- Sie benutzen **Ersatzwörter** wie: »das Dings«.
- Sie **wiederholen** die Worte ihres Gesprächspartners oder ihre eigenen Worte.
- Sie **unterbrechen** den Satz und setzen neu an.

Herr P. während eines Tests, in dem es darum geht, dass die Namen abgebildeter Objekte angegeben werden sollten (Aachener Aphasie Test, Benennen).

▼

»Koffer: Hier haben wir zum Verreisen einen ... einen ...
eine Tasche oder einen To einen Ta einen tsch ... einem
ähm ... Kofo Koffer einen Kofer einen Koffer
Besen: Und jetzt wollen wir für Sauberkeit ... äh, sa an
der Sauberkeit denken und nehmen uns einen ... einen
scho scho einen ... einen ... (11 Sekunden Pause) .. was
wollen wir wollen zu Hause oder im Geschäft wollen wir
saubermachen und benutzen dazu einen Sch ... einen ...
einen ... (6 Sekunden Pause) ... einen ... wischen und nach
dem Wischen kommt das auf ... hoch tro ein trocken ein ...
ja das ist ein Fehlei.«

Die **Sprache** der amnestischen Aphasiker weicht in vieler Hinsicht nicht von der ungestörter Sprache ab: Sie ist flüssig und gut artikuliert. Sie wird mit normaler Sprechmelodie, mit normalem Rhythmus und in normaler Geschwindigkeit hervorgebracht. Aber sie wirkt umständlich, redundant, ungenau, unsicher, häufig gequält, und durch die vielen Satzabbrüche kann sie strukturlos, sogar falsch konstruiert erscheinen, obwohl Satzbau und Grammatik eigentlich ungestört sind.

Auch beim **Schreiben** zeigt sich die gleiche Wortfindungsproblematik und die gleiche Tendenz, Ersatzstrategien anzuwenden. Aber da beim Schreiben mehr Zeit zur Verfügung steht, gelingt es den amnestischen Aphasikern häufiger relativ gut, ihre Wortfindungsstörung zu kompensieren.

Lesen und Verstehen sind bei amnestischer Aphasie im Allgemeinen kaum gestört.

3.3   Zu allen Aphasien

Die beschriebenen vier Syndrome sind auch für Laien erkennbar:
- Die **globale Aphasie**, bei der alle Modalitäten sehr schwer gestört sind.
- Die unflüssige **Broca-Aphasie** mit dem typischen Telegrammstil.
- Die hektische, überschießende Sprache der **Wernicke-Aphasiker**.
- Die reine Wortfindungsstörung der **amnestischen Aphasiker**.
  Aber man darf diese Klassifikation nicht überschätzen:

❗ Die Bezeichnungen »global«, »Broca«, »Wernicke« und »amnestisch« geben nur eine Tendenz bezüglich der Sprachproduktion an, die für die **schnelle Verständigung in der Klinik** (bei der Visite, bei der Zusammenstellung von Gruppen etc.) sinnvoll benutzt werden kann. **Für die Therapie bietet diese Klassifikation keine**
▼

ausreichende Grundlage, da man dafür das individuelle Störungsbild viel genauer erfassen muss. Außerdem bilden sich die beschriebenen Syndrome erst einige Zeit nach dem auslösenden Ereignis heraus. In den ersten 4–6 Wochen ist das Störungsbild weniger syndromtypisch; man spricht dann von »akuter Aphasie« (Biniek 1993; Wallesch 1993).

Aphasien, hervorgerufen durch Blutungen, Tumoren, Unfallverletzungen etc. Sie zeigen weniger typische Störungskombinationen. Die sprachlichen Ausfälle, die z. B. die Grammatik, die Sprachstruktur, die Wortbildung und -findung und die Artikulation betreffen, können individuell stark variieren. Aber auch bei diesen Aphasien sind sprachliche Ausfälle immer in allen vier sprachlichen Modalitäten – Sprechen, Verstehen, Lesen und Schreiben – erkennbar.

Aphasien, hervorgerufen durch tiefer liegende (subkortikale) Verletzungen. Sie entsprechen nicht den typischen aphasischen Syndromen. Sie sind meistens mit einer Dysarthrie verbunden und werden häufig von anderen neuropsychologischen Störungen begleitet, wobei vor allem die Merkfähigkeit und das Gedächtnis betroffen sind (Kotten 1990; Tesak 2005).

Patienten mit Störungskombinationen. Im klinischen Alltag begegnen uns nicht selten Patienten mit Störungskombinationen: Auch Aphasien, die durch Schlaganfall hervorgerufen wurden, können von verschiedenen anderen neuropsychologischen Störungen begleitet sein. In der geriatrischen Klinik, in der ich arbeitete, hatten wir immer wieder mit Patienten zu tun, deren Aphasien von hirnatrophischen Prozessen und/oder hirnorganischen Psychosyndromen überlagert wurden. Da sich häufig eine ganze Reihe verschiedener und schwer zu therapierender Störungen mit der Aphasie verbinden, besteht die Gefahr, dass die eigentliche aphasische Störung nicht deutlich genug erkannt werden kann. Zusätzliche Störungen wie Gedächtnisschwäche, Konzentrationsstörungen, Verwirrtheit etc. können dann der Aphasie zugeschrieben werden, obwohl sie zusätzliche Begleitsymptome sind.

Aphasien bei Kindern und Jugendlichen. Sie haben die gleiche Symptomatik wie Aphasien bei Erwachsenen. Formen mit unflüssiger Sprechweise scheinen häufiger vorzukommen als flüssige Aphasien. Ursachen der kindlichen Aphasien sind Schädel-Hirn-Verletzungen, Hirngefäßerkrankungen und Tumoren. Bei 3- bis 7-jährigen Kindern kann eine Sonderform entstehen: das Landau-Kleffner-Syndrom, das mit Verstehensstörungen beginnt und sich allmählich zu einer schweren Aphasie entwickeln kann (Becker u. Elstner 1986; van Dongen 1987).

Obwohl mit der Aphasie primär keine Beeinträchtigung der intellektuellen Fähigkeiten verbunden ist, wirken sich Aphasien bei Kindern und Jugendlichen auf die Lernfähigkeit aus, die ja immer von den sprachlichen Fähigkeiten abhängt.

Aphasien bei Mehrsprachigen. Die Aphasie betrifft fast immer alle Sprachen, die der Aphasiker vorher beherrschte. Die Muttersprache bzw. die Sprache, die am geläufigsten gesprochen wurde, ist meistens leichter zurückzugewinnen als später erworbene Sprachen, selbst wenn diese gut beherrscht wurden. Deshalb ist es schwierig und in vielen Fällen sogar unmöglich, Aphasiker, deren Muttersprache nicht Deutsch ist, auf deutsch zu therapieren. Dieses Problem, das sehr viele hier lebende Ausländer betrifft, ist innerhalb unseres medizinischen Bereichs noch nicht genügend zur Kenntnis genommen worden. Solange keine Sprachtherapeuten zur Verfügung stehen, die auf einige der hier häufiger vorkommenden Fremdsprachen (z.B. Türkisch) spezialisiert sind, bleibt nur der Versuch, Aphasiker, deren Muttersprache nicht Deutsch ist, mit Hilfe von Angehörigen oder Freunden zu therapieren.

— Frau Gr. ist Spanierin; ihre Muttersprache ist Katalanisch. Seit mehr als 30 Jahren lebt sie mit ihrer Familie in Hamburg. Nach ihrem Schlaganfall trat eine Wernicke-Aphasie auf. Sie sprudelte unaufhörlich ein Gemisch von Spanisch und Katalanisch hervor. Mit der Hilfe ihres spanischen Mannes, der alle Therapiesitzungen mitmachte und sowohl alle meine Aufforderungen und Fragen als auch alle Reaktionen seiner Frau übersetzte (einschließlich aller aphasischen Abweichungen), gelang es, die Wernicke-Aphasie so weit abzubauen, dass Frau Gr. innerhalb ihrer Familie wieder eine verständliche Kommunikation möglich wurde. Nach einiger Zeit konnte Frau Gr. teilweise mein Deutsch wieder verstehen, antwortete allerdings immer auf Spanisch, so dass der Lerneffekt beidseitig war: Ich lernte allmählich, Spanisch zu verstehen.

Der Effekt, dass durch die Therapie **einer** Sprache (meist der Muttersprache) eine andere Sprache, sozusagen unter der Oberfläche, indirekt mitbehandelt wird, scheint sich häufiger zu ergeben.

— **Frau E.** hatte Englisch als Muttersprache. Sie lebte seit einer Reihe von Jahren in Deutschland und hatte fließend Deutsch gesprochen, bevor sie eine schwere Broca-Aphasie bekam. Wir versuchten zuerst die Therapie auf Deutsch, was jedoch überhaupt nicht

▼

gelang. Also stieg ich auf Englisch um und merkte sofort, dass sie in dieser Sprache viel besser reagierte. Eine lange Zeit sprachen wir nur Englisch. Dann stellte sich eines Tages heraus, dass sich auch ihr Deutsch gebessert hatte, allerdings weniger als ihr Englisch. Es dauerte aber noch eine geraume Weile, bis sie bereit war, in der Therapie auf Deutsch umzuschalten.

— Auch **Herr H.K.** konnte seine Muttersprache Koreanisch durch die Therapie in einer Fremdsprache verbessern. Seine 2. Sprache war Japanisch, seine 3. Sprache Englisch. Er hatte seit 30 Jahren in Deutschland gelebt und fließend Deutsch gesprochen, als er eine schwere Aphasie bekam. Den Versuch, ihn auf Deutsch zu therapieren, musste ich aufgeben, aber auf Englisch reagierte er gut. Nach einem Jahr Therapie konnte er sich in dieser Sprache relativ verständlich äußern, und seine Angehörigen berichteten, dass sie sich allmählich auch auf Koreanisch mit ihm unterhalten konnten.

Auf diesen unterschwelligen Mittherapieeffekt kann man sich allerdings nicht verlassen. Es hat auch Fälle gegeben, in denen die zuerst zurückerworbene Sprache sich wieder verschlechterte, wenn eine zweite Sprache wiedererlernt wurde.

Manchmal vermischen sich die verschiedenen Sprachen. Ein Satz wird – unbeabsichtigt – in einer Sprache begonnen und in einer anderen Sprache fortgesetzt, oder Wörter aus der einen Sprache tauchen in den Sätzen einer anderen Sprache auf (◘ Abb. 3.8).

Da wir uns normalerweise bewusst für den Gebrauch einer Sprache entscheiden können, ist dieser unvermutete und nicht beherrschbare Wechsel von einer Sprache in die andere für manche Aphasiker erschreckend (über mehrsprachige Aphasiker s. Ellersiek 1988; Vogeler 1988; Lyncker 1995).

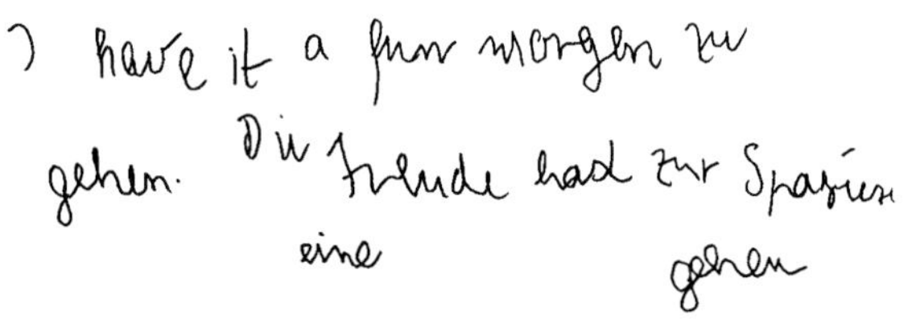

) have it a fun morgen zu gehen. Die Frhde had zur Spazien eine gehen

◘ **Abb. 3.8** Mischen von englischen und deutschen Wörtern in einem Satz.

3.4   Begleitstörungen3

Einige Störungen treten häufig zusammen mit der Aphasie auf:
- Dysarthrie,
- Apraxie,
- gestörtes verbales Lernen und gestörte verbale Merkfähigkeit,
- Konzentrationseinbrüche,
- Perseverationen,
- Lähmungen und Gesichtsfeldausfall.

3.4.1   Dysarthrie

Unter dieser Bezeichnung werden Störungen zusammengefasst, die die Steuerung und Koordination von **Sprechbewegungen** betreffen, die also auf gestörte Funktionen der Sprechmuskulatur zurückzuführen sind. Diese Störungen betreffen in der Regel die Steuerung der Atmung beim Sprechen, die Stimmgebung (Phonation) und die Artikulationsbewegungen. Sie verbinden sich zu verschiedenen Dysarthriesyndromen (Enderby 1991; Huber 1989; Vogel et al. 1988; Runge 2003).

Eine **Dysarthrie kann sich auf vielfache Weise auswirken auf:**
- die Artikulation,
- den Sprechrhythmus,
- die Sprechmelodie,
- die Qualität der Stimme.
  Typische Symptome sind z. B.
- langsames, monotones, skandierendes Sprechen,
- Schwankungen in der Lautstärke und Tonhöhe,
- verwaschene, unpräzise Artikulation.

Da bestimmte Artikulationsbewegungen nicht mehr ausgeführt werden können, kommt es zu systematischen Lautverzerrungen und Lautersetzungen (im Unterschied zur Aphasie, bei der die Laute unsystematisch miteinander vertauscht werden). In schweren Fällen können gar keine Laute mehr gebildet werden.

Diese Störungen der Bewegungsmuskulatur führen häufig auch zu nichtsprachlichen Störungen der Mundmotorik wie Speichelfluss und Schluckstörungen (Schalch 1992).

3.4.2   Apraxie

Sie betrifft die **Planung** von Bewegungen und Bewegungsfolgen. Bewegungen können nur richtig funktionieren, wenn alle Muskeln im richtigen Moment auf die richtige Weise eingesetzt werden. Dafür ist eine umfangreiche zeitliche und räumliche Planung nötig. Apraxien können sich auf unterschiedliche Körperbereiche erstrecken und auch nichtsprachliche Handlungen betreffen.

In Verbindung mit Aphasie sind besonders häufig:
- Sprechapraxie,
- buccofaziale Apraxie,
- Gliedmaßenapraxie.

Sprechapraxie. Sie betrifft die Planung der Sprechbewegungen. Aufgrund dieser Störung werden die einzelnen Laute nicht auf die richtige Weise und nicht im richtigen Moment geplant. Dadurch werden einerseits falsche Laute produziert, andererseits erscheinen Laute an der falschen Stelle in der Lautkette (»Pera ... Tepara ... Teta ... Teparie ...« für »Therapie«). Den Lautvertauschungen liegt nicht, wie bei Dysarthrie, eine Systematik zugrunde, d. h. dass nicht immer wieder dieselben Laute miteinander vertauscht werden (Fehlervariabilität).

In sehr schweren Fällen von Sprechapraxie ist der Sprechbewegungsapparat so stark betroffen, dass überhaupt keine Laute produziert werden können.

Buccofaziale Apraxie. Sie betrifft die Mund- und Gesichtsmuskulatur. Mund-, Lippen- und Zungenbewegungen können willentlich nicht auf die richtige Weise bewegt werden.

❶ Buccofaziale Apraxie und Sprechapraxie treten häufig gleichzeitig auf. Oft begleiten sie, einzeln oder gemeinsam, eine Aphasie, besonders eine unflüssige Aphasie. Wenn sich in dieses Störungsbild dann noch eine Dysarthrie hineinmischt (was nicht selten ist), dann sind die einzelnen Störungen schwer voneinander abgrenzbar. Sie müssen aber auf unterschiedliche Weise therapiert werden (über Sprechapraxie: Ziegler 2003a, b).

Gliedmaßenapraxie. Sie beeinträchtigt häufig die linke (also die von der Lähmung nicht betroffene) Hand. Schreibbewegungen, das Ergreifen von Gegenständen (z.B. eines Bleistiftes oder Löffels), das Ausführen alltäglicher Handlungen (z.B. Kaffee einschenken, Schallplatten auflegen) können misslingen oder auffällig ungeschickt sein.

3.4.3 Verbales Lernen und verbale Merkfähigkeit

Beide sind meist eingeschränkt. Das bedeutet, dass sich der Aphasiker bei allem alltäglichen Kleinkram, den er sich merken will (wie z. B. Preise oder Termine), sehr viel mehr anstrengen muss als ein Nichtaphasiker.

Auf nonverbale Lern- und Merkvorgänge wirkt sich die Aphasie nicht aus.

3.4.4 Konzentrationseinbrüche

Besonders während der ersten Zeit der Störung ist die Konzentrationsfähigkeit häufig betroffen. Dafür gibt es mehrere Gründe:

- **Erstens** wirken sich die körperliche Verletzung, durch die die Aphasie verursacht wurde – Schlaganfall, Unfall etc. – und die damit verbundene Schwächung des gesamten Organismus auch auf die Konzentrationsfähigkeit aus.
- **Zweitens** bewirkt die plötzliche katastrophale Veränderung der gesamten individuellen und sozialen Lebensumstände einen psychischen Schock, der auch die Konzentrationsfähigkeit beeinträchtigt.
- **Drittens** hat aber auch die Aphasie selbst Auswirkungen auf die Konzentrationsfähigkeit. Die »Unregierbarkeit« der Sprachprozesse bedeutet, dass der Aphasiker bei allen Sprachhandlungen viel mehr Energie einsetzen muss als wir Nichtaphasiker. Er muss sich beim Sprechen und Schreiben angestrengt kontrollieren und beim Zuhören und Lesen konzent¬riert um Verstehen bemühen. Diese anstrengende Konzentration kann er nicht ununterbrochen durchhalten.

Wenn ein Aphasiker gelernt hat, mit seiner Störung und seinen Kräften richtig umzugehen, verbessert sich im Allgemeinen seine Konzentrationsfähigkeit.

3.4.5 Perseverationen

Häufig zeigt sich zusammen mit einer Aphasie eine Tendenz zu Perseverationen (unbeabsichtigte Wiederholungen). Der Aphasiker kann von einem Wort oder einer Äußerung nicht wieder loskommen. Gegen seinen Willen produziert er die störende Äußerung weiter, weil bestimmte neurale Hemmprozesse versagen. Perseverationen, die in ihrer Hartnäckigkeit einem Schluckauf gleichen, können auch bei nichtsprachlichen Handlungen auftreten.

3.4.6 Lähmungen und Gesichtsfeldausfall

Häufig besteht eine Lähmung der rechten Seite (Hemiplegie). Dazu kommt oft ein rechtsseitiger Gesichtsfeldausfall (Hemianopsie), der bewirkt, dass der Aphasiker nicht mehr alles sieht, was sich rechts von ihm befindet.

Aphasie – Störung der inneren Sprache

>> Denn nicht wir wissen, es ist allererst ein gewisser Zustand unsrer, welcher weiß. (Heinrich von Kleist) <<

Ich habe in ▶ Kap. 3 die Aphasie zu beschreiben versucht – Ursachen, Definition, Erscheinungsbild. Aber die eigentliche Störung haben wir noch nicht im Blick gehabt. **Was ist bei Aphasie wie gestört?**

Mit dieser Frage begeben wir uns auf einen schwierigen Weg, der immer wieder am gleichen Abgrund endet: an dem Abgrund zwischen den Strukturen des Gehirns und den Strukturen der Sprache. Um genau zu wissen, was bei Aphasie wie und warum gestört ist, müssten wir genau wissen, auf welche Weise Sprache im Gehirn entsteht. Dieses Rätsel hat aber noch niemand völlig gelöst. Auch mit den ausgeklügeltsten Apparaturen können wir noch nicht genau erkennen, was im Kopf passiert, wenn wir »Hallo, mein Schatz« sagen, den Wetterbericht hören, einen Brief schreiben oder einen Roman lesen.

Aber es gibt schon viele Vermutungen und Erkenntnisse. Schon lange hat man die Sprache eingefangen, sobald sie den Kopf verlassen hat: Man hat die Laute physikalisch erfasst und die Buchstaben auf dem Papier festgehalten und dann untersucht. Man hat beobachtet, wie gesunde Sprecher mit der Sprache umgehen, wie die Sprache in den Kindern entsteht und welche Probleme bei den Sprachgestörten auftreten. Und seit etlichen Jahren kommen die Untersuchungen mit bildgebenden Verfahren dazu, mit denen es weltweit immer besser gelingt, die neuronalen Systeme bei ihrer Arbeit zu verfolgen.

Auf diese Weise ist es möglich, Rückschlüsse auf die Vorgänge zu ziehen, durch die Sprache – ständig neu – in jedem von uns erzeugt wird. Die ständig wachsenden Annahmen über die innere Sprache sind zwar noch teilweise hypothetisch und müssen ständig vertieft und erweitert werden, aber auch in diesem unvollkommenen Stadium können sie uns schon helfen, die aphasischen Störungen besser zu verstehen.

4.1   Innere Sprache: das Netzwerk der Regelkreise

Was wir an Sprache wahrnehmen, ist mit der Spitze eines Eisbergs vergleichbar. Bis die Worte ausgesprochen werden, arbeitet ein riesiger Apparat – automatisiert und unbemerkt von unserem Bewusstsein – an der Planung und Programmierung unserer Äußerungen. Dieser Apparat wird als innere Sprache bezeichnet. Innerhalb dieses Apparates müssen wir die aphasischen Störungen suchen.

Die innere Sprache arbeitet im Geheimen – wir bemerken sie nicht, während wir sprechen, und außerhalb der Fachkreise ist wenig über sie bekannt. Das Wort »Sprache« steht für eine unendliche Anzahl von Prozessen, die

zu zahlreichen Netzwerken von sich selbst regulierenden Systemen (Regelkreisen) zusammengeschlossen sind.

Die Aufgaben der Regelkreise sind im Grunde sehr einfach. Sie bestehen darin, Bewegungsmuster zu erzeugen (beim Sprechen und Schreiben) oder zu verarbeiten (beim Verstehen und Lesen).

❗ Sprache ist eigentlich nichts anderes als Bewegung, die verabredete Bedeutung ausdrückt.

So wie man verabreden kann, dass es »ja« bedeutet, wenn man eine weiße Bohne aus einer Schale zieht und »nein«, wenn die Bohne schwarz ist (wie man es beim Orakel in Delphi verabredet hatte), so haben die Menschen im Laufe der Jahrtausende für fast jedes Ding, für fast jede Eigenschaft und für fast jede Tätigkeit eine bestimmte Aneinanderreihung von Lauten, die durch die Bewegungen der Sprechmuskulatur erzeugt werden, »verabredet«. Solche **Aneinanderreihungen von Lauten, also Lautmuster, nennt man Wörter.** Später hat man darüber hinaus für Laute und Lautmuster **Strichkonfigurationen** »verabredet«: die **Schriftzeichen.**

■ ■   Lautmuster=Wörter

Die Anzahl der Sprachlaute ist zwar für jede Einzelsprache begrenzt (und nicht in allen Sprachen gleich), aber ihre **Kombinationsmöglichkeit ist sehr groß.** Wir haben es zu solcher Virtuosität im Erfinden von Lautkombinationen gebracht, dass wir für fast jeden Gedanken und fast jedes Bild, das uns durch den Kopf geht, das entsprechende Lautmuster herstellen können.

Aber damit jeder weiß, was mit den Lautkombinationen, die er hört, gemeint ist, muss er die verabredeten Regeln kennen, die für ihre Herstellung gelten. Er muss sich sozusagen erinnern, dass eine weiße Bohne »ja« bedeutet und eine schwarze »nein«. Das heißt, er muss wissen, welche Lautkombinationen für welchen Sachverhalt benutzt werden, dass z. B. die Lautkombination /b/+/r/+/ø/+/t/+/ç/+/e/+/n/[1] ein Brötchen bezeichnet. Er muss also eine riesige Zahl von Kombinationsregeln lernen, behalten und blitzschnell abrufen können, um die Lautkombinationen – die Wörter und Sätze – sowohl produzieren als auch entschlüsseln zu können.

Normalerweise machen wir uns nicht klar, welche riesigen Dateisysteme wir nicht nur im Kopf herumtragen, sondern auch in Höchstgeschwindigkeit bedienen: Allein für die Artikulation eines Lautes machen wir ungefähr 100 Muskelbewegungen, und pro Sekunde artikulieren wir –

---

1   Für die phonetische Transkription werden besondere Zeichen verwendet, um den jeweiligen Laut zu charakterisieren. Eine Liste der in diesem Buch vorkommenden Zeichen findet sich am Anfang des Buches.

wohlgeordnet und präzise – etwa 15 Sprachlaute. Selbst der unordentlichste Mensch vollbringt Wunder an Organisation, wenn er nur wenige Worte sagt. Was jemand an Organisation und Kombinatorik leistet, der täglich mehrere Stunden spricht, geht über unsere Vorstellungskraft. Vorstellbar dagegen ist, dass jede kleinste Störung dieses komplizierte Räderwerk aus dem Gleichgewicht bringen kann und dass es bei größeren Störungen völlig zusammenbricht.

Die vielen verabredeten Erzeugungsregeln für die Lautmuster müssen wir ständig abrufbereit im Kopf haben. Das ist eine enorme Gedächtnisleistung, die wir ständig unbewusst vollbringen. Sie müsste noch viel größer sein, wenn die Menschheit nicht bei ihrer Evolution auf ein paar geniale Tricks verfallen wäre.

■■ Drei Systeme, um Bedeutung auszudrücken

1. Konzepte. Man hat sich nicht wahllos für jedes Ding oder jede Eigenschaft irgendeine Lautkombination ausgedacht, sondern hat Bedeutungen zu Kategorien zusammengefasst, so dass nur für je eine Bedeutungskategorie je eine Lautkombination behalten werden muss.

❗ **Wir fassen also die wahrnehmbare Welt zu Bedeutungskategorien zusammen.**

Die Kategorie (oder Klasse) aller Bäume, aller Hunde, aller Radios. Diese Kategorien haben wir im Gedächtnis – als Konzepte – gespeichert. Wenn wir miteinander sprechen, dann unterhalten wir uns eigentlich nicht über die Dinge draußen in der Welt, sondern über unsere Konzepte, die wir von den Dingen im Kopf haben.

Für sehr viele Konzepte gibt es **Lautmuster:**
- Wörter (»Bäume«, »Hunde«, »Radios« etc.) oder
- feststehende Wortverbindungen (z.B. »Essen und Trinken«, »die Oder-Neiße-Linie«).

Die Erzeugungsregeln für diese Lautmuster haben wir – genau wie die Konzepte selbst – im Langzeitgedächtnis gespeichert. Wenn wir uns unterhalten, dann rufen wir ständig die Lautmuster (Wörter und Wortverbindungen) für diese Konzepte ab, d. h. wir gehen mit Kategorienbezeichnungen um, was für unser Gedächtnis wesentlich weniger aufwändig ist als wenn wir für jedes einzelne Ding in der Welt, für jede individuelle Eigenschaft und jede Tätigkeit ein Lautmuster benutzen müssten. Wie unvorstellbar kompliziert würde unser Leben sein, wenn wir für jede einzelne Rose, jede Biene, jeden Apfel und jede Tasse ein spezielles Lautmuster benutzen – d. h. einspeichern und abrufen – müssten!

Es gibt allerdings auch Konzepte, für die keine speziellen Lautmuster verabredet worden sind, z. B. für die Gefühle, die ich beim Warten auf ein bestimmtes Telefongespräch habe oder für eine bestimmte Art kleiner Wellen, die am Strand entlangkräuseln. »Mir fehlt ein Wort«, sagt Tucholsky: »Ich werden ins Grab sinken, ohne zu wissen, was die Birkenblätter tun. Ich weiß es, aber ich kann es nicht sagen« (Tucholsky 1960).

2. Anordnung. Man »verabredete«, dass durch die Anordnung der Lautmuster Bedeutungen ausgedrückt werden, und »erfand« auch dafür Regeln: »Andreas liebt Annette« bedeutet etwas anderes als »Annette liebt Andreas«.

❗ **Wortstellung drückt Bedeutung aus.**

Um zu unseren schwarzen und weißen Bohnen zurückzukommen: Zusätzlich zu »weiß«=»ja« und »schwarz«=»nein« könnte ich durch die Reihenfolge der Kugeln spezielle, verabredete Bedeutungen übermitteln, z. B.: Wenn ich erst »schwarz« und dann »weiß« hochhalte, bedeutet es: »Ich werde mich erst morgen entscheiden«.

Dieses Anordnungssystem ist dem vorher beschriebenen System, das Lautmuster mit Konzepten verbindet, übergestülpt. Das können wir erkennen, wenn wir uns vorstellen, was wir für die einzelnen Systeme an Gedächtnisarbeit leisten müssen: Um das grundlegende Bezeichnungssystem zu benutzen (d. h. Wörter abzurufen), müssen wir die Regeln für die Lautkombinationen erinnern, die für jedes Konzept gelten. Um das Anordnungssystem zu benutzen, müssen wir erstens wissen, welche Lautkombination für welches Konzept gilt, d. h. wir müssen das System der Konzeptbezeichnungen beherrschen. Darüber hinaus müssen wir aber auch noch die Regeln erinnern, die die Anordnung der Lautmuster betreffen. Das Anordnungssystem (unsere Wortstellungsregeln) erfordert also mehr Gedächtniskapazität.

3. Grammatische Markierung. Über dem System der Lautmuster für Konzepte und über ihrem Anordnungssystem besteht noch ein drittes System, das System der (grammatischen) Markierung der Lautmuster, das die Wörter spezifiziert (so wie man schwarze und weiße Bohnen auch noch weiter einteilen kann in dicke, längliche, große, verschrumpelte etc.). Damit haben wir die Möglichkeit, über die Dinge in der Welt Genaueres auszusagen. Während das Wort »Kind« Unterschiedliches bedeuten kann, sage ich mit »mein Kind« oder »fünf Kinder« genauer, um was es mir geht. Das Wort »kochen« sagt weniger aus als »die Milch kocht über«. Und die Wörter »Bier trinken« sind weniger aufschlussreich als die Aussage: »Ich habe gestern Abend sechs Bier getrunken«.

❗ **Grammatische Markierung spezifiziert die Bedeutung.**

Dieses dritte System setzt das Anordnungssystem voraus: Die grammatischen Markierungen der Wörter werden – unter anderem – von ihrer Anordnung bestimmt. Um mit diesem System der grammatischen Markierung umzugehen, müssen wir alle Regeln der beiden anderen Systeme beherrschen und zusätzlich noch den gesamten Regelapparat dieses Systems. **Die drei Systeme bilden also eine Schwierigkeitshierarchie:** Das einfachste ist das System der Konzeptbezeichnungen, das Anordnungssystem erfordert mehr Hirnleistung. Am meisten Hirnkapazität ist für das dritte System notwendig: für die grammatische Markierung.

▪▪ Die Reihenfolge der Systeme bei der Sprachentwicklung

Diesem Unterschied im Schwierigkeitsgrad entspricht die Entstehung dieser Systeme in unserem Kopf. Als erstes lernen die Kinder das grundlegende System: Sie lernen, welche Lautmuster welche Konzepte bezeichnen (»Mama«, »Wauwau«). Auch bei der Entwicklung unserer Sprache muss zunächst dieses System entstanden sein. Sehr schnell beginnen dann die Kinder, auch das kompliziertere System der Anordnungsregeln aufzubauen (»Mami Blumen«: Die handelnde Person wird im Normalfall am Anfang der Äußerung ausgedrückt). Das schwierigste System, das System der grammatischen Markierungen, mit dem die Sätze so erzeugt werden, wie sie unserer normalen Erwachsenensprache entsprechen, beginnt erst zu wachsen, wenn die anderen beiden Systeme schon arbeiten.

❗ **Im Laufe des Spracherwerbs entwickeln sich alle drei Systeme weiter.**

Das grundlegende System der Kategorienbezeichnungen wächst am schnellsten und nimmt im Laufe des Lebens immer weiter zu, wenn neue Wörter aufgenommen werden. Die beiden komplizierteren Systeme, das Anordnungssystem und das noch schwierigere System der grammatischen Markierungen, kommen langsamer voran. Sie sind irgendwann vor der Pubertät vollständig erworben.

❗ **Alle drei riesigen Systeme haben wir in unserem Langzeitgedächtnis gespeichert.**

Der Existenz dieser Systeme verdanken wir es, dass wir nur eine begrenzte Anzahl von Kombinationsstrategien beherrschen müssen, um eine unbegrenzte Zahl von Wörtern, Sätzen und Texten zu erzeugen.

Wie bereits in ▶ Kap. 2 beschrieben, beruht unser **Sprechen, Verstehen, Lesen und Schreiben** im Grunde auf ständigem Kategorisieren und Gruppieren: Wir treffen – aufgrund von Regeln – ständig Entscheidungen darüber, welche Bedeutungskategorien wir durch welche Lautmuster ausdrücken wollen. Um sie auszudrücken, wählen wir – wieder aufgrund von Regeln – aus Lautkategorien die richtigen Laute aus und gruppieren sie – nochmals aufgrund von Regeln – in der richtigen Reihenfolge, wobei wir auch die richtigen Lautkombinationen für

die grammatischen Markierungen auswählen. Um z. B. die Absicht »freundliche Kontaktaufnahme« in Sprache umzusetzen, suchen wir in unseren im Gedächtnis verankerten Wortspeichern nach der Kategorie »Begrüßungsworte«. Wenn wir uns zwischen »Hallo« – »Guten Morgen« – »Tag« etc. für »Hallo« entschieden haben, müssen wir unter den im Gedächtnis gespeicherten Lautprogrammen das Programm für das Wort »Hallo« abrufen, danach fast gleichzeitig aus den verschiedenen Lautkategorien die entsprechenden Laute aussuchen und dann den Artikulationsorganen in der richtigen Reihenfolge die Befehle für ihre Erzeugung und Gruppierung geben. Dann endlich können wir »Hallo!« sagen.

▪▪ Zentrale Programmierungssysteme

Unvergleichlich viel mehr Such- und Entscheidungsprozesse setzen wir in Gang, wenn wir **Sätze und Texte** erzeugen. Wir würden diese vielen Prozesse nie steuern können, wenn wir über sie nachdenken müssten und dieses ständige Kategorisieren und Gruppieren bewusst durchführten. Aber zum Glück läuft dieser komplizierte Sprachapparat im Kopf vollautomatisiert ab über unsere sprachlichen Regelkreise, die ich von nun an – im Unterschied zu all den anderen Regelkreisen, die unser Verhalten steuern – »zentrale Programmierungssysteme« nennen werde. Wir können uns mit dem Denken beschäftigen und unseren Programmierungssystemen beruhigt die Arbeit überlassen – bis auf ein paar Versprecher arbeiten sie bewundernswert zuverlässig. Sie rufen selbstständig die richtigen Regeln für die Herstellung der Lautmuster ab und setzen sie in entsprechende Befehle an die Muskeln um. Nur von Zeit zu Zeit – wenn wir vor einer ungewohnt großen Zuhörermenge sprechen sollen oder an einer Weinprobe teilgenommen haben oder aus anderen Gründen psychisch, geistig oder körperlich aus dem Gleichgewicht geraten sind – hakt die Automatik aus, und bei bestimmten Krankheiten oder Verletzungen – wie z. B. beim Schlaganfall – bricht sie zusammen.

Allerdings bricht sie nicht völlig zusammen. Zwar kann die äußere Sprache so wirken, als ob sie ganz zerstört wäre, aber von den zentralen Programmierungssystemen fallen nicht alle gleichzeitig aus. Ein großer Teil des Sprachwissens bleibt bei Aphasie erhalten, bei dem einen Aphasiker mehr, bei dem anderen weniger.

▪▪ Sprachwissen

Erhalten bleibt z. B. das Sprachwissen, das zugleich Wissen über die Welt bedeutet. Das Wissen über die Bedeutungskategorien – Konzepte – besitzen die Aphasiker noch. Sie wissen z. B. noch, dass es in unserer Kultur **ein Wort** für »die Welle« gibt, obwohl es sich ja eigentlich nur um bewegtes Wasser handelt und nicht unbedingt die Notwendigkeit besteht, einen gesonderten Namen für diese bestimmte Menge Wasser zu gebrauchen. Aphasiker wissen, dass es für bestimmte Tiere – z. B. Hunde – **eine gemeinsame Bezeichnung** gibt, obwohl dies nicht unbedingt einleuchtet, wenn man einen Neufundländer und einen Yorkshire-Terrier nebeneinander sieht. Sie wissen, dass bestimmte Metallstücke und bestimmte Papierblätter unter einer Bezeichnung – Geld – zusammengefasst werden, aber es kann passieren, dass ihnen die Lautmuster »Welle«, »Hund«, »Geld« nicht mehr einfallen.

Aphasiker wissen auch, dass sich **aus der Anordnung der Wörter eine Bedeutung ergibt** (sie können sie nur nicht erschließen), und es ist ihnen auch klar, dass es ein **Grammatiksystem** gibt (nur können sie damit nicht mehr umgehen). Es würde hier zu weit führen, all das Sprachwissen, das Aphasiker noch haben, aufzuzählen. Es käme sehr viel zusammen.

❗ Aphasiker verfügen noch über einen Teil des Sprachwissens. Was ihnen dagegen fehlt, ist die Fähigkeit, Sprachprozesse nach Kombinationsregeln zu steuern.

Wenn man die einzelnen Regeln und ihre Kombinationen, die wir zur Wort-, Satz- und Texterzeugung brauchen, aufzuschreiben versucht, erschrickt man über ihre Kompliziertheit (z. B. ▶ Abb. 5.14, S. 63). Zum Glück gehen wir mit diesen Regeln unbewusst um. Wenn wir wüssten, mit welchen Riesenmengen ungeheuer komplizierter Systeme wir ständig jonglieren, würden wir wahrscheinlich verstummen. In diesem Sinne bezieht sich Kleists Aussage auch auf die Sprache: »Denn nicht wir wissen, es ist allererst ein gewisser Zustand unsrer, welcher weiß«.

Wie kann ein Mensch diese komplizierten Formeln begreifen, ohne dass sie ihm jemand erklärt? Wie kann er sie so ins Gedächtnis einspeichern, dass er sie sein Leben lang erinnert und beliebig abrufen kann? Dieses Wunder, das wir der Evolution verdanken, vollbringt jedes Kleinkind. Sprache wächst in ihm heran, und es lernt diesen Regelapparat so gründlich, dass auch der schwerst betroffene erwachsene Aphasiker noch mindestens einen Teil dieses Sprachwissens zur Verfügung hat (▶ Kap. 10).

4.2 Asymbolie

Lautmuster – also Wörter und Sätze – sind Zeichen oder Symbole. Mit ihren Lautkörpern rufen sie in denjenigen, die sie benutzen, die Konzepte der Dinge und Ereignisse hervor, die sie repräsentieren. Wenn ich das Lautmuster »Baum« höre, entsteht in mir das Konzept eines Baumes. Jedes sprachliche Zeichen hat diese beiden Seiten, die wie die Seiten einer Münze untrennbar sind. Es hat einen Körper, also eine Form, wodurch es wahrnehmbar ist (seine Laut- bzw. Schriftform), und es hat einen Inhalt, der sich auf irgendetwas Bestimmtes in der Welt bezieht (seine Bedeutung) (de Saussure 1967).

■■ **Form und Inhalt der Lautmuster**

Welche Form welchen Inhalt ausdrückt, ist nicht von Natur aus bestimmt, sondern **durch Konventionen festgelegt**. Nichts an einem Baum legt zwingend nahe, ihn »Baum« zu nennen. Es gibt zwar Wörter, die ihren Ursprung in Lautnachahmungen haben wie »Wauwau« oder »Kikeriki«; aber selbst sie sind durch Traditionen beeinflusst, wie man an ihrer Entsprechung in anderen Sprachen erkennen kann: Auf französisch wird »Kikeriki« zu »cocorico« »Wauwau« zu »toutou«. Es ist möglich, dass vielen Wörtern ursprünglich nachahmende Lautbewegungen zugrunde lagen; sie sind aber nicht mehr erkennbar. Heute muss man einfach lernen, dass das Huhn durch das Wort »Huhn« bezeichnet wird.

Die Beziehung zwischen Form und Inhalt der Lautmuster ist »arbiträr«, d. h. sie ist durch Konventionen festgelegt worden.

Eine Sprache lernen bedeutet also zunächst, sich ins Gedächtnis einzuprägen, für welche Inhalte welche **Muskelbewegungen** (beim Sprechen für den Mund oder beim Schreiben für die Hand) zu machen sind bzw. welche auditiven und visuellen Muster welchen Inhalten (Bedeutungen) zuzuordnen sind (beim Hören und Lesen). Wenn das Gedächtnis aus irgendeinem Grund nachlässt, lassen sich diese gelernten Zuordnungen nicht mehr störungsfrei herstellen. Das können wir als nichtaphasische Sprecher z. B. erleben, wenn wir eine Fremdsprache lange nicht gesprochen haben. Dann kann es passieren, dass uns manche Wörter noch vertraut erscheinen, dass wir aber ihre Bedeutungen vergessen haben oder umgekehrt, dass wir für eine bestimmte Bedeutung ein Wort suchen, das uns »auf der Zunge liegt«.

Wenn nun die Wege zu den verbalen Gedächtnisspeichern – die Bahnen für die Zuordnungsprozesse – zerstört oder blockiert sind (z.B. durch Schlaganfall, Operation, Unfall), dann können die Inhalte nicht mehr mit den entsprechenden Lautmustern (Zeichenkörpern) verbunden werden. Ähnlich wie ein Mensch, dem eine Fremdsprache nicht mehr geläufig ist, steht dann der Aphasiker den Wörtern seiner Muttersprache hilflos gegenüber: Er kann die beiden Seiten der Münze – Inhalt und Form – nicht mehr aufeinander beziehen.

Man muss gar nicht lange suchen, um in unserem Alltag ähnliche Probleme zu entdecken. Es kann passieren, dass man bei Wanderkarten, Schnittmustern, Textilkennzeichnungen etc. nachschlagen muss, was dieses oder jenes Zeichen bedeutet, obwohl man die Bedeutung früher schon einmal gelernt hatte.

Unsere **kulturellen Traditionen beruhen zu einem großen Teil auf der Erfindung und Benutzung von Zei-**

chen- bzw. **Symbolsystemen** (s. dazu z. B. Eco 1987). Abgesehen von den Schriften und anderen sprachlichen Zeichensystemen wie z. B. den Gebärdensprachen der Taubstummen, dem Braille-System der Blinden, dem Morsealphabet, der Stenographie und den phonetischen Umschriften ist **unser Leben von zahllosen Symbolsystemen organisiert**, die wir mehr oder weniger alle benutzen oder zumindest kennen:

- die Zahlensysteme,
- Verkehrszeichen,
- Computer- und Handy-Symbolsysteme,
- chemische und physikalische Formeln,
- Notensysteme,
- Flaggenzeichen (in zweifacher Weise: einmal die Symbolisierung jedes Landes durch seine Flagge, zum anderen die Flaggensprache),
- die Symbole der Religionsgemeinschaften und anderer Organisationen,
- Symbolsysteme, die unser Zusammenleben regeln, also Höflichkeitsgesten etc.

Auch die Technik hat ihre »Sprache«, wie wir bei den Wasserhähnen sehen: »rot« für heißes Wasser, »blau« für kaltes.

Normalerweise denken wir nicht darüber nach, dass wir diese vielen verschiedenen Symbolsysteme aufgrund von Gedächtnisprozessen beherrschen, und wir sind nicht darauf vorbereitet, dass wir durch Störungen im Gedächtnis unfähig werden könnten, auf die gewohnte richtige Weise mit ihnen umzugehen. Bei Aphasie kann das passieren. Das bedeutet nicht, dass ein Aphasiker prinzipiell unfähig wäre, mit Symbolen umzugehen – da unser gesamtes Leben so sehr auf den verschiedenen Symbolsystemen beruht, könnte er mit einer völligen Asymbolie kaum überleben. Aber das ständige Auseinanderfallen von Form und Inhalt ist ein typisches Problem der Aphasie.

Beim Sprechen und Verstehen hat ein Aphasiker Mühe, jeweils Bedeutungen und Lautmuster einander zuzuordnen, und beim Lesen und Schreiben kann er häufig Buchstaben (Fachausdruck: Grapheme) nicht mit den entsprechenden Lauten und geschriebene Wörter nicht mit den entsprechenden Bedeutungen verbinden.

▪▪ Das Zahlensystem bei Aphasie

Sehr häufig ist das Zahlensystem betroffen. Dabei wirken wohl mehrere Störungsgründe zusammen:

1. **Symbolproblematik.** Einzelnen Ziffern können nicht mehr die entsprechenden Werte zugeordnet werden.
2. **Ziffern werden durch Worte ausgedrückt** (»eins«, »fünf«, »hundertdreiundsechzig«). Die Zuordnung dieser Wörter sowohl zu den Ziffern als auch zu ihren Werten kann gestört sein.

Es kommt aber häufig vor, dass sich Aphasiker zwar an die Werte der geschriebenen Ziffern (»5« etc.) noch erinnern, aber die ihnen entsprechenden gesprochenen oder geschriebenen Wörter (»fünf« etc.) nicht mehr abrufen können.

Beim weiteren Umgang mit Zahlen – beim **Rechnen** – ergeben sich noch zusätzliche Probleme, die sicher über die Asymbolie hinausgehen, z. B. die Schwierigkeit, dass **gleichzeitig auf mehreren Prozessebenen operiert werden muss**. Man hat eine bestimmte Rechenoperation durchzuführen und das Ergebnis zu »parken« (»im Sinn behalten«, sagt man in der Schule), dann andere Rechenoperationen durchzuführen und danach die geparkte Zahl wieder abzurufen: 8+4 wird – unbewusst – aufgelöst in: 8+2 (2 im Sinn)=10; die geparkten 2 abrufen, gleichzeitig die 10 bereithalten, 10+2=12 etc. Derartige mehrgleisige Operationen fallen vielen Aphasikern schwer (Parallelitätsstörung!).

Darüber hinaus spielen sicher noch weitere Störungen des sprachlichen Gedächtnisses eine Rolle. Zum Beispiel haben wir **Rechenoperationen** wie das kleine und das große Einmaleins in sprachlichen Gedächtnisspeichern abgelagert, die bei Aphasie häufig schwer erreichbar sind.

▪▪ Diverse Symbolsysteme bei Aphasie

Der Neurologe Leischner (1987) hat eine ganze Reihe von Aphasiefällen aufgezählt, bei denen das eine oder andere **Symbolsystem** betroffen war:

- bei Taubstummen die Gebärdensprache,
- bei Blinden das Braille-Alphabet,
- bei Funkern das Morse-Alphabet,
- bei Seeleuten die Flaggensprache,
- bei einem Englischlehrer die phonetische Umschrift.

Für viele Aphasiker ist das Notensystem nicht mehr abrufbar, manche Aphasiker haben Schwierigkeiten mit dem System der Verkehrszeichen. Ich kenne mehrere Aphasiker, denen die Farbzuordnungen bei den Wasserhähnen abhanden gekommen waren. Einer von ihnen hat dadurch unter der Dusche schwere Verbrennungen erlitten. Da der Zusammenhang zwischen Aphasie und Störungen im Umgang mit Symbolen nicht allgemein bekannt ist, wurde er von der Klinik, in der das passierte, für den Unfall verantwortlich gemacht – man hat nicht eingesehen, dass seine Verwechslung der Wasserhähne krankheitsbedingt war.

Wenn solche Zuordnungsstörungen auftreten, ist die Umwelt oft schnell mit dem Urteil fertig: »Er muss ja wohl den Verstand verloren haben – er weiß nicht mal mehr, dass das heiße Wasser aus dem roten Hahn kommt!« Würde man aber von sich selbst annehmen, dass man den Verstand verloren hat, wenn man nicht mehr weiß, welche Flagge Paraguay hat oder welches Wort im Französischen für »Tauchsieder« existiert? In diesen Fällen ist genau das gestört, was auch bei Aphasie betroffen ist: die Verbindung von **Form und Inhalt**. Der einzige Unterschied besteht darin, dass der rote Knopf des Wasserhahns enger zu unserem Leben gehört und häufiger darin auftaucht als die Flagge von Paraguay oder französische Vokabeln, dass wir also die Verbindung »rot – heißes Wasser« stärker »gebahnt«, also tiefer gehend automatisiert haben.

❗ Aphasie ist eine Störung, bei der sprachliche Automatisierungen gestört sind.

Aphasie blockiert die Abrufprozesse, die die Formseite bestimmter Zeichen betreffen, während die Prozesse, die die Inhaltsseite betreffen, weiterhin funktionieren: Ein Aphasiker weiß natürlich, dass es einen Hahn für heißes Wasser und einen für kaltes gibt, er verwechselt nur die Symbole dafür.

Auch die **Gesten** sind Symbole, die einen Inhalt ausdrücken, und obwohl einige – wie das Kopfnicken als Zeichen für »Ja« – weit über die Erde verbreitet sind, haben wir sie irgendwann lernen müssen. Wenn die entsprechenden Gedächtnisbahnen gestört sind, können auch die Gesten nicht mehr abgerufen werden.

Häufig bitten Angehörige die Therapeuten, dem Aphasiker doch als erstes die Gesten für ein paar wichtige Wörter wie »Ja«, »Nein«, »Trinken«, »Schlafen« etc. beizubringen, wenn er die Wörter schon nicht sagen kann. Aber das ist nicht so schnell möglich. Wenn die entsprechenden Prozesse der inneren Sprache nicht funktionieren, dauert es längere Zeit, bis der Aphasiker die Gesten wieder mit den richtigen Inhalten so sicher verbunden hat, dass er sie gezielt einsetzen kann. Die Gestik kann auch aufgrund einer Apraxie gestört sein: Dann handelt es sich nicht um eine Störung der Programmierungsprozesse, sondern um eine Störung der zeitlichen und räumlichen Planung der Bewegungsmuskulatur, die eine spezielle Therapie erfordert.

❗ Man muss bei Aphasie prüfen, ob die gebräuchlichsten Symbole wie Ja/Nein-Gesten, Verkehrszeichen, technische Symbole etc. abgerufen werden können. Dabei genügt es nicht, nur einige Symbole des jeweiligen Systems zu prüfen, da die Systeme nicht unbedingt geschlossen ausfallen, sondern nur Lücken bekommen.

Wie weit sich der Umgang mit Symbolen im Laufe der Zeit normalisiert, hängt vom individuellen Fall ab.

Vom Gedanken zum Wort

Ingo: Hier im Kopf … alles da, aber … raus … geht nicht!
L.L.: Du willst sagen: Die Gedanken sind da – aber der Weg
vom Denken zum Sprechen – Ingo: … ist: weit!

Die Schwedin Ingrid Tropp Erblad hat in ihrem Buch
»**Katze fängt mit S an**« beschrieben, wie es ihr erging, als
sie eine Aphasie hatte:

>> Die Wörter waren in meinem Kopf vorhanden. Es
schienen ebenso viele wie früher zu sein, und sie
hatten keinen Schaden genommen. Aber wenn ich sie
gebrauchen wollte, mussten sie offenbar auf einen sehr
langen Weg verfrachtet werden. Auf diesem Weg schien
sich ein eingestürzter Tunnel zu befinden. Sobald die
Wörter an den Tunnel herankamen, versuchten sie, sich
hindurchzupressen. Aber sie wurden zerfetzt und so
verstümmelt, dass sie nicht wiederzuerkennen waren,
wenn sie aus dem Tunnel herauskamen (Tropp Erblad
2008, S. 47). **《**

Aphasiker beschreiben ihre Sprachprobleme immer wieder
mit dem Bild des »weiten Weges« vom Ursprung des Denkens bis nach »draußen«. Damit kommen sie intuitiv den
heutigen Vorstellungen von der inneren Sprache sehr nahe:
**Eine Mitteilung scheint vom Gedanken bis zum geäußer-
ten Wort tatsächlich einen langen Weg zurückzulegen.**
Während sie unterwegs ist, müssen – wie I. Tropp Erblad es
an einer anderen Stelle beschreibt – aus einem der »Wort-
Regale« der inneren Sprache die Wörter entnommen werden, aus den »Grammatik-Regalen« die grammatischen
Elemente, und auf ihrem Weg nach »draußen« passiert
die inzwischen fertig programmierte Mitteilung einen der
»Tunnel«, in denen innere Sprache in artikulierte oder in
geschriebene äußere Sprache verwandelt wird.

Diese Ideen erinnern an Erkenntnisse aus der Neurologie: Auch die elektrischen Impulse, die in den Nerven
fortgeleitet werden, jagen weite und verzweigte Informa-
tionswege entlang, und auf irgendeine Weise gehen die
Regelkreissysteme der inneren Sprache aus diesen neuronalen Netzwerken hervor.

🛈 Alles deutet darauf hin, dass die Regelkreise
der inneren Sprache bei allen Menschen im
Großen und Ganzen in gleicher Anordnung
funktionieren.

Sie scheinen zu mehreren großen Systemen zusammengeschlossen zu sein, die – wie Zahnräder – einerseits selbstständig arbeiten, andererseits in Wechselbeziehung stehen. Es gibt vermutlich mindestens je ein großes System
für die Gesamtplanung der Äußerung, für die Programmierung der Bedeutung, für die Programmierung der
Grammatik (genauer: für Syntax und Morphologie, d.h.
für Satzbau und Wortbildung) und für die Lautprogram-

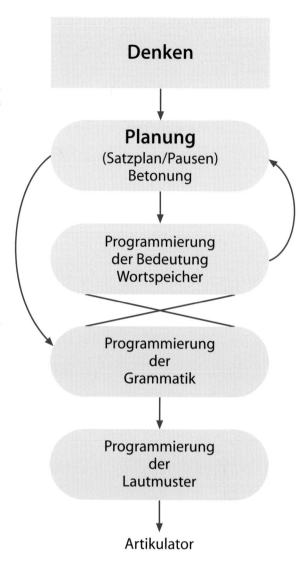

◻ **Abb. 5.1** Systeme der inneren Sprache. Dieses Modell ist eine
stark vereinfachte Version verschiedener neurolinguistischer Modelle (Garrett 1980; Levelt 1989a; Butterworth 1985 etc.). Es scheint,
dass diese Programmiersysteme nicht nur seriell arbeiten (von oben
nach unten, wie die Pfeile andeuten), sondern auf vielfache Weise in-
teragieren, und dass ihre Arbeit von Kontrollmechanismen begleitet
wird (s. dazu auch z. B. Blanken et al. 1988; Huber et al. 2006; Stadie
& Schröder 2009).

mierung – und noch zahllose weitere Systeme, z. B. solche,
die unser Gesprächsverhalten regeln etc. (◻ Abb. 5.1).

Die **Systeme der inneren Sprache** stellen gemeinsam
für jede Äußerung ein »Programm« her, das anschließend – wie ein Drehbuch in einem Film – in **äußere Sprache** umgewandelt wird: Entweder in mündliche Sprache
durch den »Artikulator«, den Sprechbewegungsapparat,
oder in Schrift durch Systeme, die das Zusammenspiel
von Augen und Hand regeln. Bei Aphasie kann jedes
dieser zentralen Programmiersysteme in individuellem

Maße – d. h. schwerer oder leichter als die anderen – betroffen sein. Und innerhalb dieser Systeme können wieder einzelne Prozesse blockiert sein oder ausfallen, während andere Prozesse normal funktionieren, wie wir bei dem Morgenstern-Gedicht von Dr. B. in ▶ Kap. 1.1 gesehen haben.

❗ **Jedes System besteht aus zahllosen Subsystemen, die einerseits selbstständig an ihren speziellen Aufgaben arbeiten, andererseits kooperieren.**

Entdeckt hat man diese Systeme vor allem durch **Untersuchungen von Fehlern** (Versprechern), die uns allen normalerweise beim Sprechen unterlaufen (Garrett 1980; Leuninger 1989). Es gibt umfangreiche Sammlungen von Versprechern. Sie zeigen, dass wir uns nicht auf chaotische Weise, sondern sozusagen systematisch versprechen. An dieser Systematik lässt sich ablesen, über welche Verarbeitungsstufen wir unsere Sätze entwickeln. Auch die aphasische Sprache wird so entwickelt, und die aphasischen Fehler ähneln häufig den Versprechern.

5.1 Planung

▪▪ **Was beeinflusst uns bei der Wahl unserer Worte?**

Alles, was wir sagen, geschieht innerhalb eines bestimmten Rahmens (◘ Übersicht 5.1), der die Wahl unserer Worte beeinflusst. Dabei spielt die **Situation** eine wichtige Rolle: Zuhause, im Beruf, beim Elternabend oder in der Kneipe um die Ecke sprechen wir jeweils auf unterschiedliche Weise. Ebenso stark werden unsere Äußerungen von unserer **Beziehung zu unseren Gesprächspartnern** beeinflusst und von unserer **Einstellung** zu den Dingen, über die wir sprechen wollen. Auch **alles, was vorher im Gespräch gesagt wurde**, hat entscheidenden Einfluss auf die Planung der Äußerung.

> ◘ **Übersicht 5.1. Rahmenbedingungen für unsere Wortwahl**
> – Gesprächssituation
> – Beziehung zum Gesprächspartner
> – Einstellung zum Gesprächsgegenstand
> – Das vorher Gesagte

Vor allem müssen wir aber in der Planung berücksichtigen, dass Sprache in **zeitlicher** Abfolge funktioniert, während vieles in unseren Gedanken und Vorstellungen gleichzeitig abläuft oder sich überschneidet. Wir müssen also gut vorausplanen, um unsere Gedanken in der richtigen Reihenfolge in die Wortketten einzufädeln. Für dieses

Einfädeln müssen wir fähig sein, viele Prozesse parallel zu steuern.

▪▪ **Unbewusste Planungsentscheidungen**

Sobald feststeht, dass wir einen Gedanken ausdrücken möchten, verrechnen wir unbewusst alle diese (und vermutlich noch viele andere) Faktoren, entscheiden uns für die **Art** der Äußerungen und entwerfen einen entsprechenden Plan. Wir entscheiden uns zum Beispiel, ob wir eine Frage, eine Aufforderung, eine Bitte, einen Vorwurf etc. äußern wollen und stellen dafür einen zeitlichen und rhythmischen Plan auf. Das **Betonungsmuster wird entworfen**, die **Pausenverteilung wird festgelegt**, und die Plätze, auf denen die Wörter eingefügt werden sollen, werden reserviert. Möglicherweise werden einige dieser Prozesse, z. B. diejenigen, die den Rhythmus bearbeiten, über die rechte Hirnhälfte gesteuert, die bei Aphasie intakt ist.

▪▪ **Gestörte Hemmmechanismen**

Dabei kann es passieren, dass man sich verspricht:

»Ich muss noch ein ernstes Huhn mit ihm rupfen!« (L)[2]

Der Sprecher hatte die beiden Sätze »Ich muss noch ein ernstes Wort mit ihm reden« und »Ich muss noch ein Hühnchen mit ihm rupfen« entworfen und sich nicht eindeutig genug für einen der beiden Sätze entschieden. Sein Kontrollsystem, das für die Unterdrückung (Hemmung) von versehentlich abgerufenen Sprachelementen verantwortlich ist, war kurzfristig außer Betrieb. Deshalb wurden beide Teilsätze in dieser Form über alle weiteren Ebenen hin entwickelt.

Zwei andere Versprecher nach dem gleichen Muster:
▬ »Was hält die Koalition noch zustande?«
▬ »Er hat es nicht gelungen.«

Genau die gleiche Art Fehler wird häufig von flüssig sprechenden Wernicke-Aphasikern gemacht:

»Da war ich so gefreut!«

Wie bei den anderen Planungsversprechern hatte sich die Sprecherin nicht schnell genug für einen von zwei möglichen Sätzen (»Da war ich so froh.«/»Da habe ich mich so gefreut.«) entschieden. Wahrscheinlich hatte sie beide entworfen und dann die Kontrolle über sie verloren.

Dasselbe passierte einem anderen Aphasiker:

»Das fällt mir Mühe!«

(Aus: »Das fällt mir schwer.«/«Das macht mir Mühe.«).

---

2   Die mit »L« bezeichneten Beispiele stammen aus dem »Frankfurter Versprecher-Corpus«, zitiert nach Leuninger 1986 und einem unveröffentlichten Vortragsmanuskript.

In diesen Fällen sind die Hemmmechanismen ausgefallen, durch die jeweils einer der beiden ineinander geschobenen Sätze hätte unterdrückt werden müssen.

■■ **Paragrammatismus/Perseveration**

Eine andere Art Planungsfehler, **der für die Wernicke-Aphasie typisch** ist, zeigt folgendes Beispiel (Poeck 1989, S. 118):

>»Es war in der Nacht muss das gewesen sein.«

Hier ist zuerst eine bestimmte Satzstruktur entworfen worden, aber während sie noch in der Planung war, setzte ein Wiederholungsmechanismus ein: Manche Aphasiker wiederholen unabsichtlich (Fachausdruck: perseverieren) den letzten Teil einer geplanten Satzstruktur. Diesen wiederholten Teil setzen sie nun als Anfang bei der Planung eines neuen Satzes ein, der möglicherweise wieder schon im Planungsstadium durch Perseverationen unterbrochen wird. So entstehen während der Planung endlose Wortketten, die für die Wernicke-Aphasie charakteristisch sind und zum sog. Paragrammatismus gezählt werden. Da die Wiederholungen nur geplant, aber nicht ausgesprochen werden, erscheinen uns diese Ketten so seltsam und wenig nachvollziehbar.

>»Und da hat er auch wieder so'n kleinen, nicht teimbeddy ist das, nicht?«

(Für: »Und da hat er auch wieder so'n kleinen Teddybär. Ein kleiner Teddybär ist das, nicht?«).

In normaler mündlicher Sprache kommen ähnliche Wiederholungen vor. Aber sie sind deutlich erkennbar, weil sie ausgesprochen werden. Außerdem ist die Satzstruktur häufig durch Pausen markiert:

>»Und dann sag ich: Hör mal, sag ich, mit mir nicht – nicht mit mir! sag ich...«

■■ **Fehlende Pausen**

Wenn man mit dem unverständlichen Redeschwall eines schwer gestörten Wernicke-Aphasikers konfrontiert ist, dann hat man den Eindruck, dass hier keinerlei Planung stattgefunden haben kann:

>Ein Handwerksmeister erzählt von seinem Beruf: »Ja aber das waren also es ging ja mal einer ausgelernt hatte ... unte ich war nicht besonders besondrige habe aber das gelernt musste ...« (sehr schnell hervorgesprudelt).

Vielleicht wirkt die Äußerung des Handwerksmeisters so hektisch, weil die Prozesse, die für die Verteilung der Pausen verantwortlich sind, nicht funktioniert haben. Wenn man zwischen seinen Worten Pausen einfügt, sieht es so aus, als ob zumindest kurze Satzstrecken richtig entworfen wurden, dann aber im schnellen Redefluss untergegangen sind:

>»Ja, aber das waren .../Also, es ging ja mal .../... einer ausgelernt hatte .../und, äh .../ich war nichts Besonderes/(besondrige)/habe aber das gelernt/... musste ...«

Jetzt scheint es eher an der Wortfindungsstörung zu liegen, dass die Äußerung so unverständlich ist. Substantive und Konjunktionen fehlen, und eine für diese Art Aphasie typische abgewandelte Wiederholung (Fachausdruck: permutative Perseveration, nach Linke 1981), »besondrige«, liegt als unverdaulicher Brocken im Weg. Dieses Beispiel ist nicht ungewöhnlich. Wenn man den fast unverständlichen »Jargon« der Wernicke-Aphasiker genauer ansieht, schimmert häufig solch eine zugrunde liegende Struktur durch.

🛈 In der normalen Sprache hängt es von den Pausen ab, ob eine Äußerung als »schnell gesprochen« oder »langsam gesprochen« empfunden wird.

■■ **Sprachplanung bei globalen Aphasien**

Bei **globalen Aphasien** entsteht erst recht der Eindruck, dass die Wörter völlig chaotisch, ohne Planung, hervorgebracht werden. Aber auch hier kann man häufig bei genauerem Hinhören – aufgrund der Intonation – zu der Vermutung kommen, dass der verstümmelten Äußerung doch ein Plan zugrunde gelegen haben könnte und dass nur die Mittel fehlten, um ihn durchzuführen. Herr G. hat zu verstehen gegeben, dass er früher in Travemünde gewohnt hat. Auf die Frage, was er dort gemacht hat, antwortet er:

>»äh, äh, gesegelt (Pause, Senkung der Stimme, lacht), aber ich ... (Hebung der Stimme, Pause) ... aber auch ... (Hebung der Stimme, Pause) ... äh ... mit meiner ... (Hebung der Stimme, Pause) ... äh, nee, ... ich habe auch damit zugebracht, äh, dass ... (Hebung der Stimme, Pause) ... nee, das geht nicht!«

Im Verlauf des weiteren Gesprächs kann er ausdrücken, dass er dort auch gearbeitet hat. Bei seinen Satzabbrüchen hat man durchaus das Gefühl, dass er die Sätze »abgesteckt«, in großen Zügen entworfen hatte, dass ihm aber sowohl die Worte als auch die grammatischen Mittel fehlten, um sie zu produzieren. (Er bedient sich dabei sehr geschickt der gefüllten Pause – »äh« – die ja auch zum Repertoire vieler Nichtaphasiker gehört).

▶ **Bei schweren Aphasien ist kaum feststellbar, ob in der Tiefe eine Planung stattgefunden hat. Die genannten Beispiele könnten aber ein Hinweis dafür sein, dass selbst schwer gestörte Sprache noch Andeutungen von Strukturen enthalten kann, die der ungestörten Sprache entsprechen.**

▼

Wir sollten unsere **Sensibilität schärfen**, um solche Strukturreste zu entdecken. Der Eindruck des Chaotischen, Fremdartigen, den die aphasische Sprache hervorruft und den der unerfahrene Gesprächspartner so leicht der ganzen Person des Aphasikers zuschreibt, nimmt ab, je mehr »normale« Eigenschaften wir in der aphasischen Sprache entdecken können.

5.2 Programmierung der Bedeutung

Ein anderes großes System der inneren Sprache dient der Programmierung der Bedeutung. In diesem System werden die Wörter aus den Wortspeichern abgerufen und zu Sinnblöcken gruppiert.

Bei Aphasie lauern hier überall Gefahren. Sowohl beim Abruf der Wörter aus den Wortspeichern als auch bei ihrem Zusammenschluss zu sinnvollen Einheiten können Prozesse blockiert sein, entgleisen oder auf andere Art aus der Kontrolle geraten. Dadurch ergeben sich **Bedeutungsveränderungen, die die Aussage stark verändern**, sogar ins Gegenteil verkehren können. Wenn man sagen will »Wir müssen nach rechts abbiegen« und statt »rechts« versehentlich »links« sagt, kann das schwerwiegende Folgen haben. Problematisch wird solch falscher Wortabruf besonders dann, wenn dadurch unsinnige Aussagen entstehen. Wenn der Aphasiker das bestellte Taxi kommen sieht und ruft »Das Boot kommt!«, zweifelt man an seinem Verstand.

Hier ist also einer der **Hauptstörungsbereiche bei Aphasie**. Schauen wir ihn etwas genauer an:

Es scheint, dass wir beim Produzieren von Sprache ähnlich vorgehen wie beim Rechnen, wenn wir eine Zahl »im Sinne« behalten. Wir behalten den Gesamtplan im Kopf, während wir uns um die Programmierung der Bedeutung kümmern, d. h. während wir die Wörter aus den Speichern abrufen und sie zu sinnvollen Einheiten verbinden. (Ich schildere diese Vorgänge sozusagen in Zeitlupe – in Wirklichkeit laufen diese Prozesse wahrscheinlich alle fast zur gleichen Zeit, d. h. parallel, ab).

Es müssen **riesige Wortspeicher-Systeme** sein, die jeder Mensch mit sich herumträgt. Wo sie im Gehirn lokalisiert sind, weiß man nicht genau. Die Wörter sind dort aber nicht in ihrer endgültigen Form abgespeichert. Es wäre unrationell, den ganzen Ballast an grammatischen Markierungen (z.B. Kasus- oder Pluralendungen, Zeitformen) in diesen Speichern aufzubewahren. Hier befinden sich vermutlich nur die **Grundbedeutungen der Wörter, Wortkerne**, die mit Bedeutung vollgesogen sind. Die **endgültige Wortform** wird erst auf anderen Verarbeitungsstufen hergestellt, so dass sie der jeweiligen Kommunikationssituation entspricht. Vom Wortkern »kind« brauchen wir mal »Kind«, mal »Kinder«, mal »Kindchen«, um Weihnachten herum auch »Kindlein« oder »Kinderlein«; als Adjektiv »kindlich« oder »kindisch«.

❗ Die Wortkerne werden bei der Programmierung der Bedeutung aus den Wortspeichern abgerufen und in die entsprechenden freien Plätze (»slots«) des Gesamtplans der Äußerung gesteckt. Dabei können Versprecher und aphasische Fehler entstehen.

5.2.1 Verirrte Wortkerne

Beim Einstecken in die Slots können die Wortkerne z. B. vertauscht werden: »Wir sollten mit mehr Zukunft in den Optimismus blicken!«

Solche Vertauschungen geschehen immer nur zwischen Inhaltswörtern (Substantiven, Verben, Konjunktionen, Artikeln etc.).

❗ Inhaltswörter werden **nicht** mit Funktionswörtern vertauscht.

Das zeigt, dass die Auswahl und Bearbeitung der Inhaltswörter und ihre Einfädelung in den Gesamtplan auf einer anderen Verarbeitungsstufe (d.h. innerhalb eines anderen Programmiersystems) geschehen muss als die Auswahl, Bearbeitung und Einfädelung der Funktionswörter.

Eine andere Art Fehler entsteht dadurch, dass sich ein Wort, das eigentlich erst später an der Reihe ist, vordrängt. Das kommt auch bei Versprechern vor:

- »Geeignet ist das Stück für Jugendliche ab 12 Uhr, und es findet um 19 Uhr statt.«
- »Wir müssen den Menschen in den Entwicklungshelfern ... Entwicklungsländern helfen.«

Solch falscher Wortabruf durch den Einfluss der umgebenden Wörter ist auch bei Aphasie sehr häufig. Beschreibung eines Bildes, auf dem jemand Suppe isst:

»Der kama sehn, dass er da mit'm esser ... ne, äh, ne esse isst.«

(Gemeint war: »Da kann man sehen, dass er da mit'm Löffel ,ne Suppe isst.«) Der Wortkern »ess« der in »isst« enthalten ist, hatte sich vorgedrängt und sowohl »Löffel« wie »Suppe« aus ihren Slots vertrieben.

❗ Typisch für Aphasie sind Formen, bei denen zwei oder mehrere Wortkerne aus dem Wortspeicher abgerufen und ins gleiche Slot gesteckt werden, so dass Wortkreuzungen (Kontaminationen) entstehen.

■ ■   **Warum kommt es zu überflüssigen Wortabrufen?**

Warum kommt es zu diesen Wortwucherungen, zu diesen nicht nur zeitlich verschobenen, sondern überflüssigen Wortabrufen? Unser Gehirn arbeitet, wie der Moskauer Neuropsychologe Luria schreibt, »im Normalzustand nach dem **»Gesetz der Stärke«**; starke (oder wesentliche) Reize rufen eine starke Reaktion hervor, schwache (oder unwesentliche) Reize eine schwache Reaktion.« Nach diesem Gesetz werden jeweils die Wörter abgerufen, die von der Situation her die stärksten Reize erhalten, d. h. adäquat sind. Die anderen Wörter, die mit den situationsadäquaten Wörtern sinngemäß oder lautlich verbunden sind, erhalten nicht genügend Reize und werden entsprechend unterdrückt.

Diese **Funktionsweise nach dem »Gesetz der Stärke« wird in bestimmten »Hemmungszuständen« aufgegeben**, z. B. beim Übergang vom Wach- in den Schlafzustand, bei großer Müdigkeit oder bei Störungen wie Aphasie. In einem solchen »Hemmungszustand« ist unsere unbewusste Fähigkeit, Wörter auszuwählen, Störungen unterworfen. Wörter, die mit dem adäquaten Zielwort verbunden sind, können nun nicht mehr unterdrückt werden und erscheinen an seiner Stelle oder werden mit ihm vermengt (Luria 1982).

Eine Aphasikerin, deren mündliche Sprache sich schneller gebessert hatte als die schriftliche, versuchte, Bilder gleichzeitig mündlich und schriftlich zu benennen. Beim Sprechen konnte sie sich für ein Wort entscheiden, aber beim Schreiben fielen ihr zwei Wörter gleichzeitig ein, und ihre Kontrollmechanismen funktionieren nicht gut genug, um das passende auszuwählen und das andere wegzuhemmen (◘ Abb. 5.2).

Statt »lacht« hatte sie »lustig« gesagt und geschrieben (◘ Abb. 5.2a). Anschließend sagte sie zwar »weint«, schrieb aber gleichzeitig »treig« aus »traurig« und »weint« (◘ Abb. 5.2b).

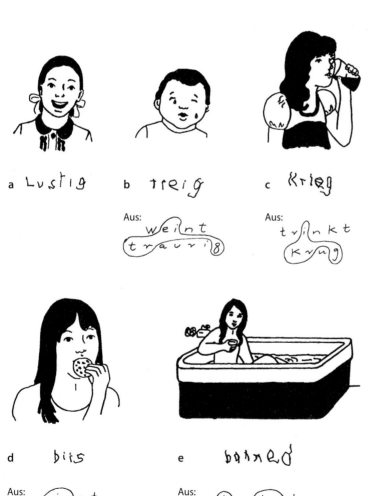

◘ **Abb. 5.2 a** Sagt und schreibt »lustig«. **b** Sagt »weint«, schreibt »treig«. **c** Sagt »trinkt«, schreibt »Krieg«. **d** Sagt »isst«, schreibt »biis«. **e** Sagt »badet«, schreibt »banned«.

Während sie richtig »trinkt« sagte, schrieb sie gleichzeitig »Krieg« aus »trinkt« und »Krug« (■ Abb. 5.2c). Wahrscheinlich hatte das Bild »Glas« suggeriert, das aber nicht gefunden werden konnte und durch »Krug« ersetzt wurde. Eigentlich hätte KRIG entstehen müssen, aber hier könnte das bekanntere Wortbild von »Krieg« sich ausgewirkt haben. Am »e« hat die Aphasikerin offensichtlich herumverbessert.

Beim Anblick des Kuchens oder Keks essenden Mädchens sagt sie »isst«, schrieb aber »biis« aus »isst« und »beißt« (■ Abb. 5.2d). Der falsche Doppelvokal ist typisch: Bei Aphasie werden manchmal falsche Doppelbuchstaben produziert, wenn ein Zielwort tatsächlich Doppelbuchstaben hat. Anscheinend gibt es bestimmte Programmierprozesse, die nur die Information »doppelt« herantragen, ohne zu spezifizieren, welche Buchstaben doppelt auftreten.

In das mündlich richtig produzierte Wort »badet« spielte offensichtlich »Wanne« hinein (■ Abb. 5.2e). Das »d« am Ende stammt wahrscheinlich von »badet«.

Ein Aphasiker zeigte beim Anblick von Messer und Gabel auf das Messer, sagte »Messer« und schrieb »Gabessen« das gleich drei Wörter verschränkt: »Messer«, »Gabel«, »essen«. Hier ist allerdings nicht klar zu erkennen, ob das mündlich produzierte Wort »Messer« wirklich im schriftlichen Wort enthalten ist (■ Abb. 5.3).

Ein anderer Aphasiker hatte für das Verb »schreibt« das Substantiv »Brief« gesagt (was häufig vorkommt, da Substantive leichter abrufbar sind als Verben), während seine Hand – zu seiner Verblüffung – »PPIPRER« produzierte (■ Abb. 5.4). Ich denke, dass ihn hier das Blatt Papier, das im Bild auf dem Tisch zu sehen ist, inspirierte.

Dr. B. beschrieb Tiere:

»Der Uhu ist ein nächtiger Raubvögel.«

(mächtig + nächtlich)

»Das Krokodil findet man am häuslichen im Nil, wo sie Fische frienden.«

(häufigsten + häuslich)
(finden + fressen)

Ein Patient sagte über seinen Aufenthalt in der Klinik:

»Ich habe mich hier gut gewohlt.«

(gut erholt + wohl gefühlt)

❶ Alle diese Verschränkungen scheinen durch gestörte Hemmprozesse verursacht worden zu sein. Die überzählig abgerufenen Wortkerne werden nicht rechtzeitig weggehemmt und durchlaufen alle Ebenen der inneren Sprache bis zur Produktion des Neologismus.

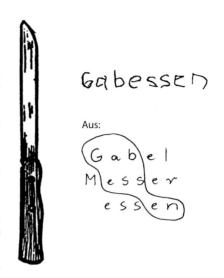

■ Abb. 5.3 Sagt »Messer«, schreibt »Gabessen«.

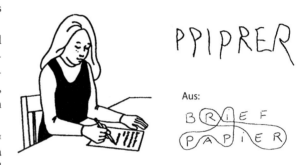

■ Abb. 5.4 Sagt »Brief«, schreibt »PPIPRER«.

Beispiele für solche Verschränkungen gibt es auch in der normalen Sprache, manchmal als Versprecher, wie z. B. »Das fand ich auch nicht so überrauschend ...«, manchmal als Wortspiele wie z. B. »Sonntakte« für eine bestimmte musikale Sonntagsveranstaltung des NDR oder die Aussage »Hamburgs Straßen sind kein Fahrradies auf Erden« (M. Brüggemann im Hamburger Abendblatt vom 16./17.3.1991).

Besonders die Engländer sind groß im Erfinden solch sinnreicher und witziger Zusammenfügungen aus Wortteilen (»brunch« aus »breakfast« und »lunch«), allen voran Lewis Carroll, der in Alice im Wunderland speziell darauf eingeht. Alice entdeckt ein Gedicht (hier in Übersetzung von Christian Enzensberger):

❭❭ Verdaustig wars, und glasse Wieben Rotterten gorkicht im Gemank; Gar elump war der Pluckerwank, Und die gabben Schweisel frieben. (Carroll 1963) ❬❬

Erklärt werden diese rätselhaften Aussagen durch den folgenden Dialog:

» Verdaustig heißt vier Uhr nachmittags – wenn man nämlich noch verdaut, aber doch schon wieder durstig ist.« »Das paßt sehr gut«, sagte Alice; und glaß? »Nun, glaß heißt glatt und naß. Das ist wie eine Schachtel, verstehst du: zwei Bedeutungen werden dabei zu einem Wort zusammengesteckt. (Carroll 1963) «

Wenn Carroll – oder in seinen Fußstapfen Enzensberger – aus »elend und zerlumpt« »elump« zusammenbaut, erscheint uns das treffend und poetisch. Wenn aber ein Aphasiker unabsichtlich das Gleiche macht (und das kommt bei Aphasie sehr häufig vor), dann ist sein Gesprächspartner oder sein Leser ratlos oder irritiert. Natürlich mit Recht, denn es ist nicht immer einfach festzustellen, welche Wörter eigentlich beabsichtigt waren. Man sollte sich aber angesichts solcher auffallenden Wortgebilde zumindest klarmachen, dass hier – wie bei vielen aphasischen Phänomenen – nicht ein chaotischer Verstand das Problem verursacht, sondern dass sich **aufgrund fehlender Hemmung** normale sprachliche Abrufprozesse überlagern.

Die Ursache für das Verschränken haben wir damit erkannt – aber wir sollten uns noch fragen, warum gerade diese Wörter zusammen aufgetaucht sind. Warum ruft der Aphasiker bei »Brief« gleichzeitig das Wort »Papier« ab, warum nicht ein beliebiges Wort wie »Auto« oder »Fernseher«? Warum sagt die Aphasikerin für »Glas« nicht »Hand«, sondern »Krug«? Steckt ein System dahinter?

5.2.2 Wortspeicher

Ganz sicher ist die Organisation der Wortspeicher-Systeme (die in der Fachsprache **»Lexikon«** genannt werden) für solche »Fehler mit System« verantwortlich. Ingrid Tropp Erblad spricht von einem Regalsystem und trifft damit intuitiv das Richtige:

» Auch drinnen im »Lager« schien große Unordnung zu herrschen ... Ich stellte mir vor, dass die Wörter im Gehirn in Kategorien eingeteilt sind. Wie ein Regalsystem, das für verschiedene Kategorien von Wörtern verschiedene Regale hat. Wenn ich zum Beispiel »Sommer« bestellte, eilten kleine Gehirnarbeiter zum Regal für Jahreszeiten und kamen mit »Winter« zurück (Tropp Erblad 2008, S. 47ff). «

Tatsächlich scheint in den Wortspeichern eine systematische Ordnung zu herrschen. Sie ist auch nötig, damit wir unter den ungeheuren Mengen von Wörtern immer blitzartig das passende finden. Wir bewahren in diesen Speichern alle bedeutungsvollen Wörter auf, die wir im Laufe unseres Lebens gelernt haben, um Konzepte auszudrücken, – eine geordnete Welt im Kopf.

Nach welchen Gesichtspunkten die Wortspeicher geordnet sind, versucht man in **diversen Modellen** darzustellen (Hoffmann 1986):

- Am bekanntesten sind die **Netzwerkmodelle**. Man stellt sich vor, dass die Begriffe in Netzwerken miteinander verbunden sind. Es scheint ganz unterschiedliche Netzwerke zu geben: z. B. Netzwerke, die aus Ober- und Unterbegriffen bestehen, in denen z. B. von »Tier« unter anderem »Vogel« abhängt und von »Vogel« wiederum »Meise« und »Adler« etc. (◨ Abb. 5.5, S. 55). Dann gibt es wahrscheinlich Netzwerke, die nach Merkmalen (Eigenschaften) verbunden sind. Zum Beispiel könnte »Werkzeug« Beziehungen haben zu »blank«, »hart«, »handlich«, und jedes dieser Merkmale könnte wieder zu anderen Begriffen führen, »blank« z. B. zu »silber«, »hart« zu »Stein« etc.
- Neben diesen systematischen Verbindungen zwischen Wörtern, die es bei allen Menschen gibt, trägt jeder Mensch auch **individuelle Netzwerke** im Kopf herum: Wer außer mir gelangt von »Schiff« über »Segelboot« und »Aphasie« zu »Schwarzwälder Kirschtorte?« Jemand anderes kommt vielleicht von »Schiff« über »Maxim Gorki« zu »Hubschrauber«...
- Ein anderes Speichermodell (das **Prototypenmodell**) beruht auf der Feststellung, dass es besonders »typische« Konzepte gibt, um die herum wir die anderen Konzepte speichern. So ist eine Schwalbe ein viel typischerer Vogel als der Vogel Strauß (trotz seines Namens), ein Stuhl ein typicheres Möbel als eine Stehlampe. Ihre Bezeichnungen fallen uns (und häufig auch den Aphasikern) schneller ein als die Bezeichnungen für weniger typische Konzepte.

Vermutlich existieren noch viele andere Speichersysteme. Wahrscheinlich haben wir getrennte Speicher für Wörter, die konkrete Dinge bezeichnen, und solche für Abstrakta. Und es scheint auch Speicher zu geben, in denen die Wörter nach ihrem Klang geordnet sind (oder warum fällt uns so schnell »Maus« auf »Haus« und »Nase« auf »Hase« ein?). Ein Speichersystem scheint nach Anfangslauten zu funktionieren: Wenn wir ein Wort suchen, finden wir es häufig, sobald wir den ersten Laut gesagt bekommen – diese Reaktion zeigt sich auch deutlich bei Aphasie. Kurz: Die Welt in unserem Kopf ist sowohl nach allgemeinen als auch nach individuellen Gesichtspunkten geordnet.

Diese Ordnung bleibt bei Aphasie bestehen: Wörter, die in den Speichermodellen miteinander verbunden sind, werden bei Aphasie häufig miteinander verwechselt.

Oft wird – bei Versprechern wie bei aphasischen Fehlern – genau das Gegenteil vom eigentlich Beabsichtigten gesagt, so dass anzunehmen ist, dass eines der Wortspeichersysteme Gegensatzpaare enthält:

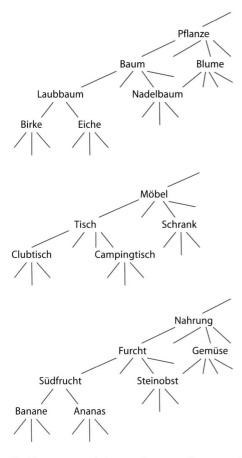

Abb. 5.5 Netzwerk der Begriffe. (Aus Hoffmann 1986).

Versprecher:

»Dadurch, dass wir eine Wahl gewonnen – äh, verloren haben ... «
»Es werden also keine schwierigen – keine einfachen Zeiten für die amerikanische Außenpolitik ...«

Ein Aphasiker erzeugte in unserer Abteilung Verwirrung, als er fragte: »Kann ich heute wieder mit dem alten Mann zum Computer gehen?« Unser Zivildienstleistender, der bisher mit ihm am Computer geübt hatte, war zunächst etwas irritiert, bis sich herausstellte, dass statt »alter« Mann »junger« Mann gemeint war.

Andere **Wortbeziehungen**, die sich bei Aphasie zeigen:

- Aphasiker ersetzen fehlende Wörter häufig durch Synonyme, z. B. »Orange« für »Apfelsine«.

  Herr U. (globale Aphasie) sagte bei dem Bild der Sängerin (■ Abb. 5.6): »singt Arie«, obwohl ich mit ihm vorher »Lied« geübt hatte. »Arie« ist natürlich richtig, aber es ist erstaunlich, dass ihm dieses seltener gebrauchte Wort eingefallen ist, während er »Lied« nicht abrufen konnte.

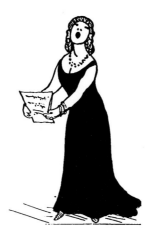

Abb. 5.6 »Lied« oder »Arie«?.

- Wörter, die dem gleichen Oberbegriff untergeordnet sind, werden häufig füreinander abgerufen: »Mann« für »Frau«; »Mop« für »Staubsauger«; »Zeppelin« für »Hubschrauber« sind nur ein paar der vielen Ersetzungen dieser Art, die ich täglich höre.

  Dr. B. las: »... rief die Frau die Polizei an«, obwohl dort stand: »... rief die Frau die Feuerwehr an.«

- Ein Wort wird auch häufig durch einen übergeordneten oder untergeordneten Begriff ersetzt: »Gemüse« für »Kartoffeln«, »Apfel« für »Obst« etc.
- Häufig erscheinen Wörter, die in einer situativen/ örtlichen Beziehung zum Zielwort stehen: »Wasser« für »nass«, »Auge« für »Brille«, »Huhn« für »Ei«, »Alphabet« für »Schreibmaschine«, »Jazzkeller« für »Saxophon«.

  Herr L. kann – wie die meisten Aphasiker – besser Substantive abrufen als Verben. Beim Bildbeschreiben sagt er statt
  sie isst: »Brotzeit«,
  sie badet: »Badewasser«,
  er liest: »Buch«,
  er schreibt: »Federhalter«,
  er mäht: »Rasen«,
  sie fegt: »Harke«.

Herr L. ersetzt also immer die Verben durch Substantive, die mit den Verben in einer instrumentalen oder situativen Beziehung stehen. Beim letzten Beispiel hat er zwei Ersetzungsschritte durchgeführt: Als er bei »fegt« diese bewährte Strategie anwenden wollte, konnte er »Besen« nicht schnell genug abrufen, stattdessen fiel ihm »Harke« ein (zwischen beiden Objekten bestehen ja tatsächlich gewisse äußere und funktionale Ähnlichkeiten). Diese Ersetzungsschritte erfolgen natürlich unbewusst. Man kann sie erkennen, wenn man – z. B. aufgrund der Situation –

ahnt, was der Aphasiker sagen will. Wenn Herr L. in einer normalen Gesprächssituation »Besen« durch »Harke« ersetzt hätte, wäre es wahrscheinlich schwer gewesen, den Sinn seiner Äußerung herauszufinden.

Ein Beispiel für eine solche zunächst unverständliche Ersetzung, die sich aufklären ließ, zeigt nachfolgendes Beispiel. Ingo will mir etwas erzählen. Ich habe verstanden, dass er im Fernsehen einen Film über Tiere gesehen hat. Aber was für Tiere? Er versucht immer wieder, es zu erklären. Schließlich sagt er:

> Ingo: Eisbär.
> L.L.: Ein Film über Eisbären?
> Ingo: Nein! (Ton: völlig falsch)
> L.L.: Du hast aber eben »Eisbär« gesagt. Hast du darüber einen Film gesehen?
> Ingo: Nein! Film – ja. Aber ... Eismann!
> L.L.: Eismann?? Du hast irgendwo Eis gegessen, bei einem Eismann, und dabei einen Film über Tiere gesehen?
> Ingo: Nein! Eismann!! mütlich! Ostfriesentee! Reden ... Tiere ...
> L.L.: – (Nachdenklich) – Ah! Meinst du vielleicht Herrn Eisbein? (unser gemeinsamer Freund) Bei dem du letzten Sommer in Ostfriesland gemütlich Tee getrunken hast?
> Ingo: Ja! Eismann! Tiere ... Löwen...
> L.L.: Mit Herrn Eisbein hast du sicher über Seelöwen geredet. Dort am Watt sind ja immer viele. Hast du einen Film über Seelöwen gesehen?
> Ingo: Ja! Seelöwen ... krank. Film.

Ingo hatte tatsächlich einen Film über kranke Robben gesehen. Der Abrufslalom hatte von dem nicht abrufbaren Wort »Seelöwen« nach Ostfriesland an den gemütlichen Teetisch von Herrn Eisbein geführt, wo über Robben gesprochen worden war. Herrn Eisbeins Name hatte sich aufgrund der Tatsache, dass er einen Mann bezeichnete, zu »Eismann« entwickelt. Eine logische Kette, man muss nur darauf kommen.

Die individuellen Wortspeicher und die Phantasie der einzelnen Aphasiker sorgen für viele ungewöhnliche Ersetzungen, z.B.:
- »Prothese« für »Staffelei«,
- »Strahlenlaterne« für »Taschenlampe«,
- »Staubbagger« oder »Dauerbesen« für »Staubsauger«,
- »Tiefkühltreffpunkt« oder »Elektrokältegehege« für »Kühlschrank«,
- »Krabbeltiger« für »Käfer«.

Keine dieser zum Teil sehr anschaulichen, fast poetischen Wortneuschöpfungen beruht auf einem verwirrten Verstand. Sie sind auf die gleiche Weise entstanden wie normale Versprecher. Beim Abruf wurden Wortkerne in den Speichern aktiviert, die auf irgendeine Weise mit dem Zielwort in Beziehung standen, und manche der Wortkerne wurden darüber hinaus miteinander verbunden.

❗ **Normalerweise hemmen Kontrollprozesse den Aufbau und die Artikulation solcher Neuschöpfungen. Da bei Aphasie diese Hemmprozesse gestört sind, werden solche Wörterersetzungen artikuliert.**

Dies könnte eventuell eine eigenartige Beobachtung erklären, die ich immer wieder gemacht habe, und die ich mir sonst nicht erklären kann: Ich erlebe immer wieder, **dass Aphasiker »überspezifizieren«** d. h. dass sie Wörter benutzen, die nicht allgemein genug gehalten sind z. B.:
- »Baumblatt« für Blatt,
- »Wasservogel« für Vogel,
- »Bergziege« für Ziege,
- »Biedermeiersofa« für Sofa.

Aphasiker verwenden solche Wörter, obwohl in der bestimmten Situation für diese Spezifizierungen kein Grund besteht. In manchen Fällen, wie z. B. bei Vogel, Ziege und Sofa, waren sie sogar falsch. Möglicherweise handelt es sich bei den überflüssigen ersten Bestandteilen der Wörter um mitaktivierte Wortkerne, die mit dem Zielwort versehentlich verbunden wurden.

Gut erkennbar werden diese Mechanismen der gestörten Hemmung, wenn ein Aphasiker anfängt, seine Kontrollprozesse wiederzugewinnen: Dr. B. hatte anfänglich sehr phantasievolle Wortersetzungen produziert. Dann geriet er in eine Phase, in der er jedes Mal zuerst ein falsches Wort sagte, aber danach fortfuhr: »... ist es nicht« oder »... sind es nicht«:

> Dr. B. hat verschiedene Tiere aufgezählt, sucht nach weiteren. Ich möchte ihm weiterhelfen und sage: »Und die Tiere, die im Wasser schwimmen ... Wie heißen die?«
> Dr. B.: »Mäuse ... die vor 200 oder 300 Jahren durch die Wolga geschwommen sind ... sind es nicht ...«

Dr. B., der voller skurriler Geschichten steckt, hatte bei der bildlichen Vorstellung von »Tieren im Wasser« diese Mäuseepisode vor sich gesehen. Seine sprachlichen Hemmprozesse scheinen nicht schnell genug funktioniert zu haben, um die Umwandlung dieses Gedankens in Worte zu unterdrücken, obwohl er sofort merkte, dass in diesem Moment eine andere Antwort erwartet wurde. Ich hatte nicht nach irgendwelchen Tieren, die mal irgendwann im Wasser geschwommen sind, gefragt (dann wäre seine Antwort richtig gewesen), sondern nach Tieren, die generell im Wasser schwimmen, d. h. nach Fischen.

Dr. B. beschreibt sein Arbeitszimmer. Ich möchte ihn auf »Lampe« bringen und frage: »Und wenn es dunkel wird? … Was knipsen Sie dann an?« Dr. B.: »Feuerlöscher … ist es nicht.«

Warum gerade »Feuerlöscher« für Lampe? »Licht« und »Feuer« stehen in ursächlichem Zusammenhang; »Feuerlöscher« drängte sich auf, als ihm »Feuer« in den Sinn kam. Dr. B. konnte das falsch abgerufene Wort nicht mehr unterdrücken. Die Hemmprozesse setzten zu spät ein. Er merkte aber, während er das falsche Wort aussprach, dass es nicht passte und nahm es nachträglich zurück. Einige Zeit später brachte er es fertig, nach der Zurücknahme des falschen Wortes ohne Hilfe das richtige zu finden.

❗ **Bei Aphasie entstehen falsche Aussagen durch falschen Wortabruf; die Wahrnehmung, das zugrunde liegende Wissen ist in Ordnung. »Die Tiefe« ist normal, die Fehler entstehen auf dem Weg zur Oberfläche.**

Wenn ein Aphasiker sagt »mein Glas ist voll«, in Wirklichkeit das Glas aber leer ist, dann ist nicht seine Wahrnehmung gestört, sondern er hat nur die eng verbundenen Wörter »voll« – »leer« verwechselt. Wenn er sagt: »Dieser Sessel ist frei«, dabei aber auf einen einfachen Holzstuhl zeigt, dann ist ihm nicht das Wissen über den Unterschied zwischen einem Sessel und einem Stuhl verlorengegangen: Die Konzepte von »Sessel« und »Stuhl« hat er noch im Kopf, aber das Wort »Sessel« – als Assoziation zu »Stuhl« – wurde aufgrund gestörter Kontrollprozesse zu wenig gehemmt und das Wort »Stuhl« zu stark gehemmt. Gestörte Hemmung erweist sich als ein Grundproblem bei Aphasie.

5.2.3   Wenn grüne Ideen wütend schlafen

Durch die Kombination der Wörter (eigentlich: der Wortkerne) entsteht der Inhalt einer Aussage. Für die Aussage über eine bestimmte Art Geräusch werden beispielsweise die Wörter »Glocke« und »läuten« kombiniert. Dabei beeinflusst die Bedeutung des einen Wortes die Bedeutung des anderen. Wenn ich sage: »Die Glocken läuteten«, stellt sich mein Hörer bestimmte Glocken vor. Er sieht andere Glocken vor sich, wenn ich sage: »Die Glocken bimmelten«.

Die Wörter müssen also bei ihrer Kombination richtig aufeinander abgestimmt werden: Um eine sinnvolle und verständliche Aussage zu machen, müssen wir bei der Wahl der Wörter viele Anwendungsbeschränkungen (Fachausdruck: **Selektionsbeschränkungen**) beachten. Das tun wir ständig unbewusst. Unsere sprachlichen Kontrollprozesse verhindern, dass wir Wörter miteinander verbinden, die aufgrund ihrer Bedeutung nicht zusammenpassen.

❗ **Unpassende Verbindungen von Wörtern, in denen die Anwendungsbeschränkungen verletzt worden sind, bezeichnet man als »semantische Anomalien«.**

Das berühmteste Beispiel einer semantischen Anomalie stammt von dem amerikanischen Sprachwissenschaftler Chomsky:

> » Farblose grüne Ideen schlafen wütend. «

Es ist ein grammatisch korrekter Satz, in dem viele Anwendungsbeschränkungen verletzt worden sind: »Ideen« ist ein abstrakter Begriff, der nicht durch ein Farbadjektiv beschrieben werden kann; noch viel weniger kann die unmögliche Kombination »grüne Ideen« mit dem Adjektiv »farblos« weiter präzisiert werden. Es entsteht eine widersprüchliche Aussage wie sie in dem Nonsens-Vers »Dunkel war's, der Mond schien helle…« existiert. Außerdem lässt sich das Verb »schlafen« nicht mit dem Adverb »wütend« verbinden, und sowohl das Verb wie das Adverb können nur im Zusammenhang mit belebten Subjekten gebraucht werden.

Das Instrumentarium der Anwendungsbeschränkungen beherrschen wir – unbewusst – derartig perfekt, dass uns seine Verletzung sehr irritiert. Wir erlauben es nur den Dichtern (»Es lächelt der See …«) und allenfalls den Werbefachleuten.

Sogar bei aphasischen Wortersetzungen werden meistens diese Beschränkungen noch eingehalten: Wenn ein Aphasiker »Kaffee« sagt, aber etwas anderes damit meint, dann ist die Wahrscheinlichkeit größer, dass er Tee oder ein anderes Getränk oder zumindest etwas Genießbares bezeichnen will und nicht »Bett« oder »Hausschuh«. Allerdings tauchen bei schweren Aphasien doch Wörter auf, die mit dem Zielwort in keinerlei sichtbarem Bedeutungszusammenhang stehen (sog. »wilde« semantische Paraphasien). Durch ihr Auftauchen werden Anwendungsbeschränkungen verletzt, so dass semantische Anomalien entstehen. Ich nehme aber an, dass sich hinter diesen unsinnigen Wortersetzungen häufig doch logische Strategien verbergen – nur ist es uns als Hörern nicht möglich, sie zu erkennen, weil wir ja die Umwege nicht kennen, die die Wortabrufprozesse gemacht haben.

Bei Frau A.s Beschreibung der Weinflasche mit dem Glas (◻ Abb. 5.7, S. 58) ist eine semantische Anomalie entstanden, die leicht zu erklären ist. Frau A. hat die gleiche Strategie benutzt wie Herr L. (▶ Kap. 5.2.2): Sie hat zu »Weinflasche« und »Weinglas« einen Begriff abgerufen, der im situativen Zusammenhang mit diesen Gegenständen steht: »Weinprobe«. Danach fiel ihr auch noch ein, was man bei einer Weinprobe macht, nämlich »trinken«. Nun stellten ihre unbewusst funktionierenden Grammatikprozesse aus diesen beiden Wörtern einen grammatisch richti-

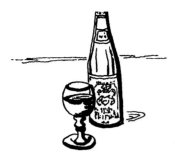

ⓐ Abb. 5.7 Frau A. beschreibt das Bild der Weinflasche mit Glas.

gen Satz zusammen: das Subjekt »Weinprobe« zuerst, dann das Verb »trinken«, das sie dem Subjekt entsprechend mit den richtigen Endungen versah – »Die Weinprobe trinkt«. Dass Frau A. dabei Anwendungsbeschränkungen verletzte, konnte sie nicht feststellen, weil sie das, was sie geschrieben hatte, nicht lesen konnte, denn ihre Leseprozesse arbeiteten mit ihren Schreibprozessen nicht mehr zusammen. Die so entstandene Äußerung weicht auffallend von der normalen Ausdrucksweise ab und irritiert dadurch den Leser, obwohl im Grunde nur die Wortfindung (und die Zusammenarbeit der Lese- und Schreibprozesse) gestört war, während andere Prozesse – die grammatischen – noch durchaus richtig funktionierten.

Frau B. schrieb in ihr Tagebuch:

6.45 aufstehen. Brot, Honig, Philadelphia entzucken. Mittags bin ich 1/5 Stunden gelaufen. Schalfen. Ich ging in die Marmelade. In der Kirche war es voll, 60 Personen. Der Hauptmann von Capernum war das Subjekt. Er half dem Hauptmann durch den Glauben. Winters Witwe war nicht da. Ich halftere den Glauben und bin mit dem Hauptmann.

Was »Philadelphia entzücken« heißt, kann ich natürlich nicht mit Sicherheit sagen. Aber »Philadelphia« ist eine Frischkäsesorte wie »Gervais«. Vielleicht »entzückten« sie die Bestandteile des Frühstücks?

Die semantische Anomalie »Ich ging in die Marmelade« ist vielleicht auf folgende Weise erklärbar: Das Verb »gehen« kann natürlich aufgrund seiner Anwendungsbeschränkungen nicht mit »Marmelade« verbunden werden, aber Frau B. hat sicher nicht an Marmelade gedacht, als sie dieses Wort schrieb: Sie hat es falsch abgerufen. Vielleicht wollte sie »Messe« schreiben, und als sie mit dem »M« begann, drängelte sich »Marmelade« dazwischen,

das vielleicht bei der Frühstücksbeschreibung assoziiert und abgerufen, aber nicht realisiert worden war.

Ebenso auffallend, fast poetisch, ist die Wendung »Ich halftere den Glauben«. Sie ist aufgrund der Anwendungsbeschränkungen im normalen Gebrauch nicht möglich. Der Prozess, der zum Abruf dieses Wortes führte, scheint mir aber einsehbar: Frau B. suchte nach einem Verb, das ihre Verbundenheit mit dem Glauben und ihr Vertrauen auf seine Hilfe ausdrückt, wie z. B. »ich wappne mich mit dem Glauben«, oder »der Glaube trägt mich«. Bis zum Bild eines Pferdes, das sie trägt und das sie »halftert«, ist es nicht sehr weit.

Frau B. hat zwar die Anwendungsbeschränkungen nicht eingehalten, das bedeutet aber nicht, dass ihr das Wissen über die Realitäten abhanden gekommen ist, die diesen Beschränkungen zugrunde liegen. Natürlich weiß sie, dass man in »Marmelade« nicht hineingehen kann und dass es unmöglich ist, so etwas Abstraktes wie den Glauben zu »halftern«.

Wenn ein Aphasiker sagt: »Der Staubsauger singt so laut«, dann hat er Anwendungsbeschränkungen verletzt. Das bedeutet aber nicht, dass er den Staubsauger für ein belebtes Wesen hält, das singen kann. Er hat vielleicht sagen wollen »Der Staubsauger summt so laut« – und statt »summt« drängelte sich das viel häufiger benutzte und daher leichter abrufbare »singt« auf, das außerdem mit dem gleichen Laut beginnt.

ⓘ Falsche Wortwahl, falscher, sogar unsinniger Inhalt der Sätze dürfen bei Aphasie nicht als Störung des Wissens oder des Verstandes angesehen werden, sondern zeigen eine Entgleisung bzw. Hemmung der Sprachprozesse an.

5.3   Programmierung der Grammatik

Die Systeme der Planung und Bedeutungsprogrammierung sind für den Rahmen und den Inhalt einer Äußerung verantwortlich, sozusagen für das Knochengerüst und die Seele der Äußerung. Aber es fehlt noch der übrige Körper. Den muss das System liefern, das die Grammatik programmiert. In diesem System werden – nach uns unbewussten Regeln – Wortstämme mit ihren Endungen versehen, Funktionswörter (Konjunktionen, Präpositionen, Artikel) und die aus den Wortspeichern abgerufenen Wortkerne an die richtigen Stellen im Satz gebracht, Wörter zu Satzteilen und Satzteile zu Sätzen zusammengefügt.

ⓘ Ich benutze hier das Wort »Grammatik« im umgangssprachlichen Sinne; präziser wäre es, von der Programmierung der **Syntax und Morphologie** zu sprechen.

Wir haben schon gesehen, dass dieses System bei Aphasie oft besonders schwer betroffen ist. Bei globalen und Broca-Aphasien sind seine Störungen besonders deutlich, aber auch bei fast allen anderen Aphasien zeigen sich Ausfälle in diesem Bereich.

Die Störungen innerhalb dieses Systems sind so vielfältig, dass ich nur einige wenige Probleme andeutungsweise herausgreifen kann.

5.3.1 Wortpuzzles

Auf der grammatischen Ebene werden die **Wortkerne zu Wörtern zusammengebaut**. Dabei kommt es auch in der normalen Sprache zu Versprechern:

- »Aus Anlassung ... aus Anlass der Entfesselung des 2. Weltkriegs ...«
- »... dass die von den Arbeitern durchgesetzten Reformen nicht gänzlich rückgemacht gewerden sollen!«
- »Wir haben diese Sendung zusätzlich in unseren Programmauflauf ...ablauf aufgenommen.«

Wer glaubt, dass derartige Wortbildungsversprecher in der normalen Sprache selten sind, sollte bei den Radio- und Fernsehnachrichten darauf achten. Solche Versprecher kommen häufig vor, werden aber meist überhört, weil wir nur auf den Inhalt der Meldungen achten.

Der **Grund für diese Versprecher**: Wortteile – meist Vor- oder Nachsilben –, werden zu früh, zu spät oder doppelt herangetragen. Manchmal werden auch Silben vertauscht: »Gebrecherverhirne« (L).

Die Grundbestandteile der beiden Wörter wurden aus dem Wortspeicher richtig abgerufen und an der richtigen Stelle in der Satzmatrix eingesetzt, aber beim Zusammensetzen wurden zwei Silben vertauscht, und zwar – was für diese Art Versprecher typisch ist – die Vorsilben der beiden Wörter, aus denen dieses Wort besteht. Es scheint also spezielle Prozesse zu geben, die in einem bestimmten Moment Vorsilben herantragen.

Ein anderer Versprecher, bei dem die Vertauschung genau andersherum funktioniert hat: »Unser stirbchen bäumt« (L). Der Sprecher hatte die beiden Wortkerne von »Bäumen« und »stirbt« aus dem Wortspeicher richtig abgerufen, sie aber beim Einsetzen in die Satzmatrix vertauscht. Bei der weiteren Programmierung wurden nun die grammatischen Bestandteile (»-chen« und »-t«) an der richtigen Stelle den falschen Wortkernen angehängt – man kann förmlich sehen, wie die Grammatikprogrammierung funktioniert.

Genau diese Art Fehler kommt auch bei Aphasie vor, allerdings wird bei Aphasie fast immer das Substantiv anstelle des Verbs eingesetzt, weil Substantive leichter abgerufen werden können. Manchmal folgt das Verb, manch-

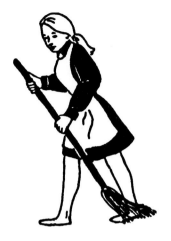

◘ Abb. 5.8 »Sie best mit dem Feger«.

mal fällt es weg. Bei ◘ Abb. 5.8 sagte z. B. der Aphasiker: »Sie best mit dem Feger.« Eine Aphasikerin erzählte, was sie in einem Kurs der Selbsthilfegruppe gemacht hat: »Ich habe geblust.« (Für: »Ich habe eine Bluse genäht.«) Für »er isst Suppe« ist schon mehrmals »er suppt« gesagt worden.

Dr. B. wollte etwas über Neptun erzählen und sagte: »das gefabelte Wesen«. Er hat dabei ein Substantiv in ein Adjektiv umgewandelt, ein Prozess, der ja in vielen Fällen – wenn auch nicht in diesem – möglich ist: »gestreift«, »geblümt« etc. Und die von ihm abgerufenen Endungen entsprechen den grammatischen Regeln.

Jeder unerfahrene Hörer wird solche Äußerungen als seltsam empfinden, vielleicht wieder einmal am Verstand des Aphasikers oder der Aphasikerin zweifeln. Es ist wichtig, dass wir erkennen, wie eine derartige Äußerung entsteht. Wenn wir uns klarmachen, dass hier die gleichen Mechanismen am Werk sind wie bei normalen Versprechern, werden wir den Aphasikern gegenüber verständnisvoller sein.

Es gibt aber Probleme bei der Grammatikprogrammierung, die für Aphasie typisch sind und bei Versprechern kaum vorkommen.

5.3.2 Verbprobleme

❗ **Für viele Aphasiker ist der Umgang mit Verben wesentlich schwieriger als der Umgang mit Substantiven.**

Bei schweren Aphasien werden die Verben häufig weggelassen oder nur noch im Infinitiv gebraucht (�📷 Abb. 5.9, S. 64).

Die Nachricht von �📷 Abb. 5.10 (S. 64) hatte ein Aphasiker mir im Zimmer hinterlassen (= »Ich komme gleich wieder«).

Versuche, die Verben zu benutzen, zeigen, wie wenig die früher automatisierten Formen noch erinnert werden:

- »Der Polizei fällte ... fielt ... fallt.«
- »Sie trunk ein Kaffee.«
- »Das kleine Kind wird gehelfen.«
- »Ich möchte lese, aber ich muss harkt Laub.«

▪▪ **Warum sind die Verbformen so schwierig?**

Der Umgang mit Verben erfordert, dass wir **viele Prozesse gleichzeitig**, d. h. **parallel steuern**. Das funktioniert so: Zunächst müssen wir einen Wortkern abrufen, d. h. wir müssen die Impulsprogramme aktivieren, die für diesen Wortkern nötig sind. Dafür setzen wir viele Abruf-, Kontroll- und Hemmprozesse ein. Dann müssen wir diesen Wortkern im Gedächtnis parken, während wir gleichzeitig die dazugehörigen Impulsprogramme für die Verbendungen aktivieren, d. h. dass wir die richtigen Zeit- und Personalformen auswählen, was wiederum mit vielen Abruf-, Kontroll- und Hemmprozessen verbunden ist. Anschließend muss der geparkte Wortkern wieder abgerufen und mit den Endungen auf die richtige Weise zusammengesetzt werden, wozu nochmal viele verschiedene Prozesse nötig sind.

Zum Beispiel muss der Wortkern »lach-« nach dem Abruf im Sinn behalten werden, während je nach dem Subjekt entweder »-e« für die 1. Person, »st« für die 2. oder »t« für die 3. gesucht und mit einer Zeitmarkierung, z. B. »t« für Vergangenheit, verbunden werden muss. Noch schlimmer sind die Verben, in denen der Wortkern bei gewissen Formen verändert wird: »lese-« zu »liest«, »trink-« zu »trank« oder »ge-trunk-en« etc. Alle diese vielen unterschiedlichen Such- und Veränderungsprozeduren müssen fast gleichzeitig durchgeführt werden, und das ist für die bei Aphasie viel zu langsam oder zu schnell arbeitenden und außer Kontrolle geratenen Sprachprozesse eine fast unlösbare Aufgabe.

ich gleich wieder

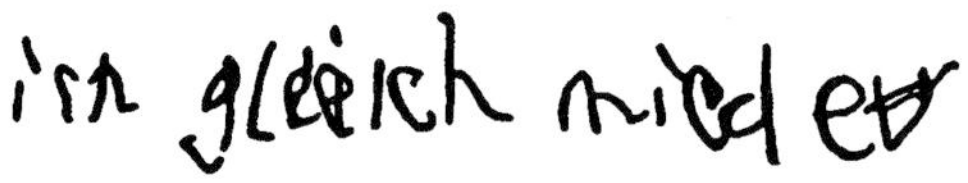

�📷 **Abb. 5.10** Weglassen des Verbs.

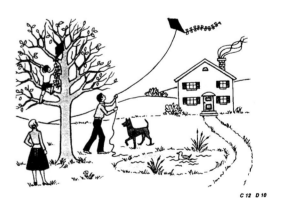

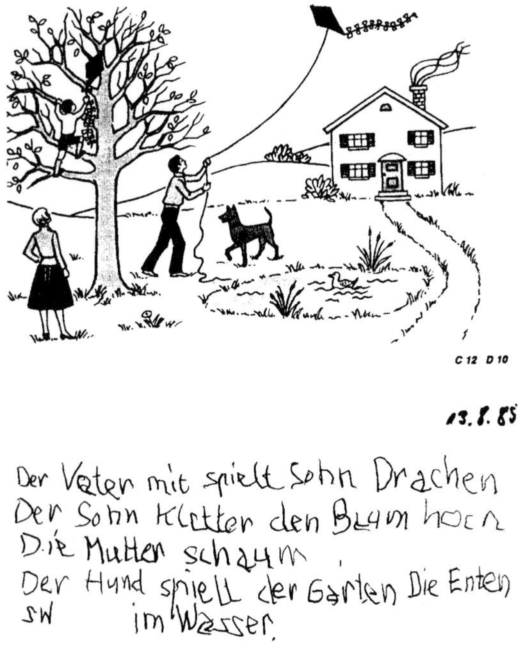

13.8.85

Eine Frau backen Brote.
Einen Männer Bahn Lok.
Ein Mann ein Tasse Kaffee.
Ein Mann Waage Fr Rind.
Ein Mann Flasche und Tasse
Ein Mann Gemüsehändl,
Eine Frau Friseuse.
Ein Mann Busfahrer
Einen Männer Wirtinnen Tasche

Der Vater mit spielt Sohn Drachen
Der Sohn kletter den Blum hoch
Die Mutter schaum.
Der Hund spiell der Garten Die Enten
SW   im Wasser

�📷 **Abb. 5.9** Gebrauch von Verben im Infinitiv und Weglassen der Verben.

�📷 **Abb. 5.11** Unsichere Bildung der Verbformen.

Noch schwieriger wird diese Aufgabe, wenn die **Verb-form in ein komplexeres Satzmuster eingebettet** werden muss (wie z. B. in einen Passivsatz oder Fragesatz, ▶ Ab-schn. 5.3.3). Dann müssen Scharen von Impulsprogrammen hin- und hergeschoben, getilgt oder eingefügt werden.

An den Sätzen, mit denen die Bildergeschichte in ▢ Abb. 5.12 beschrieben wurde, kann man gut erkennen, dass auf der grammatischen Ebene genau die Prozesse noch nicht funktionierten, die die Personenmarkierung lieferten (3. Person Singular). In ▢ Abb. 5.11 ist der Um-gang mit dieser Verbform schon angebahnt, aber noch unsicher; »schaum« scheint noch ein Rückfall in Richtung Infinitiv, das Verb »schwimmen« konnte anscheinend nicht gefunden werden.

Ingos Bericht über eine Bonn-Reise illustriert, dass die Verständlichkeit kaum durch fehlerhafte Verbformen be-einträchtigt wird (▢ Abb. 5.13, S. 62).

Viele Aphasiker können den Umgang mit Verbfor-men wieder lernen. Andere, besonders global betroffene, werden diese Formen vielleicht nie wieder beherrschen können. Für sie ist es wichtig zu wissen, dass eine Äu-ßerung fast immer auch dann verständlich ist, wenn das Verb nicht den Normen der normalen Sprache ent-spricht.

In der Aphasiker-Verbandszeitschrift hat Rüdiger Mellies dargestellt, dass Verständigung auch dann mög-lich ist, wenn die Verben nicht in ihrer richtigen Form verwendet werden:

▢ **Abb. 5.12 Fehlende Perso-nenmarkierung beim Verb.**

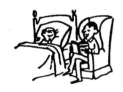

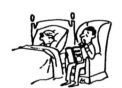

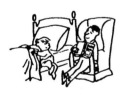 krabbel aus dem Bett

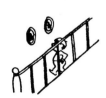 der Junge lauf herunter

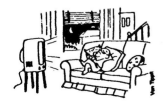 er sitz auf dem Sofa
er guck einen Film an

25.11.87 Bonn. Ankommen abend.

26.11.87 11⁰⁰ Uhr BRA Kischen Leute

Dr Rieger, Dr. Lüte und Ingo sagen über

Sprache.

26.11.87 Nachmittag Rückfahren

📷 **Abb. 5.13 Ingo berichtet über einen Bonn-Besuch . (BRA: Bundesverband für die Rehabilitation der Aphasiker, Kischen: Kirchen)**

» 1. **Deutsche Verben drücken häufig mehrere Tätigkeiten aus:** »Ich brachte ihm das Buch.« Hierbei steckt in dem Verb »bringen«: ein Gegenstand wird genommen, er wird im Raum bewegt, er wechselt den Benutzer. Andere Sprachen drücken den gleichen Sachverhalt folgendermaßen aus: »Ich nahm Buch, ging, gab ihm Buch.«

2. Ganz ähnlich sprach vor kurzem eine Patientin, als ich sie fragte, was sie ihrem Sohn zum Geburtstag schenkt: »Ich gehe in Stadt, suche Geschäft, hole Buch.« Sie meinte: »Ich kaufe ihm ein Buch.« Es ist ihr gelungen, sich verständlich zu machen, obwohl sie den betreffenden Ausdruck nicht benutzt hat.

3. **Viele Aphasiker haben Probleme, die Tempusverhältnisse »richtig« auszudrücken:** Anstatt »Ich ging« sagen sie häufig: »Ich gehen gestern.« Diese Art der Trennung von Verb und Zeitangabe ist nun im Deutschen für andere Zeitformen durchaus geläufig: »Ich gehe morgen.« Zudem ist in dergesprochenen Sprache die Trennung von Verb und Zeitangabe auch für die Vergangenheit häufig zu finden: »Hör' mal, ich gehe gestern an dem Geschäft vorbei, und was sehe ich ...« Auch durch diese Art der Vergangenheitsmarkierungen ist also eine Verständigung möglich (Mellies 1989). **«**

5.3.3 Kellersätze und Transformationen

Frau Str.s Bettnachbarin las eine Geschichte, die ihr gut gefiel. »Lesen Sie mal«, sagte sie zu Frau Str., »Sie können doch inzwischen lesen!« Frau Str. begann. Der erste Satz lautete:

Von dem ehemaligen New Yorker Bürgermeister La Guarda erzählt man sich folgende großartige Geschichte:

Frau Str. kämpfte sich durch diesen Satz und verstand ihn nicht. Sie versuchte es wieder. Aber irgendwo zwischen Anfang und Ende gingen ihr die Wörter verloren. Auch wie die Geschichte weiterging, konnte sie nicht gut verstehen. Schließlich brachte sie mir den Text mit in die Therapie. »Ich kann doch Sätze lesen – warum ist das so schwer?«

Ich erklärte Frau Str., dass es mit den Sätzen so ähnlich ist wie mit den Häusern: Sie haben einen Keller, und dann geht es über viele Stockwerke nach oben. Im Keller ist alles noch ganz einfach, aber je höher man steigt, desto komplizierter wird es. Bei Aphasie muss man erst mal im Keller aufräumen – und das hatte sie ganz gut geschafft. Kellersätze konnte sie gut lesen. Aber dieser Bürgermeistersatz stammte aus dem zweiten oder dritten Stock und war zu schwer. Aber als wir ihn in den Keller zurücktrugen, konnte sie die Geschichte verstehen:

Herr La Guarda war Bürgermeister. Er regierte in New York. Er machte etwas Großartiges. Ich erzähle jetzt die Geschichte: ...

Kellersätze (Basissätze der Tiefenstruktur) **sind kurze Aussagesätze, die aus Subjekt und Prädikat bestehen:** »Herr La Guarda«=Subjekt; »war Bürgermeister«=Prädikat. Diese Sätze werden durch Hinzufügung, Tilgung, Ersetzung oder Umstellung von Wörtern zu komplexeren Äußerungen umgeformt (Meine La-Guarda-Sätze waren sogar schon etwas komplizierter als echte Basissätze, aber für Frau Str. waren sie genügend verständlich).

❶ **Die Umformungen der Basissätze in kompliziertere Äußerungen werden »Transformationen« genannt.**

Transformationen erfordern viel mehr parallele Verarbeitung als Basissätze. Häufig müssen in mehreren Schritten Wörter umgestellt, getilgt, ersetzt oder hinzugefügt werden – eine große Belastung für das sprachliche Gedächtnis. Uns Nichtaphasikern fallen diese ständigen Umschichtungen nicht auf, aber für viele Aphasiker sind sie undurchführbar, oder es gelingen nur die ersten Schritte, während die komplizierteren Umformungen weder beim Sprechen und Schreiben selbstständig durchgeführt noch beim Verstehen und Lesen nachgeahmt werden können. Ein dem Bürgermeistersatz ähnliches Beispiel:

1. Schritt:
   Herr Müller aß immer abends einen Apfel.
   Danach ging er ins Bett.
   (Das können manche Aphasiker verstehen).
2. Schritt:
   Bevor Herr Müller abends ins Bett ging, aß er immer einen Apfel.
   (Das ist schon schwerer für Aphasiker).

▼

3. Schritt:
Über Herrn Müller, der immer abends einen Apfel
aß, bevor er ins Bett ging, kann ich Euch jetzt was
Tolles erzählen ...
(Sehr schwierig für Aphasiker.)

Ein formaleres Beispiel zeigt ◨ Abb. 5.14.

❗ **Durch Transformationen entstehen Fragen,**
Passivsätze und andere komplexe Äußerungen,
die der jeweiligen Situation genau angepasst
sind.

Immer wieder scheitern Aphasiker an solchen Umschichtungen, zumal alle anderen sprachlichen Transaktionen
wie Wortbildung, Konjugation, Deklination etc. gleichzeitig ausgeführt werden müssen.

Herr L. wollte sagen: »Der Bus ist nicht gekommen«. Er
sagte: »Bus – nein. Bus kommen – nein.«

Bei der Programmierung in der inneren Sprache hatte
Herr L. »Bus« und »kommen« richtig aus den Wortspeichern abgerufen. Jetzt hätte er den Artikel »der« vor »Bus«
setzen und gleichzeitig das Verb in die richtige Zeit- und

Personalform bringen müssen: »Der Bus ist gekommen«.
Das Schwierigste war aber die Negation: Die Worte »der
Bus« mussten im Gedächtnis »geparkt« werden, während gleichzeitig »nein« in »nicht« umgeformt und an die
richtige Stelle gesetzt werden musste: vor »gekommen«.
(»Nicht der Bus ist gekommen« hätte einen anderen Sinn
ergeben). Diese komplizierten Transformationen erfor-
derten zu viele parallele Arbeitsschritte und waren daher
Herrn L. zu diesem Zeitpunkt nicht möglich.

Um die Frageform wieder anzubahnen, übte ich mit
einem Aphasiker Sequenzen wie »Ich trinke Tee. – Trinkst
du auch Tee?«, »Ich gehe nach Hause. – Gehst du auch
nach Hause?« Die Versuche ergaben Sätze wie:

»Ich essen Fisch. Ich Fisch esse?«
»Ich lesen Buch. Lesen du auch?«

Bei beiden Beispielen ist erkennbar, dass die Veränderung
der Wortstellung, die für einen Fragesatz typisch ist, zumindest versucht wurde. Beim ersten Beispiel (Zielsatz:
»Ich esse Fisch. Isst du auch Fisch?«) ist das Verb an eine
andere Stelle gerückt – das Bewusstsein für ein Charakteristikum des Fragesatzes hat sich also gezeigt, bestimmte
Prozesse haben richtig reagiert. Allerdings blieben we-

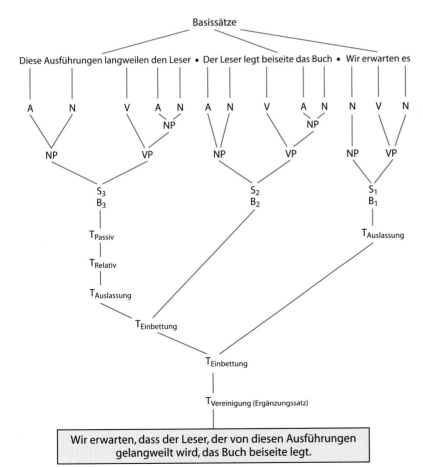

◨ **Abb. 5.14** Dieser Satz ist durch mehrere Transformationen aus 3 Basissätzen
entstanden. (**A** Artikel, **N** Nomen, **V** Verb,
P Phrasenmarker, **NP** Nominalphrase, **VP**
Verbphrase, **S** Satz, **B** Basis-Phrasenmar-
ker, **T** Transformationsmarker). (Aus Eigen
u. Winkler 1985)

sentliche andere Prozesse blockiert: Das Verb ist nicht an die richtige Stelle gesetzt worden, und »ich« wurde nicht in »du« verwandelt.

Noch in der gleichen Sitzung kamen aber weitere Transformationsprozesse in Gang, wie das zweite Beispiel zeigt: Jetzt ist das Verb an der richtigen Stelle, und auch die Anredeform »du« ist korrekt abgerufen worden. Nur die Konjugation hat noch nicht funktioniert.

❶ Es ist wichtig:
- **dass dem Aphasiker alle kleinen Fortschritte in der Entwicklung der Satzstruktur, die er selbst nicht erkennen kann, bewusst gemacht werden,**
- **dass bei der Beurteilung der Therapiefortschritte die positiven Veränderungen innerhalb der inneren Sprache mitberücksichtigt werden.**

Noch einmal Frau Str.: Sie schrieb gern Sätze zu Bildern. Einer ihrer Texte lautete:

»Der alte Kapitän sitzt auf eine Bank.
Er hat ein Seil in die Hand.
Er macht ein Knoten.«

Die einzelnen Grammatikprobleme mussten noch für spätere Therapiesitzungen aufgehoben werden. Jetzt ging es zunächst um Wortstellung und Satzbau. Ich schrieb die beiden letzten Sätze auf einen Papierstreifen, zerschnitt die Streifen in Wörter und ersetzte das zweite »Er« durch »und«. Frau Str. legte den ersten Satz routiniert zusammen, legte danach »macht einen Knoten«, schob »und« beiseite und sagte: »Da fehlt was«. »Wir können aus den beiden Sätzen einen Satz machen, wenn wir sie durch **und** verbinden. Das zweite »er« brauchen wir dann nicht«, sagte ich. Frau Str. legte »und« an die richtige Stelle und las: »Er hat ein Seil in der Hand er macht einen Knoten.« Als ich auf »und« zeigte, las sie: »und er macht einen Knoten«, obwohl »er« nicht vorhanden war. Ich erkannte, dass die Tilgung des Pronomens »er« für sie zu diesem Zeitpunkt noch nicht möglich war. (Inzwischen, drei Wochen später, ist ihr diese Transformation möglich).

5.3.4 Der grammatische Kleinkram

Herr Fr. hatte von mir Satzanfänge bekommen, die er zu Hause ergänzen wollte. Schon beim Abschreiben der Satzanfänge (die im Folgenden in Klammer gesetzt sind) machte er typische Fehler. Seine Ergänzungen sind zwar inhaltlich verständlich und in Bezug auf die Wortform richtig, aber doch noch lückenhaft: Fast alle Artikel, Pronomen und Präpositionen fehlen:

- (Als unseren Nachbarin das Umzugswagen bestellt hatte), stellte fest, dass nicht braucht hätte.
- (Bevor Kinder ins Schullandheim abfuhren), verabschiedeten sich ihren Eltern.
- (Immer wenn ich Kuchen backen will,) sammelt die Utensilien.
- (Nachdem der Pilot die Landebahn angesteuert hatte), setzte die Landung an.
- (Als das Fußballspiel vorbei war), rannten Bushaltestelle.
- (Nachdem der Bürgermeister gewählt worden war), warten alle Rede.

Wie Herr Fr. lassen viele Aphasiker die »kleinen Wörter« aus oder benutzen sie falsch. Die Prozesse, die die Artikel, Pronomen, Präpositionen, Konjunktionen herantragen¬ müssten, funktionieren nicht mehr.

Dieselben Schwierigkeiten haben sie mit grammatischen Endungen, wie die Beschreibung von ◘ Abb. 5.15 zeigt.

- Ein Mann ist der Gefängnis.
- Der Frau gießt einen Blume.
- Der Blume hat ein wunderbare Stängel.

Als Herr R. diese Geschichte von zu Hause mitbrachte, übten wir in der Therapie gerade kurze Aussagesätze wie »Die Frau gießt Blumen«, wobei es zunächst nur darauf ankam, dass das Substantiv, das Verb und das Objekt in der richtigen Reihenfolge produziert wurden. Wir haben noch eine ganze Weile solche Sätze weitergeübt, ohne dass ich die Artikel- und Endungsfehler beachtete. Dazu war

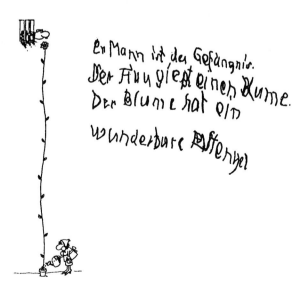

◘ **Abb. 5.15** Schwierigkeiten mit grammatikalischen Endungen. (Zeichnung von Mordillo 1977).

es noch zu früh. Es hätte keinen Sinn gehabt, Herrn R. zu erklären, dass es »die« Frau und »die« Blume heißt, und dass im zweiten Satz »eine«, im dritten Satz »einen« stehen muss. Solange die grammatische Ebene derartig gestört war, hätte er immer wieder alle die kleinen Wörter und Endungen durcheinandergeworfen oder ganz ausgelassen. Erst schrittweise haben wir uns in der Therapie an die Endungsproblematik herangearbeitet.

Da unsere Sprachprozesse automatisiert richtig funktionieren, können wir Nichtaphasiker uns kaum vorstellen, wo überall sprachliche Tücken versteckt sind.

Ingo las eine Geschichte und stolperte über das Wort »unfreundlich«. Ich erklärte, dass unfreundlich dasselbe ist wie »nicht freundlich« und brachte andere Beispiele wie natürlich/unnatürlich, angenehm/unangenehm, bewusst/unbewusst. Aber dann tauchte ein Problem auf. Ingo sagte: »Also: Mein Vater alt. Ich unalt.« »Nein,« sagte ich, »das sagt man nicht. Man sagt Ich bin nicht alt oder Ich bin jung«. »Warum?« fragte Ingo.

Ja, warum? Ich wusste es nicht und überlegte: Vielleicht benutzt man immer dann »un-«, wenn ein gegensätzliches Wort fehlt? Das wäre ein tückisches Problem für einen Aphasiker, denn es würde doppelte Abrufarbeit bedeuten. Zuerst muss er überlegen: Gibt es ein gegensätzliches Wort? Wenn er es nicht findet, bedeutet es entweder, dass es nicht existiert und er »un-« benutzen darf. Aber es kann auch bedeuten, dass es eigentlich existiert und er es nur nicht abrufen kann – dann dürfte er »un-« nicht benutzen.

Wir fanden eine ganze Reihe Wörter, bei denen »un-« nicht gebraucht werden kann: »Ich bin unklein« geht ebenso nicht wie »ich bin unhungrig«, während »ich bin unmotiviert« normal ist. Als Ingo feststellte, dass man auch noch sagen kann: »Er ist nicht unfreundlich«, seufzte er und sagte: »Ich unfähig ...«, und wir legten dieses ganze Problem erst mal beiseite.

Nicht nur die Vorsilbe »un-« macht den Aphasikern Schwierigkeiten. Vorsilben werden häufig verwechselt. Herr G. wollte wissen, ob ich erkältet bin, und fragte »gekältet?«

❯ Bei manchen Aphasikern wird es gelingen, die Prozesse der grammatischen Programmierung allmählich zu regulieren. Andere werden etliche Probleme behalten, weil bei schweren Störungen die grammatischen Prozesse weniger gut beeinflussbar sind und weil die richtige grammatische Programmierung die gleichzeitige (parallele) Steuerung vieler unterschiedlicher Prozesse erfordert. Außerhalb der Therapie sollten wir über diese Fehler völlig hinweghören. Was gemeint ist, können wir häufig trotz fehlerhafter Grammatik herausfinden.

5.4 Programmierung der Lautmuster

Die Analyse vieler Versprecher hat gezeigt, dass es ein spezielles System geben muss, das für die Programmierung der Lautmuster sorgt (◨ Übersicht 5.2). Dieses System scheint unabhängig von den Systemen der Satzplanung und der Bedeutungs- und Grammatikprogrammierung zu arbeiten, obwohl zwischen all diesen Systemen enge Wechselbeziehungen bestehen.

> ◨ **Übersicht 5.2. Programmierung der Lautmuster**
> — Der Regelkreis, der Lautmuster programmiert, muss präzise vorplanen
> — Verschiedene Muskelgruppen müssen koordiniert werden
> — Die »Reisezeit« der Nervenimpulse muss berechnet werden
> — Die Muskelgruppenteams zur Lautproduktion beeinflussen sich gegenseitig.

❶ Um die Befehle für die Bewegungen des Sprechapparates in der richtigen Reihenfolge und zum richtigen Zeitpunkt zu geben, muss der Regelkreis, der die Lautmuster programmiert, präzise vorplanen. Er muss Programme herstellen, in denen er genau festlegt, welcher Laut in welcher Tonqualität zu welchem Zeitpunkt aktiviert werden soll.

■■ Zeitplanung

Die Zeitplanung ist eine überaus komplizierte Arbeit: Die **Zusammenarbeit der vielen neuronal gesteuerten Muskeln** muss geplant werden, denn Brustkorb, Stimmbänder, Kehlkopf, Gaumen, Rachenraum, Kiefer, Zunge und Lippen müssen für jeden Laut in die richtige Konstellation gebracht werden (genauer gesagt: nicht nur für jeden Laut, sondern für jede Nuance eines Lautes, denn das »d« wird z. B. in einem ärgerlichen »du!« anders ausgesprochen als in einem liebevollen).

Die **Muskelbewegungen, die einen Sprachlaut erzeugen, laufen nicht simultan ab.** Einige Muskelgruppen sind kurz vor Beginn der Artikulation tätig, andere Muskelgruppen arbeiten, während der Laut erzeugt wird, eine dritte Muskelgruppe macht die »Nacharbeit«, nachdem der Laut schon produziert worden ist.

Diese **komplizierte Koordination so vieler verschiedener Muskelgruppen läuft in Höchstgeschwindigkeit** ab. Wie schon erwähnt, produzieren wir pro Sekunde ca. 15 Sprachlaute, und für jeden einzelnen Sprachlaut müssen ca. 100 Muskelbewegungen gemacht werden. Also müssen wir pro Sekunde 1500-mal bestimmte Muskeln unserer

Sprechmuskulatur veranlassen, sich zusammenzuziehen oder sich zu entspannen oder den Tonus beizubehalten. In 10 Sekunden steuern wir also schon 15000 Muskelbewegungen (Lenneberg 1972; Levelt 1989a, b).

Damit unsere Nerven so viele Muskeln in so rasender Geschwindigkeit aktivieren können, sind feinste **Zeitberechnungen** nötig. Diese Zeitberechnungen komplizieren sich noch dadurch, dass die Reisezeit der Nervenimpulse von den Sprachregionen im Gehirn zum Sprechbewegungsapparat im Mund und Rachenraum auf einigen Bahnen länger ist als auf anderen. Die Länge der Übertragung hängt aber nicht nur von der Länge der Nerven, sondern auch vom Durchmesser der Nervenfasern ab: je dünner die Faser, desto langsamer die Übertragung. Das bedeutet, dass manche Impulse für Muskelbewegungen eher initiiert werden müssen als andere. Wenn wir das Wort »Baum« aussprechen, ist es möglich, dass wir die Impulse für das »m« schon vor den Impulsen für das »b« auf den Weg schicken müssen. (Wir müssen bei der Planung der Lautreihenfolge also ähnlich vorgehen wie ein Eisenbahner, der einen Zug zusammenstellen möchte und sich die einzelnen Wagen von verschieden entfernten Abstellgleisen holen muss. Er muss die Entfernungen, Geschwindigkeiten und Zielpunkte der einzelnen Wagen berechnen und eventuell einen Wagen, der weit hinten aufgehängt werden soll, aber einen weiteren Weg zum Zielpunkt hat, eher losrollen lassen als andere Wagen).

❗ **Der Initiierung der vielen Muskelbewegungen, durch die ein einziger Sprachlaut erzeugt wird, geht ein umfangreiches Programm voraus. Die Programmierung kann unter Umständen doppelt so lange dauern wie der Laut selbst.**

■■   Lautbeeinflussung

Die zeitliche Planung ist schon schwierig genug – aber es kommt noch eine Schwierigkeit hinzu: Ein Muskelgruppenteam, das für die Produktion eines Lautes zuständig ist, wird von den beiden Teams, die den vorausgehenden und den folgenden Laut produzieren, beeinflusst – das »k« in »Kuchen« wird nicht auf völlig gleiche Weise erzeugt wie das »k« in »Kirche«. (Die Muskelgruppenteams könnten mit Bühnenarbeitern verglichen werden: Wenn eine bestimmte Szene Sofa, Schrank und Tisch verlangt, dann hängt es von der vorigen Szene ab, ob sie alles oder nur einen Teil der Möbel hereintragen müssen. Auch die folgende Szene wirkt sich auf ihre Arbeit aus: Entweder müssen sie alles oder nur einen Teil wieder hinaustragen).

Welche Muskelbewegungen ich machen muss, um einen bestimmten Laut zu produzieren, weiß ich also nur, wenn ich die Laute kenne, die vor und nach diesem Laut erscheinen. Welche Laute das sind, weiß ich aber nur, wenn ich die Reihenfolge der nächst höheren Einheiten

kenne (der Morpheme=kleinste bedeutungstragende Einheiten, die zu Worten verbunden werden). Die Morpheme aber hängen von der Reihenfolge der Satzteile ab, die selbst wiederum vom Plan des Satzes bestimmt werden – das heißt, dass ich nur dann die richtigen Muskelbewegungen machen kann, um die einzelnen Laute zu produzieren, wenn ich den ganzen Satz – oder zumindest den ganzen Satzteil – überschaue (Lenneberg 1972). (Beim Hausbau ist es nicht anders: Die einzelnen Bausteine können nur richtig platziert werden, wenn der Plan für ihre Umgebung vorliegt). Das können wir uns an den folgenden Beispielen klarmachen:

VOR DER Tür stand einer.
Die VORDERtür stand offen.
Vor der Tür stand EINER.
Vor der Tür stand EIN ERwachsener.
Vor der Tür stand EIN ERST für den nächsten Tag bestellter Möbelwagen.

Die Laute, die zu »vor der« und »Vordertür« bzw. zu »einer«/»ein Er(wachsener)«/»ein er(st)« zusammengeschlossen wurden, werden nicht auf völlig gleiche Weise gebildet. Ihre Aussprache hängt von ihrer Umgebung (den benachbarten Wörtern), letztlich vom Inhalt des Satzteils bzw. Satzes ab.

❗ **Die Programmierung der Lautmuster kann nur in enger Zusammenarbeit mit den anderen Programmiersystemen der inneren Sprache funktionieren.**

■■   Lautverirrungen und Wortneuschöpfungen

Da der Sprecher bei der Planung die Laute innerhalb eines Satzteils gleichzeitig überschauen muss, um sie aufeinander abzustimmen, kommt es auch bei Versprechern häufig vor, dass ein Laut, der noch gar nicht an der Reihe ist, aber schon in die Planung einbezogen wurde, sich vordrängelt: »zuheuse bei euch«. »Liebe versehrte Damen des Segelclubs ...«

Es kommt auch vor, dass ein Laut schon produziert wurde und nun eigentlich aus dem System verschwunden sein sollte, dort noch herumkreist und ein zweites Mal produziert wird:

▬ Düsenrüsen

(statt »Düsenriesen«).

▬ Schell, Esso, Oral ...

(Das »o« von Esso hat »Oral« veranlasst).

Auch Vertauschungen kommen vor:

retzter Lest
Metz die Wesser! (L)

Manchmal kann man erkennen, wie eng die Programmierungssysteme sich gegenseitig beeinflussen:

Ein Laut drängt sich vor und veranlasst den Abruf eines vom Sinn her nicht passenden Wortkerns – ein Fehler in der Lautprogrammierung bewirkt also einen Fehler beim Abruf aus dem Wortspeicher:

- Bei der Bekämpfung von Spekulanten und Schmatz- ... äh ... Schwarzmarkthändlern...

(Das »m« von »markt« hätte »schmarz« ergeben. Da die Wortkerne in den Speichern auch nach lautlicher Ähnlichkeit sortiert sind, führt »schmarz« zum Abruf von »schmatz«-).

- Ich widerruche ... Entschuldigung... ich wiederhole eine Suchmeldung.

(Die Lautgruppe »Such-« hat sich vorgedrängt und hätte eigentlich »widersuche« ergeben müssen. Stattdessen wurde wahrscheinlich der Wortkern von »widerrufen« aktiviert, der sich mit »Such-« verschränkte zu »widerruche«.)

Solche **Lautverirrungen** kommen auch bei Aphasie vor. Dabei werden wie bei den Versprechern die Lautkombinationsgesetze fast immer eingehalten. Zum Beispiel kommen Wörter mit »dn« am Wortanfang oder »-tf« am Wortende, die im Deutschen nicht möglich sind, nicht vor.

Aphasische Lautplanungsfehler (Fachausdruck: phonematische Paraphasien):

- »Muhnkuchen«

(für »Mohnkuchen«=Lautvorwegnahme).

- »...n'kleinen, n'kleiner Klure«

(für »kleiner Flur«=Lautwiederholung).

- »... zehn Muniten«

(für »zehn Minuten«=Lautvertauschung).

- »... feno«

(für »Ofen«=Silbenvertauschung).

- »... übergermorgen«

(für »übermorgen«).

Die Silbe »-ber« wurde unabsichtlich wiederholt (perseveriert), wobei das »g« von »gen« vorweggenommen wurde.

- »Sohte und Trohet«

(für »Sohn und Tochter«).

Dabei wurde das »t« von »Tochter« in »Sohte« vorweggenommen; die »oh«-Gruppe von »Sohte« wurde in »Trohet« wiederholt; gleichzeitig wurden dort »t« und »r« vertauscht.

- »... und in das kleine Wozeworze, ins Wozer ...«

(für »... in das kleine Wohnzimmer...«).

Die beiden Laute des Wortanfangs und des Anfangs der zweiten Silbe (»z«) von »Wohnzimmer« wurden wiederholt. Die übrigen Laute wurden beim ersten Mal völlig blockiert.Beim zweiten Mal konnten die beiden letzten Laute des Wortes (»-er«) produziert werden – sie mussten also bei der Programmierung vorhanden gewesen sein.

Während bei Versprechern nur diese oder jene Entgleisung vorkommt, ist bei Aphasie sozusagen der Teufel los: Wie in den letzten und den folgenden Beispielen sichtbar wird, kommen **verschiedene Entgleisungen der Sprachprozesse gleichzeitig** vor:

- Lautvertauschung,
- Lautvorwegnahme,
- Lautwiederholung,
- falscher Wortabruf,
- Wortverschränkungen.

Alles kann gleichzeitig passieren: Frau T. beschreibt ihr Haus:

L.L.: »Erzählen Sie einfach. Wie sieht es aus?«

Frau T.: »Wie es eif?«

L.L.: »Ja.«

Frau T.: »Es ist ein fo spirch ... spo hoch.«

L.L.: »Ja, ein spitzes Dach.«

Frau T.: »Ja, spo spicht.«

Möglicherweise hat mein Wort »einfach« den Neologismus »eif« für »aus« ausgelöst. Das »f« in »ei« könnte wiederum von »hoch« zu »fo« geführt haben. »spirch« kombiniert Laute, die in »spitz« und »Dach« vorkommen. In diese Kombination drängelte sich ein »r« hinein, das evtl. noch von »Garten« im Programmierungssystem herumspukte. »spo« wiederholt »sp« von »spirch« und nimmt das »o« von »hoch« vorweg. In »spo spicht« wird »spo« wiederholt, »spicht« ist wieder eine Verschränkung von »spitz« und »Dach«.

Hier zeigt sich das typisch aphasische Problem, dass Laute, die normalerweise nach dem Aussprechen gelöscht werden, in den Sprachbahnen hängengeblieben sind. Diese Rumtrödler vermischen sich mit anderen herumirrenden Lauten, die aus Teilen von nicht vollständig realisierten Wortkernen stammen. Es ist so, als ob eine Perlenkette zerrissen war. Die Perlen sind neu aufgefädelt, aber ihre Reihenfolge stimmt nicht mehr, manche sind unauffindbar, manche werden zu spät gefunden und einer anderen Kette zugefügt (◼ Abb. 5.16).

für »Sohn und Tochter«:
Sohte und Trohet

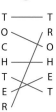

Abb. 5.16 Falsche Programmierung der Lautmuster.

Herr M. beschreibt ein Bild, auf dem ein Mann Schuhe putzt:

»Ich schutze Fusters«

(für: »Ich putze Schuhe«).

Die einfache Vertauschung hätte ergeben: »Ich schutze Puhe.« Für »Schuhe« rief Herr M. offensichtlich noch zwei andere Wörter ab: »Schuster« und »Fuß«, die er miteinander verschränkte zu »Fuster«. Da »Schuhe« eine Pluralendung hatte, bekam auch »Fuster« auf der grammatischen Ebene (im Slot von »Schuhe«) ordnungsgemäß eine Pluralendung, nämlich ein »s«.

Zu einem Bild, auf dem der Vater Zeitung liest: »Der liest Streitewabatt ... Szene hat er.«

In »Streitewabatt« könnten sich die Laute von »ZEItung« und »WochenblATT« vermischt haben: das »a« von »-blatt« hat sich bei »wochen-« vorgedrängt, und das zweite »e« von »Szene« könnte in der zweiten Silbe »-te« enthalten sein.

Eine andere Aphasikerin beschrieb das gleiche Bild so:

»Die Vater, der illt das Ledel.«

Möglicherweise ist die Lautgruppe von »liest« mehrfach verdreht zu »illt« verwandelt und in »Ledel« wieder aufgegriffen worden (Fachausdruck: »permutative Perseveration«, Linke 1981). Es sieht so aus, als ob die Satzplanung richtig durchgeführt wurde und auch auf der Bedeutungsebene die richtigen Wortkerne abgerufen wurden.

Auch auf der grammatischen Ebene haben richtige Prozesse an den richtigen Slots stattgefunden. Das »t« für die 3. Person Singular von »liest« ist richtig angesetzt, wenn auch an eine falsche Lautgruppe, das Wort »Ledel« das ja »Zeitung« ersetzt, hat, wie es sich für ein Substantiv gehört, einen Artikel. Erst auf der Lautebene scheint die Kontrolle über die Prozesse versagt zu haben: Die zeitliche Planung für den Lautabruf funktionierte nicht mehr, manche Prozesse, die Laute herantrugen, wurden wiederholt (die i-Prozesse von »liest«), andere (die Zeitungsprozesse) wurden blockiert oder gelöscht.

> ❶ Eine große Zahl der **Wortneuschöpfungen (Neologismen)**, die auf den ersten Blick rätselhaft erscheinen, lässt sich so entschlüsseln: Laute, die zu der geplanten Äußerung oder zu ihrem Wortfeld gehören, werden in falscher Reihenfolge herangetragen oder zu spät oder zu früh gelöscht.

Entstehen alle Neologismen auf diese Weise? Wir wissen es nicht. Bei manchen versagen alle Interpretationsversuche. Der englische Neuropsychologe Butterworth vertritt die Hypothese, dass bei Aphasie auf der Lautebene eine Art Reservoir an Sprachlauten gebildet wird, aus dem immer dann Laute entnommen werden, wenn dem Aphasiker das eigentlich passende Lautmuster für einen Begriff nicht einfällt. Er ersetzt dann das richtige Zielwort durch einen Neologismus, bei dem die Sprachlaute zwar nach den geltenden Gesetzen der Lautverknüpfung, im Übrigen aber in einer Zufallsreihenfolge kombiniert sind (Butterworth 1985).

Auf die vielen Untersuchungen, die sich mit der Problematik der aphasischen Lautprogrammierung beschäftigen, kann ich hier nicht weiter eingehen.

Was wir uns zur Problematik der gesamten inneren Sprache merken sollten:

Fazit

Störungen in einem der großen Programmierungssysteme bedeuten nicht, dass alle Subsysteme nicht mehr funktionieren. Selbst bei der schwersten Form der Aphasie finden sich Beispiele, dass diese oder jene Prozesse noch ordnungsgemäß arbeiten, auch wenn viele andere gestört sind. Hinter dem offensichtlichen Chaos existiert noch eine verborgene Struktur, wie das von Dr. B. geschriebene Morgenstern-Gedicht zeigt (▶ Abb. 1.2a, b, S. 4).

Die vier Modalitäten

In Kap. 5 wurde gezeigt, dass die blockierten, aus dem Takt geratenen Regelkreise der inneren Sprache die Hauptursache für die aphasischen Probleme bilden. Diese fehlerhafte innere Programmierung kann man daran erkennen, dass die Fehler, die ein Aphasiker in den 4 Modalitäten beim Sprechen, Verstehen, Lesen und Schreiben macht, sich ähneln.

Ein **Wernicke-Aphasiker** verdreht und verknäuelt seine Wörter und Sätze nicht nur beim Sprechen, sondern auch beim Schreiben. Das, was man ihm erzählt, kann er auch nicht geordnet der Reihe nach aufnehmen und verarbeiten: Bei der **Umarbeitung der Schallwellen in Sprache** scheinen seine Systeme der Sprachverarbeitung die Laute, Wörter und Satzteile genau so hektisch ineinander zu schieben wie beim Sprechen und Schreiben, so dass sein Verstehen auf die gleiche Weise gestört ist. Und beim **Lesen** geht es ähnlich: die Schriftzeichen, die er mit den Augen aufnimmt, verarbeitet er ebenso ungeordnet und hektisch wie die gehörten Laute. Darüber hinaus vermengt er das Gelesene mit Assoziationen, die ihm aufgrund der fehlerhaft arbeitenden Hemmprozesse ständig durch den Kopf schießen. Deshalb findet er im Text, der vor ihm liegt, wenig oder keinen Sinn.

Ein **Broca-Aphasiker** kann beim Sprechen und beim Schreiben bestimmte grammatische Elemente nicht abrufen. Beim Lesen hat er mit den gleichen »kleinen« Wörtern und Partikeln (Artikel, Pronomen, Präpositionen, grammatische Endungen etc.) Schwierigkeiten. Und auch sein Verstehen ist in ähnlicher Weise beeinträchtigt: Wenn man einen Broca-Aphasiker bittet: »Stell die Kiste bitte hinter die Tür!«, dann findet man die Kiste möglicherweise vor oder neben der Tür.

Ingo, dessen globale Aphasie sich allmählich zu einer Broca-Aphasie entwickelt, spricht und schreibt in ähnlichem Stil. Er erzählte:

»Brüssel schön – wirklich schön! Alles verstanden, nein, fünf ... fünf ... und siebzig verstanden. – Aber heute ... Unfall: Auto ... Schaden – ein bisschen, nicht schlimm ... Unfall: Alles reden ... und richtig! – Versteh ich nicht – warum?«

»Übersetzung«: Die Aphasiker-Tagung in Brüssel war wirklich schön! Ich habe 75 % von dem, was gesagt wurde, verstanden. – Aber heute hatte ich einen Unfall: mein Auto hat einen Schaden, ein bisschen, es ist nicht schlimm. Beim Unfall konnte ich alles richtig sagen. Das versteh ich nicht – warum konnte ich das?

Er warf mir den in ◘ Abb. 6.1 gezeigten Brief in den Kasten.

»Übersetzung«: Ich habe die Zeitung AHA fertig. Der Vorsitzende, Dr. Rieger, kommt am 9. Mai 1989 hierher. Er fährt über Bonn und Bremen. Herr Heise sagt, dass mit dem Computer alles gut geht. Grüße von Ingo. Deinen Brief habe ich bekommen.

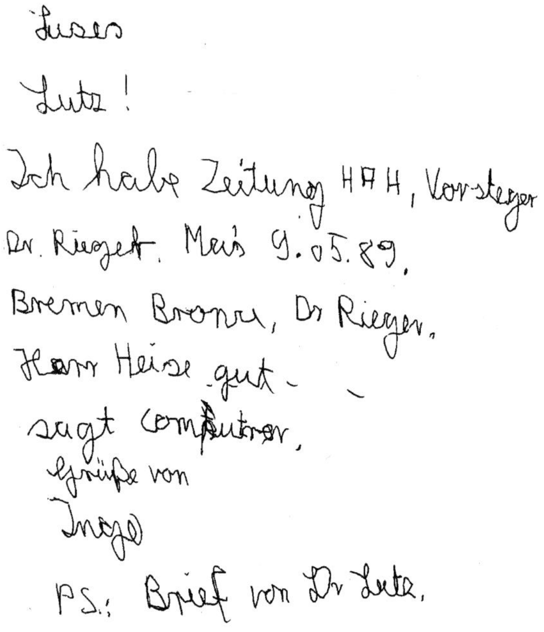
Lieser
Lutz!
Ich habe Zeitung HAH, Vorsteher
Dr. Riegeh. Mai 9.05.89.
Bremen Bonnr, Dr Rieger.
Herr Heise gut.
sagt computer,
Grüße von
Ingo
PS.: Brief von Dr Lutz.

◘ **Abb. 6.1** Ingos Brief.

- Der Name AHA bedeutet: Aktuelles der Hamburger Aphasiker.
- »Vorsteher« könnte entstanden sein aus »Vorsitzender« und »Vorsteher«. Das »r« in »Bonn« ist wahrscheinlich eine ungewollte Wiederholung (Perseveration) des »r« in »Bremen«.
- Die Wiederholung des Namens »Dr. Rieger« in der 3. Zeile ist typisch für diese Art Aphasie: Ingo kann das Pronomen »er« nicht abrufen.
- Genau so typisch ist die letzte Zeile: Ingo kann das Possessivpronomen »Deinen« nicht abrufen. Außerdem hat er das »L« meines Vornamens in das »D« von »Dr.« hineingeschoben.
- Einige Wörter stehen nicht in der richtigen Reihenfolge. Auch das ist typisch für diese Art Störung. Dieses Problem hat Ingo beim Sprechen schon fast überwunden.

Auch beim Vorlesen lässt Ingo Wörter aus und vereinfacht die Sätze auf gleiche Weise wie beim Sprechen und Schreiben. Und beim Verstehen hat er ähnliche Schwierigkeiten: Im Gespräch versteht er zwar meistens gut, worum es geht, weil die Situation ihm hilft. Außerdem versteht er sinntragende Wörter, die konkrete Dinge bezeichnen, relativ gut. Aber er bremst manchmal seinen Gesprächspartner, weil er die Sätze nicht **genau** verstanden hat: Die

»kleinen« Wörter und die grammatischen Elemente rutschen bei ihm durch – also genau die gleichen Sprachelemente, die ihm auch beim Sprechen, Lesen und Schreiben Schwierigkeiten machen.

Als ich sagte: »Ich würde gern mit dir mit dem Zug nach Frankfurt fahren«, verstand er zwar »Zug, nach Frankfurt fahren« und, aus dem Gesprächszusammenhang und meinem Ton, dass ich eine Absicht äußerte. Aber da vorher von Jenny die Rede war, musste ich den Satz langsam noch einmal sagen, denn er hatte nicht verstanden, ob ich sagte: »ich würde gern mit ihr fahren«, oder: »Ich würde gern mit dir fahren«.

Alle vier Modalitäten, d.h. Sprechen, Verstehen, Lesen und Schreiben, werden also anscheinend von denselben Systemen der inneren Sprache gesteuert. Aber zwischen diesen Systemen und jeder einzelnen Modalität bestehen spezielle Verbindungswege mit individuellen Nervenbahnen, so dass für jede Modalität ein eigenes Regelkreissystem existiert, das auf individuelle Weise funktioniert. Zum Beispiel **unterscheiden sich Sprechen und Schreiben unter anderem durch**:

- Tempo,
- Rhythmus,
- den Einsatz unterschiedlicher Muskelsysteme,
- den Abruf lautsprachlicher bzw. orthographischer Informationen.

Beim auditiven Verstehen werden ganz andere Systeme (z.B. Hörnerven) eingesetzt als beim Lesen (z.B. visuelle Wahrnehmung, Abruf schriftsprachlicher Informationen). Da jede Modalität automatisiert und unabhängig von den anderen Modalitäten arbeitet, kann sie bei Aphasie – zusätzlich zu den Fehlern, die von Programmiersystemen der inneren Sprache herrühren – ihre speziellen Fehler erzeugen (◘ Abb. 6.2).

Ein zusätzliches Problem entsteht bei Aphasie durch das Auseinanderdriften der vier Modalitäten. Bei uns Nichtaphasikern arbeiten die vier Modalitäten eng zusammen, so dass wir z.B. das, was wir hören, beim Diktat automatisiert und ohne Mühe in Schrift umsetzen können und auch in der Lage sind, das, was wir an Schriftzeichen mit unseren Augen aufnehmen, ohne Schwierigkeiten sofort laut vorzulesen. Diese und andere Verbindungen zwischen den Modalitäten sind oft bei Aphasie mehr oder weniger blockiert. Es kommt häufig vor, dass ein Aphasiker etwas anderes schreibt, als er zur gleichen Zeit sagt, dass er Wörter laut vorliest, die im Text, der vor ihm liegt, nicht enthalten sind.

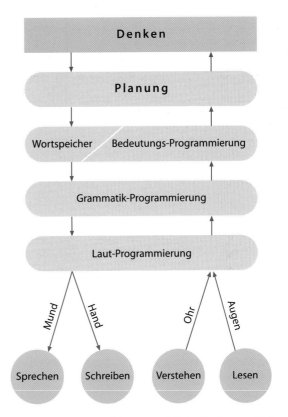

◘ **Abb. 6.2** Die vier Modalitäten. Vereinfachte Version verschiedener neurolinguistischer Modelle (► Kap. 5, S. 48)

6.1 Sprechen

Lewis Carroll schildert in Alice im Wunderland eine ganze Reihe alptraumartiger **Erfahrungen**, die dem entsprechen, **was ein Aphasiker erlebt**:

- den unerwarteten freien Fall ins Ungewisse (die Erfahrung des Schlaganfalls),
- das unkontrollierte Größer- und Kleinerwerden (den Verlust des Körpergefühls, der eigenen Mitte),
- das Fehlen jeglicher Logik in den Reaktionen der Umgebung (die unerklärliche Verständnislosigkeit der Umgebung, wenn der Aphasiker unverständlich spricht, ohne es zu merken).

Wohl die schlimmste Erfahrung ist für Alice die Verselbstständigung ihres Sprechens: Sie will ein bestimmtes Gedicht rezitieren und aus ihrem Mund kommt ein völlig anderes, unbekanntes Gedicht. Alice sagt in dieser Episode:

» Ich fürchte, ich kann mich nicht erklären, denn ich bin gar nicht ich «.

Es gibt kaum eine Fähigkeit, die wir so sehr mit unserem »Ich« verbinden wie die Fähigkeit, uns im Sprechen auszudrücken. Dass uns die Worte nicht mehr gehorchen könnten, scheint uns undenkbar.

Ingrid Tropp Erblad beschreibt das so:

> » Ich war völlig überrascht, als ich mich etwas anderes sagen hörte als das, was ich gedacht hatte. Ich hörte mir selbst zu wie einem Menschen, der eine fremde Sprache spricht (Tropp Erblad, 2008, S. 32). «

Wir sind alle Virtuosen im Sprechen, im Uns-Ausdrücken. Aber das bedeutet nicht, dass wir wissen, was wir dabei tun.

6.1.1 Gestörte Automatik

Wenn wir etwas sagen wollen und die umfangreiche Programmierarbeit innerhalb der Systeme der inneren Sprache fertig ist, dann erreicht der abstrakte Satz den **Artikulator**, den Sprechbewegungsapparat, der ihn in wahrnehmbare Sprache umsetzt.

Der Artikulator nimmt unbesehen alles an, was ihm von der inneren Sprache geliefert wird, und transformiert es in Lautmuster. Er akzeptiert also auch alles, was ihm von einer aphasisch gestörten inneren Sprache angeboten wird.

Wir haben gesehen, welche Höchstleistungen der Artikulator vollbringt. Der schnellste Eiskunstläufer bringt bei seinen Pirouetten nicht solche Wunder an Muskelkoordination zustande, wie sie jedem von uns mühelos beim Plaudern am Kaffeetisch gelingen.

Die so unvorstellbar schnelle und gleichzeitig so komplizierte Kooperation der Sprechbewegungsmuskeln, die auf feinste Zeitabstimmungen angewiesen ist, kann nicht bewusst gesteuert werden.

❶ Wir arbeiten mit unserem Artikulator (Sprechbewegungsapparat) unbewusst, d. h. er funktioniert vollautomatisch.

Wir wissen nicht, welche Bewegungen wir machen, um ein »b« oder das Wort »Apfelkuchen« auszusprechen. Selbst wenn wir uns darauf konzentrierten, könnten wir es nicht herausfinden.

❶ Die Vollautomatisierung der Artikulation erweist sich bei Aphasie als ein Problem.

Wenn der Aphasiker den Satzplan – aufgrund verschiedener Ausfälle innerhalb der zentralen Programmiersysteme – nicht vollständig im Kopf hat, dann kann die Artikulation nicht mehr wie gewohnt »von oben« bestimmt werden. Wenn kein Satzplan existiert, ist auch die Reihenfolge der Wörter im Satz nicht mehr sicher, von der wiederum die Reihenfolge der Laute abhängt – der Artikulator kann nicht automatisiert arbeiten, weil die Informationen

über die Lautumgebungen fehlen: Der Aphasiker merkt, dass er seine Artikulation nicht mehr wie gewohnt automatisiert steuern kann, er zögert, versucht, sich auf die Artikulation zu konzentrieren (was seine Probleme nur verschlimmert) und stockt schließlich oder produziert Fehler.

Das entspricht durchaus unserem normalen Verhalten. Wir geraten alle leicht in Verwirrung und machen Fehler, wenn wir eine Tätigkeit, die uns normalerweise automatisiert von der Hand geht, auf ungewohnte Weise ausführen, so dass die Automatisierung nicht mehr möglich ist. Das passiert mir z. B., wenn ich am Computer nur mit einer Hand tippe: Solange ich mit beiden Händen – automatisiert – tippe, finden meine Finger die Tasten von selbst. Aber als ich wegen einer Armverletzung nur mit einer Hand schrieb, musste ich die Tasten einzeln mit den Augen suchen. Diese Sucherei war verwirrend, ich vertippte mich und geriet sogar gedanklich aus dem Konzept. Dem Aphasiker geht es beim Sprechen ähnlich.

❶ Die gestörte Artikulationsautomatik wirkt auf die innere Sprache zurück und beeinflusst das mehrgleisige Vorgehen, die parallele Arbeit der Programmiersysteme.

Die parallele Verarbeitung ist ein Phänomen, das nicht nur ein Charakteristikum aller Sprachprozesse, sondern unserer gesamten Hirnaktivität ist.

▪▪   Parallele Verarbeitung

Wie in ▶ Kap. 2.3 beschrieben, arbeiten die verschiedenen Programmiersysteme nicht nacheinander, sondern gleichzeitig. Wir entwerfen einen Satz und warten nicht ab, bis er fertig programmiert ist, sondern beginnen schon, ihn auszusprechen, während alle weiteren Systeme der inneren Sprache noch an seiner Programmierung arbeiten. Und während die Artikulation automatisiert abläuft, denken wir schon an das, was wir als nächstes sagen wollen.

❶ Beim Sprechen greifen folgende Prozesse ineinander:
 ▬ Entwerfen,
 ▬ Programmieren,
 ▬ Artikulieren.

Beim Sprechen arbeiten immer mehrere der zentralen Programmiersysteme parallel: in Kooperation, aber doch unabhängig voneinander und – das ist die Voraussetzung für diese Mehrgleisigkeit – immer automatisiert (Levelt 1989a, b; »incremental production«).

Dieses **Jonglieren mit mehreren Systemen** funktioniert bestens (bis auf ein paar Versprecher), solange die Systeme der Planung, Programmierung und Artikulation ungestört sind und keines unsere Aufmerksamkeit besonders beansprucht. Wenn aber die Artikulation aus dem Takt gerät und der Aphasiker sich auf sie konzentrieren muss, dann gerät die eingespielte Automatik ins Stocken: Für den Aphasiker ist es zu viel, auf seine Artikulation zu achten, gleichzeitig den geplanten Satz im Gedächtnis zu behalten und möglichst auch noch die nächste Äußerung vorzuplanen. (Wie schwer es dem Aphasiker fällt, parallele Prozesse auszuführen, zeigt sich häufig auch bei den anderen Tätigkeiten: z.B. bleiben viele Aphasiker stehen, wenn sie etwas sagen möchten – sie können nicht gleichzeitig gehen und reden.)

Für jeden Menschen ist es schwierig, mehreres gleichzeitig zu tun und dabei einzelne Handlungen bewusst im Auge zu behalten:

> ❗ Wir können nur dann mehrere Aktivitäten gleichzeitig ausführen, wenn sie automatisiert sind und wir nicht auf eine von ihnen besonders achten müssen.

Wenn beim Jonglieren ein Ball aus der Kontrolle gerät und wir uns auf ihn konzentrieren, dann verlieren wir die Kontrolle über die anderen Bälle – ähnlich geht es dem Aphasiker beim Sprechen: Bricht die Artikulationsautomatik zusammen, kann es passieren, dass er nicht nur beim Sprechen stockt, sondern auch die Kontrolle über andere Systeme der inneren Sprache verliert. Er kann eventuell die Satzplanung nicht weiterführen oder bekommt mit der grammatischen Programmierung oder der Wortfindung Probleme.

■■ **Auswirkungen der Parallelitätsstörung auf das Gedächtnis**

Schwierigkeiten bei der parallelen Verarbeitung wirken sich auch auf das Gedächtnis aus. Das ist ganz natürlich. Wenn wir gleichzeitig zu viele Dinge bewusst tun müssen, passiert es uns, dass wir etwas vergessen. Dasselbe erlebt der Aphasiker: Während er konzentriert nach einem fehlenden Wort sucht und gleichzeitig den Satz zu artikulieren beginnt, vergisst er häufig, was er sagen wollte:

»Ich wollte noch sagen, dass ... äh ... so ... nee ... ist weg!«

Natürlich kann hier eine starke Wortfindungsstörung die Äußerung unterbrochen haben, aber es ist auch möglich, dass die parallele Arbeit innerhalb verschiedener Programmiersysteme – Wortfindung, Satzbau, Artikulation – zu belastend war. Auf jeden Fall ist nicht immer eine Gedächtnisstörung schuld, wenn der Rest des Satzes vergessen wird.

Ein Gedächtnistraining kann dieses Problem nicht beseitigen. Helfen könnte nur der Versuch, die Störungsquelle, die die Artikulationsautomatik unterbrochen hat, innerhalb der inneren Sprache ausfindig zu machen.

So entsteht ein **Teufelskreis**: Weil Prozesse der inneren Sprache wie z.B. die Satzplanung oder die Wortfindung nicht funktionieren, gerät die Artikulationsautomatik ins Stocken. Sobald der Aphasiker sich daraufhin konzentriert um die Artikulation bemüht, geraten ihm die Prozesse der inneren Sprache erst recht außer Kontrolle, außerdem kann es passieren, dass er das Satzende vergisst. Dies wiederum wirkt sich auf die Artikulation des Satzanfanges aus. Wer von uns kennt nicht solche Teufelskreise aus anderen Bereichen des Alltags?

Es ist leicht einzusehen, dass diese Störungen der Sprechautomatik nicht durch reines Artikulationstraining – also das Üben von Einzellauten oder das Nachsprechen von Sätzen – behoben werden können. Nur das behutsame und allmähliche Beheben der unterschiedlichen Störungsursachen innerhalb der inneren Sprache und das vorsichtige Training der Fähigkeit, parallele Prozesse durchzuführen, wird die Sprechautomatik verbessern.

6.1.2 Gestörter Rhythmus

Ganz gleich wie ein Aphasiker spricht – ob er nun mühsam und schwerfällig, durch überlange Pausen unterbrochen, die Wortbrocken hervorzerrt oder hektisch eine endlose Kette unverständlicher Wortfetzen ausstößt – immer scheint sein Sprechen »aus dem Takt geraten« zu sein. Es sind nicht nur die falschen Wörter und unstrukturierten Sätze, die den Hörer erschrecken und befremden, es ist auch der fehlende Rhythmus.

Wir sprechen immer in einem Rhythmus. Wir sind auf den Rhythmus angewiesen. Ohne ihn könnten wir uns gar nicht verständigen. Rhythmus ist das Prinzip, das uns hilft, Lautmuster zu strukturieren und zu behalten: Strukturiertes Klopfen kann man im Gedächtnis behalten und reproduzieren, zufälliges Klopfen dagegen nicht (Lenneberg 1972).

Wenn wir einen Satz planen, legen wir auf zweifache Weise auch seinen Rhythmus fest durch
▬ Pausen und
▬ die Verteilung betonter und unbetonter Silben.

■■ **Pausen**

In der normalen Sprache nehmen Pausen fast die Hälfte der gesamten Sprechzeit ein. Die Sprechgeschwindigkeit wird fast nur durch sie variiert, nicht etwa durch eine Veränderung der Artikulationsgeschwindigkeit (Hörmann 1987).

Wir benutzen die Pausen für mehrere Zwecke:
1. Pausen können das, was wir sagen, **inhaltlich strukturieren**. Wir machen eine Pause, bevor wir zu einem neuen Gedanken übergehen, also dort, wo wir im schriftlichen Text einen Absatz machen würden.

2. Pausen helfen uns, das, was wir sagen, **übersichtlicher** zu machen, indem sie die Form, die Struktur der Sätze, unterstreichen. Wir markieren Satzteile durch Pausen: »Alle Kinder ... mögen Spaghetti«.

3. Als Hörer haben wir gelernt, aus der Anzahl und der Länge der Pausen **Bedeutungen herauszulesen.** Zum Beispiel kann eine Pause dem Gesprächspartner signalisieren: »Jetzt bist du dran!« oder einem Besucher vorsichtig klarmachen: »Ich möchte jetzt das Gespräch beenden und Sie bitten, zu gehen.« Wir kennen auch die »bedeutungsvolle Pause«, die die Wichtigkeit der vorherigen oder folgenden Worte unterstreicht.

Wir sind so sehr daran gewöhnt, dass eine Pause etwas aussagt, dass wir uns nicht einmal mehr wundern, dass das **Nichts** (denn was sonst ist eine Pause?) Informationen übermitteln kann.

Eine Abart der natürlichen Pausen sind die durch irgendwelche Laute wie »äh« gefüllten Pausen. Sie treten häufig vor Inhaltswörtern auf und zeigen an, dass der Sprecher den Satzplan schon festgelegt hat, aber nun das passende Wort nicht schnell genug abrufen kann: »Die – äh – Abstimmung hat das folgende Ergebnis gebracht ...«. Manche Sprecher produzieren so viele »ähs«, dass man nicht mehr ein Abrufproblem, sondern nur eine Angewohnheit vermuten muss.

❗ Die Pausenverteilung erfolgt nach einem festgelegten Muster, auf das wir alle programmiert sind.

Dieses **Pausenmuster ist bei Aphasie total zerstört** – die Pausen sind entweder viel zu lang oder fehlen völlig, oder sie erscheinen an Stellen im Satz, an denen man sie nicht erwartet, z. B. mitten im Wort. Die Information, die der Hörer normalerweise aus der Pausenverteilung erhält, geht dadurch verloren, wodurch die ohnehin schwer verständlichen aphasischen Äußerungen noch unverständlicher werden. Dem Hörer fällt es schwer, die Pauseninterpretationen, die er sein Leben lang praktiziert hat, nun plötzlich gegenüber der aphasischen Sprache aufzugeben. Er verfällt immer wieder in sein gewohntes Interpretationsverhalten und gerät damit in Gefahr, den Aphasiker falsch zu verstehen.

Ob die Störung der Pausen auf eine Störung der inneren Sprache zurückgeht oder ob sie innerhalb der Modalität »Sprechen« entsteht, ist unklar. Ich könnte mir denken, dass es sich um einen ganzen Komplex von Gründen handelt, an dem beide Bereiche beteiligt sind:

▬ **Planungsfehler** (wobei gestörte Hemmprozesse eine Rolle spielen werden),

▬ **Probleme innerhalb anderer Programmiersysteme** (z.B. Wortfindungsprobleme), die den reibungslosen Ablauf der Sprachproduktion behindern und dadurch Pausen entstehen lassen,

▬ **gestörte Sprechautomatik**, die zu Abbrüchen beim Sprechen führt.

■ ■   Silbenrhythmus

Dieses Bedeutung tragende Nichts, die Pause, verleiht also dem, was wir sagen, eine Struktur, eine **Zeitstruktur.** Darüber hinaus gibt es in jeder Sprache rhythmisch wiederkehrende Elemente, die diese Struktur noch wesentlich verstärken: die **Silben.** Sie sind eng mit körperlichen rhythmischen Vorgängen verbunden. Wenn man die Kontraktionen des Brustkorbs graphisch aufzeichnet, kann man in dem fallenden Ast der Kurve (dem Ausatmungsast) kleine Stufenfolgen entdecken, die dem Silbenrhythmus entsprechen: ca. 6 Silben pro Sekunde beim normalen Sprecher (Lenneberg 1972).

Der Silbenrhythmus entsteht durch den Wechsel von betonten und unbetonten Silben. Wie wichtig die richtige Verteilung der Silbenbetonung für das Verstehen ist, erkennen wir an den Unsinnsätzen, die bei allen Schulkindern irgendwann auftauchen: »DiekuhRANNte BISsiefiel indie VERtiefung.«

Die betonten Silben werden anscheinend anders, evtl. durch stärkere Impulse, erzeugt als die nichtbetonten. Dieser Unterschied wirkt sich bei Aphasie aus:

❗ Aphasiker lassen oft unbetonte Silben aus.

Günter: Was hast du heute Nachmittag vor?
Herr G.: Sammlung ...
Günter: ???
Herr G.: Club! ... Sammlung! ... Gatter!
Günter: Ah! Du gehst zur Versammlung in den Club. Aber was ist da los?? Gatter??
Herr G.: Gatter! Sonntag! 11 Uhr!
Günter: Ah! Ihr wollt über die Regatta beraten?
Herr G.: Ja!

Noch einmal Herr G.:

L.L.: Hast du gestern das gute Wetter genießen können?
Herr G.: Alster!
L.L.: Oh, schön! Du warst an der Alster! Bist du gesegelt?
Herr G.: Nein ... laufen lassen ...
L.L.: ??? Laufen lassen?
Herr G.: Laufen lassen! ... Schiene!
L.L.: (nach einigem Nachdenken) Meinst du vielleicht den Bootsmotor? Hast du ihn laufen lassen, um ihn zu überprüfen?
Herr G.: »Ja!! Genau! Motor laufen lassen!«
(»Schiene« bedeutet »Maschine« – die Seeleute sprechen beim Motor von »Maschine«).

Beim Anblick von sauren Gurken ruft Herr L. begeistert aus:

Schmeckt tastisch!

(=»Phantastisch!«)

Wir sind als Hörer so sehr gewöhnt, die volle Silbenzahl zu hören, dass wir derartig amputierte Wörter meist nur mit Mühe verstehen.

Rhythmus, Satzmelodie, Wort- und Satzakzent lassen sich trainieren und sollten auch – in kleinen Therapieeinheiten – geübt werden (möglichst in kommunikativer Form, ▶ Kap. 12). Aber da auch diese Störungen bei Aphasie ihre eigentlichen Ursachen in Störungen der inneren Sprache haben, genügt es nicht, sie in der Therapie zu sehr in den Vordergrund zu stellen. Bei ihnen muss wie bei allen aphasischen Störungen des Sprechens immer die Wechselbeziehung zwischen den Programmiersystemen der inneren Sprache und dem Artikulator beachtet werden. Ein reines Artikulationstraining, das z. B. bei Dysarthrie sinnvoll ist, kann bei Aphasie nicht zum Erfolg führen. Da bei Aphasie die gesamte Äußerung – durch eine Kombination verschiedener Störungsfaktoren – betroffen ist, muss die Therapie auch die gesamte Äußerung behandeln. Der Aphasiker muss die selbstständige Produktion von Lauten in Worten und Sätzen üben, d. h. er muss den Einsatz aller an der jeweiligen Äußerung beteiligten Prozesse und ihre zeitliche Koordination üben und allmählich wieder automatisieren – kurz, er muss wieder ein Meister im Jonglieren werden.

6.2   Verstehen

Susanne T. erzählt:

Ich begreif das nicht! Wenn mein Mann Besuch hat von seinen Kollegen, dann versteht er alles, und dabei benutzen sie Wörter, die ich nicht mal kenne. Aber heute Morgen, als ich ganz nass in der Dusche stand, hab ich gerufen, ob er mir ein Handtuch bringen kann. Da hat er mir erst die Seife gebracht und dann meine Duschhaube, und ich hab immer gesagt, ganz deutlich: »Nein, Peter, das Handtuch bitte!« Zum Schluss kam er mit meinen Sandalen an – »Handtuch« hat er nicht verstanden! Warum denn nicht? Das ist doch ein ganz einfaches Wort!

Herr T. hatte nur verstanden, **dass** er etwas bringen sollte (vielleicht aufgrund der Situation und der Betonung), aber er hatte nicht verstanden, was seine Frau brauchte. Es fiel ihm schwer, aus der Zahl der möglichen Gegenstandsbezeichnungen den richtigen auszuwählen.

Herr H. hatte eine schwere Aphasie, die sich sehr gebessert hat, so dass er jetzt davon erzählen kann:

Ich habe eine Woche lang auf der Intensivstation gelegen ... Was ich gemacht habe nach etwa einer Dreiviertelwoche, dass ich Radio gehört habe ... Tageskommentare oder eine Buchbesprechung. Dabei hab ich die Wörter aufgenommen, aber ich hab sie nicht zusammensetzen und behalten können. Das Verständnis beim Aufnehmen, das hat erheblich später eingesetzt. Aber manches hab ich verstanden. Zum Beispiel als meine Kinder erzählt haben, dass meine Frau angerufen hatte, das hab ich verstanden.

Vermutlich konnte Herr H. in den Momenten besser verstehen, in denen seine Gefühle stark angesprochen wurden: Er wurde dadurch »aktiviert«.

Ich werde manchmal gefragt: »Ist das Verstehen bei Herrn Müller auch gestört?« Als Antwort wird entweder »ja« oder »nein« erwartet – d. h. das Verstehen wird als eine einheitliche Fähigkeit angesehen. Man nimmt an, der Aphasiker versteht alles, oder er versteht nichts. Das trifft aber fast nie zu, denn:

❗ Sprache – und damit auch die Modalität Verstehen – funktioniert nie en bloc, sondern setzt sich aus zahllosen einzelnen Prozessen zusammen, die auch einzeln gestört sein können.

Man darf nicht fragen, **ob** Herr Müller versteht, sondern **was** er **wann** versteht (wie wir auch statt: »Kann er sprechen?« fragen müssen: »Was kann er wann sagen?«).

Auch bei Nichtaphasikern funktioniert das Verstehen nicht immer störungsfrei. Sehr oft geht durch Störgeräusche, Unaufmerksamkeit, falsche Hörererwartungen oder andere störende Einflüsse ein Teil oder sogar die ganze Information verloren. Nicht nur beim »Stille-Post-Spiel« machen wir entsprechende Erfahrungen.

Beim Verstehen handelt es sich immer – bei Aphasikern wie bei Nichtaphasikern – um ein äußerst komplexes Geschehen, an dem eine Vielzahl von Faktoren beteiligt ist. Auf einige dieser Faktoren möchte ich im Folgenden kurz eingehen, einige Faktoren werde ich in ▶ Kap. 7 etwas genauer beschreiben, und eine ganze Reihe – organische, emotionale, soziale etc. – muss ich hier auslassen, weil erstens genauere Beschreibungen den Rahmen dieses Buches sprengen würden und zweitens viele dieser Faktoren noch gar nicht bzw. noch nicht genügend erforscht sind.

Wir haben gesehen, dass das **Sprechen** das **Endprodukt eines riesigen Arbeitsprogramms** ist, das zum größten Teil von den selbstständig arbeitenden Programmiersystemen der inneren Sprache durchgeführt wird, ohne dass uns diese riesige Programmierarbeit bewusst wird. Wir richten beim Sprechen unsere Aufmerksamkeit auf den Inhalt unserer Äußerungen und lassen unsere Sprachprozesse automatisiert arbeiten. Das Verstehen funktioniert auf ähnliche Weise: Als Hörer richten wir unsere Aufmerksamkeit auf den Inhalt des Gehörten und lassen unsere Systeme der inneren Sprache automatisiert die ganze Arbeit machen, die genau so umfangreich ist wie die Arbeit beim Sprechen.

Die Vorgänge des Verstehens von Einzellauten, Wörtern, Sätzen und Texten müssen einzeln betrachtet werden. Trotz gewisser Gemeinsamkeiten bei allen Verstehensprozessen beruht jede dieser Verstehensarten auf speziellen sprachlichen Mechanismen, die in die Aphasieproblematik hineinspielen.

6.2.1 Wir machen das »d« erst zu einem »d«

Was kommt in mein Ohr, wenn die Briefträgerin sagt: »Ich hab noch ein Päckchen für Sie«? Auf jeden Fall nicht die fertigen Wörter: »Ich«, »Päckchen« etc. In mein Ohr kommt Luft, bewegte Luft, Schallwellen, genauer gesagt: **kontinuierliche Schallwellen**. Das kann man erkennen, wenn man Sprachsignale betrachtet, die auf Kathodenschirme projiziert werden. In den Wellenformen lassen sich zwischen den einzelnen Lauten keine Trennmarken entdecken, die Laute überlappen sich (Hörmann 1970; Neppert u. Petursson 1986).

Diese Schallwellen muss ich selbst in Sprache umwandeln. Als Hörer sind wir alle Heimwerker, die nicht das fertige (Informations-)Produkt erwerben, sondern sich die Information selbst zusammenbauen.

▪▪   Identifikation der Lautmuster

Was mache ich also mit den ankommenden kontinuierlichen Schallwellen? Ich erinnere mich unbewusst: Diese bestimmte Schallwellenform bezeichnet das Lautmuster /p//e//k//ç//ə//n/, und sofort entsteht in meinem Kopf die Vorstellung eines bestimmten, in braunes Papier gewickelten Objekts.

Das Lautmuster P-Ä-CK-CH-E-N höre ich nur, weil ich gelernt habe, dass es dieses Lautmuster in meiner Sprache gibt. Lautmuster aus anderen, mir unbekannten Sprachen kann ich meistens nicht identifizieren, d. h. ich würde kaum hören, wo ein Wort beginnt und wo es aufhört.

Das Lautmuster P-Ä-CK-CH-E-N identifiziere ich aber vor allem deshalb, weil ich weiß, dass es in dieser Situation – im Zusammenhang mit der Briefträgerin – auftauchen kann. Ich würde in dieser Situation kaum das Lautmuster B-Ä-CK-CH-E-N erwarten und es deshalb auch nicht »hören«.

»Päckchen« und »Bäckchen« unterscheiden sich nur durch einen einzigen Laut, im Grunde sogar nur durch ein Lautmerkmal: /p/ ist ein **stimmloser** Lippenlaut (Labial), /b/ ist ein **stimmhafter** Labial.

> ❗ **Wir verstehen Sprache mit Hilfe unserer Fähigkeit, Lautmuster aufgrund bedeutungsunterscheidender Laute zu identifizieren.**

Das hört sich so einfach an, ist aber im Grunde eine unglaubliche Kunst, die man nur abschätzen kann, wenn man weiß, welche genialen Fähigkeiten schon nötig sind, um einen Einzellaut zu verstehen.

▪▪   Vokale und Konsonanten

Einzellaute entstehen durch Variation des Luftstroms, den wir beim Sprechen ausatmen. Diese Variation des Luftstroms wird durch zwei Hohlräume bewirkt, die durch den Kehlkopf getrennt sind:
- die Lunge und
- den Mund-Rachen-Raum.

Sie wirken einerseits als Filter, die bestimmte Frequenzen ausfiltern, andererseits als Resonatoren, die bestimmte Frequenzen verstärken. Wenn wir diese Hohlräume, durch die der Luftstrom beim Sprechen herausgedrückt wird, mit Hilfe unserer Sprechbewegungsmuskulatur in ihrer Form verändern, entstehen bestimmte Frequenzmuster, die wir als **Vokale** erkennen.

Die verschiedenen **Konsonanten** entstehen u. a. dadurch, dass der Stimmtrakt auf unterschiedliche Weise geschlossen und der Luftstrom dadurch abgestoppt wird. Wir haben gelernt, kleinste zeitliche Unterschiede in den Abstoppungen wahrzunehmen: Wenn z. B. die Unterbrechung der Schwingungen der Stimmbänder (im Fachjargon: Stimmlatenz) weniger als 80 Millisekunden dauert, hören wir ein »d«, wenn sie mehr als 80 Millisekunden dauert, ein »t«. Diese Grenze von etwa 80 Millisekunden bestimmt auch den Unterschied zwischen »p« und »b« und zwischen »k« und »g« (Levelt 1989b).

> ❗ **Wir nehmen die akustischen Schallwellen wahr und »lesen« aus ihren Mustern die verschiedenen Vokale und Konsonanten heraus.**

Dabei zerlegen wir den kontinuierlichen Input, der aus Wellen besteht, in einzelne diskrete Abschnitte, nämlich in die Vokale und Konsonanten, d. h. in die Sprachlaute (Phoneme).

▪▪   Angeborene sprachliche Differenzierungsfähigkeit

Diese erstaunliche Fähigkeit, feinste Frequenz- und Luftstrommuster zu erkennen, aus denen sich Vokale und Konsonanten ergeben, ist Kindern anscheinend schon angeboren. Man hat festgestellt, dass Neugeborene zwischen »d« und »t« und zwischen anderen Sprachlauten unterscheiden können. (Allerdings müssen sie das meiste über ihre Muttersprache noch lernen, z. B. welche Sprachlaute in ihrer Muttersprache eine Rolle spielen, denn nicht jeder Sprachlaut wird in jeder Sprache benutzt).

Normalerweise machen wir uns nicht klar, welch bewundernswertes Instrument wir mit dieser sprachlichen Differenzierungsfähigkeit auf die Welt mitgebracht haben. Wir erkennen damit jeden einzelnen Sprachlaut, obwohl das **Schallwellenmuster**, nach dem wir ihn identifizieren, **sich ständig ändert**, je nachdem, von wem es wo und wann produziert wird:

- Ein großer, dicker Mensch spricht ein anderes »d« als ein kleiner dünner,
- ein alter ein anderes als ein junger,
- jemand in der Badewanne ein anderes als jemand im Wald,
- ein Mann ein anderes als eine Frau,
- ein Bauarbeiter ein anderes als ein Schauspieler,
- ein Bayer ein anderes als ein Hamburger,
- ein Müder ein anderes als ein Unternehmungslustiger,
- ein Verliebter ein anderes als ein Verbitterter ...

Jeder Sprachlaut taucht in zahllosen Varianten (Fachausdruck: Allophonen) auf, aber jedes Kind ist genetisch vorprogrammiert, nur auf das zu achten, was einen Sprachlaut von einem anderen unterscheidet (d.h. es richtet seine Aufmerksamkeit auf die Grenzen zwischen den Sprachlauten). Es lernt, alle Varianten eines Sprachlauts zur Kategorie eben dieses Sprachlauts zusammenzufassen und diese Kategorie zu »hören«.

Dieser Vorgang, bei dem objektiv **verschiedene Schallwellen als gleiche sprachliche Einheiten kategorisiert** werden, wird im Fachjargon als »**kategoriale Wahrnehmung**« bezeichnet (Vergleichbares geschieht z. B. auch beim Sehen).

Völlig erklären kann man diese erstaunliche Kunst der Lautwahrnehmung noch nicht. Man hat mehrere Hypothesen, von denen die sog. »Motortheorie der Sprachwahrnehmung« die bekannteste ist. Danach scheinen wir uns diese höchst komplizierte Arbeit der Lautwahrnehmung durch einen Trick zu erleichtern: Wir lassen uns von den Artikulationsbewegungen des Sprechers anstecken und **artikulieren die Laute, die wir hören, andeutungsweise, unhörbar und unbewusst mit**. So verbinden wir das Gehörte mit unseren eigenen Bewegungsempfindungen und verwerten die Rückmeldung unserer Artikulationsmuster für die Sprachwahrnehmung. Die Artikulationsbewegungen, die wir als Hörer andeuten, stimulieren uns also erst, den stumm mitartikulierten Laut wahrzunehmen. Auf diese Weise können wir alle unterschiedlichen »d« als »d« wahrnehmen, denn wir haben sie ja selbst als »d« mitartikuliert (Libermann et al. 1967; Hörmann 1970; Neppert u. Petursson 1986).

Beim Verstehen geschieht also etwas Sonderbares: Unser Ohr fängt physikalische Phänomene, nämlich kontinuierliche Schallwellen, auf, die wir uns selbst erst einmal »zubereiten«, um sie dann als psychologische Phänomene, nämlich als einzelne (Fachausdruck: diskrete) Sprachlaute, wahrzunehmen.

❶ Das, was wir als ein »d« hören, haben wir selbst erst zum »d« gemacht!

Wenn ein Aphasiker noch einen Teil seiner Verstehensfähigkeit hat, dann beweist das, dass er diese unvorstellbar präzise Fähigkeit der kategorialen Wahrnehmung noch besitzt. Es ist auch möglich, dass diese Fähigkeit selbst dann noch funktioniert, wenn sein Verstehen eingeschränkt ist. Aber es kann auch vorkommen, dass diese feine Differenzierungsfähigkeit bei Aphasikern aus verschiedenen Gründen eingeschränkt ist und z. B. wie ein Wackelkontakt unregelmäßig funktioniert oder bei Stress, Aufregung, Überanstrengung völlig versagt. Dann versteht der Aphasiker plötzlich schlecht, obwohl er in anderen Momenten gut verstehen konnte.

6.2.2 Auf- und absteigende Prozesse

Um die Laute wahrzunehmen, lassen wir uns also beim Verstehen vom Sprecher anstecken und artikulieren mit. Aber woher wissen wir, welche Laute wir mitartikulieren sollen?

Wir haben im Abschnitt über die Programmierung der Lautmuster (▶ Kap. 5.4, Abschn. »Lautbeeinflussung«) gesehen, dass die Artikulation »von oben« (d.h. vom Plan des ganzen Satzes aus) gesteuert wird. Dasselbe geschieht beim Verstehen: Da wir die Laute nur richtig mitartikulieren können, wenn wir wissen, welcher Laut gerade kommen muss, bauen wir blitzartig schon während der ersten Etappen der Sprachwahrnehmung unsere Erwartung über den Sinn der Mitteilung auf und akzeptieren von dem, was in unserem Ohr ankommt, nur das, was unserer Erwartung entspricht. Wir bauen also in sog. »aufsteigenden Prozessen« das, was der Sprecher unserer Erwartung nach sagt, innerhalb unserer zentralen Programmiersysteme sozusagen im Rückwärtsgang auf: von Lauten über Wörter zu Sätzen und Äußerungen. Gleichzeitig filtern wir in so genannten »absteigenden Prozessen« (mit Hilfe unserer Hemmprozesse) alles aus, was unserer – von der Situation, dem Sinnzusammenhang und unserem Weltbild gesteuerten – Erwartung nicht entspricht.

❶ Das Verstehen ist – wie das Sprechen – aktives, konstruktives Handeln, an dem die ganze innere Sprache in einem blitzartigen Hin und Her von auf- und absteigenden Prozessen beteiligt ist (Engelkamp 1984).

Ist es ein Wunder, dass ein Aphasiker Schwierigkeiten mit dem Verstehen hat, wenn seine zentralen Programmiersysteme gestört sind und deshalb die aufbauenden Prozesse nicht funktionieren? Es ist eigentlich eher ein Wunder, dass viele Aphasiker trotz der schweren Störung ihrer inneren Sprache mit dem Verstehen relativ gut zurechtkommen.

■ ■ Aphasische Probleme bei der Umsetzung der Schallwellen in sprachliche Strukturen

Natürlich zeigen sich bei Aphasie häufig typische Probleme bei der Umsetzung der Schallwellen in sprachliche Strukturen. Die **Broca-Aphasiker** transportieren die ankommenden Informationen vermutlich viel zu langsam und können besonders die »kleinen Wörter« und grammatischen Elemente nicht genau genug verarbeiten, weil die Prozesse, die für die grammatischen Einheiten verantwortlich sind, nicht reibungslos funktionieren. Sinntragende Wörter wie Substantive und Verben können sie dagegen besser verstehen, weil sie die Bedeutung dieser Wörter auch ohne Beachtung der grammatischen Endungen erkennen können. Da sie sich im Allgemeinen auf den Sprecher und die Gesprächssituation gut einstellen können, gelingt es ihnen oft, den Sinn des Gesagten zu erraten (so wie Nichtaphasiker ein Telegramm verstehen, bei dem ebenfalls gewisse Endungen und Funktionswörter fehlen).

Die **Wernicke-Aphasiker** leiden an einer gegensätzlichen Problematik: Ihre aufsteigenden Prozesse arbeiten vermutlich nicht zu langsam, sondern zu schnell, nämlich so hektisch, dass die ankommenden Schallwellen nicht ordnungsgemäß in die entsprechenden Lautmuster umgewandelt werden können. Und sie können ihre absteigenden Kontrollprozesse nicht gleichzeitig bedienen (► Abschn. 6.2.5

Es ist denkbar, dass an dem blitzartigen Auf und Ab, Hin und Her der Verstehensprozesse die rechte Hemisphäre (die ja bei Aphasie normal arbeitet) wesentlich beteiligt ist. Da sie anscheinend, anders als die linke Hemisphäre, eher das »Ganze«, die »Gestalt«, wahrnimmt und bearbeitet, wäre es möglich, dass die absteigenden Prozesse von ihr beeinflusst werden, da wir mit unseren Hörerwartungen ja immer von Satz-, Text- und Situationszusammenhängen ausgehen. Das könnte einer der Gründe sein, weshalb viele Aphasiker, auch schwer betroffene, häufig relativ gut verstehen.

6.2.3 Wortverstehen: Mitläufer

Wie bereits beschrieben (► Kap. 5.2.2), sind die Wörter in unseren Wortspeichern durch vielerlei Beziehungen untereinander verbunden. (Genauer gesagt handelt es sich dabei nicht um Wörter, sondern um Wortkerne). Im Folgenden vereinfache ich und unterscheide nicht zwischen Wortkernen und Wörtern, da diese Unterscheidung unnötig komplizierte Erklärungen erfordern würde. Wenn wir an ein Wort denken, fallen uns sofort etliche mit ihm verbundene Wörter ein, z. B. bei »Haus« vielleicht »Dach«, »Wohnung«, »Garten« usw. Auch lautlich ähnliche Wörter kommen uns gleichzeitig in den Kopf:

>> Palmström hat nicht Speck im Haus. Dahingegen eine Maus. (Morgenstern) **«**

»Haus« lässt uns in diesem Fall sofort an »Maus« denken. Aber auch »Haut« und andere Wörter, die mit den gleichen Lauten anfangen, werden durch »Haus« aktiviert. Wie ein ins Wasser geworfener Stein viele Wellenkreise verursacht, so werden durch ein Wort, an das wir denken, viele andere Wörter mitaktiviert.

Dies gilt nicht nur für das Denken, sondern auch für das Hören. Während der Sprecher das Wort »Vogel« ausspricht, werden beim Hörer blitzartig viele Wörter mitaktiviert – vielleicht »Himmel«, »Flügel«, »Schnabel«, »Nest«, »Ei«, »Fliegen«, »Zwitschern« – und ebenso schnell wieder gelöscht. Während wir zuhören, herrscht in unserem Kopf ein ständiges Kommen und Gehen.

Etliche dieser mitaktivierten Wörter tauchen auf, weil sie mit den gleichen Lauten beginnen wie die gehörten Wörter. Der Hörer identifiziert ein Wort, sobald es sich von allen anderen Wörtern unterscheidet. Wenn er die Anfangslaute hört, öffnet er – natürlich unbewusst – sein Lexikon und holt alle Wörter heraus, die mit gleichen Lauten anfangen und vom Sinn her passen könnten. Je mehr Laute er wahrnimmt, desto kleiner wird die Zahl der möglichen passenden Wörter. Die nicht Passenden werden wieder gelöscht (◘ Abb. 6.3). Diese **Theorie der Worterkennung** wurde im Max-Planck-Institut in Nijmwegen entwickelt und als »Kohortentheorie« bezeichnet, weil sich eine Form wie bei einer Reiterkohorte ergibt, wenn man alle mitaktivierten Wörter aufzeichnet (Levelt 1989b):

Wenn also ein Sprecher beginnt mit: »Die Bun-«, dann hole ich sofort aus meinem Lexikon Wörter wie »Bundesregierung«, »Bundeswehr« heraus, vielleicht auch, falls der Kontext, die Situation und meine Erwartung es erlauben, »Bundesliga«, »Bundespost« etc. Wenn der Sprecher bei »Bundesre-« angekommen ist, lösche ich »Bundeswehr«, »Bundesliga« und »Bundespost« etc. Da alle Aphasiker Wortfindungsstörungen haben, können die Mitläufer nicht mehr schnell genug auftauchen. Vermutlich werden

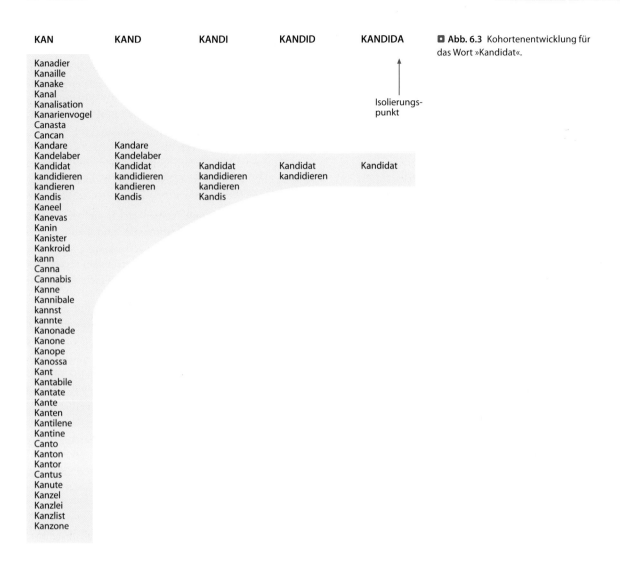

KAN	KAND	KANDI	KANDID	KANDIDA
Kanadier				
Kanaille				
Kanake				
Kanal				
Kanalisation				
Kanarienvogel				
Canasta				
Cancan				
Kandare	Kandare			
Kandelaber	Kandelaber			
Kandidat	Kandidat	Kandidat	Kandidat	Kandidat
kandidieren	kandidieren	kandidieren	kandidieren	
kandieren	kandieren	kandieren		
Kandis	Kandis	Kandis		
Kaneel				
Kanevas				
Kanin				
Kanister				
Kankroid				
kann				
Canna				
Cannabis				
Kanne				
Kannibale				
kannst				
kannte				
Kanonade				
Kanone				
Kanope				
Kanossa				
Kant				
Kantabile				
Kantate				
Kante				
Kanten				
Kantilene				
Kantine				
Canto				
Kanton				
Kantor				
Cantus				
Kanute				
Kanzel				
Kanzlei				
Kanzlist				
Kanzone				

Isolierungs-punkt

◻ **Abb. 6.3** Kohortenentwicklung für das Wort »Kandidat«.

weniger Wörter aktiviert und auch Mitläufer, die nicht passen, abgerufen.

Die unzähligen Mitläufer werden uns normalerweise nicht bewusst. Aber manchmal ist ein Wort darunter, das uns einerseits besonders interessiert, uns andererseits aber von dem, was wir gerade hören, ablenkt. Dann driften wir von dem, was uns gerade erzählt wird, ab, »**verlieren den Faden**«, »hören nicht mehr zu«. Während die mitaktivierten Wörter im Normalfall sofort wieder verschwinden, kommt es bei Aphasie häufig vor, dass sie nicht – oder nicht rechtzeitig genug – weggehemmt werden (Luria 1982). Darum bleibt beim Aphasiker nicht immer das tatsächlich gesagte Wort, sondern eventuell irgendein mitaktiviertes Wort haften: Er glaubt, dass dieser Mitläufer gesagt wurde. Vereinzelt passiert dies auch uns Nichtaphasikern: Ich hatte einem Nichtaphasiker gesagt: »Wenden Sie sich bitte an Dr. Vogel.« Ein paar Tage später erinnerte er sich: »Ich soll mich an Dr. Flügel wenden«. Und so wie wir es manchmal erleben, dass uns ein Wort »im Kopf

herumgeht« (meist eines, das unsere Gefühle im Guten oder Bösen anheizt), so können auch die Aphasiker von irgendwelchen mitaktivierten Wörtern nicht wieder loskommen. Das scheint besonders häufig bei den Wernicke-Aphasikern zu passieren. Die Fähigkeit zur Hemmung der mitaktivierten Lautmuster scheint ihnen weitgehend zu fehlen, so dass sie ständig von Wortfluten überschwemmt werden, in denen der Sinn des Gesagten untergeht.

6.2.4 Wortverstehen: Schnellbahnen und Wortkategorien

▪▪ **Schnellbahnen über individuelle Wortspeicher**
Frau T. ist es unerklärlich, warum ihr Mann manche Äußerungen gut versteht, während er andere Äußerungen, die sogar aus einfacheren Wörtern bestehen, nicht verstehen kann (► Abschn. 6.2, »Vorspann«). Peter T. reagiert aber nicht ungewöhnlich, und sein Verstand ist durchaus

in Ordnung. Er hat zu Wörtern, die seinen Arbeitsbereich betreffen, eine enge Beziehung, deshalb kann er die komplizierten und seltenen, ihm aber geläufigen Worte und Sätze gut mit seinen auf- und absteigenden Prozessen bewältigen. Andere Wörter kann er weniger schnell verarbeiten und vielleicht nicht von den mitaktivierten Wörtern unterscheiden, ein Problem, bei dem die gestörte Hemmung sicher eine Rolle spielt.

> **❶** Aus einer großen Zahl möglicher Wörter das passende auszuwählen, fällt allen Aphasikern schwer.

Um die ihm geläufigen Wörter und Sätze mit seinen auf- und absteigenden Prozessen gut zu bewältigen, benutzt Peter T. – wie wir alle – »Schnellbahnen«. Bei Wörtern und Äußerungen, die wir häufig gebrauchen oder hören, sind wir anscheinend nicht auf den umständlichen Weg über alle Ebenen angewiesen: Das ankommende akustische Signal wird über eine Schnellverbindung – sozusagen auf einer eingefahrenen Bahn – unter Umgehung vieler Systeme zielsicher mit der richtigen Bedeutung verbunden. Dabei hebt sich das geläufige Wort so gut von allen mitaktivierten Wörtern ab, dass sich kein falsches Wort dazwischenschieben kann. Nehmen wir die beiden Wörter »Enzephalopathie« und »Gehirnerkrankung«, die beide das gleiche bedeuten. Ein Nichtmediziner würde das erste Wort langsamer, fast buchstabierend lesen und ebenso langsam (d.h. über alle Programmiersysteme) verarbeiten. Wenn er es nur hört, wird er es vielleicht gar nicht verstehen – es geht irgendwo auf dem Weg vom Ohr zu den Wortspeichern verloren. Das Wort »Gehirnerkrankung« dagegen kann jeder sowohl beim Hören wie Lesen blitzartig – über Schnellbahnen – verstehen.

Aufgrund dieser Schnellbahnverbindungen verstehen auch Aphasiker solche Wörter, die ihren Arbeitsbereich oder ihre Interessen betreffen, besser als andere Äußerungen.

Herr R., Jurist, versteht Wörter wie »Vertragsverlängerung« oder »Untersuchungsausschuss« einwandfrei, hat aber Mühe mit alltäglichen Wörtern wie »Nagel«, »Koffer« etc.

Häufig verstehen Aphasiker konkrete Wörter besser als abstrakte. Wenn ein Aphasiker »Tisch«, »Bett« und »Tasse« versteht, bedeutet das noch nicht, dass er auch die Wörter »Freude«, »Hilfe« und »Verspätung« versteht.

▪▪ Wortkategorien

Auch die Wortkategorie beeinflusst den Gebrauch von Schnellbahnen beim Verstehen.

Substantive und Verben. Aphasiker verstehen im Allgemeinen sinntragende Wörter besser als Funktions-wörter: »Baum«, »trinken«, »kalt« werden häufig besser verstanden als »vor«, »oder«, »noch« etc.

> **❶** Innerhalb der sinntragenden Wörter bestehen auch Unterschiede. In der Regel werden bei Aphasie:
> - Substantive (zumindest konkrete und häufig vorkommende) besser und schneller verstanden als Verben,
> - Verben besser als Adjektive.
> - (Ausnahme: Wernicke-Aphasiker können häufig mit Verben besser umgehen als mit Substantiven).

Dabei werden nicht alle Verben gleich gut verstanden. **Verben, die häufig vorkommende und bildlich vorstellbare Tätigkeiten** darstellen, z. B. »essen«, »trinken«, »schlafen«, werden weitaus besser verstanden als seltener vorkommende, z. B. »säen«, oder bildlich nicht darstellbare wie »überlegen«.

Verben, die Aufforderungen enthalten, werden häufig schlecht verstanden. Es wäre zu erwarten, dass Aufforderungen wie »Zeigen Sie …« oder »Geben Sie mir …« auch aus der Gestik und Intonation heraus zu verstehen sind. Aber Aphasiker haben große Mühe damit und reagieren immer wieder falsch, auch wenn wir das Geben und Zeigen schon geübt haben. Vielleicht liegt dies daran, dass mit diesen Verben zu einer nichtsprachlichen Tätigkeit aufgefordert wird, während der Aphasiker in der Therapie eher darauf eingestellt ist, zu sprechen, zu schreiben oder zu lesen. Allerdings habe ich den Eindruck, dass Aphasiker auch außerhalb der Therapie mit Aufforderungen wie: »Gib mir bitte …«, »Hol mir bitte …« etc. Probleme haben. Möglicherweise kommt also noch eine zweite Schwierigkeit hinzu, dass nämlich die Substantive, die auf »Geben Sie …«, »Zeigen Sie …«, »Bringen Sie …« folgen können, sehr zahlreich sind, während viele andere Verben, z. B. »trinkt …« (Kaffee, Tee, Milch etc.), »fährt …« (Auto, Rad, Bahn) die Wahl der folgenden Substantive einengen. Aphasiker haben häufig Schwierigkeiten, aus einer größeren Menge ein Element richtig auszuwählen.

Präpositionen. Auch bei den Präpositionen gibt es Unterschiede: z. B. werden Präpositionen, die konkrete räumliche Beziehungen anzeigen wie »in« (dem Haus), »auf« (dem Tisch), »unter« (der Decke), »vor« (dem Fenster) besser verstanden als Präpositionen, die abstrakte Beziehungen ausdrücken wie »seit« (gestern)«, aus« (Freude), »zur« (Erholung) etc.

Mit Präpositionen zusammengesetzte Verben. Bei zusammengesetzten Verben können sich ebenfalls Probleme ergeben: Selbst wenn die Präpositionen »auf«, »vor«, »hinter« und das Verb »gehen« völlig verstanden wurden, ist nicht sicher, dass die Verben »aufgehen«, »vorgehen«, »hintergehen« verstanden werden können. Bei den Verben »aufgehen« und »vorgehen« oszilliert die Bedeutung zwischen konkreter und abstrakter Version (»die Tür geht auf«/»er geht in seiner Arbeit auf«), und der Aphasiker muss sich schnell für eine Version entscheiden. Das Verb »hintergehen« kann nur in einer abstrakten Version verstanden werden, die erfahrungsgemäß bei Aphasie schwerer abrufbar ist.

Pronomen. Die so einfach erscheinenden Pronomen »er«, »sie«, »es« etc. werden häufig sehr schlecht verstanden. Ihrer Verwendung geht eine ungeheuer komplizierte Verrechnungsarbeit voraus, die eine ganze Reihe von Faktoren berücksichtigen muss: das, was vorher gesagt wurde, das, was Sprecher und Hörer gemeinsam wissen; das, was sich aus der Situation ergibt; die Intention des Sprechers und noch vieles andere (Esa 1991). Der Unterschied zwischen »er« und »sie« wird häufig weniger gut verstanden als der zwischen »du« und »ich«. Allerdings werden auch »ich« und »du« bei schweren Aphasien verwechselt.

6.2.5 Hemmung, Parallelität und Aktivierung

Die in ▶ Kap. 2.3 beschriebenen Störungen der Hemmung, Parallelität und Aktivierung spielen auch beim Verstehen eine wichtige Rolle.

▪▪ Hemmung

Herr K.T., mittelschwere Broca-Aphasie, ging gern zum Einkaufen. Da er noch große Mühe mit dem Lesen hatte, konnte er keine Einkaufsliste mitnehmen, sondern musste sich merken, was zu Hause gebraucht wurde. »Gestern haben wir ihn gebeten, Salz mitzubringen,« sagte seine Frau, »aber er kam mit Zucker zurück. Er hört oft nicht zu!«

Eine typisch aphasische Reaktion: Herr K.T. hatte zwar gut zugehört und »Salz« aufgenommen, aber bei der Umsetzung der Schallwellen riefen seine Dekodiersysteme das mit »Salz« verbundene Wort »Zucker« ab und leiteten es aufgrund der gestörten Hemmung bis in sein Gedächtnis weiter, während »Salz« versehentlich gehemmt wurde.

▪▪ Parallelität

Auch die Parallelitätsstörung zeigt sich in vielen Formen beim Verstehen.

Sie ist der Grund für ein Phänomen, das sich Nichtaphasiker kaum erklären können:

❶ Aphasiker können häufig nicht verstehen, was sie selbst sagen, auch wenn sie verstehen, was andere sagen.

Sie können nicht gleichzeitig ihren Verstehensapparat (ihre auditiven Systeme) und ihren Artikulator (die Prozesse für die mündliche Sprachproduktion) bedienen. Wie bei einer Wechselsprechanlage können sie entweder nur »senden« = sprechen oder nur »empfangen« = zuhören. Deshalb können sie sich nicht selbst sprechen hören.

Bevor er zu uns kam, hatte Herr P.J. (ein Pfarrer) schon zwei Jahre lang in einem Pflegeheim gelebt, ohne Sprachtherapie zu bekommen. Das einzige, was er äußern konnte, waren lange Ketten von »dan dan dan«, die er so geschickt mit vielfach variierter Betonung und entsprechenden Pausen äußerte, dass wir ihn in vielen Fällen »verstanden«. Und Herr P.J. konnte uns meistens verstehen. Aber offensichtlich hörte er nicht, was er selbst sagte. Seit 2 Jahren versuchte er verzweifelt herauszufinden, warum man ihn nicht verstand, obwohl er doch alles mit so viel Intensität und Hingabe erzählte. Als er 4 Wochen nach Therapiebeginn seine Fortschritte in der Schriftsprache bemerkte, wagte ich es, ihm seine »dan dan dan«-Äußerungen auf dem Kassettenrekorder vorzuspielen. Trotz seiner Erschütterung war er erstaunlich gefasst und machte mir klar, dass er erleichtert wäre, nun endlich zu wissen, weshalb seine Umgebung solche Schwierigkeiten mit ihm hatte.

Diese Parallelitätsstörung ist besonders häufig bei schwer betroffenen Wernicke-Aphasikern.

Frau I. (Wernicke-Aphasie) hat ein Bild vor sich auf dem Tisch liegen, das einen jungen Mann zeigt, der eine Flasche Bier trinkt.
Frau I. (zeigt auf die Bierflasche) »tippt Seike«.
L.L.: »ja, er trinkt ein Bier.« (»Bier« betont) »Meinen Sie auch, dass in der Flasche Bier ist?«
Frau I.: »flascht Seibel«
L.L.: »Sie wollten sagen, dass er Bier trinkt?«
Frau I.: »Bier. Ja, sag ich doch!« (Leicht vorwurfsvoll, in dem Ton, als ob sie auch vorher »Bier« gesagt hätte. Offenbar hat sie ihre eigenen falschen Äußerungen nicht gehört).

Auch nachdem Aphasiker mit diesem Problem – evtl. durch eine Kassettenaufnahme – vorsichtig konfrontiert worden sind und inzwischen wissen, dass ihre Sprache unverständlich ist, können sie ihre sprachlichen Abweichungen nicht hören. Es genügt nicht, dass sie sich auf das Verstehen konzentrieren. Erst in dem Maße, in dem sich ihre Fähigkeit, parallele Prozesse zu steuern, bessert, können sie ihre eigene Sprache wahrnehmen und verstehen.

Viele Aphasiker, und besonders Wernicke-Aphasiker, haben noch eine andere Verstehensproblematik, die für ihre engeren Gesprächspartner sehr zermürbend ist: Sie verstehen, wie bei einem Wackelkontakt, mal gar nichts, mal ein wenig, mal fast alles. Zwar ist das Verstehen bei allen Aphasikern schwankend und von diversen Faktoren abhängig, aber **bei der Wernicke-Aphasie ist der Wechsel zwischen Verstehen und Nichtverstehen auffälliger als bei anderen Aphasieformen.** Nichtaphasiker können diese Verstehensschwankungen schwer nachfühlen, und engere Gesprächspartner eines Wernicke-Aphasikers stehen diesem Phänomen häufig ratlos gegenüber. In einen Schwerhörigen kann man sich hineinversetzen, aber was fühlt man, wenn ein Wernicke-Aphasiker bei der Frage: »Möchtest du ein Brot?« völlig verständnislos guckt, obwohl er das Wort »Brot« schon zahllose Male verstanden, selbst benutzt und geschrieben hat? In einem solchen Fall hat er wahrscheinlich gerade den Kopf voll anderer Wörter und kann die ankommenden Schallwellen nicht gleichzeitig verarbeiten.

Während Aphasiker mit irgendetwas beschäftigt sind (Schuhe zubinden, Zähne putzen etc.), verstehen sie schlechter als in Momenten, in denen sie nicht durch eine andere Tätigkeit vom Verstehen abgelenkt werden.

❗ **Aphasiker haben große Mühe, gleichzeitig, d. h. parallel, mehrere große neuronale Netzwerke (z.B. einerseits für das Zähneputzen, andererseits für den Verstehensapparat) zu steuern.**

▪▪   Aktivierung

Die Aktivierung in den Nervenzellen scheint häufig von der Betonung abzuhängen: Unbetonte Laute, Silben, Funktionswörter, sogar Substantive werden häufig schlechter verstanden als betonte Elemente.

Ich hatte zu einem Aphasiker am Telefon gesagt: »Bevor wir uns treffen, möchte ich etwas essen.« Als wir uns trafen, merkte ich, dass der Aphasiker erwartete, mit mir essen zu gehen – er hatte nur »treffen« und »essen« verstanden, die betonten Wörter am Satzende.
Eine Mutter von drei Söhnen beklagte sich: »Mein Mann kennt nicht einmal die Namen unserer Söhne, jedenfalls nicht immer.« Sie erzählte, dass sie vor kurzem, als es klingelte, gesagt hatte: »Das ist Andreas!« Das hat ihr Mann verstanden. Aber ein paar Tage später, als sie vom Telefon zurückkommend, gesagt hatte: »Andreas kommt morgen!«, hatte ihr Mann nicht verstanden, wer kam.

Es ist anzunehmen, dass der Vater die Namen seiner Söhne kannte. Aber im ersten Fall erschien der Name am Satzende, d. h. an der am stärksten betonten Stelle des Satzes: »Das ist Andreas!« Im zweiten Fall wurde »Andreas« am unbetonten Satzanfang geäußert, d. h. die Zellen wurden nicht genügend aktiviert, um zu feuern.

In Gesprächen mit Aphasikern, die deutliche Verstehensprobleme haben, sollten wir die Wörter, auf die es ankommt, immer an das betonte Satzende bringen, evtl. den Satz ein zweites Mal mit geänderter Wortstellung anbieten: »Der Arzt kommt heute später! – Es wird später mit dem Arzt!«

Nach meiner Erfahrung beeinflussen auch psychische Faktoren die Aktivierung und damit das Verstehen:
- die Motivation,
- die Gefühlslage und
- das Interesse am Gesprächsgegenstand.

Dies sind nur wenige Beispiele für die vielen unterschiedlichen Probleme, die beim Verstehen von Wörtern auftreten können. Man kann also bei einem Aphasiker nicht pauschal davon ausgehen, dass er Einzelwörter versteht oder nicht versteht, sondern muss damit rechnen, dass unterschiedliche Wörter unterschiedlich gut verstanden werden.

Bei Aphasikern wie bei Nichtaphasikern ist das Verstehen von Wörtern genauso wie das Verstehen von Einzellauten ein aktiver Vorgang: Der Hörer muss unter den vielen Wörtern, die durch das übermittelte Wort aktiviert werden, das richtige Wort auswählen und verarbeiten, während er die nicht passenden Wörter weghemmt.

6.2.6   Satzverstehen: der aktive Hörer

▪▪   In der Wortstellung versteckte Informationen

Das Verstehen eines Satzes unterscheidet sich vom Verstehen eines einzelnen Wortes. Wir tasten nicht einfach die Wörter im Satz der Reihe nach auf ihre Bedeutung ab und setzen dann die Bedeutungen zusammen.

❗ **Ein Satz ist mehr als die Summe seiner Wörter. Er enthält zusätzliche Informationen.**

Die zusätzlichen Informationen können z.B. durch die Wortstellung und die Beziehungen zwischen den Wörtern ausgedrückt werden: »Andreas liebt Julia« bedeutet etwas anderes als: »Julia liebt Andreas«, und: »Sie hat nicht lange gewartet« bedeutet etwas anderes als: »Sie hat lange nicht gewartet«.

In einer einfachen Aneinanderreihung von Eigenschaftswörtern können – aufgrund einer auf den ersten Blick nicht sichtbaren hierarchischen Ordnung – Informationen versteckt sein: »die blaue neue Hose« ist etwas anderes als »die neue blaue Hose«, denn durch die Reihenfolge bilden sich zwischen den Wörtern Dominanzstrukturen: Einmal geht es um eine neue Hose, die blau und nicht schwarz ist, ein anderes Mal um eine blaue Hose, die neu und nicht alt ist.

Selbst Sätze, die auf den ersten Blick genau das gleiche aussagen, unterscheiden sich in ihrer Information. Der Satz: »Tommy Haas schlug Nicolas Kiefer«, übermittelt zwar die gleiche Tatsache wie: »Nicolas Kiefer wurde von Tommy Haas geschlagen«. Aber im ersten Satz steht Tommy Haas im Zentrum des Interesses, im zweiten Satz richtet der Sprecher seine Aufmerksamkeit auf Nicolas Kiefer und macht über ihn eine Aussage. Als Hörer nehmen wir diese feinen Unterschiede wahr und schließen daraus auf die Einstellung des Sprechers, auf seine Interessen, seine Persönlichkeit (▶ Kap. 7 und Lutz 1981). Auch Aphasiker haben häufig noch die Fähigkeit, diese Unterschiede in der Gewichtung der Information zu erkennen.

Aber andere Informationen, die im Satz mit Hilfe der Wortstellung und der grammatischen Elemente ausgedrückt werden, können bei Aphasie häufig nicht erkannt werden, weil die entsprechenden Systeme für ihre Verarbeitung nicht mehr zur Verfügung stehen. Deshalb kann es vorkommen, dass Aphasiker, die im Allgemeinen Einzelwörter verstehen, Schwierigkeiten beim Satzverstehen haben. Besonders aufpassen muss man bei Broca-Aphasikern, die häufig den Eindruck machen, dass sie gut verstehen (»fast alles«, wie die Angehörigen meinen). Sie können häufig nicht nur die »kleinen« Wörter schlecht verstehen, sondern auch die grammatischen Formen, so dass sie den Satz »Nicolas Kiefer wurde von Tommy Haas geschlagen« eventuell gegenteilig verstehen und Nicolas Kiefer als Sieger ansehen, weil sie die Passivform nicht erkennen und wie in einem aktiven Aussagesatz (»Nicolas Kiefer schlug Tommy Haas«) »Nicolas Kiefer« als Subjekt und »Tommy Haas« als Objekt interpretieren.

■ ■ Wahrnehmungsstrategien des Hörers

Als Hörer nehmen wir normalerweise einen Satz mehrdimensional wahr:

━ Wir erkennen die Bedeutungen der einzelnen Wörter.
━ Gleichzeitig nehmen wir Informationen auf, die über bzw. zwischen den Wörtern liegen.

Dabei bauen wir die einlaufende Wortkette um: Einige Glieder der Wortkette werden als übergeordnete Organisationseinheiten erkannt, andere Wörter werden untergeordnet. Bei dieser **Umstrukturierung des Gehörten** wenden wir Wahrnehmungsstrategien an, die schon das Kind beim Sprechenlernen erwirbt und anwendet:

» ━ Fasse das als zusammenhängend auf, was zusammenhängend ausgesprochen wird.
━ Achte auf Betonung.
━ Verstehe Kombinationen von Wörtern so, wie es nach dem Inhalt der Wörter und entsprechend deiner Weltkenntnis am wahrscheinlichsten ist.
━ Achte auf die Reihenfolge.
(Hörmann 1978). «

Beim Verstehen nehmen wir also die einlaufende Kette von Wörtern nicht unbesehen der Reihe nach auf, sondern sortieren die Wörter beim Empfang und konstruieren die Mitteilungen nochmal, wobei wir uns auch von nichtsprachlichen Informationen beeinflussen lassen. Der beim Hörer einlaufende Satz ist demnach eine Art Konstruktionsanweisung für den Nachbau der Äußerung. Dieser Nachbau der empfangenen Äußerung funktioniert bei Aphasie häufig nicht, weil die zentralen Programmiersysteme dazu nicht mehr in der Lage sind.

■ ■ Satz- und Textverstehen in Höchstgeschwindigkeit

Den Nachbau einer Äußerung vollzieht der nichtaphasische Hörer in unvorstellbarer Geschwindigkeit. Im Max-Planck-Institut in Nijmwegen hat man die Schnelligkeit gemessen, mit der ein Text wahrgenommen und verarbeitet wird. Versuchspersonen wurden gebeten, so schnell wie möglich einen Text, der ihnen vorgelesen wurde, mitzusprechen. Manche Versuchspersonen (merkwürdigerweise immer weibliche) konnten den Text mit einer mittleren Verzögerung von nur 250 Millisekunden – der Dauer einer gesprochenen Silbe – nachsprechen. In dieser winzigen Zeitspanne konnten sie die Sprachlaute identifizieren und – unter Zuhilfenahme des Satzzusammenhangs – entscheiden, welches Wort sie gerade hörten. Daraufhin – immer noch innerhalb des Zeitraumes von einer Silbe – riefen sie das Programm zum Aussprechen des Wortes ab, gaben ihm ein zum Satzzusammenhang passendes Intonationsmuster und lösten die Artikulationsmotorik aus (Levelt 1989b).

Da bei Aphasie das zeitliche Zusammenspiel der zentralen Programmiersysteme nicht mehr reibungslos funktioniert und die Sprache in vielen Fällen stark verlangsamt oder beschleunigt abläuft, bricht auch aus diesen Gründen die Zusammenarbeit zwischen nichtaphasischem Sprecher und aphasischem Hörer zusammen: Der Aphasiker kann entweder die einlaufenden Schallwellen nicht schnell genug verarbeiten oder er verarbeitet sie zu hektisch, eventuell sogar mehrfach. (Zeitliche Verarbeitungsmechanismen spielen eine zentrale Rolle bei der Sprachproduktion und -verarbeitung. Siehe dazu Pöppel 1997).

Zurück zu uns nichtaphasischen Hörern. Um das in Höchstgeschwindigkeit ablaufende Satzverstehen zu bewältigen, benutzen wir einen Trick:

🛈 Wir strukturieren und vereinfachen Sätze, indem wir Wortgruppen miteinander verbinden.

Damit erleichtern wir uns die Gedächtnisarbeit: Es wäre überaus anstrengend, wenn nicht unmöglich, alle Wörter einzeln der Reihe nach zu behalten. Um den Verstehensvorgang in der erforderlichen Geschwindigkeit zu bewältigen, schließen wir ständig mehrere Wörter zu Gedächtniseinheiten (im Fachjargon »chunks«) zusammen (s. Miller 1956):

Der in seiner Wahrnehmung gestörte Musikprofessor (1. chunk)
ergriff (2. chunk)
den Kopf seiner Frau (3. chunk)
statt eines Hutes (4. chunk).

Anstelle von 12 Wörtern müssen wir nur 4 »chunks« speichern.

Solche »chunks« werden automatisiert von unseren zentralen Programmiersystemen gebildet. Bei Aphasie liegt auch hier eine Störungsquelle: **Ein Aphasiker muss beim Aufnehmen von Sätzen und Texten eventuell jedes einzelne Wort verarbeiten** und kann sich den Verstehensvorgang nicht durch die Bildung von »chunks« erleichtern, weil ihm die dafür nötigen Fähigkeiten zur Bildung von Wortgruppen fehlen. Dadurch wird die für ihn ohnehin anstrengende Arbeit des Verstehens noch mehr erschwert.

▪▪ Die wichtige Rolle der Verben

Bei dieser aktiven Verstehensarbeit spielen Verben eine wichtige Rolle.

❗ **Verben liefern zusätzliche Informationen über andere Wörter im Satz.**

Nehmen wir die beiden Sätze:

Er kauft Gemüse.
Er isst gern Gemüse.

Beim ersten Satz verstehen wir, dass er **einige** Gemüsearten kauft, beim zweiten Satz verstehen wir, dass er die **meisten** oder **viele** Gemüsearten gern isst (Hörmann 1978).

Ich habe die Erfahrung gemacht, dass mittelschwer betroffene Aphasiker trotz eingeschränkter Verstehensfähigkeit solche subtilen Informationen, die nicht wörtlich ausgedrückt waren, manchmal noch erfassten, wenn sie die Verben verstanden. Verständlicherweise entgingen ihnen aber solche Feinheiten, wenn sie mit der Verarbeitung der entsprechenden Verben Schwierigkeiten hatten.

Schon im vorigen Kapitel war davon die Rede, dass durch die Kombination der Wörter zusätzliche Informationen entstehen, dass z. B. Verben die Substantive in ihrer Bedeutung beeinflussen (▸ Kap. 5.2.3).

Der Mann warf die Steine beiseite.
Der Mann wälzte die Steine beiseite.
Der Mann legte die Steine auf das Dame-Brett.

▪▪ Die wichtige Rolle des Weltwissens

Woher wissen wir etwas über den Mann und die Steine? Aus unserer Erfahrung, unserem Wissen über die Welt. Sätze können Informationen übermitteln, die nicht nur die Bedeutung der darin enthaltenen Wörter überschreiten, sondern auch die Bedeutung von Sprache überhaupt: **Es sind Bedeutungen, die sich der Hörer aufgrund seiner Weltkenntnisse selbst herstellt.** Wie schnell fuhren zwei Autos, »… als sie zusammenkrachten«, »als sie zusammenstießen«, »als sie kollidierten«? Die meisten Leser werden – aufgrund ihrer Erfahrung und Weltkenntnis –

vermutlich mit jeder der drei Aussagen unterschiedliche Geschwindigkeiten verbinden (Hörmann 1978).

❗ **Jedes Verb mobilisiert im Hörer allgemeines wie auch individuelles Wissen, das unbewusst mitverstanden wird.**

»Bügeln« ist verbunden mit »Bügeleisen«, »Bügelbrett«, »Kleidungsstücken« etc.; »umziehen« ist je nach seiner Bedeutung einmal mit »Möbelwagen«, »Kartons« und tausenderlei Kleinkram verbunden, ein andermal mit »Kleiderschrank« oder »Badezimmer«, vielleicht auch »Umkleidekabine«; »überweisen« ist mit diversen Objekten und Tätigkeiten verbunden, die teilweise zum Bankbereich gehören, teilweise zum Bereich des Verbs »schreiben«. Während wir die Verben aussprechen oder hören, ist uns nicht bewusst, dass sie ganze Welten in unseren Köpfen entstehen lassen und kaleidoskopartig ständig neu verbinden.

▪▪ Wegweiser

Die Informationen, die ein **Hörer** Sätzen entnimmt, verbindet er also mit dem, was er weiß. Aus dem umfangreichen Reservoir seines Wissens, das er im Laufe seines Lebens angesammelt und in unbewusste Tiefen versenkt hat, holt er beim Verstehen jeweils die Teile herauf, die mit den einlaufenden Informationen in Beziehung stehen.

❗ **Bestimmte Wörter fungieren beim Hörer als Wegweiser. Sie zeigen ihm, welche Bereiche seiner Weltkenntnis er aktivieren muss, um das, was ihm gesagt wird, in die richtigen Zusammenhänge einzuordnen.**

Neben den am Anfang eines Satzes auftauchenden Substantiven sind auch die Verben solche Wegweiser.

Bei Aphasie kommt es darauf an, ob der Aphasiker diese Wegweiser versteht. Wenn er bei dem Satz: »Der Mann wälzte die Steine beiseite« die Größe der Steine nicht adäquat versteht, dann liegt dieses Verstehensproblem nicht am Wort »Steine«, sondern daran, dass er die Verbbedeutung nicht voll abrufen kann.

Da ein Aphasiker Substantive häufig besser versteht als Verben, konkrete Substantive besser als abstrakte, Substantive, die ihm geläufig sind, besser als solche, die er seltener gebrauchte, lässt sich seine Verstehensfähigkeit nie pauschal abschätzen, sondern wird immer von den speziellen sprachlichen Zusammenhängen und situativen Gegebenheiten bestimmt.

▪▪ Die individuelle Arbeit des Hörers

Beim **Verstehen** besteht die aktive Arbeit des Hörers darin, dass er die ankommenden Schallwellen in Bewusstseinsinhalte übersetzt. Er konstruiert Konzepte und verbindet sie mit anderen Konzepten. Die Art der Konzepte hängt vom sprachlichen Input ab: Konkrete Sätze werden anders verarbeitet und gespeichert als abstrakte. Ein konkreter Satz wird vermutlich meistens in Form einer bildlichen Vorstellung gespeichert, während ein abstrakter Satz »wörtlicher« behalten wird. Da man in einer bildlichen Vorstellung viele Informationen auf einmal »sieht«, funktioniert das Verstehen bei konkreten Sätzen im Allgemeinen schneller als bei abstrakten Sätzen. Die von konkreten Sätzen hervorgerufenen Bilder bleiben auch länger haften.

Diese bildlichen Vorstellungen hängen entscheidend von der Person des Hörers und seinen individuellen Erfahrungen ab. Wenn einem Publikum von 100 Zuhörern ein Text vorgelesen wird, der mit dem Satz beginnt:

Ein junger Mann ruderte mit einem Mädchen über einen See ...

dann entstehen in den Köpfen der Zuschauer 100 unterschiedliche junge Männer, Mädchen und Seen. Aber nicht nur das: Die Bilder in den Köpfen der Zuschauer enthalten viel mehr, als in dem Satz gesagt wurde: einen bestimmten Bootstyp, eine bestimmte Tages- oder Nachtzeit, eventuell Sonne oder Mond, eventuell Berge und Wolken ...

Verstehen hängt von zwei Faktoren ab:
- vom sprachlichen Input
- von dem, was der Hörer von sich aus an Wissen, Erfahrung, Phantasie beisteuert.

Die Bedeutung, die wir beim Verstehen aus dem herausfiltern, das uns gesagt wird, ist also nichts Tragbares, das wir in der Welt vorfinden, ergreifen und mitnehmen. Wir schaffen uns die Bedeutung weitgehend selbst. **Wir arbeiten beim Verstehen aktiv mit**, wobei wir immer von unseren Erwartungen und Annahmen beeinflusst werden.

Beim Verstehen spielt ebenfalls eine wesentliche Rolle die **Einstellung des Hörers**
- zum Gesprächspartner,
- zur Situation und
- zum Gesprächsinhalt.

Der Hörer entscheidet aufgrund seiner Einstellung, wie viel Aufmerksamkeit, Mühe, Geduld und Zeit er in die Arbeit des Verstehens investieren möchte oder kann.

❗ **Es gibt vermutlich mehrere Grade bzw. Tiefen des Verstehens, und es hängt nicht nur vom sprachlichen Input, sondern auch entscheidend vom Hörer selbst ab, welche Tiefe des Verstehens er ansteuert.**

Das ist der Grund, weshalb auch Nichtaphasiker Missverständnisse erleben und manchmal Mühe haben, ihre Erkenntnisse oder Überzeugungen ihren Gesprächspartnern zu übermitteln. »Gegen taube Ohren predigen« bedeutet, dass das, was man sagt, vom anderen nicht verstanden wird, weil er – aus welchen Gründen auch immer – seinen Höreranteil am Verstehen nicht beisteuert. Daher braucht der, der überzeugen möchte, nicht nur gute Argumente, sondern muss auch lernen, sich auf die Welten im Kopf seines Hörers einzustellen, d. h. er muss seine Worte so wählen, dass sie den Hörer dazu bewegen, sie auf die richtige Weise an die richtige Stelle (die richtige »Tiefe«) seines Bewusstseins zu transportieren. Wenn Sprecher und Hörer vieles an Wissen, Erfahrung, »Milieu« gemeinsam haben, ist die Chance eventuell größer, auf eine gemeinsame Ebene des Verstehens zu kommen. An Missverständnissen hat nicht immer der eine oder andere schuld, sondern möglicherweise unterscheiden sich die Welten des Sprechers und Hörers derartig, dass der Hörer gar nicht die Fähigkeit hat, das Gehörte richtig einzuordnen.

Wir sind als Hörer sensibilisiert für diese verschiedenen Arten des Verstehens und haben ein Gespür dafür, in welche Verstehenstiefen wir mit den unterschiedlichen Gesprächspartnern kommen. Das zeigt sich an Aussagen wie:
- »Ich versteh mich gut mit ihm«.
- »Seit einiger Zeit verstehen wir uns nicht mehr so gut«.

Wir spüren auch als Hörer intuitiv, aus welcher »Tiefe« heraus der Sprecher etwas sagt. Das erkennt man sehr schnell, wenn man Rednern oder Fernsehmoderatoren zuhört: Ob der Sprecher etwas Auswendiggelerntes vorträgt, das womöglich jemand anders für ihn vorformuliert hat, oder ob er aus der Tiefe seiner eigenen Überzeugungen heraus spricht, kann man als Hörer erkennen.

❗ **Auswendiggelerntes, Abgelesenes und »obenhin Gesagtes« nimmt der Hörer nicht in gleicher Weise auf wie das, was der Sprecher spürbar »aus dem Herzen spricht«.**

Auf diese subtile Fähigkeit des Hörers spielt Michael Ende an, wenn er beschreibt, wie die kleine Momo, eine Meisterin im Zuhören, intuitiv einen Erwachsenen einschätzt, der sie mit betrügerischen Argumenten überzeugen möchte.

❱❱ Sie hörte eine Stimme, die redete, sie hörte Worte, aber sie hörte nicht den, der sprach. ❰❰

Der »graue Herr«, Momos Gesprächspartner, merkt, dass seine Argumente nicht ankommen, und bemüht sich um so stärker, Momo zu überzeugen.

❱❱ Also Momo – nun höre mir einmal gut zu!« begann er schließlich. Das hatte Momo ja schon die ganze Zeit versucht. Aber ihm war viel schwerer zuzuhören, als allen anderen, denen sie bisher zugehört hatte. Sonst konnte

▼

sie sozusagen ganz in den anderen hineinschlüpfen und verstehen, wie er es meinte und wie er wirklich war. Aber bei diesem Besucher gelang es ihr einfach nicht. Sooft sie es versuchte, hatte sie das Gefühl, ins Dunkle und Leere zu stürzen, als sei da gar niemand (Ende 1973, S. 94). **«**

Die deprimierende Erfahrung, bei einem Gesprächspartner »ins Leere zu stürzen«, habe ich schon in verschiedenen Situationen gemacht, aber noch nie, wenn ich mich mit einem Aphasiker unterhielt, denn die subtile Hörerintuition ist den Aphasikern weitgehend erhalten geblieben. Das mag auch an dem beträchtlichen nichtsprachlichen Anteil liegen, den jeder Hörer in die Verstehensvorgänge investiert. Erstaunlich viele Aphasiker, selbst schwer betroffene, verstehen relativ gut. Wahrscheinlich benutzen sie weitgehend die »absteigenden Prozesse«: Diese Prozesse funktionieren ja dadurch, dass der Hörer aufgrund der Situation und diverser anderer nichtsprachlicher Gegebenheiten (z.B. Gesichtsausdruck und Körpersprache des Gesprächspartners) die Wahrscheinlichkeit berechnet, bestimmte Informationen zu hören, während er andere, nicht erwartbare Informationen ausfiltert, wobei ihn seine Weltkenntnis, sein Verstand und seine Persönlichkeit beeinflussen. Die Fähigkeiten, die der Aphasiker für diese absteigenden Prozesse einsetzen muss, sind durch die Aphasie nicht gestört.

❗ **Viele Aphasiker sind Meister im Erraten, Aufschlüsseln und Zusammensetzen von Informationen, die sie im Grunde nicht Wort für Wort verstehen können.**

Oliver Sacks, ein amerikanischer Neurologe, beschreibt in einem der interessantesten und spannendsten Bücher über Hirnstörungen, wie amerikanische Aphasiker im Fernsehen einer Rede ihres Präsidenten zuhörten:

» Da war er also, der alte Charmeur, der Schauspieler mit seiner routinierten Rhetorik, seiner Effekthascherei, seinen Appellen an die Emotionen – und alle Patienten wurden von Lachkrämpfen geschüttelt. Nein, nicht alle: Einige sahen verwirrt aus, einige wirkten erregt, zwei oder drei machten einen besorgten Eindruck, aber die meisten amüsierten sich großartig. Was mochte in ihnen vorgehen? Verstanden sie ihn nicht? Oder verstanden sie ihn vielleicht nur zu gut?
Es hieß oft, diese Patienten, die zwar intelligent waren, aber an schwerer sensorischer (Wernicke, LL) oder totaler Aphasie litten und daher nicht imstande waren, die Bedeutung von Worten als solchen zu begreifen, verstünden dennoch das meiste von dem, was man zu ihnen sagte ...

▼

Wie kam das? Sprache – natürliche Sprache – besteht weder nur aus Worten noch ... lediglich aus Propositionen. Sie besteht aus Äußerungen, aus Sprechakten – man drückt die Bedeutung dessen, was man sagen will, mit dem ganzen Körper aus –, und das Verständnis dieser Äußerungen erfordert weit mehr als die bloße Identifikation von Worten. Menschen, die an Aphasie leiden, greifen diese Hinweise auf und verstehen das Gesagte, auch wenn die Worte für sie unverständlich bleiben.
Daher habe ich manchmal – wie alle, die viel mit Aphasiepatienten arbeiten – das Gefühl, dass es unmöglich ist, einen solchen Menschen anzulügen. Er versteht die Worte nicht, kann also auch nicht durch sie getäuscht werden, aber das, was er versteht, versteht er mit unfehlbarer Präzision: den körperlichen Gesamtausdruck, der die Worte begleitet, jene totale, spontane, unwillkürliche Ausstrahlung, die niemals gefälscht werden kann, wie es bei Worten nur allzu leicht der Fall ist...
»Man lügt wohl mit dem Mund«, schreibt Nietzsche, »aber mit dem Maule, das man dabei macht, sagt man doch die Wahrheit.« Für einen solchen Gesichtsausdruck, für jede Falschheit der körperlichen Erscheinung und Haltung haben diese Menschen ein übernatürliches Gespür.
Und wenn sie ihr Gegenüber nicht sehen können – dies gilt besonders für blinde Aphasiepatienten – dann haben sie ein unfehlbares Gehör für jede stimmliche Nuance, für den Tonfall, den Rhythmus, die Hebungen und Senkungen, die Satzmelodie, für die subtilsten Modulationen, Tonveränderungen und Abweichungen von der normalen Aussprache, die dem Gesagten die Glaubwürdigkeit geben oder nehmen können.
Darauf gründet sich also ihre Fähigkeit, etwas zu verstehen und zu erkennen, was wahr und was unwahr ist, ohne die Worte zu begreifen. Folglich waren es die Mimik, die schauspielerischen Übertreibungen, die aufgesetzten Gesten und vor allem der falsche Tonfall, die falsche Satzmelodie des Redners, die diesen sprachlosen, aber ungeheuer sensiblen Patienten heuchlerisch erschien.
Auf solche (für sie) höchst offenkundigen, ja grotesken Widersinnigkeiten und Ungereimtheiten reagierten diese Patienten, die sich durch Worte nicht täuschen ließen, weil sie durch Worte nicht zu täuschen waren.
Darum lachten sie über die Ansprache des Präsidenten (Sacks 1987, S. 115–118). **«**

Oliver Sacks' Patienten und die in diesem Kapitel geschilderten Patienten zeigen jeweils eine für Aphasie typische Mischung aus Verstehen und Nichtverstehen, die sich durch ein unterschiedliches Zusammenwirken von sprachlichen und nichtsprachlichen Prozessen ergibt.

Mit dieser Erkenntnis sind wir schon über das Satzverstehen hinausgelangt – sie gilt auch für das Textverstehen, auf das ich in ▶ Kap. 8 eingehen werde.

6.3   Lesen

>> Lesen ist Denken mit fremdem Gehirn. (Jorge Luis Borges) <<

Herr L. hatte als Journalist sein Leben damit verbracht, die osteuropäische Welt, in der er sich zu Hause fühlte und deren Sprachen er beherrschte, zu schildern. Sein Leben hatte daraus bestanden, die richtigen Worte zu finden, gesprochene und geschriebene Worte.

Nach seinem Schlaganfall konnte er fast kein Wort mehr sprechen, verstand nur noch teilweise, was man ihm sagte, und vermochte auch kein einziges Wort mehr zu schreiben oder zu lesen. Er wusste nicht mehr, welche Buchstaben welche Laute ausdrückten. Aber mit der gleichen Beharrlichkeit, mit der er viele Jahre lang seine Informationen zusammengetragen hatte, versuchte er nun in jeder Therapiesitzung, die verlorenen Sprachprozesse wieder aufzuspüren.

Um als erstes die Vokale wieder einzufangen, legte ich Bilder vom Wettlauf zwischen dem Hasen und dem Igel auf den Tisch und half Herrn L., die Wortkarten »HASE« und »IGEL«, die er nicht lesen konnte, den Bildern zuzuordnen. Wir spielten mit den Lauten »A« und »I« herum; Herr L. schrieb die beiden Buchstaben ab, ordnete sie in die beiden Wörter ein (zunächst sehr unsicher), sprach sie nach und zeigte sie, wenn ich sie nannte. Auf einmal stutzte er, nahm sein Geschichtenheft, das ihm seine Freunde zusammengestellt hatten und das er immer mit sich herumtrug, blätterte, stoppte, zeigte auf das »I« in »Ikone« (das ihm als Kunstsammler viel bedeutete) und sagte »AAAAha!« Das »i« war von da an relativ gut abzurufen.

Mit den anderen Buchstaben hatten wir nicht so viel Glück. Ich suchte immer wieder nach Wörtern, die ihm so viel bedeuteten, dass er sich an ihnen die Laut-Buchstaben-Beziehung hätte merken können. Aber alle Versuche schienen vergeblich. Eines Tages zeigte ich ihm ein Bild, auf dem ein pompöses Gebäude der Gründerzeit abgebildet war. Über dem Eingang stand »HOTEL«. Herr L. schaute das Bild aufmerksam an, grübelte, setzte zum Lesen an und las langsam, indem er auf jeden Buchstaben zeigte: »Wanzen«.

Wir haben noch oft über seine genialen Rösselsprünge gelacht. Mit diesem jedenfalls gelang es ihm, den Unterschied zwischen »A« und »O« zu behalten, nachdem ich das Wort »WANZEN« aufgeschrieben, neben das Wort »HOTEL« gelegt und ihm die brisante Beziehung zwischen beiden Wörtern erklärt hatte.

▼

Herr L. hatte beim Lesen nicht gemerkt, dass er ein ganz anderes Wort aussprach, als dort stand – ein scheinbar rätselhafter Vorgang, denn natürlich musste irgendein unabhängiger Geist in ihm das Wort »Hotel« gelesen und das Wort »Wanzen« dazu assoziiert haben. Aber nur scheinbar rätselhaft – wenn wir uns die Leseprozesse genauer ansehen.

6.3.1   Wo werden die Striche zu Wörtern?

Auf dem Papier natürlich, möchte man spontan antworten. Aber können wir da so sicher sein? Wenn wir die rätselhaften Zeichen uns unbekannter Schriften ansehen (🔲 Abb. 6.4) wird uns vielleicht bewusst, was wir im Alltagsleben nicht wahrnehmen: dass erst in unserem Kopf aus den Strichkonfigurationen sinnvolle Informationseinheiten entstehen. Genau wie unsere Ohren nicht Wörter oder Sätze auffangen, sondern kontinuierliche Schallwellen, die jeder im eigenen Kopf in Sprache verwandeln muss, so nehmen auch unsere Augen nichts anderes auf als Striche. Striche mit Häkchen und Bögen, Striche, die in bestimmten Winkeln zu einander stehen, aber eben nur Striche. Was diese Striche bedeuten, haben wir mehr oder weniger mühsam in der Schule gelernt und so gut in unseren Erinnerungsbahnen gespeichert, dass es uns sofort automatisch einfällt, wenn wir sie sehen. Ich muss nicht erst in meinem Gedächtnis kramen, um zu entdecken, was das Strichgebilde HOTEL bedeutet – ob ich will oder nicht, die Prozesse meines visuellen Systems transportieren automatisch die Information über diese fünf Strichkonfigurationen, zu denjenigen Bahnen meines Sprachverarbeitungsapparates, die – wiederum automatisiert – an der Erzeugung der Bedeutung des Wortes »Hotel« beteiligt sind.

Diese Transportwege waren bei Herrn L. unterbrochen. Er sah die Striche, aber er konnte aus ihnen nicht das Wort »Hotel« erzeugen. So jedenfalls hätte man geurteilt, wenn man in einem Test seine Lesefähigkeit untersucht hätte. In Wirklichkeit scheint er das Wort HOTEL aber doch gelesen zu haben, wenn auch nicht bewusst: Sein visuelles System hatte das Schriftbild »HOTEL« ganz richtig erfasst und automatisiert bis zu den Systemen der Bedeutungsverarbeitung weitergeleitet. Dort war aufgrund böser Erfahrungen »Hotel« eng mit »Wanzen« verknüpft, und diese Assoziation wurde nun – sozusagen abwärts – von den zentralen Programmierungssystemen automatisiert weiterentwickelt und dem Sprechbewegungsapparat in Auftrag gegeben, der dann »Wanzen« artikulierte. Ohne die unbewusste Verarbeitung von »Hotel« wäre Herr L. nicht zu »Wanzen« gelangt.

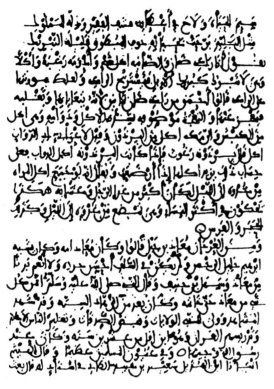

Abb. 6.4 Fremde Schriftzeichen. (Aus Hofstadter 1985)

Denkbar wäre natürlich auch, dass Herr L. aufgrund des Bildes ein Hotel erkannt hatte, ohne das Wort zu lesen, und zum Begriff Hotel den Begriff Wanzen assoziierte. Dem steht aber zweierlei entgegen: Erstens war das Gebäude nicht derart typisch; über dem Eingang hätte auch »BANK«, »MUSEUM«, »THEATER« etc. stehen können. Und zweitens produzieren viele Aphasiker genau diese Art Lesefehler.

Die Lesefähigkeit von Herrn L. war also nicht völlig gestört. Betroffen waren nur einzelne Prozesse, die am Vorgang des Lesens beteiligt sind, nämlich die Prozesse,

die die Assoziation hätten hemmen müssen, und diejenigen, die das Zielwort programmieren und erzeugen sollten.

Genauso wenig wie es **die** Sprache, **das** Sprechen und **das** Verstehen gibt, gibt es **das** Lesen. **Der Vorgang des Lesens setzt sich aus einer ganzen Reihe von Teilleistungen zusammen.**

Einige Teilleistungen unterscheiden sich darin, **was** wir lesen: Buchstaben, Wörter, Sätze oder Texte. Bei »A« muss ich mich nur erinnern, welchen Laut dieser Buchstabe signalisiert; bei »Anna« muss ich darüber hinaus die

Regeln für die Kombination der Buchstaben kennen und die Bedeutung des Wortes abrufen können; bei »Anna isst Salat« müssen alle zentralen Programmierungssysteme eingesetzt werden, die die Satzverarbeitung betreffen. Und wenn wir einen Text über Anna lesen, müssen wir noch viele weitere Systeme einbeziehen. Buchstaben-, Wort-, Satz- und Textlesen bilden also jeweils ein Teilleistungssystem für sich.

Ein anderer Unterschied besteht darin, **wie** wir lesen: leise oder laut. Stilles Lesen (Lesesinnverständnis) und lautes Lesen (expressives Lesen, Vorlesen) bilden je ein Teilleistungssystem für sich mit jeweils individuellen Leseprozessen.

Diese verschiedenen Leseaktivitäten führen wir nicht immer auf die gleiche Weise durch: Das ungeübte Lesen der Lesenlernenden und das automatisierte Lesen der »Könner« laufen unterschiedlich ab.

Für das Lesen benötigen wir einerseits die **allgemeinen Sprachverarbeitungsprozesse der zentralen Programmierungssysteme** (Planung, Bedeutungsprogrammierung, Syntaxprogrammierung, Lautprogrammierung). Andererseits müssen wir auch Fähigkeiten erwerben, die auf **speziellen Prozessen der Modalität Lesen** beruhen. Diese Prozesse sind den zentralen Programmierungssystemen unterstellt, bilden aber darüber hinaus – wie das Sprechen und das Verstehen – ein eigenes, automatisiert funktionierendes System.

Bei Aphasie können einzelne Prozesse innerhalb dieser beiden großen Systemgruppierungen – zentrale Programmierungssysteme und System der Modalität Lesen – **blockieren bzw. ausfallen** und damit die Lesefähigkeit teilweise oder völlig zerstören. Dabei können – wie überall bei der Sprachverarbeitung – kleine Ursachen große Wirkungen haben: Schon der Ausfall weniger Systeme kann bewirken, dass die Buchstaben nicht mehr erkannt oder die Wörter nicht mehr zusammengesetzt werden können.

6.3.2 Von der Lautsprache zur Schriftsprache

Bevor wir uns die einzelnen Teilleistungen der Lesefähigkeit und ihre Störungen ansehen, ein Blick auf die Beziehung zwischen der Lautsprache und der Schriftsprache. Da wir beide Systeme so früh und teilweise unbewusst erworben haben, ist uns die Problematik dieser Beziehung normalerweise nicht klar. Aber wir sollten über sie Bescheid wissen, wenn wir versuchen, aphasische Lesestörungen zu verstehen.

■ ■ Strichkonfigurationen signalisieren Lautmuster

Die Buchstabenkonfiguration HOTEL repräsentiert primär nicht den Sinn des Wortes »Hotel«, sondern signalisiert, wie wir artikulieren sollen, um die Lautkette H-O-T-E-L zu produzieren: Die Strichkombination »H« ist ein Signal, Luft auszustoßen; der Kreis »O« signalisiert, dass wir unseren Stimmtrakt so arrangieren sollen, dass der Laut »O« herauskommt, etc.

Als Kinder haben wir gelernt, dass für eine bestimmte Übernachtungsstätte (also für eine bestimmte Bedeutung) die Lautkette »Hotel« artikuliert wird. Beim Erwerb der Schriftsprache haben wir später gelernt, dass diese Lautkette durch eine bestimmte Strichkonfiguration (beim Schreiben) signalisiert und beim lauten Lesen ausgelöst werden kann, immer mit ihrer Bedeutung im Schlepptau. Dabei haben wir die Bedeutung der Lautkette H-O-T-E-L auf die Strichkonfiguration HOTEL übertragen und diese Verbindung so stark automatisiert, dass sie in uns sofort hergestellt wird, sobald unsere Augen das Schriftbild HOTEL erfassen.

■ ■ »Dependenz« der Schriftsprache

Der Weg von der Schriftsprache zur Bedeutung geht also über die Lautsprache. Daher spricht man von der **Abhängigkeit (Dependenz) der Schriftsprache von der Lautsprache**: Wer nicht weiß, durch welche Lautkette eine Bedeutung repräsentiert wird, kann diese Bedeutung nicht aus den Schriftzeichen herauslesen. Genau dies passiert häufig bei Aphasie. Der Aphasiker kann für Dinge und Sachverhalte, die ihm »vor Augen stehen«, das Lautprogramm nicht aus dem Gedächtnis abrufen. Damit fehlt ihm auch die Basis für die Programmierung des Schreibvorgangs, wenn er gebeten wird, die gesuchten Wörter aufzuschreiben. Diese Problematik spielt auch in den Lesevorgang hinein.

■ ■ Die willkürliche Beziehung zwischen Laut- und Schriftsprache

❗ Die Lautsprache ist das Primäre. Die Schriftsprache bildet sie ab.

Die Art und Weise, wie sie das tut, ist nicht von der Natur vorgeschrieben, sondern willkürlich (arbiträr). Ebensowenig wie wir in der Natur einen Grund dafür entdecken können, warum einem Baum gerade die Lautkette /b//a//u//m/ zugeordnet ist, gibt es einen natürlichen Grund dafür, den Laut /a/ in der Form eines spitzen Daches zu symbolisieren oder den Laut /i/ als Strich mit einem Punkt.

❗ Die Buchstabenschrift beruht auf Konvention, d. h. auf Verabredungen, die man sich ins sprachliche Gedächtnis einprägen muss.

Wenn diese Gedächtnisprozesse bei Aphasie ausfallen oder blockieren, dann haben viele Aphasiker (wie z. B. Herr L.) große Schwierigkeiten, sich zu erinnern, welche Buchstaben welche Laute repräsentieren. Selbst wenn ihnen immer wieder gesagt wird: »Der Laut /i/ wird als Strich mit einem Punkt darüber geschrieben, geht diese Information in den Bahnen ihres gestörten verbalen Gedächtnisses zunächst immer wieder verloren, bis sie (wie bei Herrn L. durch das Wort »Ikone«) an irgendeiner Eselsbrücke festgemacht werden kann.

In der über Aphasie nicht aufgeklärten Öffentlichkeit wird diese Gedächtnisproblematik häufig als »Dummheit« oder »Verrücktheit« angesehen – weil nicht bekannt ist, auf welcher wackeligen (nämlich nicht naturgegebenen, sondern konventionell bedingten) Basis die Beziehung zwischen Laut und Buchstabe beruht. Da es keinen natürlichen Grund gibt, den Laut /i/ durch den Buchstaben »i« darzustellen (und alle anderen Laute durch die entsprechenden Buchstaben), kann man sich diese Verknüpfungen sehr schwer merken, wenn man aus dem kindlichen Prägungsalter herausgewachsen ist. Man kann diese Schwierigkeit erleben, wenn man als Erwachsener eine Sprache lernt, die in einer anderen Schrift geschrieben wird. Ich habe mich mit den russischen Buchstaben sehr herumgeschlagen und sie sofort wieder vergessen, als ich meine Russischversuche aufgab.

■ ■ Regeln für die Darstellung der Laute durch Buchstaben

Die Beziehung zwischen der Lautsprache und der Schriftsprache ist nicht nur willkürlich, sondern auch viel komplexer, als uns normalerweise bewusst wird. Wir mussten beim Lesen- und Schreibenlernen ein ganz neues und kompliziertes Regelsystem lernen, das die Darstellung der Laute durch Buchstaben regelt. Diese Regeln (Fachausdruck: **Graphem-Phonem-Korrespondenz-Regeln**, GPK-Regeln), die wir durch die Übung des Lesens und Schreibens aufgenommen haben, umfassen mehr als die bewusst gelernten orthographischen Regeln. Sie sind nötig, weil es keine 1:1-Entsprechung zwischen Lauten und Buchstaben gibt.

Man setzt den gleichen Buchstaben nicht immer in den gleichen Laut um. Zum Beispiel wird der Buchstabe »g« je nachdem, wo er auftaucht, unterschiedlich artikuliert: In »Garten« steht er für ein /g/; in »Tag« für ein /k/; in »billig« für ein /ç/. Das »e« wird innerhalb des Wortes »Besen« einmal als langes geschlossenes /e:/ und einmal als kurzes gemurmeltes /ə/ ausgesprochen; in »Treppe« zeigt das erste »e« einen kurzen offenen Vokal /ɛ/ an. **Ein** Buchstabe kann also für verschiedene Laute stehen. Umgekehrt kommt es aber auch vor, dass ein Laut durch verschiedene Buchstaben symbolisiert wird, z. B. das /f/ in »fiel« oder »viel«. Manche Einzellaute werden immer durch das gleiche Buchstabenpaar dargestellt (z. B. /au/), während das Buchstabenpaar »ch« mal den Einzellaut /ç/ wie in »ich«, mal den Einzellaut /x/ wie in »ach« anzeigt.

Um den Grund für diese chaotisch anmutenden Zuordnungen zu verstehen, müssen wir uns erinnern, dass in der inneren Sprache zunächst abstrakte Laute bzw. Lautschemata programmiert werden, deren Realisierung von der jeweiligen Lautumgebung abhängt. Der Endlaut der abstrakten Grundform /ta:g/ wird z. B. aufgrund der Auslautverhärtung im Wort »Tag« als /k/ realisiert. Wird die abstrakte Grundform als Plural »Tage« realisiert, erscheint derselbe abstrakte Laut als /g/. Energiesparend, wie der menschliche Geist nun einmal arbeitet, hat er bei der Entwicklung der Schrift entschieden, dass es die abstrakten Lautschemata sind, die in Schrift umgesetzt werden müssen, und nicht ihre vielen unterschiedlichen lautlichen Realisierungen, die ja nichts mit der eigentlichen Bedeutung des Wortes zu tun haben. Nur so ist gewährleistet, dass wir uns auf die schnellst mögliche Weise verstehen:

❗ **Wir gelangen beim Lesen durch die Schrift hindurch zum abstrakten Schema des Wortes und damit zur eigentlichen Information, ohne uns von lautlichen Veränderungen ablenken zu lassen.**

Es sind also die unzähligen GKP-Regeln, die uns sagen, wie wir ein Wort zu artikulieren haben. Wenn wir z. B. das Wort »Steilküste« sehen, dann sagen uns diese Regeln, dass wir – wenn wir nicht stilgerecht Norddeutsch sprechen – das erste »st« so artikulieren müssen, als ob dort »scht« stünde, das zweite hingegen wie »ßt«. Wenn wir aber über das »Styling« eines Autos sprechen wollen und gerade im Begriff sind, »scht« zu programmieren, dann taucht eine andere GPK-Regel auf und erinnert uns, dass dieses Wort aus dem Englischen kommt und demzufolge der Anfangslaut nicht nur von Norddeutschen als »ß« artikuliert wird. Auch unbekannte Wörter lesen und schreiben wir mit Hilfe der GPK-Regeln der Norm entsprechend.

Diese Regeln sorgen dafür, dass trotz der je nach Umgebung schwankenden Lautstruktur die dieser Struktur zugrunde liegende Information in der Schriftsprache beständig erkennbar ist. Damit gerät die Schriftsprache aus ihrem reinen Abhängigkeitsverhältnis heraus: Sie stützt die Lautsprache. Nachdem wir einmal die Schriftsprache erworben haben, erkennen wir beim Hören die Wörter und Wortgrenzen aufgrund der von uns internalisierten Schriftbilder.

Wie sehr wir uns beim Hören vom Schriftbild beeinflussen lassen, erkennen wir, wenn wir eine uns unbekannte Sprache hören. Wo sind dort die Wortgrenzen?

■■ Speichersysteme für Schriftbilder

Internalisiert haben wir die Schriftbilder anscheinend durch verschiedene Speichersysteme. Speicherung des Schriftbildes von:

- **ganzen Wörtern** (»Hamburg«),
- **Wortteilen**, z.B. Wortanfängen wie »Apha«,
- wahrscheinlich auch von **Silben** (»ver-«, »-ung«, »-chen«),
- **Buchstabenkombinationen** (Fachausdruck: Phonemcluster) (»bl-«, »str-«),
- **Buchstaben**.

❗ Bei Aphasie können die Speichersysteme für Schriftbilder in unterschiedlichem Maße betroffen sein.

Während vielleicht viele Wortanfänge blockiert sind, kann eventuell das Schriftbild bestimmter ganzer Wörter besser abrufbar sein.

❗ Das gesamte umfangreiche und komplizierte Regelwerk der GKP-Regeln ist im sprachlichen Gedächtnis gespeichert.

Da bei Aphasie diese Gedächtnisinhalte je nach Schweregrad der Störung mehr oder weniger schwer blockiert oder auf andere Weise gestört sind, haben Aphasiker auch meistens je nach ihrer Störung mehr oder weniger große Schwierigkeiten, die Schriftbilder normgerecht in Lautstrukturen umzusetzen, selbst wenn sie einzelne Laute durchaus richtig artikulieren können. Deshalb kann ein Aphasiker **nicht** allein durch:

- das Artikulieren von Einzellauten,
- das Sprechen und Schreiben des Alphabets,
- das Lernen von Zuordnungen wie »/a/ wird als A geschrieben« und
- das Nachsprechen oder Abschreiben von Wörtern und Sätzen
  die Lesefähigkeit wiedererwerben.

❗ Zum Lesen kommt der Aphasiker nur, wenn er den selbstständigen Abruf und die selbstständige Anwendung der GKP-Regeln übt.

6.3.3 Verschiedene Leseroutinen

Wer lesen lernt, gelangt vom Schriftbild aus zuerst über die Brücke der GPK-Regeln zum Lautmuster und von dort über die in der Kinderzeit gelernte Brücke zur Bedeutung des Wortes. Später, als routinierte Leser, können wir die Brücken umgehen und sofort von der Schrift zur Bedeutung gelangen.

Während wir als **Kinder** lesen und schreiben lernten, setzten wir in unserem Gehirn einen Riesenapparat in

Gang. Wir hörten die Laute, artikulierten sie mit, nahmen die Schriftsymbole mit den Augen auf, strengten uns an, die richtigen Bewegungen zu machen, um zu schreiben ... kurz, die ganze Person war darauf konzentriert, die Beziehung zwischen Lauten und Schriftzeichen aufzubauen – d.h. Kontakte zwischen Nervenbahnen der verschiedensten Hirnbereiche herzustellen. Durch diese vielen Verknüpfungen konnten wir Laute und Buchstaben fest verbinden.

Mit **fortschreitender Vervollkommnung unserer schriftsprachlichen Fähigkeiten** haben sich nach und nach eine Reihe der beteiligten Systeme aus dieser Teamarbeit ausgeklinkt: z.B. mussten wir beim Anblick der Buchstabenfolge B-A-U-M die Lautkette/b//a//u//m/ nicht mehr **hören** (d.h. gesagt bekommen), um sie zu identifizieren. Es genügte, dass wir das Schriftbild **sahen**, um innerlich sofort das Lautbild zu programmieren. Wir konnten beim Schreiben oder Lesen auch allmählich darauf verzichten, laut oder leise mitzuartikulieren, weil wir die Fähigkeit erworben hatten, ohne sprechmotorische oder auditive Rückkopplung die richtigen Laute mit den richtigen Buchstaben zu verbinden.

So haben wir allmählich eine Schnellverbindung geschaffen, bei der wir **Wörter ganzheitlich** aufgrund ihrer visuellen oder orthographischen Gestalt erfassen und ihren Bedeutungen zuordnen können, **ohne die Lautstruktur genau zu analysieren**. Das ist der Grund, weshalb lautes Lesen, also Vorlesen, langsamer abläuft als leises Lesen.

❗ Leises Lesen läuft weitgehend über die Schnellverbindung ab. Wir sparen die für die Artikulation verbrauchte Zeit.

Während dieses **schnellen, routinierten Lesens** wandert der Blick sehr schnell an den Zeilen entlang, wobei er – wie im Scheinwerfer – einen Buchstabenbereich deutlich erfasst, während er die anderen Bereiche nur flüchtig streift, um einen Überblick über den weiteren Verlauf des Satzes zu bekommen. Die visuell aufgenommene Information wird auf einer direkten Bahn »nach oben« in die Bedeutungssysteme der inneren Sprache geleitet, wobei die genauere Analyse der Lautstruktur unberücksichtigt bleibt. Anschließend wird die Information entweder – beim leisen Lesen – im Gedächtnis gespeichert oder sie nimmt – beim lauten Lesen – den Weg »nach unten« zum Artikulator, wobei die Betonungsmuster und die Pausenverteilung der Satzstruktur entsprechend eingeplant werden.

Ohne dieses **blitzartige ganzheitliche Erfassen der Bedeutung der Schriftbilder** wären wir in vielen Fällen gar nicht fähig, bestimmte Wörter oder Sätze laut zu artikulieren. Brügelmann bringt in seinem Buch über den Erwerb der Schriftsprache einige Beispiele dafür: Wir können das Wort »Wachstube« nur dann richtig artikulieren, wenn wir vorher seine Bedeutung als entweder »Wach-stube« oder »Wachs-tube« verstanden haben. Auf ähnliche Weise kommen wir nur über die Bedeutung zur richtigen Artikulation der folgenden Sätze:

> ▬ Die Kissen sind modern, aber sie modern.
> ▬ Ich bin alle Montage auf Montage.
> ▬ Wir rasten zum Parkplatz um zu rasten.
>   (Brügelmann 2000) «

Auch bei »Celle« »Cello«, und »City« müssen wir das ganze Wort erkannt haben, bevor wir den ersten Laut artikulieren, d. h. wir müssen über die Schnellverbindung die Bedeutung der Wörter erfasst haben, bevor wir die Artikulation programmieren.

Bei diesem **schnellen Sprung vom Schriftbild zur Bedeutung** – unter Umgehung der Lautprogrammierung – werden wir **wie beim Verstehen sehr stark von unserer Erwartung gesteuert**. Die vorher aufgenommene Information, die Situation oder andere Einflüsse wecken in uns eine bestimmte Erwartung, wie die Wörter, die wir gerade lesen wollen, beschaffen sein werden. Solange sich diese Erwartung erfüllt, lesen wir im schnellen Tempo weiter. Sobald aber ein unbekanntes Wort auftaucht oder der Sinn des Gelesenen nicht mehr der Erwartung entspricht, schalten wir auf Systeme um, die gründlicher arbeiten, indem sie die Lautsprache wieder einbeziehen und auf Einzellaute, Lautcluster oder Silben genau eingehen, d. h. einzelheitlich lesen. Den Satz: »Die Sonne brach durch die Wolken« lese ich über eine Schnellverbindung, aber schon bei dem Satz: »Der Rückstand der Vakuumdestillation wird als Destillationsbitumen bezeichnet« muss ich auf »langsam« umschalten und die beiden mir weniger geläufigen Substantive **einzelheitlich** lesen, d. h. die Lautstruktur genauer verarbeiten.

🛑 Als **geübte Leser** können wir zwischen der schnellen ganzheitlichen Leseroutine und der langsameren einzelheitlichen Leseroutine flexibel hin- und herschalten.

Lesestörungen bei Aphasie, die als »Alexie« oder »Dyslexie« bezeichnet werden, betreffen u. a. diese Leseroutinen.

▪▪   Tiefenalexie

Manchen Aphasikern steht noch in eingeschränktem Maß die Schnellverbindung, also eine ganzheitliche Leseroutine, zur Verfügung. Sie haben aber nicht mehr die Fähigkeit, auf die langsamere einzelheitliche Leseroutine zurückzugreifen, da sie das System der GPK-Regeln nicht mehr beherrschen und deshalb Laute und Buchstaben nicht mehr verbinden können. Daher lesen sie – mit großer Mühe – nur die Wörter, die sie aus dem Kontext bzw. aufgrund zugeordneter Bilder oder anderer Informationen erwarten und über die Schnellverbindung aus dem Wortspeicher abrufen können.

Diese Art der Lesestörung wird in der Fachliteratur **»Tiefenalexie«** genannt (de Langen 1988; Huber 1985; auch

»Tiefendyslexie« nach Marshall u. Newcombe 1966; Coltheart et al. 1980; Klingenberg 1990).

🛑 Aphasiker mit Tiefenalexie können wegen der fehlenden langsameren einzelheitlichen Leseroutine unerwartete Wörter oder Wörter, die ihnen neu sind, nicht lesen.

Die einzige Leseroutine, die diese Aphasiker anwenden können, beruht also auf dem schnellen Erfassen der Wortbedeutung. Sie hat die Konsequenz, dass bedeutungstragende (und erwartete) Wörter wie z. B. **bestimmte Substantive besser gelesen werden als Funktionswörter**:

▬ »Hund« und »Mund« können evtl. gelesen werden, aber nicht das Wörtchen »und«.
▬ »Kind« wird evtl. erkannt, aber nicht »in«.
▬ »Kanne« ist leichter zu lesen als »ich kann«.
▬ »Bushaltestelle« wird richtig gelesen, aber »an« oder »mit« können nicht entziffert werden.

Wenn wir mit Aphasikern umgehen, müssen wir uns dieser Problematik bewusst sein.

⊗ Es hat keinen Sinn, einem Aphasiker, der an Tiefenalexie leidet, zu sagen: »Schau, du hast eben Hund und Mund gelesen – hier sind nun die gleichen Buchstaben u-n-d, die brauchst du nur auf die gleiche Weise zusammensetzen. Das ist doch ganz leicht ... Na, wie heißt das denn?« Für einen Aphasiker mit einer Tiefenalexie ist das eben nicht leicht, evtl. sogar unmöglich erkennbar.

Leute mit schwerer Tiefenalexie sorgen immer wieder für Überraschungen, wenn sie im Test absolut nichts lesen konnten (weil sie dort nur unerwartete Wörter vorfanden und der Kontext ihnen nicht half), in der Fernsehprogrammzeitschrift aber plötzlich das Wort »Fußballreportage« richtig entziffern oder aus der Urlaubskarte der Tochter zielstrebig das Wort »Reifenpanne« herauspicken.

Aphasikern mit dieser Lesestörung passiert es häufig, dass sie auf ein Wort schauen und ein anderes Wort lesen, das mit dem richtigen Wort im Zusammenhang steht (sog. »semantische Paralexie«).

Ingo kommt zur Therapie. Auf dem Tisch liegt eine Anzeige, die ich mit seinem Vorgänger angeschaut hatte. Dort steht in sehr großen Buchstaben »SONDERANGEBOT«.
Ingo, der fast nichts sagen und genau so wenig lesen kann, zeigt auf die Anzeige und liest langsam, Silbe für Silbe, »AUS-VER-KAUF« – und wundert sich, weil noch zwei Silben übrig sind, als er mit dem Lesen schon fertig ist (ein typischer Hemmungsfehler).

■■   Lautbildalexie

Manche Aphasiker haben eine andere Art Lesestörung. Sie benutzen auch eine Schnellbahn, erfassen bestimmte Wörter also auch ganzheitlich aufgrund der visuellen/orthographischen Merkmale, können aber die **Bedeutung der Wörter nicht abrufen**, weil der **Zugang zu den Wortspeichern blockiert** ist. Ihre Schnellbahn endet – sozusagen auf halber Strecke – bei den Systemen der Lautprogrammierung, wo die Wörter in ihrer Lautform gespeichert sind. Diese Lautformen können sie erfassen und häufig auch artikulieren. Dadurch verwechseln sie Wörter, die sich aufgrund ihrer Lautstruktur ähneln. Sie lesen:

- »Tanne« für »Wanne«,
- »Schule« für »Schuhe«,
- »hinken« für »trinken« etc. (phonematische Paraphasien).

Diese Lesestörung wird als **Lautbildalexie oder -dyslexie** bezeichnet (»phonologische Dyslexie«, s. Huber 1985; Klingenberg 1990).

> ❗ Aphasiker mit Lautbildalexie können Texte zwar in fast normalem Tempo »lesen«, verstehen aber den Sinn des Gelesenen nicht.

Reste dieser Störung zeigen sich z. B. bei folgenden Leseproben:

Text: … die dann das Türschloss auftaute.
Aphasiker A.: … die drann das Tür … schloss wieder aufstaute.
Aphasiker B.: … die dann das Türschloss wieder auftauchte.

■■   Oberflächenalexie

Eine dritte Lesestörung ist die sog. »Oberflächenalexie« (Huber 1985; de Langen 1988; Klingenberg 1990).

> ❗ Bei Oberflächenalexie können die Aphasiker die ganzheitliche Leseroutine nicht benutzen, d. h. beide Schnellbahnen, der Weg vom Schriftbild zur Bedeutung und der Weg vom Schriftbild zur Lautstruktur, sind blockiert.

Sie benutzen eine andere Leseroutine. Da ihnen die GPK-Regeln noch zur Verfügung stehen, lesen sie lautierend, Buchstabe für Buchstabe. Auf diese Weise können sie zwar die Lautstruktur der Wörter, die sie lesen möchten, aufbauen, können aber den Sinn des Gelesenen nicht erfassen, weil ihnen der Abruf der Bedeutung nicht gelingt. Sie produzieren neologistische Abweichungen wie:

- »Belume« für »Blume«,
- »Kaffe« für »Kaffee« etc.

Es gelingt ihnen nicht, die lautlich entstellten Wörter, die sie aufgrund fehlerhaft angewendeter GPK-Regeln entwickelt haben, als Fehler zu erkennen und vom Sinn her zu verbessern. In schweren Fällen kommt es vor, dass sie die Wörter nur noch buchstabieren können, aber nicht fähig sind zu erkennen, welches Lautmuster und welche Wortbedeutung diese Buchstabenkette signalisiert.

■■   Mischformen

Tiefen-, Lautbild- und Oberflächenalexie kommen nicht immer in reiner Form vor, daher sind die Lesestörungen häufig nicht deutlich klassifizierbar. In vielen Fällen handelt es sich eher um gemischte Störungen. Manche Aphasiker benutzen mal eine ganzheitliche schnelle Leseroutine wie bei Tiefenalexie und Lautbildalexie, mal die einzelheitliche Route wie bei Oberflächenalexie, und bei jeder Route haben sie Schwierigkeiten.

Manchmal kommen Lesefehler zustande, bei denen mehrere Störungen mitgespielt haben, wie bei Herrn R., der lange auf das Wort »Bibliothek« schaute und dann zögernd las: »Bü-ro-thek«. Er produzierte damit ein Wort, das sowohl durch inhaltliche Assoziationen als auch durch das Lautbild mit dem Zielwort verbunden war.

Auch die Probleme, die Herr H. schildert, deuten eher eine gemischte Lesestörung an. Nachdem sich seine Aphasie gebessert hatte, erzählte er über seine Versuche, während der ersten Wochen im Krankenhaus ein Buch zu lesen:

Mein Sohn brachte mir von Kunze Die wunderbaren Jahre mit. Ich habe angefangen zu lesen und weiß, dass ich so zum ersten Mal zwei, drei Zeilen lesen konnte. Aber die gaben keinen Sinn. Ich konnte die Worte nicht verstehen, und ich konnte sie auch nicht aussprechen. Die ersten Sätze habe ich immer wieder laut zu lesen versucht, mit schlechtem Erfolg. Ich weiß, dass ich Worte, die mehr als zwei Silben umfassten, regelrecht geübt habe.
Da ist z. B. der Satz: »Er durchbohrt den Spielzeugsoldaten mit Stecknadeln.« Dieses Wort »Spielzeugsoldat«: Ich habe nicht gewusst, was das wohl ist. »Er durchbohrt«, das verstand ich. Aber »Spielzeugsoldat«? Dann habe ich an diesem Wort die Betonung durchprobiert und an ihm herumgedoktort, bis ich glaubte, eine Aussprache gefunden zu haben. (Ich habe das aber mit niemandem besprochen, weil ich auch Scheu hatte, vielleicht auch einen gewissen Stolz.) – »mit Stecknadeln« das ging: Das Wort »mit« hat mir keine Schwierigkeiten gemacht. Aber was der ganze Satz bedeutete – das war absolut Nonsens. Ich hätte ebensogut Kisuaheli lesen können …

Manche Wörter konnte Herr H. weder aussprechen noch verstehen, wie es für eine Oberflächenalexie typisch ist. Aber für andere Wörter wie z. B. für »Spielzeugsoldat« konnte er anscheinend das Lautbild abrufen, aber nicht die Bedeutung, was eher auf Lautbildalexie hinweist. So funktionierte für ihn die Schnellstraße vom Schriftbild zur Bedeutungsebene nicht, und auch der Weg von der Lautprogrammierung »nach oben« endete im Nichts.

Dabei hat Herr H. auf ein für viele Aphasiker typisches Problem hingewiesen: Er konnte, wenn überhaupt, nur Wörter lesen, die nicht mehr als ein oder zwei Silben hatten. Auch als sich seine Lesefähigkeit gebessert hatte, machten ihm **mehrsilbige** Wörter immer noch Schwierigkeiten. Es hat keinen Sinn, einem Aphasiker, der sich mit längeren Wörtern abmüht, zu sagen: »Schau, eben hast du das Wort »Tasse« gelesen. Und das Wort »unter« hast du vorhin auch erkannt. Was steht nun hier?« Der Aphasiker wird in solchem Fall am Wort »Untertasse« scheitern, weil er es – wie Herr H. – nicht schafft, die verschiedenen Silben zu einem ganzen Wort zusammenzubringen und für dieses Wort die entsprechende Bedeutung abzurufen.

6.3.4 Störungen »von oben«

Die Vielfalt der aphasischen Lesestörungen ergibt sich dadurch, dass die vielen Prozesse, die an den Lesevorgängen beteiligt sind, einzeln oder in unterschiedlicher Kombination gestört sein können. Dabei wirken sich auch die Störungen aus, die innerhalb der zentralen Programmierungssysteme bestehen, z. B. Störungen beim Wortabruf, bei der Grammatikprogrammierung oder der Textverarbeitung oder andere Störungen, die den gesamten Bereich der inneren Sprache betreffen.

■ ■ Gestörte Hemmung

Wie schon besprochen, bewirken gestörte Hemmprozesse bei Aphasie Veränderungen bei der zentralen Programmierung und stören so auch die Lesevorgänge.

Eine junge Aphasikerin versuchte, ein Gedicht laut zu lesen, das sie später ihrer kleinen Tochter vorlesen wollte. Sie hatte keine schwere Lesestörung mehr und konnte die Wörter schon langsam, Silbe für Silbe, entziffern. So fuhr sie mit ihrem Finger an den Wörtern entlang und las langsam und deutlich:

Text: Einen Löffel für Luise
Aphasikerin: Ei-nen Löf-fel für Lu-i-se
Text: Einen für die grüne Wiese
Aphasikerin: Ei-nen Löf-fel für ...

Sobald sie bei der zweiten Zeile das Wort »Löffel« ausgesprochen hatte, ihr Finger aber bei »für« war, stoppte sie erstaunt. Sie hatte erkannt, dass das Wort »Löffel« dort nicht stand. Wir sprachen darüber, dass dieses Wort zwar vom Sinn her dort stehen müsste, aber des Rhythmus wegen ausgelassen wurde und deshalb nur gedacht, aber nicht ausgesprochen werden dürfte. Aber alle Versuche, die Zeile richtig zu lesen, misslangen – das Wort »Löffel«

ließ sich nicht unterdrücken. Wir haben das Gedicht für spätere Zeiten aufgehoben.

■ ■ Assoziationen

Das häufigste Problem gestörter Hemmung, das uns bei Aphasie immer wieder begegnet, ist auch für viele Lesefehler verantwortlich: Signale, die den Wortspeicher erreichen, lösen dort nicht nur ein Wort aus, sondern eine oder sogar mehrere Assoziationen, die sich auch beim Lesen gegenüber dem Zielwort durchsetzen: Herr B. liest einen Zeitungstext vor:

Text: Für diese beiden letzten Zehner rief die Frau
Herr B.: Für diesen beiden äh letzten Taler rief die Frau
Text: die Feuerwehr an
Herr B.: die Polizei an ...

Derselbe Text, von Herrn G. gelesen:

Text: Für diese beiden letzten Zehner
Herr G.: so ich binne beide letzten Herbst ne
Text: rief die Frau die Feuerwehr an
Herr G.: frühlefönürt meine Frau ne so so ja telefoniert ana

»Herbst« konnte durch ein früher im Text erschienenes, von Herrn G. aber an der entsprechenden Stelle nicht produziertes Wort »Winter« ausgelöst worden sein – es war vielleicht irgendwo »geparkt« und drängelte sich nun durch, als das Substantiv »Zehner« abgerufen werden sollte. Es ist mit »Winter« assoziativ verbunden, und »Winter« ähnelt wiederum »Zehner« durch die gleiche Endsilbe (also »Zehner« zu »Winter« zu »Herbst«). Bei der Ersetzung von »rief an« durch »frühlefönürt« wird wieder eine interessante Mechanik sichtbar: Kurz vor dieser Textstelle wurde gesagt, dass die Frau »am frühen Morgen« telefonierte. Die Silbe »früh«, die an der Stelle nicht artikuliert worden war, könnte noch im Sprachverarbeitungssystem vorhanden gewesen sein und – evtl. verstärkt durch die Assoziation Herbst, Winter, Frühling – die Anfangssilbe von »telefoniert« verdrängt haben, als dieses Wort assoziativ zu »rief an« abgerufen wurde.

Diese Assoziationsproblematik kann auch bei weniger schweren Störungen noch Verwirrung stiften:

Bei Frau Li., deren Aphasie auf den ersten Blick nicht so sehr auffällt, weil sie sich mündlich relativ gut ausdrücken kann, wurde plötzlich eine »Orientierungsstörung« vermutet, weil sie, mit ihrem Behandlungsplan in der Hand, zielstrebig auf die Ergotherapie zusteuerte, obwohl im Plan deutlich »Krankengymnastik« zu lesen war. Sie hatte keineswegs die Orientierung verloren, sondern hatte die Assoziation »Ergotherapie« gelesen und hatte die diesem Wort entsprechende und in ihrem Sinne richtige Richtung eingeschlagen.

Gedächtnisspanne

Neben der gestörten Hemmung wirkt sich auch eine verringerte Gedächtnisspanne auf die Lesefähigkeit aus. Beim Satzlesen z. B. müssen manchmal anfangs gelesene Wörter »geparkt« (im Kurzzeitgedächtnis aufbewahrt) werden, bis später einlaufende Wörter den Schlüssel für die Bedeutung des Satzteils oder des ganzen Satzes liefern. Ein Beispiel, bei dem mehrere Wörter »geparkt« werden müssen, bis sich die Bedeutung des Satzes bzw. eine bildliche Vorstellung herstellen lässt:

	das Radio ab.
Er stellt mit Bedauern	fest, dass ...
	das teure Buch ins Regal zurück.

Solche »Parkprozesse« scheinen allgemein unbeliebt zu sein. Sie sind wahrscheinlich auch der Grund, warum in der mündlichen Sprache bei »weil«-Sätzen das Verb oft nicht an den Schluss gestellt wird. Man hört häufig Sätze wie »Weil, ich sehe die Notwendigkeit überhaupt nicht ein.« Die grammatisch richtige Form würde es nötig machen, das Verb zu »parken«, bis eine Reihe von Wörtern ausgesprochen ist. In der grammatisch falschen Form wird diese Gedächtnisbelastung vermieden.

Aphasiker sind Gedächtnisbelastungen dieser Art nicht mehr gewachsen.

❶ Aphasiker müssen sich beim Umgang mit der Sprache mit vielen Kleinigkeiten abmühen, die wir unbewusst und automatisiert erledigen. Deshalb ist ihr sprachliches Gedächtnis ständig überstrapaziert.

Daher sind ihnen – beim Lesen ebenso wie beim Sprechen – häufig die Anfangsteile des Satzes aus dem Gedächtnis entfallen, bis sie sich zu seinem Ende durchgekämpft haben. (Hinter dieser Störung des verbalen Gedächtnisses vermute ich die für Aphasie typische Schwierigkeit, parallele Prozesse zu steuern: Für das »Parken« der Anfangsteile des Satzes müssen Prozesse eingesetzt werden, während gleichzeitig für die weitere Satzprogrammierung andere Prozesse gesteuert werden müssen).

Dieselbe Problematik zeigt sich in noch stärkerem Maße beim Textlesen, auf das ich im ▶ Kap. 8 zurückkommen werde.

Tempo

❶ Bei Aphasie laufen viele Sprachverarbeitungsprozesse nicht im richtigen Tempo ab, sie sind zu schnell oder zu langsam.

Zum Beispiel können bei der optischen Kodierung, bei der innerhalb weniger Millisekunden einzelne Merkmale der Buchstaben verschlüsselt werden müssen, Störungen in der Verarbeitungsgeschwindigkeit auftreten. Die Buchstaben unterscheiden sich ja zum Teil nur durch winzige Merkmale (»f«/»t«; »F«/»E«; »B«/»R«). Wir nichtaphasischen Leser müssen nicht so genau hinsehen, weil wir aufgrund unserer Erwartungen in den meisten Fällen die Wörter und Sätze über die Schnellbahnen aufnehmen, so dass nicht genau gelesene Buchstaben innerhalb des gesamten Wortpakets mitgenommen werden. Aber für Aphasiker bedeutet es eine zusätzliche große Anstrengung, die vielen unterschiedlichen winzigen Striche, Bögen links, Bögen rechts, Häkchen und Schleifen auseinanderzuhalten, um die Buchstaben zu identifizieren. Also müssen sie ihr Tempo drosseln und verlieren dadurch den natürlichen Leserhythmus, wodurch nicht nur ihr Kurzzeitgedächtnis übermäßig belastet wird, sondern auch die zentralen Programmierungssysteme beeinflusst werden, die auf ein bestimmtes Verarbeitungstempo eingestellt sind.

Umgekehrt kann sich eine Tempoveränderung innerhalb der zentralen Programmierungssysteme auf die visuelle Analyse und die anderen speziellen Systeme der Modalität Lesen störend auswirken.

Sprachliche Einheiten

Wie beim Verstehen spielen auch beim Lesen die einzelnen sprachlichen Einheiten eine Rolle: Wort-, Satz- und Textlesen erfordern teilweise unterschiedliche Teilleistungssysteme und können deshalb unabhängig voneinander gestört sein.

Wort- und Satzlesen. Manche Aphasiker können Wörter besser lesen als Sätze, weil Störungen innerhalb ihrer zentralen Programmiersysteme eine Satzbildung verhindern.

Ingo in einem Interview:
L.L.: Kannst du mal sagen, was in der Sprache geht und was nicht geht?
Ingo: Alles – – kann man nicht, – – aber Lesen – – geht – – Überschriften – – Zeit – äh – Zeit – äh – Bildzeitung – –

Ingo konnte zu diesem Zeitpunkt Einzelwörter ganzheitlich lesen; Sätze konnte er noch nicht erfassen, da er sie mit seinen zentralen Programmiersystemen noch nicht erzeugen konnte.

Es kommt aber auch vor, dass **Sätze inhaltlich besser erfasst werden als Einzelwörter.** Manche Aphasiker können zwar nicht jedes Wort lesen, erfassen aber häufig den Sinn eines Satzes durch das Lesen bestimmter Schlüsselwörter, die sich gegenseitig auslösen. Hier spielt die Leseerwartung eine Rolle. Wenn ein Aphasiker das Einzelwort »Schnee« nicht lesen kann, liest er es eventuell doch in dem Satz: »Letzten Winter hatten wir viel Schnee«, wobei er möglicherweise nur die beiden Wörter »Winter« und »Schnee« lesen kann.

Diese Erfahrungen machte auch I. Tropp Erblad:

» Ich konnte schon sehr viel besser lesen als am ersten Tag, an dem ich noch gar nichts begriffen hatte. Aber ich musste lange über jeden Satz nachdenken. Ich las noch langsam, Buchstabe für Buchstabe. Es ging ebenso schnell wie früher, doch ich begriff nicht gleich, was ich las. Das Tempo zu drosseln, machte es nicht besser. Die Hauptschwierigkeit bestand ja nicht darin, die Buchstaben zusammenzusetzen, sondern die Wörter und Sätze zu deuten. Durch langsames Lesen erfasste ich den Sinn nicht leichter. Im Gegenteil, es wurde noch schwieriger, wenn ich Wort für Wort las. Ich musste den Satz als ein Ganzes sehen, nicht die Wörter als isolierte Einheiten.
Es war sehr ermüdend. Fünf Zeilen zu lesen und zu verstehen, konnte eine Stunde dauern (Tropp Erblad 2008, S. 43). «

Textlesen. Textlesen läuft wieder anders ab als Wortlesen und Satzlesen. Viele Aphasiker können Texte nicht lesen, obwohl sie fähig sind, Wörter und Sätze zu lesen. Andererseits können manche Aphasiker, die bei Einzelwörtern Schwierigkeiten haben und den Sinn kurzer Sätze weniger gut erfassen, in manchen Fällen einen Text »lesen«. Sie lesen dann nicht Wort für Wort, sondern verstehen bestimmte Schlüsselwörter und erschaffen quasi den Text nach: »Lesen ist Denken mit fremdem Gehirn« (▶ Kap. 8).

Ein Beispiel dafür, wie sich eine Teilleistungsstörung aus dem Bereich der Grammatikprogrammierung auf die Lesefähigkeit für Texte auswirkt, finden wir in einem weiteren Bericht von I. Tropp Erblad:

» Auf der Innenseite sah ich eine Anzeige, die ich wiedererkannte, denn ich hatte sie selbst geschrieben. Sie hatte eine lange Titelzeile, und es ging darin um die neuen Frühjahrsschuhe. Das ist ja ein Skandal, dachte ich erregt. »Skor« ist doch Singular, und hier müsste es Plural sein. Aber wie heißt der Plural von »skor«? Heißt er »skorer« oder »skoren«? Ich wusste, diese Wörter gab es nicht, konnte aber nicht auf das richtige Wort kommen. Der Text darunter war holprig, flüchtig und unmöglich zu verstehen. Ich distanzierte mich von der Anzeige. Das konnte nicht mein Text sein.
Aber es war mein Text (Tropp Erblad 2008, S. 37/38). (»Skor« ist die richtige Pluralform von »sko«, Schuh). «

I. Tropp Erblad konnte die richtige Pluralform nicht erkennen, und der Text war »unmöglich zu verstehen«, weil die entsprechenden grammatischen Programmierungssysteme nicht funktionierten.

Auch Störungen bei der **Planung von Äußerungen** wirken sich auf die Lesefähigkeit aus. Wir Nichtaphasiker stecken das Betonungsmuster und das Pausenmuster blitzartig ab, während wir den Satzanfang artikulieren und

gleichzeitig den gesamten Satz überblicken. Im Satz sind einige Wörter anderen Wörtern untergeordnet, und diesen Hierarchien müssen Betonung und Pausen entsprechen: »Das neue **Haus** – wird – **frühestens** – im **nächsten** Sommer – fertig sein.«

Aphasiker können häufig weder den ganzen Satz überblicken noch die hierarchischen Beziehungen zwischen den Wörtern und Satzteilen erkennen, deshalb können sie beim lauten Lesen weder das Betonungsmuster noch die Pausen richtig ansteuern.

In allen diesen Fällen sind bestimmte Prozesse, die für die Lesefähigkeit entscheidend wichtig sind, gestört, während andere Prozesse noch funktionieren. Bei schweren Aphasien kann es zu einem völligen Zusammenbruch der Lesefähigkeit kommen, weil zu viele entscheidende Prozesse nicht funktionieren (globale Alexie).

6.4   Schreiben

Meine Gedanken sind wirklich gut – die Sprache und auch die Schrift sind wie ein Trümmerfeld. (H.-J. Heyde, Aphasiker)

Schreiben ist eine hochkomplexe Tätigkeit, die sich aus noch mehr Teilleistungen zusammensetzt als das Lesen. Aber weil wir es so stark automatisiert haben, sind wir uns dieser vielen Teilleistungen nicht bewusst. Beim Schreiben sind wir mit unserer ganzen Aufmerksamkeit nur bei dem, was wir schreiben wollen, und unsere Botschaften werden automatisiert in die schreibende Hand übertragen.

Wie beim Lesen benutzen wir auch beim Schreiben Schnellbahnen: Die zentralen Programmiersysteme, die unsere Äußerungen erzeugen und strukturieren, sind mit den Systemen verbunden, die unsere Schreibbewegungen planen und steuern, und mit diesen beiden großen Systemen hängen wiederum andere Systeme zusammen, die für das kontrollierende Lesen des Geschriebenen verantwortlich sind.

❶ Sprachprogrammierung, Hand und Augen sind über Schnellbahnen verbunden.
Diese Verbindungen können bei Aphasie unterschiedlich gestört sein.

Die Schnellverbindungen der Schreibprozesse sind wie die Leseschnellbahnen erst mit zunehmender Automatisierung entstanden. Im **Anfangsstadium** läuft das Schreiben über wesentlich mehr Bereiche. Die Laut-Buchstaben-Verbindungen (GPK-Regeln) müssen gelernt werden, also werden alle Bereiche, die die Lautprogrammierung betreffen, einbezogen. Die geschriebenen Worte werden mitartikuliert, d. h., dass der Sprachbewegungsapparat eingesetzt wird. Die mitartikulierten Worte werden über das Ohr überprüft (auditive Rückkopplung), also müssen alle Systeme, die das auditive Verstehen betreffen, mitarbeiten. Die geschriebenen Zeichen werden gelesen (visuelle Rückkopplung): Sämtliche Systeme, die wir zum Lesen einsetzen, werden auch beim Schreiben gebraucht.

Nicht alle dieser anfangs eingesetzten Systeme benutzen wir als **geübte Schreibende**: Eine ganze Reihe von ihnen, unter anderen z. B. viele Prozesse, die die Lautstrukturierung betreffen, klinken sich bei zunehmender Automatisierung des Schreibens aus.

In der Phase des Schreibenlernens haben wir auch die Zusammenarbeit aller beteiligten Systeme geübt: Denken, Programmierung der Äußerung, Artikulation, Schreibbewegungen, Lesen müssen aufeinander abgestimmt sein, d. h. im gleichen Rhythmus ablaufen.

Während wir die Laut-Buchstaben-Zuordnungen (GPK-Regeln) lernten und ihre Anwendung übten, lernten wir gleichzeitig, welche Laute im Deutschen auf welche Weise miteinander verbunden werden können. Wir »wissen« z. B., dass die Verbindung »kt« niemals am Wortanfang, wohl aber am Wortende auftauchen kann. Für Buchstabengruppen, die häufig zusammen auftreten wie z. B. »str« oder »kl« haben wir spezielle Schreibbewegungsmuster automatisiert. Das unbewusste Wissen über die typischen Lautgruppierungen bleibt fast immer bei Aphasie erhalten, aber die automatisierten Buchstabencluster können häufig nicht mehr abgerufen werden.

Trotz vieler Gemeinsamkeiten sind die Systeme des Lesens und Schreibens nicht völlig identisch. Die Schreibfähigkeit umfasst etliche zusätzliche Teilleistungen:

- Beim **Abschreiben** müssen visuelles System und Schreibmotorik miteinander verbunden werden.
- Für das **Diktatschreiben** ist die Zusammenschaltung von auditivem System und Schreibmotorik notwendig.
- Um **schriftlich zu formulieren**, müssen wir mit sämtlichen zentralen Programmierungssystemen, die für die Sprachproduktion verantwortlich sind, selbstständig umgehen können.
- Darüber hinaus müssen wir fähig sein, die **GPK-Regeln** wie auch eine Reihe zusätzlicher **orthographischer Regeln** selbstständig anzuwenden.

Mit diesen Regeln gehen wir zwar auch dann um, wenn wir lesen, was andere geschrieben haben, aber wir vollziehen dabei nur nach, was der Autor an Regeln schon angewandt hatte. Dagegen müssen wir beim Schreiben selbstständig entscheiden, welche Regeln wann und wie angewandt werden müssen.

❗ Alle Regeln müssen wir im richtigen Moment aus dem sprachlichen Gedächtnis abrufen.

Wenn bei Aphasie Teile dieses Gedächtnisses blockiert sind, bricht die Schreibfähigkeit entweder völlig oder teilweise zusammen, je nachdem, wie viele Teilleistungen noch funktionieren.

Wie das Morgenstern-Gedicht (▶ Kap. 1.1) in der Einleitung zeigt, kann ein von einem Aphasiker geschriebener Text völlig unverständlich erscheinen, obwohl nicht alle Teilleistungen gestört sind. Die Anzahl der Wörter in der Zeile stimmte, aber die Wörter stimmten nicht. Die Wortkategorien waren richtig, aber innerhalb der einzelnen Kategorien waren nicht die richtigen Wörter ausgewählt worden. Bei vielen Wörtern waren die Buchstaben richtig ausgewählt, aber nicht in der richtigen Reihenfolge platziert. Obwohl nur ein Teil der Schreibprozesse nicht funktioniert hatte, war das Ergebnis Chaos.

Völlig unleserliche, teilweise unverständliche oder stilistisch und orthographisch fehlerhafte Texte sind also das Ergebnis einer Blockade oder eines Ausfalls bestimmter Teilleistungen. Sie bedeuten nicht, dass den Aphasikern das gesamte Wissen über die Schriftsprache abhanden gekommen ist.

❗ Auch wenn Aphasiker nicht schreiben können, dürfen sie nicht mit Kindern oder Analphabeten auf eine Stufe gestellt werden.

Sie haben vielfältige Erfahrungen im Umgang mit der Schriftsprache gehabt: Sie wissen, dass man von links nach rechts und von oben nach unten schreibt, dass die Zwischenräume zwischen den Buchstabenfolgen Wortgrenzen anzeigen, dass die Reihenfolge der Buchstaben der zeitlichen Folge der Laute entspricht etc. Auch wenn sie die einzelnen Laute nicht mit den entsprechenden Buchstaben verbinden können, weil die dafür nötigen Zuordnungsregeln blockiert sind, wissen sie, dass die Buchstaben Signale sind, bestimmte Laute zu produzieren, und dass diese Laute nicht in jedem Fall dem Namen des Buchstabens entsprechen – sie wissen also, dass »Hamburg« nicht »Haembeuerge« ausgesprochen wird.

Brügelmann beschreibt, welche gedanklichen Veränderungen ihrer Vorstellungswelt Kinder erleben, wenn sie die Schriftsprache lernen. Sie müssen u. a. lernen,

❯❯ dass Buchstaben willkürliche Zeichen für Laute sind und dass ihre Lage im Raum ein wichtiges Unterscheidungsmerkmal darstellt. Ein Besen bleibt ein Besen, ob die Bürste nun unten oder oben ist. Und eine Tasse bleibt eine Tasse, egal wohin der Henkel zeigt. Diese »Dingkonstanz« haben die Kinder in den ersten Lebensjahren mühsam gelernt. Aber nun sollen sie sich das Gegenteil merken: Ein »b« wird zum »d«, wenn der »Henkel« nach links zeigt, und ein »T« ist kein »T« mehr, wenn der Querbalken unten liegt (Brügelmann 2000) ❮❮

Diese Kenntnisse besitzen die Aphasiker noch, auch wenn sie die Einzelheiten darüber aus ihrem Gedächtnis nicht abrufen können. Gestört sind also Teilleistungen unterschiedlicher Systeme (◘ Abb. 6.5).

6.4.1 Programmierungsfehler

Wir haben schon in den vorigen Abschnitten gesehen, dass die einzelnen Modalitäten sämtliche Störungen der inneren Sprache übernehmen. Was die innere Sprache nicht programmiert, kann die Modalität Schreiben nicht produzieren; was die innere Sprache an Fehlern macht, kann in den Schreibsystemen nicht verbessert werden. (Ich bezeichne diese Fehler, die aufgrund von Störungen innerhalb der zentralen Programmierungssysteme entstehen, als Programmierungsfehler im Unterschied zu Produktionsfehlern, die bei der anschließenden schriftlichen Produktion der Äußerungen durch die Modalität Schreiben entstehen).

■■ **Störungen bei der Planung einer Äußerung**
Was Dr. B. (◘ Abb. 6.5) über Motorräder sagen wollte, kann man nur verstehen, wenn man erkennt, dass er zwei Sätze geplant und ineinander verschachtelt hat: »Motorräder sind schnell« und »Motorräder werden gern schnell gefahren«. Eine ähnliche Verschränkung vermute ich beim folgenden Satz:

»Die Orgel kann leise spielen« und »Die Orgel spielt schön« ergab »Die Orgel kam leig scham«.

Auch bei seinem dritten Satz hatte Dr. B. zwei Sätze geplant, nämlich: »Das Fernrohr fängt ferne Dinge ein« und »Das Fernrohr bringt ferne Dinge nahe«. Beide wurden ineinander verschachtelt und über alle Sprachverarbeitungsebenen weiterentwickelt, bis die automatisierten Schreibprozesse sie schließlich zu Papier brachten.

Bei allen drei Beispielen wurden diese Programmierungsfehler überdeckt durch Probleme der Umsetzung der Lautformen in die Schrift.

■■ **Störungen in mehreren Bereichen der Sprachprogrammierung**
Frau Z.s Brief (◘ Abb. 6.6) ist ein Beispiel dafür, dass trotz der schweren Störung in weiten Bereichen der Bedeutungs- und Syntaxprogrammierung eine interpretierbare Botschaft zustande kommen kann. Obwohl sie kaum ein Wort zur Verfügung hatte, wollte sie einen besonders netten Zivildienstleistenden bitten, ihrem Mann seine Adresse zu hinterlassen. So brachte sie nach vielem Grübeln eine schriftliche Botschaft zustande (das erste, was sie nach Beginn ihrer Aphasie selbstständig schriftlich verfasste).

Frau Z. hatte für den Satz »Hinterlass bitte deine Anschrift für meinen Mann« anscheinend den richtigen Rahmen entworfen, denn in »Verlass du« ist zu erkennen, dass sie um etwas bitten wollte. Aber die Abrufprozesse für die Wörter wie auch die grammatischen Prozesse waren gestört. Sie hatte sich aber zu helfen gewusst und von ihrem Ausweis das Wort »Unterschrift« und aus einem Brief die Wörter »Vati« und »unser« abgeschrieben. Erkennbar ist, dass sie eine Vorstellung von dem hatte, was sie schreiben

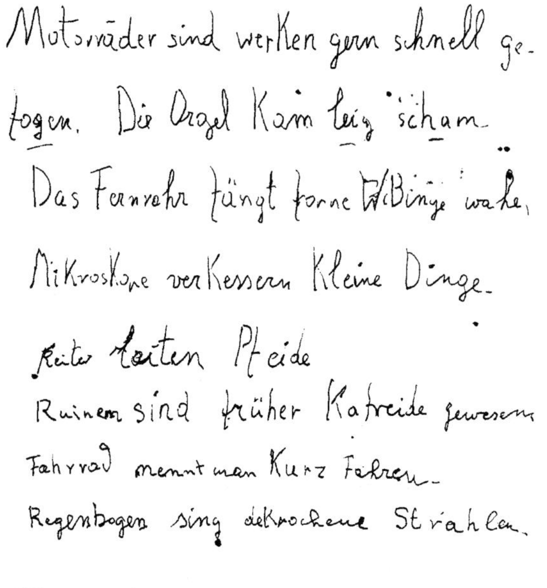

◘ **Abb. 6.5** Kombination verschiedener Störungen beim Schreiben (Dr. B.).

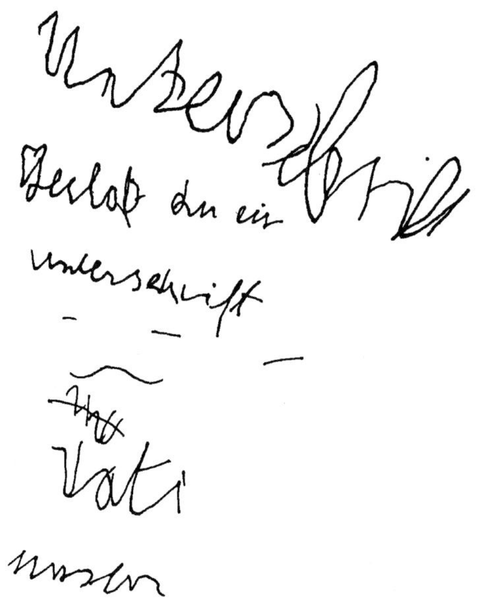

◘ **Abb. 6.6** Störung mehrerer Bereiche der Sprachprogrammierung (Frau Z.).

wollte, und dass ihr gewisse Teilleistungen der Schreibfähigkeit – z. B. die Fähigkeit zum Abschreiben – noch zur Verfügung standen. Was ihr fehlte, waren die Prozesse der inneren Sprache, die die beabsichtigten Sätze und Wörter erzeugten.

■■   **Übermäßiger und fehlerhafter Abruf**
       aus den Wortspeichern

Nachdem sich Frau Z.s anfänglich globale Aphasie in Richtung Wernicke-Aphasie entwickelt hatte, konnte man an ihren schriftlichen Äußerungen deutlich erkennen, wie ihre zentralen Programmiersysteme arbeiteten. Das Beispiel in ◻ Abb. 6.8, S. 100 besteht aus Sätzen, die sie zu 6 Bildern geschrieben hat. Sie hatte eigentlich die Aufgabe gehabt, zu Hause zu diesen Bildern einfache, kurze Sätze zu bilden, die wir in der Therapiesitzung geübt hatten (»er trinkt«, »sie isst« etc.). Aber wie alle Wernicke-Aphasiker hatte sie Mühe gehabt, ihre Sprachproduktion zu bremsen.

Einige Teilsysteme der Satzplanung, der Wortauswahl, der Wortstellung und der Syntaxprogrammierung hatten störungsfrei gearbeitet. Andere Teilsysteme hatten versagt. Bei der Bedeutungsprogrammierung wurden Assoziationen bzw. fehlerhaft abgerufene Wortkerne (z.B. »trostlustig«) nicht gehemmt; die beabsichtigten Verben wurden aus den Wortspeichern nicht abgerufen; bei der Syntaxprogrammierung wurden unpassende Wortkerne falsch weiterentwickelt (»ist/war getrunken« für »trinkt«, »was/ist essen« für »isst« »ist arbeitig« für »badet« etc.). Darüber hinaus konnte Frau Z. vom einmal gefundenen Thema »der Junge« in den nächsten Sätzen nicht wieder loskommen.

Alle diese Störungen waren schon in der inneren Sprache entstanden. Dagegen scheinen die Lautprogrammierung und die Umsetzung der inneren Sprache in Schrift reibungslos funktioniert zu haben.

■■   **Störungen bei der Bedeutungsprogrammierung**

Auf eine bestimmte Fehlerart, die bei der Bedeutungsprogrammierung entsteht, habe ich schon in ▶ Kap. 5.2.1 hingewiesen: die Verschachtelung von Wörtern. Sie entsteht dadurch, dass zwei Wörter gleichzeitig aus den Wortspeichern abgerufen und aufgrund fehlerhafter Hemmprozesse gemeinsam anstelle eines Wortes weiterentwickelt werden, entweder bis zur Artikulation oder bis zur schriftlichen Produktion.

Eine derartige Verschachtelung ergab sich bei Herrn R.s Versuch, »Hühner« zu schreiben (◻ Abb. 6.7). Anscheinend wurde zuerst das Wort »Hund« als Assoziation entwickelt, konnte sich aber nicht völlig durchsetzen, denn innerhalb des syntaktischen Systems wurde ihm die Endsilbe »-er« angehängt. Beim zweiten Versuch zeigte sich schon das »ü« von »Hühner«, und in der dritten Version war dann »Hund« endgültig abgehängt. Die drei

◻ **Abb. 6.7** Verschachtelung von Wörtern (Herr R.).

Wörter schrieb Herr R. nacheinander ohne meine Hilfe, offensichtlich hatte er dabei eine vage Vorstellung, wie das Wort »Hühner« auszusehen hätte.

Gehen wir noch einmal zurück zu ◻ Abb. 6.5, S. 98. Ein Assoziationsproblem scheint auch bei dem Satz »Ruinen sind früher Katreide gewesen« vorzuliegen. Zu erwarten war der Satz »Ruinen sind früher Gebäude (Burgen?) gewesen.« Lief die Assoziation von »großes Gebäude« (Burg?) zu »Kathedrale«? Oder hatte Dr. B. irgendwann Ruinen einer Kathedrale gesehen, die von Getreidefeldern umgeben waren? In dem Fall hat er vielleicht »Kathedrale« absichtlich abgerufen. Auf jeden Fall scheint »Getreide« als Assoziation dabei zu sein. Damit handelt es sich bei »Katreide« nicht um ein Problem der Umsetzung vom Lautbild ins Schriftbild, sondern um ein Problem der Programmierung der inneren Sprache.

Auch im vorletzten Satz sorgt eine Assoziation für Verwirrung. Vermutlich wollte Dr. B. sagen: »Fahrrad nennt man kurz Rad«. Anstelle von »Rad« schrieb er die Assoziation »Fahren«.

■■   **Bedeutungs- und Syntaxprogrammierung**

Bei dem Text, den Herr G. produziert hat, sind bei der Bedeutungs- und bei der Syntaxprogrammierung Fehler entstanden (◻ Abb. 6.9, S. 101).

Wir hatten in der Therapiesitzung Sätze geübt wie: »Ich schneide mit dem Messer«. Ich hatte je einen entsprechenden Satz auf einen Papierstreifen geschrieben, jeden Streifen in Einzelwörter zerschnitten und die Wörter je eines Satzes zusammengeklammert. Seine Aufgabe hatte darin bestanden, zu Hause die fünf Sätze wieder zusammenzusetzen und abzuschreiben. Das Ergebnis überraschte mich.

Offensichtlich waren Herrn G. die Wortkärtchen der verschiedenen Sätze durcheinandergeraten (und teilweise verloren gegangen). Die Satzstruktur hatte er zwar schon wieder so weit im Griff, dass er »ich«, das jeweilige Verb und »mit« plus Artikel an die richtige Stelle setzen konnte. Aber beim Umgang mit den sinntragenden Wörtern schlugen die **typischen Probleme der inneren Sprache** durch: Störungen im System der Bedeutungsprogrammierung hatten bewirkt, dass er – beim Satzlegen – die meis-

ten Verben nicht mit den richtigen Substantiven verbinden konnte. Nachdem er die Wortkärtchen falsch gelegt hatte, schrieb er die Sätze entsprechend falsch ab.

Störungen im System der Syntaxprogrammierung bewirkten, dass Herr G. aus Übermüdung oder weil er sich

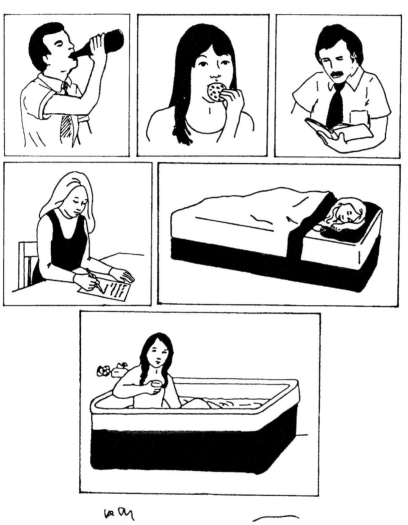

Abb. 6.8 Übermäßiger und fehlerhafter Abruf aus den Wortspeichern (Frau Z.).

zu sehr mit dem Zuordnen der Verben und Substantive abmühte(?) (Parallelitätsproblem) auf die Verbform der 3. Person Singular (»schneidet«) zurückgriff, die wir vorher relativ lange geübt hatten. Obwohl wir schon zur »ich«-Form übergegangen waren, mit der er inzwischen (wie ich fälschlicherweise angenommen hatte) zumindest beim Abschreiben und Lesen umgehen konnte, hatte er die ihm geläufigere Verbendung »t« an alle bedeutungtragenden Wörter angehängt, mit der Ausnahme von »Bügeleisenie«, bei dem das »ei« am Ende noch einmal in Umkehrung auftaucht. Es lässt sich nicht feststellen, ob die Umstellung, die bei diesen Diphthongen häufig vorkommt, schon bei der Lautprogrammierung oder später bei der Aneinanderreihung der Buchstaben, also bei der Programmierung der Grapheme, entstanden ist. Im letzteren Fall wäre dies der einzige Fehler, der nicht durch die innere Sprache, sondern durch eine Störung innerhalb der Modalität Schreiben entstanden ist.

In Kap. 5 habe ich etliche Beispiele für Störungen der **Syntaxprogrammierung** angeführt, die sich auf die schriftliche Produktion auswirkten, z. B. Bildbeschreibungen wie »Eine Frau backen Brote«, »Einen Männer Bahn Lok«, »Ein Mann eine Tasse Kaffee« etc. (▶ Abb. 5.10).

Allerdings muss nicht immer eine Störung der Syntaxprogrammierung vorliegen, wenn ein Wort oder eine Silbe ausgelassen wird: Da die innersprachliche Formulierung schneller abläuft als die Schreibprozesse und bei Aphasie die einzelnen Teilleistungen häufig nicht mehr im richtigen Rhythmus zusammenarbeiten, kommt es auch vor, dass das Wort oder die Silbe nicht geschrieben wird, weil die innersprachliche Formulierung es schon hinter sich gelassen hat, wenn die Schreibprozesse noch nicht bei ihm angelangt sind. Wieder ein Problem der parallelen Steuerung.

ich harket mit der Kammt
ich bügelet mit der Bügeleisenie
ich schneidet mit oder Beset
ich fegete mitder Kämmet

◻ **Abb. 6.9** Störung der Bedeutungs- und Syntaxprogrammierung (Herr G.).

■ ■ **Störungen der Lautprogrammierung**

Buchstabenvertauschungen, -auslassungen, -ersetzungen oder -hinzufügungen entstehen entweder bei der Programmierung der Laute (Programmierungsfehler) oder erst später bei der Umsetzung eines lautlich richtigen Wortprogramms in Schrift (Produktionsfehler). Um welche Art es sich bei einem bestimmten Fehler handelt, kann man häufig nicht entscheiden. Hat Herr M. bei »Blumen« (richtig) programmiert und erst beim Schreiben die Buchstaben vertauscht? Oder erinnerte er sich nicht genau und programmierte die Lautform »Bulmen« in der inneren Sprache? (◻ Abb. 6.10a).

Auch bei dem Wort, das »Badeabteilung« bedeutet (◻ Abb. 6.10 b), ist nicht festzustellen, ob die Buchstaben schon bei der Programmierung oder erst während der schriftlichen Produktion verloren gingen.

Manchmal können wir aufgrund des gesamten Sprachverhaltens vermuten, welche Störungen überwiegen. So nehme ich an, dass Ingo bei »Travemünde« (◻ Abb. 6.10 c) nur die ungefähre Wortgestalt, aber nicht die genaue Lautstruktur abrufen konnte, so dass es sich hier wahrscheinlich um einen Fehler der Lautprogrammierung handelt.

Wenn andererseits Dr. B. »Binge« für »Dinge« (▶ Abb. 6.5, S. 98) schrieb, vermute ich, dass er die Lautstruktur für »Dinge« richtig programmiert hatte und sich nur nicht erinnerte, welcher Buchstabe den Laut »d« signalisiert. Er hatte immer Schwierigkeiten, die richtigen Buchstaben für die Laute zu finden und fragte häufig: »Wie schreibt man noch d?« Allerdings hatte er auch, wie die Beispiele zeigen, Probleme bei der Satzplanung und Wortentwicklung.

Manchmal kommen mehrere Fehlerursachen zusammen. Ingo wollte »Vorsitzender« übermitteln. Ihm war aber nur der Mitläufer »Vorsteher« eingefallen, und dabei hat er entweder bei der Lautprogrammierung oder bei der Umsetzung in Grapheme das »h« durch »g« ersetzt. Heraus kam: »Vorsteger«.

Die Frage, ob es sich bei einem falsch geschriebenen Wort um einen Programmierfehler oder einen Produktionsfehler handelt, müssen wir uns in der Therapie ständig stellen. Wir müssen versuchen, so genau wie möglich herauszufinden, welche Teilleistungen gestört sind, um die gestörten Prozesse gezielt zu behandeln. Störungen der inneren Sprache erfordern ein anderes Vorgehen als Störungen bei der Umsetzung der Lautbilder in Schrift.

a *Bulmen*

b *Bederbtnrung*

c *Sonntag 9¹⁵ Tervemule*

◻ **Abb. 6.10 a-c.** Programmierungsfehler oder Produktionsfehler?.

6.4.2 Produktionsfehler

Die von Dr. B. geschriebenen Sätze in ▶ Abb. 6.5 (S. 109) enthalten eine ganze Reihe Wörter, die man relativ gut lesen (oder erraten) kann, obwohl sie nicht richtig geschrieben sind: gefogen« (für »gefahren«), »kam« (für »kann«), »feig« (für »leise«), »forne Binge« (für »ferne Dinge«), »wahe« (für »nahe«), »Pfeide« (für »Pferde«), »sing dekrochene« (für »sind gebrochene«), vielleicht auch noch »verkessern« (für »vergrößern«).

Es ist anzunehmen, dass Dr. B. die Lautformen dieser Wörter richtig programmiert hatte, dass er aber nicht wusste, wie er sie in Schrift umsetzen sollte. Die Aphasie hatte in seinem Gedächtnis die Regeln blockiert, die ihm sagten, welcher Buchstabe für den jeweiligen Laut zu schreiben ist (= GPK-Regeln).

I. Tropp Erblad beschreibt diese Erfahrung:

» Auf der Schreibmaschine waren alle Buchstaben säuberlich aufgereiht, und ich fand die Tasten ebenso schnell wie sonst. Aber es half wenig zu wissen, wo die Buchstaben lagen, wenn ich nicht wusste, welche ich brauchte (Tropp Erblad 2008, S. 61). «

Ähnliches erzählte Herr H.:

Der nächste Schritt ist dann gewesen, mich zu fragen: Könntest du die Namen schreiben? Und da kam der erste Schlag (bis dahin war ich verhältnismäßig gefasst gewesen): Ich konnte keinen Namen schreiben. Meine Frau heißt Eva, hat also einen ganz kurzen Namen. Ich konnte ihn mir nicht geschrieben vorstellen.
Ich wusste, dass es Buchstaben gibt, aber ich konnte mir keinen Buchstaben geschrieben vorstellen und konnte mir nicht vorstellen, welcher Buchstabe irgendwohin gehörte. Und das war so ein Einbruch – Donnerwetter, das geht nicht! Da müsstest du was tun.
Ich habe dann angefangen, mir das Alphabet aufzusagen:
▼

Es gibt ein »A«, es gibt ein »B«. Ich glaube, ich bin beim ersten Mal etwa bis »e« gekommen und habe dann einfach wahllos versucht, Buchstaben zusammenzukriegen. Schreiben war mir nicht vorstellbar. Das hat noch Zeit gebraucht.

Inzwischen kann Herr H. wieder schreiben, aber es war ein langer Weg.

Viele Aphasiker müssen diesen Weg gehen, und für viele beginnt er bei Null: Sie sind nicht einmal fähig, Buchstaben zu schreiben.

In ▶ Abb. 3.4 (S. 29) konnten wir Strichkonfigurationen sehen, die den Versuch eines Globalaphasikers darstellen, seinen Namen abzuschreiben. Sein Name bestand aus sieben Buchstaben, und tatsächlich hat er sieben Schriftzeichen in einer Reihe produziert. Aber bis auf zwei »e« und ein »z« waren alle Schriftzeichen nicht identifizierbar. Die beiden »e« kamen tatsächlich in seinem Namen vor, allerdings nicht an den Stellen, an denen er sie schrieb. Ein »z« war in seinem Namen nicht enthalten, wohl aber ein »s«, das er mit dem »z« vielleicht angesteuert hatte.

Dr. B.s frühe Schreibversuche zeigt ◻ Abb. 6.11. Er füllte ein ganzes Heft mit diesen Zeichen, die eine unbekannte Schrift suggerieren. Zwischen ihnen und den Sätzen in ▶ Abb. 6.5 (S. 98) liegen anderthalb Jahre Therapie.

Die ersten Schreibversuche nach Ausbruch der Aphasie werden häufig – meistens mit der linken Hand – in verbundener Schreibschrift ausgeführt, weil wir alle gewöhnt sind, so zu schreiben. Aber es ist schwer, auf diese Weise die Schrift zurückzuerobern. Wenn die Schreibfähigkeit so schwerwiegend blockiert ist, muss der Weg über Druckbuchstaben gehen, die in vielen Fällen zunächst in den »Gleisen« eines vorgeschriebenen Wortes nachgezogen werden müssen.

Frau M.s Schreibanfänge führten von den ersten Strichen über das Gleisfahren bis zum Abschreiben der Wörter (nach 3 Wochen), die sie aus Buchstaben gelegt hatte (◻ Abb. 6.12).

Selbst wenn die Buchstaben zurückerobert sind, macht das Abschreiben immer wieder große Mühe, wie

◻ **Abb. 6.11** Schreibversuche von Dr. B.

Dr. B.s Versuche mit dem »Fahrrad« zeigen (■ Abb. 6.13). Erstaunlicherweise werden manchmal beim Abschreiben (wie auch beim selbstständigen schriftlichen Produzieren) in ein Wort falsche Doppelkonsonanten eingesetzt (■ Abb. 6.14). Es scheint ein System (in der zentralen Programmierung? oder bei der Planung der Buchstaben?) zu geben, das nur die Information »Verdoppeln« heranträgt, ohne zu spezifizieren, welcher Buchstabe verdoppelt werden soll (■ auch Abb. 5.2d, S. 52 und ■ Abb. 6.18b, S. 110).

Sobald Buchstaben angesteuert werden können, versuchen wir in der Therapie, das Abschreiben zu reduzieren, um – über das Wortlegen – möglichst bald das selbstständige Schreiben anzuregen. Bei diesen drei Tätigkeiten – Abschreiben, Wortlegen, selbstständiges Schreiben – kommen häufig Fehler vor, die durch die graphische Ähnlichkeit bestimmter Buchstaben ausgelöst werden wie Verwechslungen von t/l, F/E bzw. M/W, Z/S, b/d (»Leder« für »Leber«) etc.

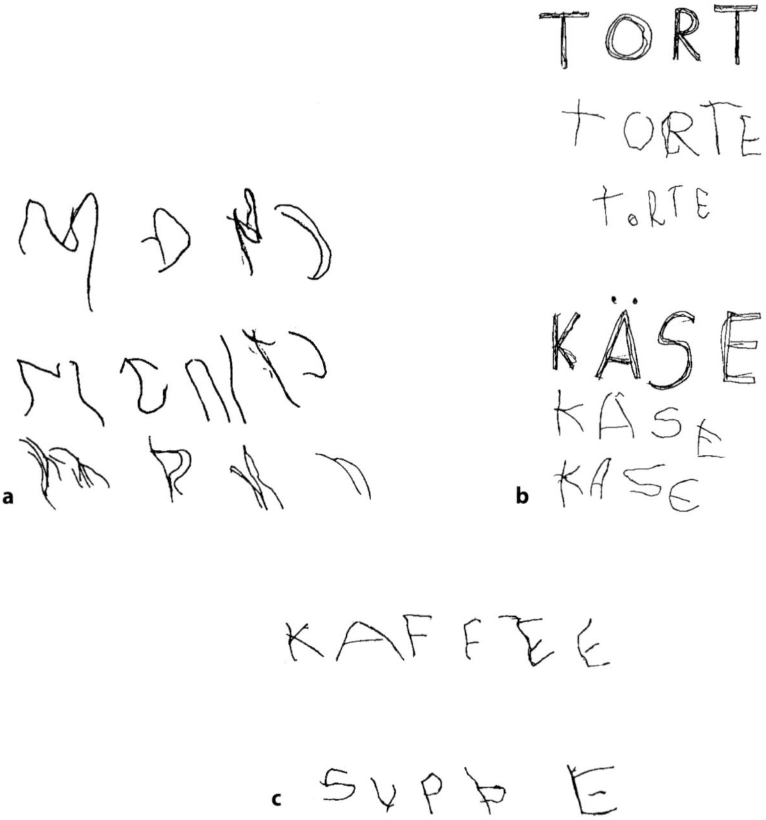

■ **Abb. 6.12 a-c.** Frau M.s Schreibanfänge. **a** Striche, **b** durch Gleisfahren gebahntes Abschreiben, **c** Abschreiben von Wörtern ohne vorheriges Gleisfahren

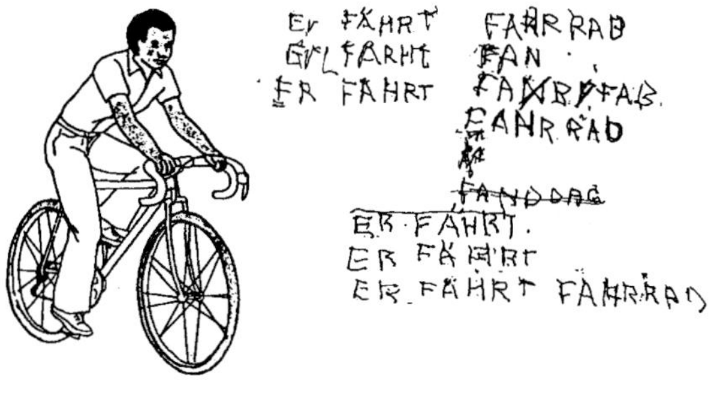

a

b

c

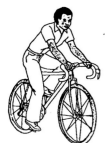

■ **Abb. 6.13** Schwierigkeiten beim Abschreiben (Dr. B.).

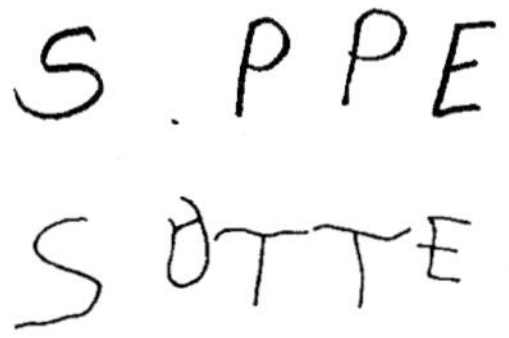

■ **Abb. 6.14** Falsche Doppelkonsonanten beim Abschreiben.

Wenn mehr und schneller geschrieben werden kann, treten häufig auch mehr Fehler auf. Es werden Buchstaben ausgelassen, ersetzt oder umgestellt (»Figratte« für »Zigarette«).

❗ Solche Produktionsfehler (Fachausdruck: Paragraphien) sind nicht immer ein Beweis für eine Störung der Lautprogrammierung. Sie können auch durch fehlgesteuerte Schreibprozesse entstehen.

Wie beim Sprechen können dabei auch Laute aus der Umgebung wiederaufgegriffen oder antizipiert werden (◻ Abb. 6.15). Häufig werden orthographische Regeln nicht eingehalten. Sie sind noch blockiert. Wörter werden deshalb genau so geschrieben, wie sie gesprochen werden (phonetische Schreibweise):

- »Ban« für »Bahn«,
- »befor« für »bevor«,
- »Gramatik« für »Grammatik«.

Die **Groß- und Kleinschreibung** entspricht nicht der Norm. Zum Wortende hin nehmen die Fehler zu; manche Wörter werden nach den ersten Buchstaben abgebrochen.

Bei dem langsamen und mühevollen Wiedererwerb der Schreibfähigkeit müssen die Aphasiker ihre lebenslangen Schreibgewohnheiten aufgeben: Sie **können sich nicht mehr auf die Schnellbahnen verlassen**, die ihnen die gewünschten Wörter fehlerlos in die Hand transportierten, sondern sind gezwungen, die langsame Route über die Lautstruktur zu nehmen, die voller Fallstricke ist. Es geht ihnen ständig so, wie wir es in manchen Augenblicken erleben, wenn wir über die Schreibweise eines Wortes stutzen, das wir jahrelang automatisch richtig geschrieben hatten: Je mehr wir darüber nachdenken, desto unsicherer werden wir:

- »Logaritmus« oder »Logarithmus«?
- »agressiv« oder »aggressiv«?

Wenn die automatisierte Schnellverbindung blockiert ist, erkennen wir erst, wie kompliziert das Schreiben ist.

Sonst nachs Was.

◻ **Abb. 6.15** Aufnehmen von Lauten aus der Umgebung (statt: »Sonst noch was«).

6.5   Auseinanderdriftende Modalitäten (Diskonnektionen)

Frau I. beim Diktat:

L.L.: Schreiben Sie bitte »Besen«
Frau I.: Wie bitte?
L.L.: (langsam und deutlich) »Besen«
Frau I.: Ah, Feudel! (schreibt: PUTZ)

Normalerweise arbeiten Sprechen, Hören, Lesen und Schreiben zusammen. Auch unsere Motorik kann – ebenso wie die Gestik und alle anderen Bewegungen – mit den Sprachmodalitäten verkoppelt werden:

- Wir können gleichzeitig hören, was wir sagen.
- Wir können gleichzeitig lesen, was wir schreiben.
- Wir können gleichzeitig sagen, was wir lesen.
- Wir können unsere Worte mit Gesten und unsere Schritte (und andere Handlungen) mit Worten begleiten.

Ein **Aphasiker** dagegen:

- Kann nicht immer sagen, was er denkt.
- Kann nicht immer hören, was er sagt.
- Kann nicht immer schreiben, was er hört.
- Kann nicht immer lesen, was er schreibt.
- Kann eventuell seine Gesten nicht mit den entsprechenden Worten verbinden.

❗ Bei Aphasie geben in vielen Fällen die Modalitäten »Sprechen, Verstehen, Lesen und Schreiben« ihre Zusammenarbeit auf.

Das muss nicht vollständig geschehen, und es passiert auch nicht immer bei Aphasie, aber doch sehr häufig. Es trifft die einzelnen Aphasiker unterschiedlich schwer: Bei dem einen kommt es nur hin und wieder vor, bei anderen oft. Erst wenn sich die Modalitäten langsam erholen, finden sie auch allmählich wieder in die Zusammenarbeit hinein. Dabei kann die Therapie sie unterstützen.

Für einen Aphasiker ist dieses Auseinanderdriften (Diskonnektion) der Modalitäten eine alptraumhafte Erfahrung. Für ihn war es ja – wie für jeden Menschen – eine Selbstverständlichkeit, dass Mund und Ohren, Augen und Hand ihm »gehorchten«. Er hat – wie wir alle – nie darüber nachgedacht, dass hinter diesem »Gehorchen« eine ungeheuer große Programmierarbeit und Automatisierung steckt und dass die Zusammenarbeit dieser Fähigkeiten nur aufgrund einer unvorstellbaren differenzierten Zeitberechnung und -koordinierung funktioniert.

❗ Der Aphasiker erlebt das Auseinanderdriften der Modalitäten als beängstigenden Verlust der Kontrolle über sich selbst.

Die Modalitäten »werden wild«, »machen sich selbstständig« – eine so unvorstellbare, paradoxe Erfahrung, wie bei klarem Verstand »verrückt« zu werden. Über diese beängstigende Erfahrung kann der Aphasiker häufig mit niemandem sprechen, sie wird ihm kaum erklärt, und er kann auch nicht erfahren, ob sie jemals wieder vorbei sein wird. Es würde ihm helfen, wenn er erführe, dass seine Fähigkeiten wahrscheinlich im Laufe der Zeit wieder in einen gemeinsamen Rhythmus hineinfinden werden, so dass er allmählich das Gefühl der Kontrolle über sich selbst zurückgewinnen wird.

Möglicherweise spielt beim Auseinanderdriften der Modalitäten ein Problem eine Rolle, das auch andere aphasische Phänomene hervorzurufen scheint: die **fehlerhafte Hemmung der Nervenimpulse.** Einerseits wirkt sich dieses Problem der Hemmung auf die Zeitkoordination der sprachverarbeitenden Systeme aus. Die Impulse, die sprachliche Signale transportieren, scheinen entweder zu stark oder zu wenig gehemmt zu werden und kommen dadurch zu spät oder zu früh an ihren Bestimmungsorten an, wodurch die Zusammenarbeit der Modalitäten empfindlich gestört wird. Andererseits scheint die fehlende bzw. zu starke Hemmung auch die Weiterentwicklung der abgerufenen Wortkerne und ihrer Mitläufer zu stören. Die eine Modalität bearbeitet den aus dem Wortspeicher abgerufenen Wortkern, die andere – unabhängig davon – die Assoziation.

❗ **Bei Aphasie scheint die Möglichkeit zu fehlen, die unabhängig voneinander arbeitenden Systeme gleichzeitig zu kontrollieren und aufeinander abzustimmen.**

Wenn die Modalitäten als »ausführende Organe« von der inneren Sprache abhängig sind, wie können sie dann trotzdem unterschiedlich reagieren? Einerseits sind die **Unterschiede zwischen den Modalitäten nicht gravierend.** Es kommt nie vor, dass etwa die mündliche Produktion fließend (typisch Wernicke-Aphasie) wäre und die schriftliche Produktion den für die Broca-Aphasie typischen Telegrammstil hervorbrächte. Alle Modalitäten zeigen ein ähnliches Störungsbild und unterscheiden sich nur in den Details.

Andererseits lässt das Phänomen des Auseinanderdriftens vermuten, dass jede Modalität einen speziellen, getrennt arbeitenden Zugang zu den zentralen Programmierungssystemen hat, dass sie eventuell sogar für sich noch einmal in einer Art »Kopie« die Verarbeitungsschritte der inneren Sprache nachvollzieht. Genaue Erklärungen stehen noch aus, aber das Phänomen existiert in vielfacher Form.

6.5.1 Sprechen und Schreiben

Wir haben in der Einleitung gesehen, dass Herr R. beim Beschreiben der Bildergeschichte häufig andere Worte schrieb, als er sagte:

Er sagte:	Er schrieb:
wächst und wächst	fisct und fircch (frisst und frisst?) drängh und drägt (drängt und drängt?)
Glas zunehmend schwer zu füttern	Flusch (Flasche?) genesamt frisch zu läsfern (mit frischen Fischen zu mästen?)
der Wuchs des Fisches zerstört das Haus	der Wuchs des Fisch verschält das Haus (der Fisch schält sich heraus?)

Eine andere Bildergeschichte, die Herr G. beschrieb (⬛ Abb. 6.16, S. 106):

Er sagte:	Er schrieb:
Er kauft einen Buch	Er lerne Buch
liest	Er iste
Er liest seine … kochen … er kocht	Er koch
Er gießt in den Hut	Er gelst in den Hauf
Er duscht	Er durch
Er liest im Wasser	Er tief umwist

Allerdings ist hier ein deutlicher Unterschied nur bei Bild 1 feststellbar. Die übrigen Unterschiede könnten durch Schreibunsicherheiten entstanden sein. Bei Bild 6 könnte eventuell schriftlich »tief im Wasser« mitgespielt haben (»tief« als Mitläufer zu »Wasser«).

Von Herrn G. stammt auch ein anderes interessantes Beispiel: In einer Untersuchung, in der unter anderem auch Wörter diktiert wurden, inspirierte ihn das Wort »Grünkohl« zu der folgenden Assoziation: Er sagte: »Kanzler« und schrieb »Künpazer«, wobei das auslösende Wort »Kohl« verloren gegangen war.

Es kommt sogar vor, dass ein Wort langsam buchstabiert wird und während des Buchstabierens ein anderes Wort auf dem Papier entsteht:

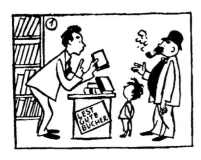

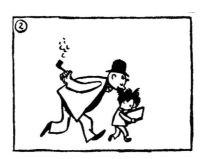

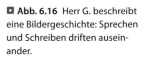

Abb. 6.16 Herr G. beschreibt eine Bildergeschichte: Sprechen und Schreiben driften auseinander.

Er lerne Buch

Er iste

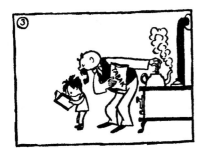

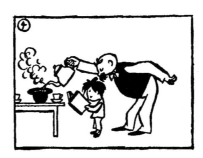

Er koch

Er gelst in den Hauf

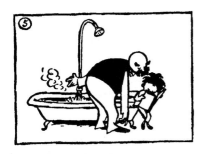

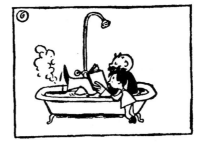

Er durch

Er tief umwist

Frau I. buchstabierte:
/w//a//s//s//e//r/
und schrieb gleichzeitig:
SCHIFF

Als sie das fertige Wort lesen wollte, erschrak sie.

Hier ist also gleichzeitig über das mündliche wie über das schriftliche System eine passende, aber jeweils andere Aussage aus einem Wortspeicher abgerufen worden. Ähnliche Beispiele (von verschiedenen Aphasikern):

Sagt:	Schreibt (gleichzeitig):
Suppe	Teller
Waage	Gewicht
Briefmarke	Postwertzeichen
Kuchen	Gebäck
Frühstück und Abendbrot	Gartentisch

Es kommt aber auch vor, dass über eine Modalität eine richtige Aussage entwickelt wird, während die andere Modalität unabhängig davon eine falsche oder entstellte Aussage produziert. (Wie ich an anderer Stelle schon gesagt habe, nehme ich an, dass auch in sog. »falschen« Aussagen häufig noch passend ausgewählte Wortkerne oder entsprechende Assoziationen enthalten sein können, die wir nur nicht erkennen können. »Falsch« ist also mit entsprechender Einschränkung zu verstehen).

Sagt (richtig):	Schreibt (gleichzeitig):
Fisch	Bier
Tisch	Tasche
Eisbecher	Eisgeschirr
Handschuhe	Schandmuse (hier ist nur die Lautprogrammierung entgleist)
Staubsauger	Pnuckpuger
Schreibmaschine	Schlebein-Maschen
Kuchen, Stollen	Kroehenspoten
Messer für hohe Gewichte (»Waage«)	Spinkur

Zu diesen Beispielen gehören auch die ineinandergeschobenen Wörter, die ich schon in ▶ Kap. 5.2.1 erwähnt habe:

Sagt (richtig):	Schreibt (gleichzeitig):
weint	treig
trinkt	Krieg
isst	biis
badet	banned
Messer	Gabessen
Brief	Ppiprer

Es kommt auch vor, dass das richtige Wort über die Modalität »Schreiben« entwickelt wird, während das ausgesprochene Wort abweicht:

Sagt (falsch):	Schreibt (gleichzeitig richtig):
zweifaches Bad	Waage
Dauerbesen	Staubsauger
Konfitüre	Eisbecher

Wenn ein Aphasiker gleichzeitig bei einem Bild, auf dem ein Fisch zu sehen ist, »Fisch« sagt und »Bier« schreibt, bei einem Bild von einem Staubsauger gleichzeitig »Dauerbesen« sagt und »Staubsauger« schreibt, was lässt sich dann über seine Wortfindung aussagen? Sie ist gestört und ist auch wiederum nicht gestört. Die Frage wird um so komplizierter, als bei ein und demselben Aphasiker ein richtiges Wort mal beim Sprechen, mal beim Schreiben auftaucht. Man kann also nicht sagen: Dieser Aphasiker hat beim Sprechen eine ungestörte, aber beim Schreiben eine gestörte Wortfindung oder umgekehrt. Er hat in jeder Modalität, unabhängig von der anderen, eine schwankende Wortfindung.

Ich habe bisher Beispiele gebracht, bei denen jeweils ein System ein richtiges Wort produzierte, während ein anderes System gleichzeitig versagte. Diese Beispiele erscheinen mir besonders wichtig im Hinblick auf Tests und Therapie:

 Es genügt nicht, die sprachlichen Fähigkeiten jeweils der Reihe nach bei einer Modalität zu prüfen bzw. zu therapieren – die Zusammenarbeit der Modalitäten muss ebenso untersucht und gegebenenfalls therapeutisch verbessert werden.

Manchmal werden über beide Modalitäten falsche, entstellte oder ungenaue Wörter produziert, die auffallend voneinander abweichen:

Sagt:	Schreibt (gleichzeitig):
Haarmesser (für Kamm)	Scherenbaum
Blumentopf (für Suppe)	Gerscheitenmost

Bei manchen Aphasikern habe ich eine andere Art des »Auseinanderdriftens« festgestellt. Während sie sich mündlich schon wieder geschickt und grammatisch richtig ausdrücken konnten, produzierten sie beim Schreiben noch auffallende grammatische Abweichungen, wie z. B. Herr W.:

Sagte: »Er fuhr mit dem Zug nach Hause und ging früh ins Bett.«
Schrieb: »Er zugte hause und gehte Bett.«

Solche Unsicherheiten bei Verben und Auslassungen von Funktionswörtern passieren Herrn W. und manchen anderen Aphasikern nur noch schriftlich (während viele Aphasiker mündlich und schriftlich auf ähnliche Weise betroffen sind). Vielleicht ergibt sich hier das Auseinanderdriften durch die unterschiedliche Arbeit der Hirnhälften: Während die linke Hirnhälfte schon wieder gut arbeitet und dem Sprechapparat ein grammatisch richtiges Programm übermittelt, scheint auf dem Weg über die rechte Hirnhälfte, die die linke Hand beim Schreiben steuert und die nur sehr vereinfachte Sprachprozesse regeln kann, ein Teil des Grammatikprogramms verloren zu gehen, wobei auch Zeitfaktoren eine Rolle spielen könnten. Das Schreiben dauert viel länger als die Programmierung und belastet das Gedächtnis zu stark – was wieder auf die für Aphasiker so typische Parallelitätsstörung hinweist:

> ❯ Die Prozesse, die die mündliche Sprachproduktion (richtig) steuern, können nicht lange genug, d.h. gleichzeitig parallel, arbeiten, während die Schreibprozesse gesteuert werden.

6.5.2 Sprechen und Lesen

Manche Aphasiker lesen nicht immer das laut vor, was sie vor Augen haben, sondern andere Wörter, die oft den Charakter von Assoziationen haben. Ich habe schon Herrn L. erwähnt, den Osteuropa-Experten, der auf das Wort »Hotel« schaute und langsam und deutlich »Wanzen« las (▶ Abschn. 6.3). Ähnliche Abweichungen bei verschiedenen anderen Aphasikern:

Vorlage:	Liest:
Hase	Ostern
Feuerwehr	Polizei
USA	Amerika

Hier scheinen ähnliche Vorgänge wie beim Sprechen und Schreiben abzulaufen: Das visuelle System nimmt bestimmte Impulse auf, die entsprechende Abrufprozesse bei den Wortspeichern zur Folge haben. Die Systeme, die für das Sprechen verantwortlich sind, entwickeln aber den richtig abgerufenen Wortkern nicht weiter, sondern entwickeln und produzieren eine Assoziation, die aufgrund fehlender Hemmprozesse nicht unterdrückt wurde.

6.5.3 Hören und Lesen

Frau Z. (globale Aphasie und schwere Sprechapraxie) beginnt gerade, über das Schriftsystem einen Zipfel der Sprache zurückzugewinnen. Sie fährt im Urlaub gern nach Sylt, ihre Mutter wohnt in München, ihre Tochter studiert in Berlin, ihrSohn arbeitet in London. Wir haben die Wörter Sylt,

▼

München, Berlin und London in jeder Form geübt: Sie hat jedes Wort – nachsprechend – artikuliert, aus Buchstaben gelegt und abgeschrieben, wobei sie versuchte, den Vokal selbstständig einzusetzen, was ihr noch Mühe machte. Dabei lag immer ein Foto des jeweiligen Ortes auf dem Tisch. Zum Schluss schrieb ich für jedes der vier Wörter eine Karte und ließ jede Karte dem jeweiligen Foto zuordnen. Das gelang. Frau Z. konnte also die Wörter lesen. Danach nannte ich jeweils einen Ort und bat sie, mir das entsprechende Foto wiederzugeben. Auch das machte sie richtig. Nun lagen nur noch die Wortkarten auf dem Tisch »Können Sie mir zeigen, wo Berlin steht?« Frau Z. zeigte auf München. »Schauen Sie nochmal genau hin. Steht da wirklich Berlin?« fragte ich. Frau Z. überlegte, schaute mich fragend an und zeigte dann zögernd auf London. Ich merkte, dass sie überfordert war, lenkte sie mit einer anderen Übung ab und machte mir eine gedankliche Notiz, dass die Kombination Hören-Lesen erst allmählich wieder aufgebaut werden müsste.

Frau Zs Reaktionen habe ich auch bei anderen Aphasikern bemerkt, die zwar Einzelwörter lesen konnten, aber noch Mühe damit hatten. Vier Wörter, die vorher einzeln geübt – gelegt, geschrieben und gelesen – worden waren, wurden nicht erkannt, wenn sie alle gleichzeitig auf dem Tisch zu sehen waren und ich dazu aufforderte, jeweils eines der Wörter zu zeigen.

Ich denke, dass hier der **gleichzeitige Einsatz von zwei unabhängig arbeitenden Modalitäten**, die beide noch stark betroffen sind, das Problem hervorruft. Die Störung der parallelen Steuerung erlaubt nicht, die beiden großen sprachlichen Netzwerke des Lesens und des auditiven Verstehens gleichzeitig zu bedienen. Frau Z. hörte das Wort Berlin und parkte es im Gedächtnis, während sie unter den geschriebenen Wörtern das entsprechende herauszufinden versuchte. Das Lesen absorbierte aber so viel Energie, dass sie das geparkte Wort aufgab, sozusagen fallen ließ, während sie eins der anderen drei Wörter las, d.h. über ihre Programmiersysteme aufbaute. Sie glaubte, dass dieses das gesuchte Wort wäre, und zeigte es.

Manchmal gewinnt das abgekoppelte visuelle System so sehr die Oberhand über das geschwächte, schlecht funktionierende auditive Verstehen, dass sogar schon das Ansehen eines Bildes oder eines Gegenstandes genügt, um den Input über das Ohr auszuschalten:

Herr Hg. (gebesserte globale Aphasie) hat immer noch Probleme mit dem Verstehen. In jeder Therapiesitzung übt er, genau zu verstehen, was ich sage: Vor ihm liegen vier Bilder, die er gut kennt. Ich bitte ihn: »Zeigen Sie, trinkt Kaffee«. Herr Hg. zeigt auf »fährt Auto«. Ich sage noch einmal langsam und deutlich: »trinkt Kaffee«. »Ja«, sagt er insistierend (mit dem Ton: »zeig ich doch!«) und zeigt weiter auf »fährt Auto«.

▼

»Herr Hg., schauen Sie mich mal an! trinkt Kaffee möchte ich!«
Er schaut mich aufmerksam an, während ich spreche, und
sagt dann erstaunt: »Ja, sicher, trinkt Kaffee!« Nun hat er mich
verstanden und zeigt richtig.

Solange er mit den Augen bei einem bestimmten Bild war,
konnte er nicht hören, was ich über ein anderes Bild sagte –
ein Problem der parallelen Steuerung.

6.5.4 Hören (auditives Verstehen) und Schreiben

Ich diktierte Frau Kr. (leichte Wernicke-Aphasie) einen
Wilhelm-Busch-Vers. Sie schrieb relativ schnell mit. Als
das Diktat zu Ende war, las sie die von ihr geschriebenen
Sätze durch und entdeckte zu ihrer Verblüffung, dass dort
etwas anderes stand als die (ihr bekannten) Verse. Hier
die Gegenüberstellung der diktierten Sätze und des Textes
von Frau Kr.:

Busch: »Eins, zwei, drei im Sauseschritt«

Frau Kr.: »Eins, fünf mal drei mit Galopp«

Busch: »läuft die Zeit«

Frau Kr.: »rennt die Uhr schnell«

Busch: »Wir laufen mit.«

Frau Kr.: »Wir machen eilig mit.«

Solche Ersetzungen erleben wir häufig in unseren Therapiesitzungen. Der diktierte Text scheint richtig aufgenommen
und verarbeitet zu werden. Aber bei der Umwandlung der
(rezeptiven) Verstehensprozesse in (produktive) Schreibprozesse (bei der sog. »Transkodierung«) scheint das
Schreibsystem gewisse mitaktivierte Sprachelemente selbstständig – und vom Aphasiker unbemerkt – zu entwickeln.

Ähnliche Störungen zeigen sich manchmal, wenn Aphasiker spontan etwas schreiben: Das Schreibsystem »macht
sich selbstständig« – auf dem Papier entsteht nicht das, was
der Aphasiker offenbar schreiben will, d. h. was er denkt.

Frau Fr. (mittelschwere Wernicke-Aphasie) wollte ein Bild beschreiben, auf dem eine Frau Blumen gießt. Sie schrieb: »Sie
giest eine Kanne«. »Ja«, sagte ich, »sie gießt mit einer Gieß-
kanne. Schreiben Sie doch mal auf, was sie gießt.« Frau Fr.
sagte »Blumengießen« und schrieb: »Sie eiee Blumen«. Nun
schaute sie das nächste Bild an, auf dem eine Frau in einem
Auto zu sehen war, sagte »fährt Auto« und schrieb: »Sie giesst
ein eine Fahen.« Nachdem ich sagte: »Gucken Sie nochmal
genau hin. Haben Sie geschrieben, was sie macht?« schrieb
sie den richtigen Satz hin (◘ Abb. 6.17).

Das Verb »gießt«, das sie im vorigen Satz ausgelassen hatte,
war offensichtlich in ihrem schriftsprachlichen System noch
vorhanden, während ihr mündliches System das richtige
Verb »fährt« produziert hatte.

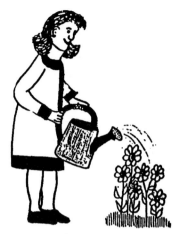

SIE GIEST EINE KANNE
SIE EIEE BLUMEN

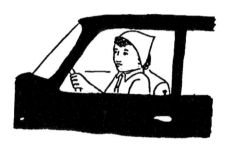

SIE GIESST EIN EINE FAHEN
SIE FÄHRT AUTO

◘ **Abb. 6.17** Auseinanderdriften von Ge-
schriebenem und Schreibabsicht (Frau Fr.).

6.5.5 Gestik und Sprechen

Ich erlebe es häufig, dass Aphasiker beim Zählen aus dem
Rhythmus geraten, wenn sie dabei mit dem Finger auf die
zu zählenden Gegenstände zeigen. Während sie mit dem
Finger erst bei »vier« sind, haben sie schon bis »sieben«
gezählt. Wenn sie ihre eigenen Finger zählen, geraten sie
auf diese Weise mühelos auf 10–12 Finger an einer Hand.

Dasselbe passiert auch manchmal, wenn ein Aphasiker, der noch etwas Mühe mit dem Lesen hat, einen Satz
Wort für Wort liest und dabei mit dem Finger auf die zu
lesenden Wörter zeigen will.

Finger und Sprechapparat haben unterschiedliche Geschwindigkeiten, das gezeigte Wort ist nicht das, was gerade ausgesprochen wird.

6.5.6 Gespaltene Subsysteme (Diskonnektionen innerhalb der Modalitäten)

▪▪ Sprechen

Nicht nur die Modalitäten driften auseinander. Ich habe auch beobachtet, dass sich innerhalb der Modalitäten manchmal Subsysteme abspalten, d. h. dass einzelne Subsysteme fehlerlos arbeiten, während andere gestört sind.

Ich habe eine Untersuchung durchgeführt, in der Aphasiker gebeten wurden, zuerst Objekte gleichzeitig mündlich und schriftlich zu benennen. Unmittelbar danach erhielten sie die Aufgabe, dieselben Objekte mündlich zu beschreiben, ohne den Namen des jeweiligen Objektes zu verraten. (Ich sollte aus ihrer Beschreibung das Objekt erkennen). Dabei ergab sich, dass eine Reihe von Aphasikern bei den mündlichen und schriftlichen Benennübungen den Namen des Objektes falsch oder entstellt produzierten, dass sie aber denselben Namen unmittelbar danach, als sie ihn geheimhalten sollten, völlig richtig, quasi gegen ihren Willen, aussprachen (ohne dass dieser Name in der Zwischenzeit ausgesprochen worden war).

Benennen (mündlich/schriftlich falsch bzw. ungenau)	Beschreiben (Objektnamen ungewollt richtig)
Scherenbaum/ Haarmesser	Kamm
Noten	Schreibmaschine
Postschalter	Briefmarke
Bauklopf	Staubsauger
Brot schneiden	Messer

Hier hing also die Wortfindung von der Aufgabenstellung ab: Während das mündliche Benennen blockiert war, funktionierte die Wortfindung beim mündlichen Beschreiben fehlerlos (als sie gar nicht erbeten wurde). Eine pauschale Aussage über die mündliche Wortfindungsfähigkeit lässt sich also nicht machen.

▪▪ Schreiben

Herr W., der an einer schweren Broca-Aphasie leidet, kann jeden Buchstaben einzeln abschreiben, wenn er das Alphabet oder andere Einzelbuchstaben vor sich sieht. Sobald er aber ein Wort abschreiben möchte, das er als existierendes Wort erkennt, macht sich seine Hand selbstständig und schreibt – zu seinem Erstaunen und gegen seinen Willen – etwas ganz anderes (◙ Abb. 6.18a).

◙ **Abb. 6.18 a, b.** Gespaltene Subsysteme beim Schreiben. **a** Herr W. **b** Verschiedene Aphasiker

Eine genaue Erklärung für dieses Phänomen habe ich nicht. Ich kann nur vermuten, dass Herr W. beim Buchstabenschreiben entweder einfach nachmalt oder dass es innerhalb der Modalitäten Schreiben ein spezielles Subsystem für das Schreiben von Buchstaben gibt, das bei Herrn W. funktioniert, während er bestimmte andere Systeme – vielleicht Schnellbahnen – einschaltet, sobald er (unbewusst) erkennt, dass es um das Abschreiben von Wörtern geht. Diese Schnellbahnen sind bei ihm gestört.

Herr W. ist kein Einzelfall. Ich erlebe es nicht selten, dass Aphasiker beim Abschreiben etwas ganz anderes produzieren als das, was sie vor Augen haben, obwohl sie durchaus fähig sind, Buchstaben oder andere Strichkombinationen nachzuzeichnen. ◘ Abb. 6.18b zeigt einige Beispiele von unterschiedlichen Aphasikern. Bei den Namen »Heinz« und »Wilhelm« versuchten die Aphasiker, ihre eigenen Namen abzuschreiben. Bei »Heinz« scheint anfangs die Reihenfolge der Buchstaben Probleme gemacht zu haben, und zum Wortende hin produzierte der Aphasiker den Buchstaben, der bei Aphasie häufig noch geschrieben werden kann, wenn alle anderen Buchstaben nicht mehr gelingen: das »E« (weil es am häufigsten vorkommt? Oder hat die Strichkonfiguration damit zu tun?). Möglicherweise kam auch eine Störung der Hemmprozesse dazu: Das zuerst geschriebene »E« wurde nicht genügend gehemmt. In den Namen »Wilhelm« spielte (beim Abschreiben!) »Michael« hinein, der Name des Sohnes, den wir in der Therapie noch nie geschrieben hatten. Mir scheint, dass die Ursache auch hier eine gestörte Hemmung ist.

Ein besonders auffallendes Beispiel von abgespaltenen Systemen habe ich in der Einleitung beschrieben: das Morgenstern-Gedicht vom Huhn. Bestimmte Programmierungssysteme haben richtig funktioniert: Die Wortkategorie, die Wortlänge, die Satzlänge etc. sind richtig ausgewählt worden. Andere Systeme, z. B. die Auswahl mancher Wörter innerhalb der Kategorien und die Programmierung der Buchstaben, haben versagt. Darüber hinaus hat die Modalität Schreiben völlig unabhängig von den Modalitäten Sprechen und Lesen funktioniert, denn Dr. B. konnte das Gedicht weder mündlich vortragen noch lesen.

❶ Das Auseinanderdriften der Modalitäten und ihrer Subsysteme scheint ein ganz wesentliches Problem bei Aphasie zu sein. Eine Art Auflösungsprozess scheint das unendlich fein gesponnene Netz der sprachlichen Systeme erfasst zu haben, so dass sie ihre Zusammenarbeit aufgeben.

Wie bei einem riesigen Orchester, dessen Dirigent weggegangen ist: Jeder der Musiker hat seine Noten vor sich und spielt. Manche spielen die ganze Symphonie, andere nur den einen oder anderen Satz, wieder andere wiederholen immer die gleichen Takte, einige Musiker spielen schnell, andere langsam, einige spielen laut, andere leise, manche spielen durchgehend, andere machen mehrere Pausen ... Keiner spielt falsch, aber das Zusammenspiel funktioniert nicht. Das Ergebnis: Eine aphasische Symphonie.

Sprecher und Hörer: Spielregeln für Gespräche

In den vorigen Kapiteln sind zwar Dialoge zwischen Aphasikern und ihren Gesprächspartnern aufgetaucht, aber im Mittelpunkt stand der einzelne Sprecher oder Hörer. **Sprache findet jedoch immer zwischen Sprecher und Hörer statt**, ergibt sich aus ihrem Zusammenspiel. Worte bekommen erst ihren Sinn, wenn ein ganz bestimmter Sprecher sie in einer ganz bestimmten Situation zu einem ganz bestimmten Hörer sagt. Dabei stellt sich der Sprecher unbewusst auf den Hörer ein, und der Hörer wird wiederum von der Persönlichkeit des Sprechers und der Situation beeinflusst, das Gehörte so und nicht anders zu verstehen. Würde er die Worte von einem anderen Sprecher in einer anderen Situation hören, hätten sie eine andere Bedeutung für ihn.

> ❗ Wenn zwei dasselbe sagen, ist es noch lange nicht dasselbe!

Für ein Gespräch gelten gleiche Bedingungen wie für einen Pas de deux oder ein Duo. Jeder muss seinen Part gut beherrschen, aber darüber hinaus muss er die Regeln kennen, die die aufeinander abgestimmte Kooperation ermöglichen. Auf dem langen Weg zur Sprache – vom ersten Schrei bis zur Diskussion im Bundestag – haben wir nicht nur gelernt, dass man zum Tisch »Tisch« sagt und zum Arzt »Herr Doktor«, sondern wir haben auch Kooperationsprinzipien gelernt, die wir als Sprecher und Hörer ständig unbewusst benutzen, um das Gespräch im gewünschten Sinn zu steuern, um den Gesprächspartner richtig zu verstehen und um selbst richtig verstanden zu werden.

Wenn wir aus dem Haus gehen wollen und jemand sagt: »Es regnet«, dann verstehen wir die – unausgesprochene – Botschaft: »Nimm einen Schirm mit!« Wenn wir hören: »Andreas trank **noch** ein Glas Wein«, dann entsteht in unserem Geist das Bild des weintrinkenden Andreas, der mindestens beim zweiten Glas sitzt, obwohl nur von einem Glas die Rede war. Wenn jemand keine Lust mehr hat, über ein Thema weiter zu diskutieren, dann hören wir das meist heraus, ohne dass er es direkt sagt. Und wenn jemand »ja« sagt, eigentlich aber »nein« meint, dann merken wir es zum Glück auch meist.

Dieses Wissen darüber, wie Äußerungen in Gesprächen einzusetzen und zu interpretieren sind, bildet den **Hintergrund unseres sprachlichen Verhaltens**, ohne uns bewusst zu sein. Man könnte es als Grenzzone ansehen, in der Denken, Sprache und Gefühle ineinander übergehen. **Aphasiker haben dieses Hintergrundwissen noch.** Sie wissen, wie Gespräche geführt werden, sie haben immer noch das Gespür für Betonungen, Zwischentöne und unausgesprochene Gefühle hinter der Sprache – sie können dieses Wissen nur nicht fehlerfrei sprachlich ausdrücken. Wie sieht dieses Wissen über Gespräche aus?

7.1   Nachrichten und Botschaften

Immer, wenn wir jemandem etwas sagen, übermitteln wir ihm mit unserer Kette von Worten eine Nachricht, die ein ganzes Bündel von Botschaften enthält. Unser Leben lang haben wir geübt, als Sprecher die verschiedenen Botschaften situations- und empfängergerecht zu verpacken. Als Hörer haben wir ständig unsere Fähigkeiten verfeinert, die verschiedenen Botschaften aus dem Zusammenspiel von Wortlaut, Sprechmelodie, Mimik, Körpersprache und Situation herauszulesen.

In seinem Buch »Miteinander reden: Störungen und Klärungen« schildert Schulz von Thun die Botschaften, die in einer Nachricht enthalten sind, am Beispiel von Peter und Susanne: Sie fahren Auto, Susanne sitzt am Steuer. Peter sagt: »Du, da vorne ist grün!« (◨ Abb. 7.1).

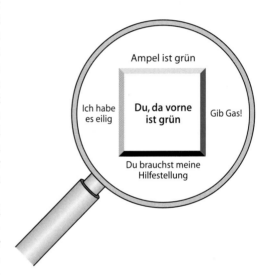

◨ **Abb. 7.1** Das Botschaftsgeflecht einer Nachricht, wie es unter der kommunikationspsychologischen Lupe sichtbar wird. (Aus Schulz von Thun 2000).

7.1.1 Sachinformation

In der Nachricht, die Peter Susanne gibt, steckt erstens eine Sachinformation (»Die Ampel ist grün«). Bei vielen Äußerungen, in denen es um die Weitergabe von Wissen geht, steht die Sachinformation im Vordergrund (oder es scheint zumindest so).

Aphasiker, die eine Verstehensstörung haben, können Schwierigkeiten haben, die Sachinformation genau zu verstehen, wenn die Situation ihnen nicht hilft. **Verlangsamt sprechende Broca-Aphasiker**, die meist sinntragende Wörter (Substantive, Verben, Adjektive) besser verstehen als Funktionswörter, würden Peters Satz wahrscheinlich ganz gut verstehen. Anders wäre es mit der Aussage: »Die Ampel ist noch nicht grün.« Funktionswörter wie »noch« und »nicht« sind für Aphasiker, die unter einer Störung der grammatischen Prozesse leiden, schwer zugänglich. Sie würden also nur »Ampel« und »grün« (evtl. »ist«) verstehen und müssten die Ampel sehen, um die Information richtig aufzunehmen.

Flüssig sprechende Wernicke-Aphasiker, die im Allgemeinen auch sinntragende Wörter schlechter verstehen, hätten evtl. mit der ganzen Sachinformation Schwierigkeiten. Ebenso **Globalaphasiker** mit einer schweren Verstehensstörung.

Aber nach meiner Erfahrung verstehen selbst schwer gestörte Aphasiker, dass in diesem Moment eine Sachinformation gegeben wird – wenn sie auch nicht verstehen, welche. Ich beobachte immer wieder, dass auch Aphasiker, die im Verstehen schwer betroffen sind, **genau die Gesprächsreaktionen zeigen**, die der Art der Information entsprechen.

Herr G. (Globalaphasiker) am Bootssteg:

Fremder Segler: Wir laufen heute Morgen noch aus.
Herr G.: Aha.
Fremder Segler: Das Wetter soll nämlich umschlagen.
Herr G.: ja?
Fremder Segler: Ich habe eben Kiel-Radio gehört. Sieht nicht gut aus. Und mit den Kindern ist mir das zu riskant.
Herr G.: Ah, ja.
Fremder Segler geht weg. Ein anderer Segler taucht auf.
2. Segler: Ich hab Kiel-Radio verpasst. Du hast doch gerade mit jemand gesprochen – hat er was über das Wetter gesagt?
Herr G.: Weiß es nicht, aber .. glaube ... eilig ... Sorgen ...

Herr G. hatte den genauen Wortlaut nicht verstanden, die Sachinformation war an ihm vorbeigegangen. Aber er hatte – vermutlich aufgrund der Intonation – durchaus richtig reagiert, nämlich so, wie man reagiert, wenn man eine Sachinformation bestätigt. Tatsächlich hatte der fremde Segler vom Aphasieproblem nichts bemerkt, wie er bei einem späteren Treffen erzählte.

Ob Herr G. die Frage des zweiten Seglers wörtlich genau verstanden hatte, ist natürlich nicht sicher. Er hatte aber auf jeden Fall verstanden, dass die Frage den fremden Segler betraf, der gerade wegging.

7.1.2 Selbstoffenbarung

Herr G. hatte aber etwas anderes herausgehört, was der fremde Segler gar nicht wörtlich gesagt hatte, was aber aus der Situation und seinem Verhalten hervorging. Er war besorgt, und er war in Eile. Herr G. hatte eine andere Seite der Nachricht verstanden, die Schulz von Thun die **Selbstoffenbarung des Sprechers** nennt.

❗ Jede Nachricht enthält eine Selbstoffenbarung des Sprechers.

Häufig ist bei Äußerungen, die auf den ersten Blick Sachinformation übermitteln, die Selbstoffenbarung das Hauptanliegen des Sprechers. Er möchte sich z.B. als gut informiert und kompetent darstellen oder möchte seinen Ärger ausdrücken. Aber selbst wenn der Sprecher gar nicht die Absicht hat, etwas über sich zu verraten, ist die Selbstdarstellung unvermeidlich. Der **Sprecher sagt sehr viel über sich selbst aus** durch:

- die Wahl seines Themas,
- die Formulierung,
- den Tonfall,
- die Mimik,
- die Körpersprache.

Sogar wenn er schweigt oder seine Gefühle verbirgt, stellt er sich damit dar.

Diese Seite der Nachricht können Aphasiker fast immer gut verstehen, auch wenn sie die Bedeutung der Worte nicht abrufen können. Ich kenne mehrere schwer betroffene Aphasiker, die Mühe haben, bei längeren Gesprächen oder Vorträgen den Inhalt zu verfolgen, aber nach einer Diskussionsrunde, einer Sitzung oder einem Vortrag den Vortragenden oder die Gesprächsteilnehmer verblüffend differenziert beurteilen können. Sie haben die Mimik, die Körpersprache, die Intonation der Sprechenden auf sich wirken lassen und sich auf diese Weise über die Persönlichkeit und die Ziele der Gesprächsteilnehmer klare Urteile gebildet. Im Abschnitt über das Verstehen (▶ Kap. 6.2.5) habe ich Oliver Sacks zitiert, der ähnliche Erfahrungen beschrieben.

Die eigene Selbstdarstellung ist allerdings für Aphasiker ein Problem. Während sie ihre Nachricht mühsam aufbauen, sich um die Wortfindung bemühen oder die viel zu schnell und falsch auftauchenden Wörter zu sortieren versuchen, gerät ihnen die Botschaft über sich selbst viel zu oft, gegen ihren Willen, zu: »Ich habe Probleme« (oder wird so verstanden), während sie eigentlich sagen wollen: »Ich bin informiert« oder »das ist wichtig für mich«.

Allerdings nicht immer. Es hängt sicher auch von der Persönlichkeit eines Aphasikers und von seiner Umgebung ab, inwieweit es ihm gelingt, sich darzustellen: Helga Andresen (1985) hat gezeigt, wie geschickt ein schwer betroffener Aphasiker dieses Problem löste. Er hatte nur wenige Worte und fast keine grammatischen Mittel zur Verfügung, konnte sich aber durch den Einsatz von »ja«, »nein«, »so«, »ach so« und eine Reihe von Redefloskeln wie »ich glaube...«, »das geht nicht« etc. als ernst zu nehmender, denkender Gesprächspartner darstellen, der zu erkennen gab, dass er zu den entsprechenden Themen etwas zu sagen hatte, es aber eben nicht ausdrücken konnte.

❗ Die Lebensqualität der Aphasiker wird entscheidend beeinflusst von der Fähigkeit ihrer Umgebung, aus der verstümmelten Sprache die beabsichtigte Botschaft der Selbstoffenbarung herauszuhören.

7.1.3 Beziehung zum Hörer

So unvermeidlich, wie wir bei allem, was wir sagen, über uns selbst etwas aussagen, geben wir auch bei jeder Äußerung zu erkennen, was wir vom Hörer halten: Durch die Wahl des Themas und der Worte, durch Tonfall, Mimik und Gestik zeigen wir, wie wir zu ihm stehen (Peters Botschaft an Susanne: »Du brauchst meine Hilfe!«).

Diese Seite einer Nachricht verstehen die Aphasiker genauso gut wie die Selbstoffenbarung – und leider sind es oft deprimierende Botschaften, die ihnen aus den sprachlichen und nichtsprachlichen Äußerungen ihrer Gesprächspartner entgegenkommen: Belehrung, Geringschätzung, Mitleid, »Sie halten mich auf!«, »Für mich sind Sie kein ernst zu nehmender Gesprächspartner«. Selbst ein Lob: »Das haben Sie großartig gemacht!« kann eine abschätzige Botschaft enthalten und dadurch wehtun.

Herr V. möchte für seinen Sohn eine Tauchermaske kaufen. Im Sportgeschäft herrscht Hektik. Herr V. kommt endlich an die Reihe und beginnt: »Ich möchte ... äh ... ich möchte ... so ein ... äh ... rund ... Wasser ... äh ...« Der Verkäufer sagt höflich: »Kommen Sie doch bitte wieder, wenn Sie wissen, was Sie haben möchten« und wendet sich dem nächsten Kunden zu.

Die Botschaft, die Herr V. den Worten des Verkäufers entnahm, wirkte noch lange frustrierend in ihm nach.

Seine eigenen Beziehungsbotschaften gelingen dem Aphasiker häufig nicht, **weil Sprache und Mimik auseinanderklaffen**: Augen, Mimik und Körperhaltung sagen das, was er wirklich sagen möchte, während die Worte

und Sätze, die er findet, dem nicht entsprechen und seine Botschaft nur unvollständig übermitteln. Da eine Botschaft ihre Wirkung immer aus dem Zusammenspiel von Worten und nichtsprachlichem Ausdruck bezieht, kann diese Unklarheit Gesprächspartner irritieren, die nicht über Aphasie aufgeklärt sind.

Es kann auch passieren, dass ein Aphasiker eigentlich eine Sachinformation geben möchte oder etwas über sich aussagen will, dass er aber nicht die richtigen Worte findet und eine Äußerung produziert, die auf den Gesprächspartner wie eine unhöfliche Beziehungsbotschaft wirkt. A. Kotten hat das beschrieben:

❯❯ Im Rahmen einer Definitionsübung erklärt der Patient den Begriff »single« als Schallplattenaufnahme eines einzigen Musikstücks. Die weitere Bedeutung dieses Ausdrucks ist ihm nicht parat, deshalb wird erklärt, »single« kann auch bedeuten, dass ein Mensch alleine, ohne Partner, lebt. Auf diese Erklärung antwortet der Patient »nein«. Erst vorsichtige Rückfragen ergeben, dass hier nicht die Ablehnung einer Äußerung gemeint war, sondern dass der Patient vermitteln wollte, er kenne diese Interpretation des Begriffs noch nicht. Unter Gesichtspunkten einer alltäglichen Kommunikation ist diese Art der Antwort nicht tolerierbar, da sie den Partner entwertet (A. Kotten, 1986, S. 136). **❮❮**

7.1.4 Appell

Die vierte Botschaft, die in fast jeder Nachricht steckt, ist ein **Appell an den Hörer**: Tu dies oder das! Mit allem, was wir sagen, möchten wir den Hörer zu irgendetwas veranlassen, entweder zu einer tatsächlichen Handlung (Peter: »Gib Gas!«), oder wir möchten, dass er innerlich handelt: seine Einstellung – z. B. uns gegenüber – ändert, sich etwas vornimmt, etwas glaubt etc.

❗ Meine Botschaft, die in diesem ganzen Buch steckt, ist z. B. »Beachten Sie nicht die gestörte Sprache, sehen Sie dahinter den Menschen!«

Aphasikern gelingt dieser Appell häufig nicht. Von einem Tag auf den anderen ist ihnen diese wichtige Fähigkeit, auf ihre Umgebung einzuwirken, entweder völlig genommen oder sehr beschnitten, denn statt auf die Botschaft zu reagieren, beachtet der Gesprächspartner häufig nur die (falsche) Form:

Herr O. guckt fern.
Herr O.: »Tina – komm schnell: Hafenburtstag! Alte Schiffe! Schön!«
Frau O.: »Georg, es heißt »Hafen – ge – burtstag!«
▼

Herr O.: »Herrje, weiß ich!« (ärgerlich)
Frau O. später: »Er ist immer so schnell verärgert!«
(Aus Frau O.s Antwort hat ihr Mann die Botschaft
herausgehört: »Du bist jetzt kein gleichberechtigter
Partner mehr, sondern mein Schüler«).

Appelle müssen nicht direkt formuliert werden. Unser ganzes Leben lang üben wir uns in der Kunst, unsere Botschaften zu verkleiden. Ein Vorwurf als Frage: »Sind Sie hier nicht zu weit gegangen?«, eine Frage als Aussage: »Ich wüsste gern, was das hier kostet«, eine Mahnung als Bitte: »Mach' das bitte nicht noch mal!«, eine Bitte als Frage: »Könnten Sie mir die Akte Müller-Lüdenscheidt nochmal bringen?« Wir steigern uns sogar in dreifache Verhüllungen: Ein Vorwurf, der in einer als Aussage verkleideten Frage verborgen ist: »Ich möchte wirklich gern wissen, warum Sie nie pünktlich sein können!« Wir haben im Laufe der Jahre gelernt, die möglichen **Reaktionen des Empfängers auf unsere Appelle unbewusst vorauszuberechnen** und unser Spiel mit den grammatischen Möglichkeiten so haarscharf auf diese Reaktionen auszurichten, dass unsere Appelle deutlich genug sind, um verstanden zu werden, aber indirekt genug, um dem Empfänger noch eine Chance zum Ausweichen zu lassen (◘ Abb. 7.2).

Die **Regeln dieser Kunst sind den Aphasikern nicht abhanden gekommen**, und sie reagieren selbst dann noch auf diese Botschaften, wenn sie die einzelnen Worte und grammatischen Verbindungen nicht verstanden haben. Sie reagieren auf die Intonation. Aber sie sind häufig nicht in der Lage, als Sprecher bei diesem Verkleidungsspiel mit richtiger Wortwahl, Stimmfärbung, Satzmelodie etc. aktiv mitzumachen. Dadurch geraten sie in Gefahr, **ungeduldig, unhöflich, autoritär zu wirken**.

Treffen der Aphasiker-Selbsthilfegruppe. Ingo möchte erklären, dass es besser wäre, wenn die Raucher ihre Zigarette auf dem Flur zu Ende rauchten. Er sagt: »Rauchen schlimm! Raus!« Die Raucher (die selbst Aphasiker sind) empfinden das Wort »Raus!« als unhöflichen Rausschmiss und verlassen empört den Raum. Ingo ist erschrocken – so hatte er das doch gar nicht gemeint!

Aphasiker haben zwar viel Verständnis für andere Aphasiker, reagieren aber auf deren abweichende Äußerungen genau so empfindlich wie Nichtbetroffene. Sie müssen – als Hörer – den Umgang mit Aphasie genau so lernen wie wir alle.

Angehörige erleben immer wieder Situationen, in denen der Aphasiker unhöflich oder verletzend auf Dritte wirkt, obwohl er doch eigentlich höflich sein möchte. Da die Botschaften sich vor allem in der Wortwahl und Wortstellung ausdrücken und wir alle so empfindlich auf sie reagieren, ist dieses Problem schwer in den Griff zu bekommen und kann die Angehörigen so belasten, dass sie sich vor Restaurantbesuchen, Reisen etc. scheuen und alten Freunden aus dem Weg gehen.

Eine Nachricht kann außer den hier aufgezählten noch viele andere Botschaften enthalten. Der Hörer empfängt sie alle und muss sich dann entscheiden, auf welche dieser unterschiedlichen Botschaften er reagieren will oder muss. Diese Entscheidung wird von der Situation, besonders aber auch von seiner Persönlichkeit, von seiner Beziehung zum Sprecher und bei Aphasie natürlich auch von seinen beschränkten sprachlichen Möglichkeiten bestimmt.

❶ Das (unbewusste) Wissen über diese Botschaften wird durch Aphasie nicht gestört. Aphasiker haben noch die Fähigkeit zum Erkennen der verschiedenen Botschaften, sie sind nur im Verstehen der rein sprachlichen Details betroffen. Ihre Äußerungen enthalten auch diese verschiedenen Botschaften, und **es liegt an uns als ihren Gesprächspartnern**, unsere Fähigkeiten so zu verbessern, dass der Empfang dieser Botschaften glückt.

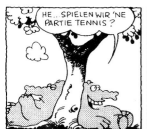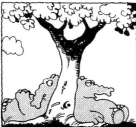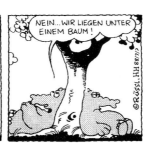

◘ **Abb. 7.2** Als Frage verkleidete Aufforderung. (Waalkes 1988).

7.2   Wie bringen wir unsere Botschaften unter?

Wie ist es möglich, dass wir uns überhaupt verstehen, wenn schon in einer einzigen Nachricht so viele Botschaften stecken?

Oft genug ist das Verstehen tatsächlich gefährdet: Während wir zu verstehen glauben, interpretieren wir in Wirklichkeit das, was der Sprecher sagt, nach subjektiven Maßstäben. Wer garantiert, dass wir die richtigen Maßstäbe angewandt und demnach richtig interpretiert haben? Wir fassen vielleicht eine Sachinformation als Appell (Vorwurf) auf, oder hören eine nicht zutreffende Selbstdarstellung heraus. **Nicht selten bleiben unsere Fehlinterpretationen unaufgeklärt**, und wir schleppen unsere Missverständnisse jahrelang mit uns herum. Nicht nur aphasische Sprache wird falsch verstanden.

Glücklicherweise verstehen wir uns aber doch häufig, und das liegt unter anderem an einer Reihe **unausgesprochener Regeln über den Umgang mit Informationen**, die wir uns unbewusst in der Kindheit eingeprägt haben, als wir Sprache – im Dialog – lernten. Diese Regeln ermöglichen dem Sprecher und dem Hörer, während ihres Gesprächs das Verstehen – das wie das Gleichgewicht bei einem Balanceakt ständig zu verschwinden droht – immer wieder neu zu sichern.

7.2.1   Konversationsmaximen

Einige dieser Regeln, die der Sprachphilosoph Grice unter der Bezeichnung »**Konversationsmaximen**« zusammengefasst hat, sorgen dafür, dass wir unsere Äußerungen (unbewusst) so gestalten, wie es der jeweilige Zweck des Gesprächs gerade verlangt. Wenn mich jemand fragt: »Wie spät ist es?«, dann sage ich normalerweise nicht »zwischen 2 und 5 Uhr«, sondern schaue auf die Uhr und sage »viertel vor 4«. Damit befolge ich die **Maxime der Quantität**, die verlangt, dass man den Gesprächsbeitrag so informativ machen soll, wie es in der betreffenden Situation gerade nötig ist.

Ich sage normalerweise auch nicht: »Der kleine Zeiger steht auf der 4, der große Zeiger auf der 9 – also ist es viertel vor 4« – und folge damit wieder der Maxime der Quantität, da sie auch verlangt: »Mache deinen Gesprächsbeitrag nicht informativer, als es der Zweck des Gesprächs verlangt.«

Der Fragesteller kann (und muss) auch davon ausgehen, dass ich ihm die Uhrzeit nenne, die ich gerade auf meiner Uhr sehe, d. h. dass ich ihm die richtige Information gebe (**Maxime der Wahrhaftigkeit**).

Er erwartet auch, dass ich ihm seine Frage beantworte und nicht stattdessen ein Gespräch über den Treibhauseffekt beginne – d. h., dass ich ihm die Information gebe, die in dieser Situation relevant ist (**Maxime der Relevanz**).

Und schließlich rechnet der Fragesteller damit, dass ich ihm verständlich antworte, denn die vierte Maxime verlangt, dass man **Unklarheit, Mehrdeutigkeit und Ungeordnetheit vermeiden soll**.

Diese Maximen sind uns so selbstverständlich, dass es banal erscheint, sie aufzulisten. Sie sind aber tatsächlich eine wichtige Voraussetzung für jedes Gespräch, und jeder, der sie nicht befolgt, fällt auf.

Auch für Aphasiker sind diese Maximen noch eine selbstverständliche Kommunikationsgrundlage. Aphasiker sind aber nicht immer fähig, diesen Maximen entsprechend zu handeln. Sie verstoßen z. B. immer gegen die Maxime, die Deutlichkeit und Verständlichkeit verlangt. (Auch ohne Aphasie haben wir oft Mühe, dieser Maxime zu folgen). Aphasiker haben auch Probleme mit der Einhaltung der Maxime der Quantität.

7.2.2   Dosierung der Information

Die Maxime, die eine angemessene Dosierung der Information verlangt, ist für Aphasiker schwer einzuhalten:

Flüssig und zu schnell sprechende (Wernicke-) Aphasiker geben häufig zu viel Information:

Gruppentherapie. Verben werden geübt. Jeder Aphasiker zieht ein Bild und beschreibt, welche Tätigkeit auf diesem Bild dargestellt ist.
Herr M.: (hat eine Karte gezogen) Ja, der isst gerade. Ist n'en Herr, er isst.
Therapeut: Was isst er?
Herr M.: Ja, mit dem rechten Arm. Ja...
Therapeut: Genau. Und was isst er da?
Herr M.: Das muss ,ne Suppe sein. ,Ne Suppe. Mit ,m runden Löffel isst er die.

Man könnte einwenden, dass es für einen Aphasiker nicht immer selbstverständlich ist, dass jemand mit dem rechten Arm Suppe isst, weil die meisten Aphasiker unter einer rechtsseitigen Lähmung leiden. Herr M. hatte aber keine Probleme mit seinem rechten Arm, und außerdem waren im Verlauf dieser Gruppensitzung schon viele Bilder besprochen worden, auf denen die Tätigkeiten unter Beteiligung des rechten Armes dargestellt waren.

Herr M. erwähnte häufig etwas Überflüssiges:

Ich habe mit Geld bezahlt.
Er geigt auf einer Geige.
Meine Frau hat mich angerufen mit dem Telefon.

Die Gefahr besteht, dass Aphasiker aufgrund solcher redundanter Äußerungen von unaufgeklärten Gesprächspartnern belächelt werden.

Ich vermute, dass **mangelhaft funktionierende Hemmprozesse** die Ursache dieser Redundanz sind. Wahrscheinlich sprechen Aphasiker nichts anderes aus als das, was uns allen im Gespräch durch den Kopf geht, was wir aber normalerweise – ganz im Sinne der Maxime der Quantität – mit Hilfe unserer Hemmprozesse unterdrücken, da wir (unbewusst) einkalkulieren, dass eine Menge Information unausgesprochen übermittelt wird.

❗ Wir hemmen ständig Information – diese Fähigkeit scheint eine ganz wesentliche Komponente unseres sprachlichen Verhaltens zu sein.

■ ■   **Kürzel**

Diese nicht ausgesprochene Information wird auf verschiedene Weise mitgeliefert, z. B. durch die Verwendung von Wörtern und Redewendungen, die gleich ein ganzes Bündel von Informationen transportieren, aus denen sich der Hörer die relevanten heraussucht. Wir können unter einer zusammenfassenden Bezeichnung eine ganze Folge von einzelnen Tätigkeiten subsumieren: »Ich habe gefrühstückt« (und nicht: »Ich habe Kaffee in die Tasse gegossen, die Tasse zum Mund geführt und den Kaffee heruntergeschluckt, eine Scheibe Brot mit Butter bestrichen etc. ...«). Während wir solch ein Kürzel aussprechen, haben wir vermutlich einige der nicht ausgesprochenen Tätigkeiten vor unserem inneren Auge, kodieren sie eventuell in unserer inneren Sprache und unterdrücken sie dann mit Hilfe unserer **Hemmprozesse**.

Auch **Oberbegriffe** sind Kürzel, aus denen sich der Hörer so viel detaillierte Informationen herausholen kann, wie er in der betreffenden Situation zum Verstehen braucht. Da der passende Oberbegriff bei einer Wortfindungsstörung häufig nicht zur Verfügung steht, kann es vorkommen, dass ein Aphasiker stattdessen umständliche Aufzählungen produziert und z. B. auf die Frage, ob er ein schönes Wochenende hatte, sagt: »Mein Vetter war da mit Frau und Tochter und Sohn und Verlobter von Sohn ...« statt zu sagen: »Ich hatte Verwandtenbesuch« oder »Mein Vetter war mit seiner Familie da.« Die **Umgebung braucht Verständnis und Geduld**, um solche Aufzählungen als Umwegleistung, die eine gestörte Wortfindung kompensieren soll, anzuerkennen und nicht mit dem Urteil »langweilig«, »weitschweifig« abzuklassifizieren.

■ ■   **Insider-Wissen**

Wie viel wir an Informationen wegkürzen, d. h. wie viel sich der Hörer denken kann, hängt vom Wissen ab, das Sprecher und Hörer gemeinsam haben, und von der Situation, in der sie sich gerade befinden. Insider (in einem Büro, in einem Club, in einer Familie) können aufgrund ihres weitestgehend übereinstimmenden Wissens soviel Information wegkürzen, dass sie für einen Außenstehen-

den völlig unverständlich werden. Ein typisches Beispiel für solche Insidersprache in einer Familie habe ich in Celia Fremlins Krimi **Klimax** gefunden:

❯❯ Ich ertappe mich selbst immer wieder dabei, wie ich solche Dinge sage: »Nimm nicht alle Butter, Janice; denk daran, dass der Wäschedienst erst nächste Woche kommt.« Ich weiß, was es bedeutet, und sie weiß es auch: da der Wäschedienst nicht kommt, muss ich heute mit einem größeren Packen in die Selbstbedienungs-Wäscherei fahren, und das bedeutet, dass mein Einkaufskorb mit Wäsche so voll ist, dass für Lebensmittel kaum noch Platz ist (Fremlin 1981, S. 133ff).«

■ ■   **Auseinanderdriften von Denken und Schreiben**

Ähnliche zusammenhanglos wirkende Sätze finde ich manchmal in Texten von Aphasikern, die nur noch eine Restaphasie haben, denen also eigentlich genügend sprachliche Mittel zur Verfügung stehen, um die erforderliche Information auszudrücken. Da diese Texte nicht an Insider gerichtet sind, dürften sie nicht so stark verkürzt sein. Diese **Unterschlagung notwendiger Information passiert den Aphasikern vor allem beim Schreiben**. Deshalb nehme ich an, dass die Ursache weniger darin zu suchen ist, dass sie sich nicht auf den Leser einstellen können. Die Ursache sehe ich vielmehr darin, dass Denken und Schreiben auseinanderdriften: Während der Aphasiker einen Satz schreibt, denkt er weiter, und bis er den Satz zu Ende geschrieben hat, ist er in Gedanken schon über einige Argumentationsstufen hinweggesprungen. Mit seinem nächsten Satz setzt er nun genau da ein, wo er mit seinen Gedanken ist – während der Leser sich noch an einem früheren Punkt der Argumentation befindet. Damit hat der Aphasiker unabsichtlich die Maxime der angemessenen Quantität verletzt, obwohl er das Wissen über sie noch hat. Hier taucht wieder das Problem der Parallelität auf.

Dieses Auseinanderklaffen von Denken und Sprache hat Heinrich von Kleist schon Anfang des 19. Jh. beschrieben:

❯❯ Etwas ganz anderes ist es, wenn der Geist schon, vor aller Rede, mit dem Gedanken fertig ist. Denn dann muss er bei seiner bloßen Ausdrückung zurückbleiben ... Wenn daher eine Vorstellung verworren ausgedrückt wird, so folgt der Schluss noch gar nicht, dass sie auch verworren gedacht worden sei; vielmehr könnte es leicht sein, dass die verworrenst ausgedrückten grade am deutlichsten gedacht werden. Man sieht oft in einer Gesellschaft, wo, durch ein lebhaftes Gespräch, eine kontinuierliche Befruchtung der Gemüter mit Ideen am Werk ist, Leute, die sich, weil sie sich der Sprache nicht mächtig fühlen, sonst in der Regel zurückgezogen halten, plötzlich, mit einer zuckenden Bewegung, aufflammen, die Sprache an sich reißen und etwas Unverständliches zur Welt bringen (von Kleist 1978, S. 457). **❮❮**

Kleists Beschreibung trifft auf all die vielen Aphasiker zu, die aufgrund ihrer eingeschränkten sprachlichen Mittel zu wenig Information liefern und dadurch den Hörer überfordern. Für sie alle gilt der Kleistsche Satz:

» Wenn ... eine Vorstellung verworren ausgedrückt wird, so folgt der Schluss noch gar nicht, dass sie auch verworren gedacht worden sei ... «

(Zu den Konversationsmaximen s. z. B. Körner 1991.)

7.2.3 Unausgesprochene Information

Nicht nur Kürzel befördern wie ein Trojanisches Pferd mehr Information, als man ihnen ansieht. Bei allem, was wir sagen, wird eine Menge unausgesprochene Information mitgeliefert. Gleichzeitig wird der Hörer veranlasst, sich eine Menge Information, die als unbewusstes »Weltwissen« in seinem Kopf gespeichert ist, ins Bewusstsein zu holen.

Wenn ich z. B. sage: »Der älteste Sohn meiner Freundin studiert in Paris«, dann erfährt der Hörer etliches über meine Freundin und ihren Sohn, was ich nicht ausdrücklich gesagt habe: wie alt beide ungefähr sind, dass meine Freundin mehrere Kinder hat, dass ihr Sohn mindestens rudimentäre Kenntnisse in Französisch und eine bestimmte Schulbildung hat etc.

■■   Diskurswelten

Diese unausgesprochenen Informationen (Fachausdruck: Präsuppositionen, s. Gutknecht u. Panther 1973) helfen uns, das, was uns erzählt wird, in den richtigen Bezugsrahmen einzuordnen. Der Satz über den Sohn meiner Freundin lässt z. B. im Kopf meines Hörers eine bestimmte Art Welt (Diskurswelt) entstehen, die man umreißen könnte mit »Realität, jetziges Frankreich, Generation der 20- bis 30-Jährigen, Studentenmilieu, mit Frau Lutz bekannt etc.« Wenn der Hörer anschließend im Fernsehen etwas über den UN-Gipfel in Johannisburg erfährt, dann würde er diese neue Information in eine ganz andere Diskurswelt einordnen (Umwelt, Klima, Südafrika etc.). Sie überschneidet sich nur so geringfügig mit der Frankreich-Studenten-Welt, dass diese aus dem Bewusstsein des Hörers verdrängt wird, während sich die Johannisburg-Welt dort breitmacht. Liest der Hörer aber Wochen oder Monate später etwas über Studenten in Frankreich, dann taucht diese verdrängte Welt eventuell in seinem Kopf wieder auf.

Wir haben im Laufe unserer Entwicklung gelernt, ständig solche Diskurswelten aufzubauen, real existierende aus der Vergangenheit und Gegenwart, und erfundene, z. B. aus der Literatur, die wir alle genau voneinander trennen.

Ich bin überzeugt, dass diese **Diskurswelten als unbewusst gespeicherte Informationen in den Köpfen der Aphasiker noch unversehrt vorhanden sind.** Sobald ein Aphasiker die Bedeutung eines Wortes, eines Begriffs, eines Namens gefunden hat, kann er, zumindest innerlich, auch die zugehörige Welt aufbauen.

Das zeigt sich auf vielfältige Weise. Bei **schwer betroffenen Aphasikern** erkenne ich es daran, dass sie – bei unseren Gesprächen über Politik, Umweltprobleme, kulturelle Ereignisse oder ihre privaten Anliegen – ihre wenigen Wörter genau aus dem Bereich abzurufen versuchen, um den es im Gespräch geht: Wenn wir über Berlin sprechen, würde »Regierung« und nicht »Boris Becker« gesagt oder zumindest gesucht und evtl. unvollständig produziert werden; wenn es um den letzten Urlaub geht, wäre »Ostsee« wahrscheinlicher als »Therapie«.

Bei **weniger schwer gestörten Aphasikern** zeigt sich das ungestörte Universum der Diskurswelten deutlich in mündlichen und schriftlichen Erzählungen. Dort tauchen zwar manchmal gravierende grammatische oder orthographische Fehler und Wortfindungsprobleme auf, aber nie schwerwiegende inhaltliche Entgleisungen. Ein Aphasiker würde z. B., selbst wenn er die Worte dazu hätte, nie sagen: »Kolumbus diskutierte mit Odysseus über die beste Lagerung von Schiffszwieback«, weil in diesem Satz eine Anwendungsregel für das Verb »diskutieren« verletzt würde: »diskutieren« können nur Partner innerhalb der gleichen Diskurswelt.

Aphasiker verstoßen nicht gegen solche Anwendungsregeln, es sei denn, anstelle des gesuchten Wortes hätte sich ihnen ein unpassendes Wort aufgedrängt. Das wäre aber keine echte Verletzung dieser Regeln, sondern nur ein missglückter Versuch, sie anzuwenden. Wenn ich weiß, wie man ein Dach deckt, und mir fallen dabei einige Ziegel aus der Hand, dann ist das eine ähnliche missglückte Anwendung bestimmter Regeln, die ich eigentlich kenne.

7.2.4 Worüber sagen wir was?

Wie wir gesehen haben, geht es uns in Gesprächen immer darum, dass unsere Hörer uns richtig verstehen. Gesprächspartner sind ständig damit beschäftigt, ihr gegenseitiges Verstehen auszuhandeln: jeder versucht dafür zu sorgen, dass seine Informationen vom Hörer auf die richtige Weise in die richtige Diskurswelt eingeordnet werden.

Damit das gelingt, muss der Sprecher erstens versuchen, das **Wissen seines Gesprächspartners einzuschätzen:** »Was weiß er schon, was kann er sich denken, was braucht er an neuer Information?« Ich vermute, dass ein beträchtlicher Teil des Small talk dazu dient, solche Hörereinschätzungen vorzunehmen.

Zweitens muss der Sprecher seine Nachricht so strukturieren, dass sie dem Hörer – möglichst gleich zu Anfang – einen Hinweis gibt, **welche Diskurswelt er ansteuern oder aufbauen soll.** Wenn die Nachricht erst mal in einen falschen Bezugsrahmen eingeordnet ist, sind Missverständnisse viel schwerer zu beheben.

■■　Thema – Aussage

Deshalb machen wir bei allem, was wir sagen, als erstes dem Hörer klar, **worüber** wir etwas sagen wollen: Wir nennen ihm das **Thema**, über das er jetzt etwas erfahren wird. Erst dann machen wir über dieses Thema unsere **Aussage**.

Dein Brief	ist erst heute angekommen.
(Thema)	(Aussage)
Dieses Wahlergebnis	hatte die Parteiführung nicht erwartet.
(Thema)	(Aussage)

Als Thema wählen wir häufig etwas, das uns am Herzen liegt und um das unsere Gedanken kreisen (deshalb reden wir ja darüber). Oft suggeriert aber auch die Situation, in der wir uns gerade mit dem Hörer befinden, das Thema. Oder wir greifen einen Punkt auf, über den vorher etwas gesagt wurde, und machen ihn zum Thema. Was immer wir zum Thema wählen, wir suchen es so aus, dass der Hörer es kennt oder zumindest identifizieren kann. Er muss wissen, worüber wir etwas sagen, denn nur dann kann er das, was er hört, in die richtige Diskurswelt einordnen. Das Thema ist die Anweisung für den Hörer, in welche Schubladen seines Wissens er die nun folgende Information packen soll.

❗ Die Aufteilung jeder Nachricht in **Thema und Aussage** ist ein ganz wichtiger Kommunikationsmechanismus. Wir lernen ihn schon sehr früh, bevor wir andere grammatische Strukturierungen beherrschen.

Beispiele für seine Anwendung finden wir schon in den Telegrammstilsätzen kleiner Kinder:

Der zweijährige Martin rief: »Martin Mami zudecken!« als er ausdrücken wollte: »Mami, deck Martin zu!« oder »Mami soll Martin zudecken!« Seine Botschaft lässt sich etwa wie folgt übersetzen:

1. Mein Thema ist Martin
   (denn ich bin hier derjenige, um den es mir geht).
2. Jetzt kommt meine Aussage:
   (das, was mir in diesem Moment wichtig ist)
   Mami soll mich zudecken.

Weil das Thema meist am Anfang der Äußerung erscheint, wo nach den Regeln der Grammatik auch das Subjekt der Aussagesätze seinen Platz hat, sind im Normalfall Subjekt und Thema identisch:

Die Mücken	sind dieses Jahr besonders energisch.
(Subjekt/Thema)	(Prädikat/Aussage)

Wenn wir einen anderen Satzteil als das Subjekt zum Thema wählen und an den Anfang unserer Äußerung stellen möchten, dann müssen wir den Satz grammatisch umkrempeln: Ist z. B. gerade von einer bestimmten Brücke die Rede gewesen, dann müssten wir, wenn wir sie zum Thema wählen möchten, einen Passivsatz konstruieren:

1. »Diese Brücke	scheint sehr alt zu sein.«
(Thema)	(Aussage)
2. »Sie	wurde von den Römern gebaut.«
(Thema)	(Aussage)

Die **Intonation spielt bei der Themastrukturierung eine große Rolle**. Die Betonung liegt immer auf der Aussage, denn sie enthält ja die neue Information, derentwegen die ganze Äußerung stattfindet. Möchten wir – was aus verschiedenen Gründen vorkommen kann – die Aussage an den Satzanfang bringen, dann müssen wir diese Abweichung von der normalen Themastruktur durch Betonung der Aussage kennzeichnen:

(Die Rede ist von der Brücke. Jemand sagt, die Römer hätten sie gebaut. Aber ich weiß es besser und sage):

»Nein, **der junge Grützner**	hat sie gebaut.«
(betont, Aussage)	(Thema)

■■　Thema – Aussage bei Aphasie

Die Fähigkeit zur Gliederung der Äußerungen in Thema und Aussage scheint bei Aphasie fast immer erhalten zu bleiben. Auch Aphasiker haben noch, wie wir alle, die starke Tendenz, das Thema an den Satzanfang zu stellen. Das geht so lange gut, wie es sich um Themen handelt, die gleichzeitig Satz-Subjekte sind. Wählt der Aphasiker aber einen anderen Satzteil als Thema und kann – aufgrund seines Agrammatismus – nicht die notwendigen grammatischen Umformungen durchführen, dann besteht die Gefahr, dass er missverstanden wird.

Hatfield u. Elvin (1978) schildern – allerdings unter einem anderen Aspekt – zwei solcher Fälle:

❯❯ Im ersten Fall sah ein Aphasiker, dass ein Hund sein Enkelkind verfolgte. Er rief besorgt um Hilfe: »Andrew ... dog ... chasing«. Die Leute, die ihn hörten, nahmen aber aufgrund der Wortstellung an, dass Andrew den Hund

▼

jagte, und sahen darin keine Gefahr. Der Aphasiker war zu dieser Wortstellung verleitet worden, weil Andrew ihm am Herzen lag und deshalb sein Thema war.
Aus dem gleichen Grund geriet einem anderen Aphasiker eine Aussage über »seine« Fußballmannschaft ins Gegenteil. Er sagte: »Chelsea beaten Manchester«; und wollte eigentlich damit ausdrücken, dass die ihm nahe stehende Mannschaft Chelsea geschlagen worden war, während seine Zuhörer aufgrund der Wortstellung annehmen mussten, dass Manchester die Verlierer waren. **«**

In beiden Fällen müssen wir die Struktur der agrammatischen Äußerungen so auffassen:

»Ich sage jetzt etwas über Andrew: Er wird vom Hund gejagt.«

»Ich sage jetzt etwas über Chelsea: Es wurde von Manchester geschlagen.«

Die gleiche Problematik hat auch Auswirkungen auf das Verstehen. Wie schon beschrieben, haben Aphasiker, denen grammatische Strukturen Schwierigkeiten machen, die Tendenz, alle am Satzanfang auftauchenden Elemente als Subjekte zu interpretieren. Die Gefahr besteht also, dass Broca-Aphasiker (von denen häufig behauptet wird, dass sie gut verstehen) bei einem Satz wie: »Nicolas Kiefer wurde von Tommy Haas geschlagen« Nicolas Kiefer als Sieger verstehen würden.

Ein anderes Problem, das bei Aphasie sehr häufig auftaucht: Obwohl Aphasiker immer wieder beweisen, dass sie das Wissen über die Themastruktur noch besitzen, lassen sie in ihren Äußerungen oft das Thema weg und veranlassen dadurch ihre Gesprächspartner zum Rätselraten, denn der Hörer kann eine Aussage ja nur verstehen, wenn er weiß, worüber sie gemacht wird.

Frau L. kommt zu Besuch, strahlt und sagt »…war toll, bald mal wieder!« Auch mit allen Tricks kann ihr niemand entlocken, was sie so schön gefunden hat.

Warum lassen Aphasiker so häufig das Thema aus? Weshalb fällt ihnen das entsprechende Wort, das das Thema bezeichnet, selbst dann nicht ein, wenn sie sich darum bemühen? Da es sich in den meisten Fällen um ein Substantiv handelt, müsste es eigentlich leichter abrufbar sein als manche Wörter der Aussage, die häufig aus Verben oder Eigenschaftswörtern bestehen.

Mir fallen **zwei Erklärungen** ein, die möglicherweise zusammenwirken: Erstens scheinen Aphasiker in solchen Fällen häufig die **verkürzte innere Sprache** zu äußern, die wir alle benutzen: Bei dem, was uns unausgesprochen durch den Kopf geht, verwenden wir vermutlich auch nur die Aussagen. Wenn mein Blick auf die Kiste mit Pfandflaschen fällt, kommt mir »zurückbringen« in den Sinn; es ist nicht nötig, dass mir »Pfandflaschen« einfällt – die habe ich ja vor Augen. Und wenn ich mir in meiner Wut Luft

mache, dann lasse ich auch meist das Thema weg: »Verdammter Mist« oder »Blöder Trottel« ist immer eine Aussage. Mit einem vertrauten Gesprächspartner sprechen wir auch so: »Schön, nicht?« (wenn wir an einem besonders schönen Aussichtspunkt vorbeiradeln) oder: »Müsste auch mal repariert werden!« (wenn wir die Gartentür zum -zigsten Mal nur mit Mühe öffnen können) – der andere weiß sofort, um was es sich handelt. Wahrscheinlich kommt auch den Aphasikern dieses vertraute Sprachmuster leichter in den Sinn.

Der zweite Grund für die Auslassung des Themas steht mit dem ersten in Zusammenhang und erscheint mir noch wichtiger: Das **Thema scheint weniger Stimulus zu bekommen als die Aussage**. Jede Handlung, und so auch jede Sprachhandlung, wird nur dann ausgelöst, wenn eine bestimmte Stimulusstärke, d. h. ein bestimmter Schwellenwert bei der neuronalen Aktivierung (▶ Kap. 2.3) erreicht ist. Sehr wahrscheinlich bekommt die Aussage, derentwegen der Aphasiker ja die Mühe der Sprachproduktion auf sich nimmt, mehr Stimulus als das Thema, und die Formulierung der Aussage erfordert so viel Energieaufwand und Konzentration, dass für die Formulierung des Themas kein Energiepotential mehr übrig ist.

7.3   Die Gesprächspartner

Bei allem, was wir sagen, haben wir unseren Gesprächspartner im Blickwinkel. Wir wollen auf jeden Fall so sprechen, dass er uns wirklich versteht. Dahinter steht eins unserer wichtigsten Lebensprinzipien: Wir haben eine tief sitzende Abneigung, Energie zu vergeuden. Die Riesenarbeit, die wir beim Sprechen unternehmen, kostet beträchtliche Energie, und diese Energie ist nur dann sinnvoll eingesetzt, wenn das Gesagte beim Hörer wirklich ankommt. Deshalb achten wir ständig auf seine Signale und setzen besondere Strategien ein, wenn sie nicht in der erwarteten Weise kommen.

7.3.1   Hörersignale

Wir erwarten immer, wenn wir etwas sagen, die **Bestätigung unseres Hörers**, dass er uns zuhört und versteht, und eine ärgerliche Reaktion auf eine Äußerung ist uns immer noch lieber als gar keine. Schweigen kann auch eine bestätigende Reaktion sein – viel schlimmer ist es für uns, wenn der Angesprochene unsere Botschaft nicht beachtet: nicht zuhört, weiterliest oder weiterspricht. Kinder zeigen dieses Bedürfnis ganz deutlich: Während die Mutter in ihr Buch vertieft ist, wiederholt der kleine Sohn mit immer größerer Lautstärke: »Mami, ich hab einen Turm gebaut!« Erst nachdem die Mutter geistesabwesend »ja« gesagt hat, spielt er weiter.

Wir senden beim Zuhören ständig Bestätigungssignale: »Hm«, »Ja«, »Aha« etc., und manche Leute bauen in ihre Äußerungen Bitten um solche Signale ein: »nicht wahr?« Wenn diese Signale beim Telefonieren mal ausbleiben, fragt der Sprecher sofort: »Bist du noch da?«

Aphasiker haben auch dieses tief sitzende Bedürfnis nach Bestätigung ihrer Äußerungen. Deshalb ist es deprimierend und verletzend für sie, wenn man ihre Worte verbessert, anstatt zu bestätigen, dass man ihr Anliegen verstanden hat (wie wir bei Herrn und Frau O. anlässlich des Hafengeburtstages gesehen haben, ▶ Abschn. 7.1.4, S. 116/117).

Auch die **wortlosen Mitteilungen schwer betroffener Aphasiker** sind Nachrichten und dürfen nicht übergangen werden: Ein Lächeln ist Kommunikation, mit den Augen, mit der Hand kann man sprechen – diese Signale **ersetzen** Sprache, sie müssen wie Äußerungen angenommen und bestätigt werden. Wir sind so sehr an »laute« Sprache gewöhnt, dass es uns schwer fällt, diese feinen und stummen Äußerungen als Sprache wahrzunehmen. Aber wenn wir sie nicht beachten, verletzen wir den Aphasiker genau so, wie wenn wir eine Äußerung von normaler Lautstärke übergangen hätten.

Aphasiker sind selbst meist gute Zuhörer (außer, wenn sie eine schwere Wernicke-Aphasie haben). Sie können fast immer, auch bei schwersten Störungen, noch Bestätigungssignale geben – allerdings kommt es vor, dass sie »Hm« und »Ja« sagen, ohne wirklich verstanden zu haben, um was es ging (s. Herrn G.s Unterhaltung mit dem fremden Segler, ▶ Abschn. 7.1.1, S. 115). Diese Signale werden – vermutlich automatisiert – als Reaktion auf die Intonation produziert, vielleicht von der intakten rechten Hemisphäre. Wir Nichtaphasiker reagieren manchmal auch so: Wir schauen den Vortragenden interessiert und mit dem passenden Gesichtsausdruck an, nicken oder schütteln an der richtigen Stelle den Kopf, sagen »Hm«, lächeln verständnisvoll – alles völlig automatisch, obwohl wir überhaupt nicht zuhören, sondern über die nächste Urlaubsreise nachdenken. Aber im Allgemeinen bedeutet eine Bestätigung, dass man wirklich zuhört und den Sprecher versteht. Wenn diese Bestätigungen ausbleiben oder nicht so erfolgen, wie man es erwartet, dann ist man als Sprecher irritiert und fühlt sich unbehaglich. Solche unbehaglichen Situationen ergeben sich z. B., wenn ein Aphasiker auf einen Gesprächspartner stößt, der ihn nicht kennt und von Aphasie nichts weiß.

J. C. P. Auer hat ein Gespräch untersucht, in dem sich ein Aphasiker mit einem Gesprächspartner unterhielt, der über Aphasie nichts wusste und den Aphasiker nicht kannte. Es zeigte sich, dass die Reaktionen des Nichtaphasikers vom üblichen Sprachverhalten abwichen. Seine Antworten waren auffallend ausführlich und umschreibend und enthielten viele Wiederholungen. Einer der

Gründe für diese »Geschwätzigkeit« war offensichtlich, dass er Schwierigkeiten hatte, die Verstehensfähigkeit seines aphasischen Gesprächspartners abzuschätzen, weil dessen Hörersignale anders waren, als er erwartete. Deshalb bot er vorsichtshalber seine Informationen in mehrfachen Variationen an (Auer 1981).

Eine **redundante Ausdrucksweise** voller Ausschmückungen und Wiederholungen benutzen wir normalerweise kleinen Kindern gegenüber. Wenn wir so mit einem Aphasiker sprechen, weil wir annehmen, dass er Verstehensprobleme hat, dann besteht die Gefahr, dass wir auch in den Tonfall geraten, den wir kleinen Kindern gegenüber haben, woraus er die Botschaft entnehmen würde: »Du bist für mich kein gleichwertiger Gesprächspartner.«

Eine eigenartige Situation entsteht, wenn ein Sprecher offensichtlich mit einer bestimmten Person spricht, sich mit seiner Botschaft aber in Wirklichkeit an eine andere Person im Hörerkreis wendet. Dabei verliert der Sprecher seine Eindeutigkeit, er spaltet sich sozusagen in zwei Personen: eine, die sich an den Angesprochenen wendet, und eine, die sich an dem wirklichen Adressaten orientiert. Da aber die Hörersignale nur vom angesprochenen Hörer und nicht vom wirklichen Adressaten kommen, reagiert der Sprecher entsprechend unnatürlich. Obwohl diese Reaktionen unbewusst ablaufen, reagieren wir als Hörer oder Zuhörer sehr empfindlich darauf und empfinden solche Situationen als unangenehm.

Wir zögern deshalb auch, eine ähnliche Situation herzustellen, wenn sie eigentlich notwendig wäre, nämlich dann, wenn ein schwer betroffener Aphasiker nicht für sich selbst sprechen kann. Um nicht über seinen Kopf hinweg mit dem anderen Gesprächspartner zu sprechen (was ihn sehr frustrieren würde), bleibt mir nichts anderes übrig, als mich »zu spalten«. Ich wende mich – im Beisein seiner Frau – direkt an den Aphasiker und sage das, was er sagen würde, wenn er es könnte: »Nicht wahr, Herr Petersen, Sie werden Ende der nächsten Woche entlassen. Und Sie haben die Adresse der Logopädin, bei der Ihre Frau anrufen sollte, in Ihrem Heft ...«. Sowohl Herr Petersen als auch seine Frau, der er dies erzählen möchte, wissen, dass diese Fakten zwischen ihm und mir längst geklärt sind und dass wir dieses Kommunikationsspiel nur für seine Frau aufführen. Das normale Muster der Bestätigungssignale zwischen Sprecher und Hörer kann aber zwischen uns nicht funktionieren, weil Frau Petersen, an die ich mich ja offiziell gar nicht wende, die entsprechenden Hörersignale gibt, während Herr Petersen uns beide anschaut, so dass ich mich nach zwei Seiten orientiere und immer wieder in Versuchung gerate, mich nur noch mit Frau Petersen zu unterhalten.

Ich sollte aber dieser Versuchung widerstehen, denn diese Art der Kommunikation belastet den Aphasiker weniger, als wenn ich über seinen Kopf hinweg spreche.

(Natürlich ist es am besten, den Aphasiker zum Selbstsprechen zu ermuntern und auch die unvollkommenste Art der Ausdrucksweise noch zu unterstützen. Wenn der Aphasiker Wochentage der Reihe nach sagen kann, könnte er z. B. bis zum Entlassungstag hinzählen und dann die Adresse der Logopädin im Heft zeigen).

7.3.2 Sprecherstrategien

Wir haben gesehen, dass **der Hörer den Sprecher steuert**. Der Sprecher richtet sich unbewusst nach den Hörersignalen, um die Aufmerksamkeit des Hörers nicht zu verlieren.

Um sich die Höreraufmerksamkeit zu sichern, verwendet der Sprecher verschiedene Mittel. Er organisiert z. B. die Themastruktur so, dass das Thema auch den Interessen des Hörers entspricht; er setzt seine ganze Person – Augenkontakt, Gestik, Mimik und Körpersprache – ein; er wählt den angemessenen Stil, die angemessene Betonung aus usw.

In Momenten, in denen es ihm **nicht schnell genug gelingt, seine Gedanken in die richtigen Worte umzusetzen**, benutzt er auch Wendungen, die eigentlich »falsch« sind:

- Er bricht seinen Satz ab und setzt nochmal neu an.
- Er schiebt ganze Sätze ein, die nicht in den begonnenen Satz passen.
- Er wiederholt Passagen.
- Er hängt nachträgliche Erklärungen an etc.

Auf diese Weise lässt er den Hörer am Formulierungsprozess teilnehmen und sichert sich damit seine Aufmerksamkeit. A. Betten, die diesen Aspekt untersucht hat, bringt dieses Beispiel eines nichtaphasischen Sprechers:

» ... wenn er bei normalem Verstand ist, en bitte, ne umgekehrt, umgekehrt natürlich, dass er also, wenn er nicht, wenn er bei normalem Verstand ist, wird ers so nicht machen ... (Befragung eines Straßenpassanten – Lehrer – zur Todesstrafe) (Betten 1980, S. 193). «

Wenn wir uns beobachten, werden wir feststellen, dass wir häufig Teile von noch nicht fertig formulierten Sätzen sozusagen ins Unreine aussprechen. H. v. Kleist hat die Tricks beschrieben, mit denen wir beim Sprechen Zeit gewinnen, um unsere noch nicht fertigen Gedanken weiterzuentwickeln:

» Ich mische unartikulierte Töne ein, ziehe die Verbindungswörter in die Länge, gebrauche auch wohl eine Apposition, wo sie nicht nötig wäre, und bediene mich anderer, die Rede ausdehnender Kunstgriffe, zur Fabrikation meiner Idee auf der Werkstätte der Vernunft, die gehörige Zeit zu gewinnen (von Kleist 1978, S. 454). «

Wir benutzen (unbewusst) auch dann entsprechende Kunstgriffe, wenn unsere Gedanken schon fertiggedacht sind, aber ihre Formulierung uns noch Mühe macht.

■ ■   Sprecherstrategien der Aphasiker

Verständlicherweise bedienen sich Aphasiker erst recht (unbewusst) dieser und ähnlicher Kunstgriffe. Da ihre Gedanken ständig den nicht mehr gehorchenden Sprachprozessen davonlaufen, formulieren sie ins Unreine, beginnen eine Wendung, geben sie auf, wenn sie sich als zu schwierig erweist, versuchen, durch Wiederholungen, Dehnungen, gefüllte Pausen Zeit zu gewinnen – kurz, setzen alle möglichen unbewussten Strategien ein (zu denen auch Verstöße gegen sprachliche Regeln gehören), um ihre Gedanken den Hörern möglichst genau zu übermitteln.

Damit möchte ich nicht behaupten, dass ihre sprachlichen Abweichungen nur aus diesem Grund entstehen. Natürlich sind ihre Sprachprozesse primär aus anderen Gründen gestört, aber die kommunikative Problematik spielt sicher auch in die Störung hinein.

Es geht aber nicht nur um die Sicherung der Aufmerksamkeit. In der Gesprächssituation beeinflussen mehrere Faktoren die sprachlichen Reaktionen des Aphasikers. Einer dieser Faktoren ist der **emotionale Druck**, unter den er gerät. Er weiß, dass er ständig Regeln verletzt. Er merkt, dass seine Botschaften nicht so ankommen, wie er möchte. Er fürchtet, dass er seinen Gesprächspartner irritiert. Also nimmt er an, dass er negativ bewertet wird und bewertet sich selbst negativ.

Damit befindet er sich in einer Gefühlslage, wie wir sie aus Prüfungen, Vorstellungsgesprächen oder ähnlichen Stresssituationen kennen, in denen es uns »die Sprache verschlägt«. Und wie die Normalsprecher setzen die Aphasiker unterschiedliche Mittel ein, um sich von diesem Druck zu befreien: Sie sagen z. B. gar nichts oder produzieren unkontrolliert irgendetwas in der Hoffnung, dass es seinen Zweck erfüllt. B. Butterworth (1985) hat z. B. herausgefunden, dass Neologismen, also Wort-Neuschöpfungen, häufig dann gebildet werden, wenn ein Wort nicht gefunden werden kann – eine unbewusste Strategie?

Entsprechende Reaktionen beschreiben R. Mellies und A. Winneken, die diese Beziehung zwischen Aphasie und emotionalem Druck speziell untersuchten:

»» Der Patient gab an, sich in Gesprächen zurückzuhalten, da er längere Zeit brauchte, um komplizierte sprachliche Strukturen zu äußern. Dadurch falle er auf. Wenn er einfacher spreche, habe er das Gefühl, nicht ernst genommen zu werden ...

Die Patientin gab an, dass ihr manchmal ein Wort fehle. Sie rede dann einfach weiter, manchmal auch Blödsinn (Mellies und Winneken 1990, S. 313ff). ««

Weiterreden, wenn ein Wort fehlt, auch wenn dadurch »Blödsinn« produziert wird – d.h. alles, was an Sprache zur Verfügung steht, unbekümmert aufbieten, ohne Überlegung, ob es richtig ist: Das kann zwar manchmal problematisch sein, sich bei Aphasie aber auch als wirksame Strategie erweisen. Manche Aphasiker haben die glückliche Gabe, auf diese Weise Wortfindungs- und andere Sprachprobleme zu überspielen. Diese besondere strategische Fähigkeit ist unabhängig von der Schwere der Störung. Schwer betroffene Aphasiker können sich manchmal mit wenigen Worten besser verständlich machen als andere, denen viel mehr sprachliche Mittel zur Verfügung stehen.

Herr G. ist ein Meister dieser Kunst:

Gruppentherapie. Die Gruppe, die sich schon längere Zeit trifft, hat allmählich die entspannte Atmosphäre eines Skatclubs erreicht. In das Gelächter hinein haut Herr G. (den man gerade im Visier hat) lachend auf den Tisch und wehrt sich: »Kuh – haut!« (=»Das geht ja auf keine Kuhhaut!«, d.h. »Nun übertreibt ihr aber wirklich!«). Herrn G.s Freunde verabschieden sich zu einer Bergtour und rufen: »Du Faultier! Warum kommst du nicht mit?« Herr G. zeigt auf sein gelähmtes rechtes Bein und fragt: »Sänfte?«

Bei **Nichtaphasikern** nennen wir diese Fähigkeit »**Schlagfertigkeit**«. Sie entspringt wohl immer einer gewissen Unbekümmertheit und Entspanntheit und ist sicher mit psychischen Prozessen ebenso verbunden wie mit sprachlichen.

Es scheint also einen Mechanismus zu geben, der unsere sprachliche Kontrolle teilweise ausschaltet, wenn wir unter Druck stehen oder besonders entspannt sind. Wir sind mit der Situation und unseren Gefühlen so beschäftigt, dass wir uns mit dem Formulieren nicht aufhalten, sondern Flüche, Floskeln und andere vorgefertigte Redewendungen benutzen: »Verflucht nochmal!«, »Was soll das?«, »Toll!«, »Na, so was!« etc. Diese Worte scheinen irgendwo (vielleicht in der rechten Hemisphäre?) ständig bereitzustehen, um unsere Gefühle zu transportieren.

Sie sind auch für den Aphasiker besser griffbereit. Aphasiker können sich häufig mit »ach ja«, »ich glaube«, »schwer zu sagen«, »das ist gut«, »woll'n mal sehen« und vielen anderen stereotypen Redewendungen noch

ausdrücken, wenn alle übrigen sprachlichen Mittel nicht mehr zur Verfügung stehen. Eine ganz normale Reaktion, die nicht als Fehler, sondern im Gegenteil als strategisches Geschick bewertet werden sollte.

7.3.3 Hörerstrategien

Wir haben schon in ▶ Kap. 6.2 gesehen, dass die Hörererwartung bei Verstehensprozessen eine große Rolle spielt. Der Hörer interpretiert das, was der Sprecher sagt, auf der Basis der Situation und der Konversationsmaximen; er entschlüsselt die Themastruktur, die ihm hilft, aus dem Speicher seines Wissens die richtige Diskurswelt auszuwählen, und er interpretiert aufgrund seiner Einstellung zum Sprecher die Botschaften, die in der übermittelten Nachricht enthalten sind.

Bei Unklarheiten genügt es oft, dass der Hörer durch einen fragenden Augenausdruck oder entsprechende (z.B. verzögerte oder im Frageton produzierte) Hörersignale den Sprecher zu neuen Erklärungen veranlasst. Falls diese Mittel versagen, bittet er den Sprecher um Erklärungen oder er wartet ab, ob sich der Sinn aus dem weiteren Gesprächsverlauf ergibt. Wenn er unsicher ist, ob er richtig verstanden hat, unterbricht er eventuell den Sprecher und formuliert das Gehörte in seinen Worten (»Du meinst, ...?«).

■■ **Wie reagiert der Hörer bei einem aphasischen Gesprächspartner?**

Unser automatisiert arbeitender Verstehensapparat versagt zunächst gegenüber dem ungewohnten aphasischen Input. **Wir müssen uns speziell auf den Aphasiker einstellen** (uns »einhören«), d.h. seine lautlichen oder grammatischen Charakteristika erkennen, um seine Informationen zu verarbeiten. Das geht umso leichter, je besser wir den Aphasiker kennen und je mehr wir mit dem Störungsbild der Aphasie vertraut sind. Als Sprachtherapeuten werden wir manchmal um »Übersetzung« der unverständlichen aphasischen Äußerungen gebeten und bestaunt, wenn wir die Nachricht relativ schnell entschlüsseln. Was uns hilft, ist die Gewohnheit, uns ganz in den Aphasiker und die Situation, in der er sich gerade befindet, hineinzudenken. Und wir haben natürlich Routine im Fragestellen. Darüber mehr in ▶ Kap. 15, »Umgang mit Aphasie«.

Auer (1981) beschreibt die Strategien, die ein nichtaphasischer Hörer benutzte, um einen aphasischen Gesprächspartner zu verstehen:

1. Der Nichtaphasiker produzierte auffallend viele Hörersignale.
   Das halte ich für typisch. Man signalisiert dem Aphasiker sehr häufig: Ja, ich habe dich trotz der ein-

geschränkten Sprache verstanden. Du hast Zeit zum Formulieren, ich bleibe aufmerksam und höre zu.«

2. Der Hörer formulierte häufig das, was er verstanden hatte, nochmal mit seinen eigenen Worten und ließ sich seine Formulierung vom Aphasiker bestätigen:

> Herr F. (Aphasiker): und äh – ich studieren, in den – Hütten(werken)
> Herr S.: ach so Hütten/Hüttenwesen ja
> Herr F.: ja
> (Auer 1981)

Das ist eine sinnvolle und viel verwendete Strategie, durch die man feststellen kann, ob man den Aphasiker wirklich verstanden hat.

3. Wenn Herr F., der Aphasiker, stockte und Schwierigkeiten zu haben schien, erschloss sein Gesprächspartner manchmal die Information aus dem bisher Gesagten:

> Herr F.: und – Clausthal studiert,
> Herr S.: mm
> Herr F.: in – äh
> Herr S.: in d Bergbau – Bergbauakademie
> Herr F.: äh – ja, das is richtig
> (Auer 1981)

Diese Strategie wird von unerfahrenen Gesprächspartnern häufig Aphasikern gegenüber zu schnell und zu oft verwendet: Der Gesprächspartner sagt das, was der Kontext ihm suggeriert, was der Aphasiker aber eventuell gar nicht sagen will. Er unterbricht damit den Aphasiker, der gerade konzentriert nach der richtigen Formulierung sucht. Im obigen Beispiel hat Herr S. das Richtige getroffen.

4. Außergewöhnlich häufig wartete Herr S., ob sich die Unklarheiten im Laufe des Gesprächs von selbst aufklären würden (wie es in Gesprächen zwischen Nichtaphasikern oft vorkommt).

> **❶** Gesprächspartner, die sich mit Aphasie wenig auskennen, haben oft eine Scheu einzugestehen, dass sie den Aphasiker nicht verstanden haben.

Wenn man sich aber klarmacht, dass der Aphasiker spricht, um verstanden zu werden, und auf wahre Rückmeldung angewiesen ist (Maxime der Wahrhaftigkeit!), dann wird es leichter fallen, diese Hemmungen aufzugeben.

Allerdings scheinen wir aufgrund von unbewussten und tief sitzenden Dialogregeln alles zu vermeiden, was zu einem unbeabsichtigten Gesprächsabbruch führen könnte. Wahrscheinlich braucht jedes Gespräch einen gewissen Fluss, der mit dem Fluss der Gedanken verbunden zu sein scheint, und wenn man ständig nach wenigen Worten unterbricht, sind beide Gesprächspartner bald irritiert und

verlieren den Faden. Deshalb ist es tatsächlich sinnvoll, über kurze Passagen hinweg abzuwarten, ob sich die Unklarheit auch ohne Nachfragen aufklärt. In dem untersuchten Gespräch gab Herr S. dem Gesprächsfluss häufig Vorrang vor der Verständnissicherung – eine sinnvolle Strategie, wenn sie mit Vorsicht und gut dosiert eingesetzt wird.

▪ ▪   Wie verhalten sich Aphasiker als Hörer?

Sie setzen ihr Weltwissen, ihre menschlichen Erfahrungen und ihre Kenntnisse über die Gesprächssituation noch stärker strategisch ein als wir Normalsprecher, um trotz ihrer gestörten Sprachprozesse den Gesprächspartner zu verstehen, und das gelingt ihnen oft erstaunlich gut.

Sie haben aber sehr **große Schwierigkeiten**, sich in einer Gesprächsrunde, in der das Gespräch **schnell von einem Sprecher zum anderen wechselt**, auf mehrere Sprecher einzustellen. Alle Verstehensstrategien versagen häufig auch, wenn der Aphasiker durch **Geräusche oder Gespräche im Hintergrund** abgelenkt wird.

Wenn ein Aphasiker seinen Gesprächspartner verstanden hat, fällt es ihm häufig schwer, sein Verstehen wirkungsvoll genug zu signalisieren. Auer (1981) hat das Problem beschrieben, dass der Aphasiker seine Hörersignale nicht so abgeben kann, wie sein Gesprächspartner es erwartet. Er kann z. B. das Gehörte nicht in eigenen Worten wiederholen, um es sich bestätigen zu lassen (»du meinst …«). Er kann noch viel weniger das, was er aus dem bisher Gesagten erschlossen und gedanklich weiterentwickelt hat, selbstständig in Worte fassen. Deshalb muss er mehr als andere Sprecher mit Partikeln wie »ja«, »mm« etc. sein Verstehen signalisieren. Dieser ungewöhnlich häufige Einsatz der Bestätigungssignale kann aber bei seinem Gesprächspartner den Eindruck hervorrufen, dass er wenig verstanden hat – kann also gerade das Gegenteil von dem signalisieren, was der Aphasiker aussagen möchte.

7.4   Die Gesprächsstruktur

Ein Gespräch läuft – wie ein Ballett – **nach Regeln ab.** Sie sind den Gesprächsteilnehmern zwar nicht bewusst, werden aber trotzdem meist eingehalten.

7.4.1   Gesprächsabschnitte

Bestimmte Abschnitte eines Gesprächs – Beginn, Ende, Übergang von einem Sprecher zum anderen, Übergang von einem Thema zu anderen – werden durch Floskeln markiert: »Ich begrüße Sie im Namen von …«, »Mehr habe ich dazu nicht zu sagen«, »…und damit kommen wir zu Punkt 3 …«, »Ich danke Ihnen für Ihre Aufmerksamkeit« etc.

Ob wir wollen oder nicht: **Wir verwenden diese Floskeln.** Sie scheinen einem tief sitzenden Bedürfnis zu entsprechen. Wie stark dieses Bedürfnis ist, kann man z. B. bei Radiosprechstunden feststellen: Fast jeder Anrufer beginnt mit: »Ich habe eine Frage ...«, obwohl doch klar ist, dass er nur deshalb anruft.

Auch als **Hörer erwarten wir an bestimmten Gesprächsabschnitten entsprechende Floskeln.** Wir würden z. B. erstaunt aufschauen, wenn ein Verkäufer uns ansprüche mit: »Hier bin ich« statt: »Sie wünschen?« Entsprechend sensibel reagieren wir auf Floskeln. Selbst subtile Gesprächsbeendigungssignale werden meistens sofort verstanden. Wenn Herr Müller zu einem bestimmten Zeitpunkt und mit einer ganz bestimmten Betonung sagt: »Ja, – Herr Schneider –«, dann packt Herr Schneider seine Papiere zusammen und steht auf – er hat das Signal verstanden.

■■ **Floskeln bei Aphasie**

Aphasiker haben noch das Wissen über diese Regeln. Selbst wenn sie schwer betroffen sind, können sie auf Floskeln zur Begrüßung, Gesprächsbeendigung, Verabschiedung etc. richtig reagieren. Eine Ausnahme bilden allerdings schwer gestörte Wernicke-Aphasiker, die sich kaum auf einen Gesprächspartner und die Gesprächssituation einstellen können. Sobald sich ihre Störung bessert, reagieren sie aber normal auf diese Floskeln, ohne sie speziell geübt zu haben. Ich vermute also, dass **sie ihr Regelwissen nie verloren hatten, sondern nur eine Zeitlang verhindert waren, es anzuwenden.**

Da Aphasiker Redewendungen leichter produzieren können als weniger formstarre Äußerungen, sind sie meistens fähig, Gesprächsfloskeln richtig einzusetzen. Bei schweren Aphasien kommt es allerdings vor, dass Floskeln produziert werden, die eigentlich in einem anderen Moment passend wären:

Herr Z. sagt jedes Mal beim Begrüßungs-Händeschütteln:
»Vielen Dank, das ist nett!«
Als Frau S. im Sommer ein schönes Wochenende
wünschen wollte, sagte sie: »Und ein schönes
Weihnachten wünsch ich Ihnen!«
Herr L. ruft mich am Pfingstsonntag an und sagt:
»Herzlichen Glückwunsch!« (statt »Schöne Pfingsten!«)
Herr G. sagt oft »Danke schön«, wenn er seinen Redeturn[3]
mit »Geht in Ordnung« beenden möchte, z. B. auf die
Bitte: »Und nächste Woche kommen Sie bitte statt
Mittwoch erst am Donnerstag, ja?« »Danke schön!«
▼

Herr Br. benutzt häufig »mehr oder weniger« am Ende eines Redeturns im Sinne von »Das war´s«. Er erzählt von einem Ausflug: »Und dann mit Auto nach Hause. Mehr oder weniger.«

❶ **Auf Floskeln reagieren wir alle sensibel. Deshalb sind wir verblüfft, wenn sie falsch angewandt werden.**

Sie sind aber nicht völlig falsch: Der Wortlaut stimmt zwar nicht, aber die Absicht ist durchaus erkennbar. Der Aphasiker hat eine ganz bestimmte Wendung im Sinn, die in diesem Moment produziert werden müsste, kann sie aber nicht abrufen und rettet sich aus dieser Situation durch die Produktion einer Ersatzfloskel. Er sagt zwar: »Danke schön«, meint aber: »Geht in Ordnung« und meistens wissen wir (aufgrund der Situation und seiner Intonation), dass er »Geht in Ordnung« meint. Insofern hat er trotz der falschen Floskel durchaus den Zweck seiner Äußerung erreicht.

❯ **Es ist sehr schwierig – und meistens nicht angebracht –, diese falschen Floskeln durch Verbesserungen auszumerzen.**

Der Aphasiker ruft sie ja nicht bewusst ab, sie drängen sich ihm auf und sind sehr hartnäckig. Wenn man ihn immer wieder ermahnt, doch »das Richtige« zu sagen, kann es passieren, dass er gar nichts mehr sagen kann.

Aphasiker, die in bestimmten Gesprächsabschnitten die erwarteten Floskeln nicht produzieren können, drücken sie fast immer nonverbal durch Lächeln, Nicken oder mit den Augen aus.

7.4.2 Sprecherwechsel

In informellen Gesprächen zwischen gleichberechtigten Partnern geht das Rederecht zwanglos hin und her und wird bei jeder Äußerung neu ausgehandelt. Ein Räuspern, eine bestimmte Art des Atmens, eine bestimmte Art des Blickkontakts zeigen an, dass man den anderen unterbrechen und selbst den Redeturn übernehmen möchte. Durch eine Pause, durch eine bestimmte Art der Intonation und des Augenkontakts kann man signalisieren, dass man bereit ist, den Redeturn an seinen Gesprächspartner abzugeben.

Aphasiker haben dabei große Schwierigkeiten: Sie können meistens ihre Äußerungen nicht planen, während ein anderer spricht (Parallelitätsproblem!), und bis sie dann das passende Wort gefunden haben, ist die Chance zum Übernehmen des Redeturns längst vorbei, ein anderer hat das Wort ergriffen. Bruno Mickeleit beschreibt diese Schwierigkeit, die er als Aphasiker immer wieder erlebt:

---

3   In einem Gespräch nimmt jeder Teilnehmer, solange er spricht, das Rederecht in Anspruch. So lange dauert sein »Redeturn«.

>> Das haben meine Erfahrungen gezeigt, dass man mich höchstens – einen Satz sprechen lässt, – und wenn ich dann für den zweiten Satz lange überlege – ihn gedanklich vorformulieren muss, – dann ist das Gespräch schon vorbei! (Mickeleit 1988, S. 173). **«**

Wernicke-Aphasiker sind dagegen oft nicht fähig, die Signale ihrer Gesprächspartner wahrzunehmen und ihren Redeturn auf ein angemessenes Maß einzuschränken: Sie können ihren Redefluss nicht stoppen.

Das **Recht zu einem längeren Redeturn sichert man sich normalerweise durch eine entsprechende Einleitung**. Man kündigt an, dass man ein Problem darstellen, einen Plan vorstellen, ein Erlebnis erzählen möchte. Solange man seinen Turn nicht durch einen deutlich erkennbaren Schluss beendet hat, behält man das Rederecht.

Das heißt aber nicht, dass die Zuhörer völlig schweigen müssen: Sie können Zwischenfragen stellen, sie können das, was sie gehört haben oder was sie aus dem Gesagten erschließen, in eigenen Worten ausdrücken und so prüfen, ob sie richtig verstanden haben. Sie überlassen es aber dem Erzähler, wieweit er auf ihre Unterbrechungen eingehen möchte.

Diese Verteilung des »**primären Rederechts**« gilt auch in Situationen, in denen ein Sprecher aufgrund seines Fachwissens für ein bestimmtes Thema zuständig ist. Solange über dieses Thema gesprochen wird, gehört das Rederecht ihm. Er spricht, stellt Fragen, seine Zuhörer antworten, überlassen aber die Gesprächsstrukturierung ihm. Dadurch ergibt sich vorübergehend eine Gesprächssituation, wie sie bei Gesprächspartnern mit unterschiedlichem Status vorkommt: Chef – Untergebener oder Lehrer – Schüler (Quasthoff 1990).

Diese Gesprächssituation erlebt der Aphasiker ständig. Seine Gesprächspartner:

- übernehmen zwangsläufig die Gesprächssteuerung,
- liefern lange Redeturns,
- stellen Fragen.

Dem Aphasiker bleibt nur die Möglichkeit zu kurzen Antworten.

❗ In den meisten Gesprächen mit Aphasikern stellt sich automatisch ein Statusungleichgewicht ein.

Die Aphasiker fühlen sich wie Untergebene, Schüler, Unwissende, und die Gesprächspartner geraten unbeabsichtigt in die Rolle von Autoritätspersonen, wenn sie sich dieser Gefahr nicht bewusst sind und nicht aufmerksam auf die Aphasiker eingehen.

7.5   Gesprächseinheiten

Sprecher und Hörer schaffen die Sprache gemeinsam: Das kann man besonders gut an bestimmten kleinen Gesprächseinheiten erkennen, die in sich abgeschlossene Strukturen bilden, z. B. eine Frage mit der dazugehörigen Antwort, oder eine Aufforderung mit der dazugehörigen sprachlichen oder nichtsprachlichen Reaktion. Auch die Antworten »Ja« oder »Nein« bilden zusammen mit dem vorher Gesagten, auf das sie sich beziehen, kleine Texte.

Was passiert mit diesen kleinen Einheiten bei Aphasie?

7.5.1   Fragen und Aufforderungen

Bei Frage und Antwort bauen Sprecher und Hörer gemeinsam an der gleichen Struktur. Der Gefragte übernimmt die Schiene, auf der die Wörter der Frage liefen, und fährt mit seinen antwortenden Wörtern auf ihr weiter:

»Wie fährst du nach Hause?«
»Mit dem Bus bis zum Dammtor und dann mit der S-Bahn.«

Dieses Frage-und-Antwort-Spiel ist so selbstverständlich, dass wir uns normalerweise nicht klar machen, welche Planungsprozesse der Antwort vorausgehen: Der Hörer muss die Fragestruktur aufgreifen und in eine Aussagestruktur umwandeln (»... fährst du« zu »Ich fahre ...«) und dann diese Aussagestruktur, die das »Thema« seiner Antwort bildet, weghemmen.

■ ■   Frage-Antwort-Muster bei Aphasie

Bei Aphasie sind diese Mechanismen meist noch vorhanden. Aphasiker antworten wie Nichtaphasiker, ohne das »Thema« nochmal aufzugreifen:

L.L.: »Was ist in dem Glas ... was schwimmt da?«
Herr G.: »äh, Schiff ... nee, ... äh ...«
L.L.: »Ja, andersrum, ein ...«
Herr G.: »F. Fisch«

Denkbar wäre durchaus gewesen, dass Herr G., um Zeit zu gewinnen, zunächst Teile aus der Frage wiederholt hätte: »In dem Glas schwimmt ...«, und er wäre sprachlich zumindest ansatzweise dazu in der Lage gewesen. Aber das Frage-Antwort-Muster ist so tief eingeprägt, dass er es nicht verließ.

Aphasiker antworten häufig auch dann nach diesem Muster, wenn sie in der Therapiesitzung speziell aufgefordert werden, einen ganzen Satz zu sagen:

L.L.: Wenn Sie sich vorstellen, Sie sind dieser Mann und da sitzt noch jemand am Tisch, und der fragt: »Was essen Sie da gerade?« Was sagen Sie dann? So im ganzen Satz?
Herr M.: Suppe.
(Es war falsch, in diesem Fall einen ganzen Satz zu verlangen. Als Therapeut lässt man sich eben auch zu Dummheiten verleiten).

Bei **Alternativfragen** ist die Antwortvorplanung noch komplizierter: »Wollen wir zu Ende tapezieren oder erst mal was essen?« »Nein, ich denke, wir machen erst mal weiter und essen dann in Ruhe.«

Beide Fragestrukturen werden verarbeitet, ihre Inhalte werden im Gedächtnis geparkt und gegeneinander abgewogen, dann wird die Antwort entweder auf einer der beiden Schienen weitergeführt (»zu Ende tapezieren« oder »erst mal was essen«) oder neu formuliert, wie in diesem Fall, und zur Produktion auf den Weg gebracht. Alles Übrige – die andere Alternative und alle in der Antwort nicht aufgegriffenen Formen – werden weggehemmt.

Mit dieser komplizierten Struktur haben **Aphasiker** oft Schwierigkeiten. Sie **bleiben bei Alternativfragen häufig stumm** oder greifen den zweiten Teil der Frage auf, ohne sich wirklich für diese Alternative entschieden zu haben.

Schwester: Möchten Sie auch in den Garten oder lieber hier oben bleiben?
Frau N.: Oben bleiben (greift nach ihrer Jacke und zeigt, dass sie nach unten möchte).

Gezielte offene Fragen sind für Aphasiker am schwierigsten:

Arzt: Wo haben Sie Schmerzen?
Herr D.: Ja … so … nein … ich …
Arzt: Zeigen Sie mir bitte: Wo tut es weh?
Herr D.: (zeigt nicht) Äh … ja … so … Arzt: Tut Ihnen die Schulter weh?
Herr D.: Nein, hier, Hals. Schon heute Morgen, hier immer, Hals.

Der Druck und die Einengung, die durch eine gezielte Frage entstehen, scheint bei Aphasie häufig sowohl die Wortfindung als auch jegliche andere Reaktion (Zeigen, Umschreiben, Erklären) zu verhindern. In manchen Fällen – wie in diesem – kann der Aphasiker aber verbessern, wenn etwas Falsches gesagt wird. Plötzlich kann er nicht nur das richtige Wort sagen, sondern auch zeigen und sogar erklären. Es sieht so aus, als ob durch das falsche Wort irgendeine Spannung abgebaut wird.

Allerdings kann es auch passieren, dass der Ansteckungseffekt durchschlägt und der Aphasiker antwortet: »Ja, Schulter«, obwohl er Halsschmerzen hat. Deshalb ist es wichtig, sich im Zweifelsfall nochmal zu vergewissern: »Die Schulter, ja? Hier?«

Aber nicht nur beim Antworten haben Aphasiker Probleme. Wenn sie selbst Fragen stellen, verstehen sie in manchen Fällen die Antwort nicht genau. Diese Erfahrung machte I. Tropp Erblad. Kurz vor ihrer Entlassung aus dem Krankenhaus hatte sie dem Stationsarzt einige wichtige Fragen gestellt, die sie sich auf einem Zettel notiert hatte.

» Es gelang mir, die Fragen zu stellen, ohne meinen Zettel zu zeigen. Aber nachträglich weiß ich, dass ich die Antworten nicht richtig verstand. Meiner Auffassung nach hätte ich zum Beispiel selbst Auto fahren dürfen. Aber auf diese Frage hätte ich sicher eine negative Antwort erhalten. Niemand darf während der ersten drei Monate nach einer Gehirnoperation Auto fahren. Das erfuhr ich durch Zufall … (Tropp Erblad 2008, S. 59). «

Weshalb I. Tropp Erblad den Stationsarzt nicht verstanden hatte, lässt sich jetzt nicht mehr feststellen. Da ihre Verstehensfähigkeit offensichtlich nicht mehr deutlich eingeschränkt war, kann ihre eigene Erwartung sie fehlgeleitet haben. Vermutlich hat aber die spezielle Frage-Antwort-Struktur, bei der die Antwort nicht deutlich genug ausgeformt wird, zum Missverständnis beigetragen.

▪ ▪ Aufforderungen bei Aphasie

Gesprächsreaktionen müssen nicht immer sprachlich sein: Auf »Kannst du mir mal die Butter rüberreichen« antwortet man nicht mit Worten. Mit solchen Fragen und Aufforderungen haben viele Aphasiker Schwierigkeiten. Ich habe schon in ▶ Abschn. 7.1 erwähnt, dass sie zwar verstehen, dass etwas von ihnen erwartet wird, aber den genauen Wortlaut der direkten oder indirekten Bitte oder Aufforderung nicht entschlüsseln können.

I. Tropp Erblad berichtet:

» Solveig bat mich: »Nimm den Kugelschreiber und leg ihn in die Schale.« Sie zeigte nicht. Sie sagte es nur. Und ich verstand nicht, was ich tun sollte. Begriff nur, dass es eine Aufforderung war (Tropp Erblad 2008, S. 55). «

Bei fast allen schwerbetroffenen Aphasikern erlebe ich das Gleiche: Wenn wir das Verstehen üben, bitte ich den Aphasiker, mir von mehreren auf dem Tisch liegenden Objekten oder Bildern ein bestimmtes zu geben. »Geben Sie mir bitte den Löffel!« Dazu halte ich ihm auffordernd meine Hand hin. Der Aphasiker schaut auf meine Hand, schaut mich an und weiß nicht, was er tun soll. Manche Aphasiker geben mir ihre Hand, manche sprechen nach: »Geben Sie mir den Löffel«.

Die meisten Aphasiker erschrecken, wenn sie diese Erfahrung zum ersten Mal machen. Normalerweise verstehen wir ja eine Aufforderung und ihren Inhalt gleichzeitig, und es kommt uns nie in den Sinn, dass es sich dabei um zweierlei handelt:

- einerseits den Sprechakt des Aufforderns,
- andererseits den speziellen Inhalt dieser Aufforderung.

I. Tropp Erblad schreibt, dass sie an ihrem Verstand zweifelte, als sie die oben geschilderte Szene erlebte. Vielen Aphasikern geht es so, und es ist wichtig, ihnen immer wieder klarzumachen, dass es sich dabei nicht um ein Denkproblem, sondern um ein Sprachproblem handelt.

Mit dem Zeigen erlebe ich häufig die gleichen Schwierigkeiten:

> »Zeigen Sie mir bitte den Mann mit dem Fahrrad.« Auf dem Tisch liegen vier Bilder von Leuten, die irgendetwas tun. Die Wernicke-Aphasikerin, die zwar noch Probleme mit dem Verstehen hat, im Gespräch aber auf Fragen schon gut antworten kann, sagt: »Ja, der Mann mit dem Fahrrad. Was soll er? Was soll ich?« »Zeigen Sie mir bitte den Mann mit dem Fahrrad! Wo ist der Mann mit dem Fahrrad?« »Ja, ein Fahrrad. Ich ... der Mann ... Fahrrad ist das« (zeigt aber nicht).

❶ **Verben sind bei Aphasie fast immer schwerer zu verstehen als Substantive.**

Aber bei Aufforderungen haben die Aphasiker noch ein zusätzliches Problem zu lösen (▶ Kap. 6.2): Sie müssen nicht nur die Verbbedeutung erschließen, sondern auch noch verstehen, dass sie selbst zu einer Handlung aufgefordert werden. Da sie aber in der Therapiesituation innerlich auf der Schiene »Sprechen, Schreiben, Lesen« laufen, scheint es ihnen überhaupt nicht in den Sinn zu kommen, dass sie etwas anderes tun sollen. Wenn der Aphasiker bei einem Bild die richtige Beschreibung gibt: »Sie öffnet die Tür«, passiert es häufig, dass er ratlos reagiert, wenn man ihn anschließend bittet: »Öffnen Sie bitte die Tür.«

Häufig müssen bei Aphasie Aufforderungen speziell wiedererworben werden:

- »zeigen Sie ...«,
- »geben Sie mir ...«,
- »legen Sie ...«,
- »nehmen Sie ...«,
- »öffnen Sie ...«,
- »schließen Sie ...« etc.

7.5.2 Wer »ja« sagt, muss auch »nein« sagen (können)

Erst im **Gesprächszusammenhang** stellt sich heraus, was mit dem einzelnen Wort wirklich gemeint ist.

❶ **Die vagen Grundbedeutungen der Wörter werden erst durch die Situation und den Kontext festgelegt.**

Das wird besonders deutlich bei den Wörtern »**Ja**« und »**Nein**«. Mir fallen keine anderen Wörter ein, die so vielfältig eingesetzt werden können, mit denen so komplexe Sachverhalte zusammengefasst werden und so schwerwiegende Entscheidungen herbeigeführt werden können wie mit ihnen.

Die Unterscheidung zwischen »Ja« und »Nein« kann über Leben und Tod bestimmen – und doch ist der Unterschied zwischen diesen beiden Wörtchen minimal: Sie haben beide sehr wenig Eigenbedeutung, denn ihre Bedeutung erhalten sie erst im sprachlichen Zusammenhang, den sie entweder bestätigen oder negieren. Sie scheinen eng benachbart gespeichert zu sein, so dass auch Normalsprecher sie in Momenten der Verwirrung leicht verwechseln. Und sie treiben als Joker, von denen der eine für den anderen stehen kann, in unseren sonst so schön geregelten Gesprächsabläufen häufig ihren Unfug.

Es würde zu weit führen, die vielen Beispiele auszuführen, in denen wir Nichtaphasiker nur durch die Betonung klarstellen, ob wir »Ja« meinen, wenn wir »ja« sagen, oder ob es in Wirklichkeit »Nein« bedeutet, und umgekehrt. In manchen Fällen ist die Ersetzung des einen durch das andere sogar vom Sprachgebrauch fest vorgeschrieben, obwohl die Logik eigentlich dagegenspricht. Ich erinnere mich an ein kleines Mädchen, das im Alter von 6 Jahren diese Regeln noch nicht kannte und – logisch richtig – auf meine Fragen wie »Hast du keinen Hunger mehr?« oder »Bist du noch nicht müde?« mit »Ja« antwortete, womit sie unsere Kommunikation ins Stocken brachte und eine gewisse Gereiztheit in mir auslöste.

❶ **»Ja« und »Nein« benutzen wir mit verschiedenen kommunikativen Absichten.**

Wir setzen sie ihrer eigentlichen Aufgabe gemäß ein, indem wir mit ihnen unser **Urteil** ausdrücken, also Absichten, Sachverhalte etc. bejahen oder verneinen. Ebenso häufig setzen wir sie ein, um **Gefühle** auszudrücken: »Nein!« als Ausruf des Erstaunens, sogar der Bewunderung, aber auch des Entsetzens, des Schmerzes, des Nichtwahrhabenwollens. Mit häufigen »Jas« drückt der Hörer sein **Mitgefühl** und seine **Unterstützung** aus, manchmal auch nur die Tatsache, dass er noch aufmerksam zuhört. Mit dieser eher kommunikationssteuernden Funktion tritt auch das einleitende »ja« auf, das soviel bedeutet wie:

»Ich bin gesprächsbereit – ich habe deine Frage gehört und werde darauf eingehen.«

Manche Menschen benutzen völlig sinnentleerte »Jas« als **Pausenfüller** wie »äh«: »Was halten Sie von der Änderung der Ladenschlusszeiten?« »Ja – eigentlich habe ich darüber noch nicht nachgedacht.« – »Ja, ich bin nicht so sicher ...« (in Norddeutschland wird in diesem Fall oft ein »Tja« daraus, das andererseits auch Skepsis ausdrücken kann).

■ ■   Ja – Nein bei Aphasie

Es ist kaum verwunderlich, dass Aphasiker mit diesen beiden ungewöhnlichen Wörtern besondere Schwierigkeiten haben, oder dass ihre Gesprächspartner Schwierigkeiten haben herauszufinden, welche der vielen Bedeutungen von »Ja« und »Nein« der Aphasiker gerade auszudrücken versucht.

Angehörige bitten oft: »Bringen Sie meinem Mann als erstes wenigstens »Ja« und »Nein« bei!« Eben das ist gerade eines der schwierigsten Probleme.

Da »Ja« und »Nein« so wenig Eigenbedeutung haben und wahrscheinlich benachbart gespeichert sind, besteht die Gefahr, dass der Aphasiker sie, wenn er sie in ihrem eigentlichen Sinn gebrauchen will, verwechselt – ähnlich wie andere Gegensatzpaare, z. B. kalt/heiß, groß/klein etc. Diese **bei Aphasie so häufigen** Verwechslungen werden vom Aphasiker oft nicht bemerkt und deshalb auch nicht korrigiert. Er kann diese Verwechslungen auch nicht willentlich vermeiden; diese Art Fehlsteuerung der Sprachprozesse ist gerade ein typisches Problem der Aphasie.

❗ **Der falsche Gebrauch der Wörter »Ja« und »Nein« hat nichts mit dem Verstand des Aphasikers zu tun.**

Der Aphasiker weiß, ob er Zustimmung oder Ablehnung ausdrücken will, aber **er kann die richtigen Wörter nicht auswählen.** (In schweren Fällen weiß er vielleicht nicht mehr, welches der beiden Wörter Zustimmung und welches Ablehnung ausdrückt, aber auch diese Wortfindungsstörung ist kein Problem seines Verstandes – wir vergessen ja auch manchmal die Bedeutung fremdsprachiger Wörter). Natürlich wird in der Therapie diese Wortfindungsstörung bearbeitet, aber eine schnelle Besserung ist kaum zu erwarten.

Ein zweites Problem ist, dass der Aphasiker »ja« häufig im kommunikativen Sinn benutzt, also mit der Bedeutung: Ja, ich habe deine Frage verstanden und werde sie gleich beantworten.« Da er nicht schnell antworten kann, entsteht anschließend an sein »Ja« eine Pause – und der Gesprächspartner wird verleitet, das kommunikativ gemeinte »Ja« schon als »Urteils-Ja«, also als Zustimmung, zu interpretieren, was Ärger verursachen kann:

Ehefrau: »Soll dieses Buch in die Bücherei zurück?«
Aphasiker: (kommunikativ) »Ja, ...« Sucht am nächsten Tag das Buch, das seine Frau zurückgegeben hat.
Ehefrau: (verärgert) »Gestern habe ich dich gefragt, und da hast du gesagt, dass es in die Bücherei zurück soll!«

Mit unserem globalaphasischen Segler haben wir anfangs unerwartete Segelabenteuer erlebt, wenn einer der Mannschaft ein kommunikativ gemeintes »Ja« als Zustimmung verstand und zu früh ablegte oder das Segel niederholte – inzwischen können wir mit den unklaren »Jas« umgehen.

Manche Aphasiker können zwar »ja« und »nein« äußern, aber nur unwillkürlich, also dann, wenn sie es spontan ausrufen, um ihre Gefühle auszudrücken, oder als Automatismus, den sie unabsichtlich hervorbringen. Ihre Zustimmung oder Ablehnung können sie dagegen auf diese Weise nicht ausdrücken. In solchen Fällen nützt es nichts, sie darauf hinzuweisen, dass sie doch eigentlich »ja« und »nein« sagen könnten: Die emotional ausgelösten Prozesse funktionieren nun mal selbstständig und völlig anders als die willkürlichen Sprachprozesse.

Es kommt auch vor, dass Aphasiker entweder nur »ja« oder nur »nein« sagen können. Auch dieses Problem kann nur langsam behoben werden.

Bei schweren Aphasien werden »ja« und »nein« **manchmal mit falschen Kopfbewegungen verbunden**: Kopfschütteln bei »ja«, Nicken bei »nein«. Diese doppelte Fehlsteuerung sowohl der sprachlichen wie der sprachbegleitenden Prozesse erweist sich in der Therapie häufig als besonders hartnäckig und lässt sich – wie alle aphasischen Störungen – nicht über den Verstand (durch Erklärungen) regulieren. Ebensowenig lassen sich bei schweren Störungen für völlig ausgefallene »Jas« und »Neins« schnell Ersatzgesten antrainieren, da das Gestiksystem auch ein Sprachausdruckssystem ist und unter Umständen ebenso schwer gestört sein kann wie das Sprachsystem. Daher muss für jeden Aphasiker vorsichtig durch Herumprobieren herausgefunden werden, ob er auf irgendeine Weise zu einem unmissverständlichen »Ja« und »Nein« kommen kann.

Die Thematik dieses Kapitels wird ausführlich von Tannen 1994 (ohne Bezug zur Aphasie) und von Steiner 1994 behandelt.

Ein kurzer Text über Texte

» Ich mag die lieber, die Bücher lesen als die, die sie schreiben. Wenigstens fügen sie noch etwas hinzu. (Marie de France, 12. Jh.) «

Was ist ein Text? Es würde den Rahmen dieses Buches sprengen, wenn ich darauf so ausführlich einginge, wie es diese Frage eigentlich verlangt. Die Textlinguistik ist eine Wissenschaft für sich, und sie bietet eine ganze Reihe von Definitionen für den Begriff »Text«, je nachdem, unter welchem Aspekt sie ihn betrachtet.

Ich möchte zunächst anhand der Begriffe »Wort« und »Satz« auf den Begriff »Text« zugehen. So, wie ein Wort nicht einfach eine beliebige, sondern eine sinnvolle Aneinanderreihung von Lauten ist, und so, wie ein Satz mehr ist als die Summe seiner Wörter, so ist ein Text nicht einfach eine beliebige Aneinanderreihung von Sätzen. Er bildet eine selbstständige sprachliche Einheit mit bestimmten typischen Eigenschaften.

Mit »Text« beziehe ich mich in diesem Fall auf die mündliche wie auf die schriftliche Sprache. Während allgemeinsprachlich der Begriff »Text« häufig nur für schrift-

liche Texte verwendet wird, gibt es diese von mir beschriebene, über einen Satz hinausgehende sprachliche Einheit in jeder sprachlichen Form: Wir sprechen »Text«, wenn wir etwas Zusammenhängendes sagen oder erzählen, wir verstehen einen »Text«, wenn wir etwas Zusammenhängendes erzählt bekommen, und wir schreiben und lesen »Texte« (◘ Abb. 8.1).

■■ Verknüpfungen

Welche Eigenschaften hat ein Text? Ich habe eben von »etwas Zusammenhängendem« gesprochen, als ich »Text« meinte, und das ist es wohl, was einem als erstes einfällt, wenn man über die Charakteristika eines Textes nachdenkt: Seine Sätze sind miteinander »verknüpft« (kohärent).

Es gibt bestimmte Wörter wie »dieser«, »dort«, »deshalb«, »anschließend«, »sie« etc., die diese Verknüpfung anzeigen. Aber das Vorhandensein solcher Verknüpfungselemente macht aus einer Reihe von Sätzen noch keinen Text, wie Hennig und Huth zeigen:

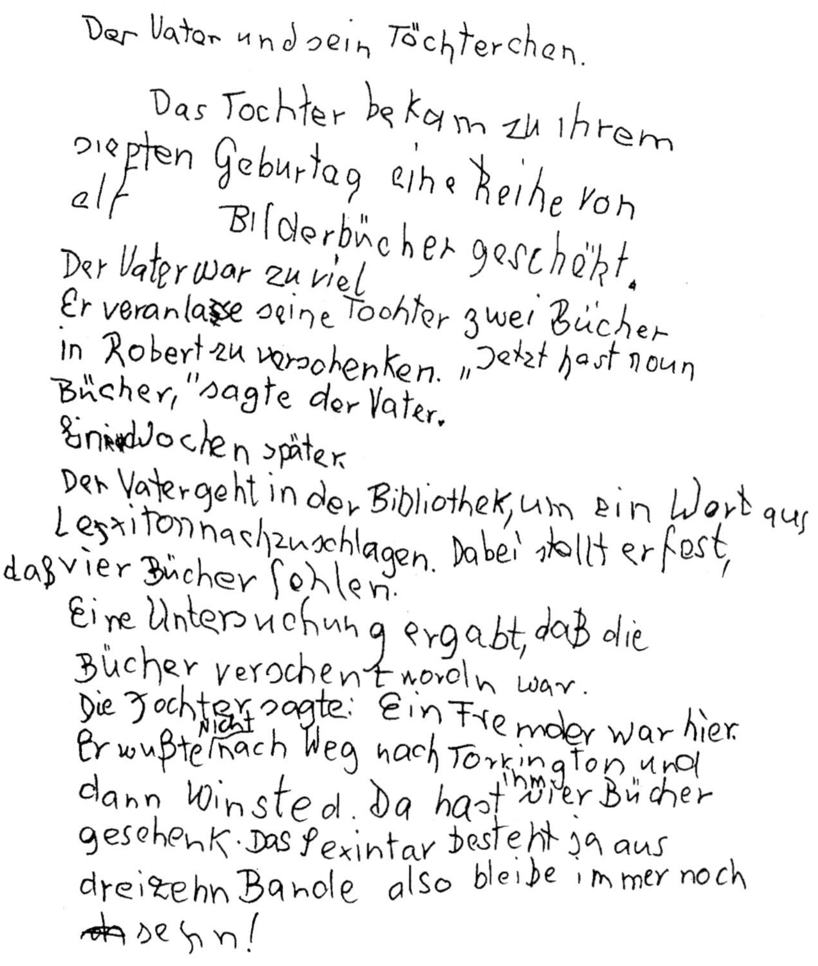

◘ **Abb. 8.1** Nacherzählung einer Kurzgeschichte, die wir zusammen gelesen hatten (Herr R.).

Der Vater und sein Töchterchen.

Das Tochter bekam zu ihrem siebten Geburtag eine Reihe von elf Bilderbücher geschekt.
Der Vater war zu viel
Er veranlasse seine Tochter zwei Bücher in Robert zu verschenken. „Jetzt hast noun Bücher," sagte der Vater.
Eine Wochen später
Der Vater geht in der Bibliothek, um ein Wort aus Lexiton nachzuschlagen. Dabei stollt er fest, daß vier Bücher fohlen.
Eine Untersuchung ergabt, daß die Bücher verschentworoln war.
Die Jochter sagte: Ein Fremder war hier. Er wußte nach Weg nach Torkington und dann Winsted. Da hast vier Bücher geschenk. Das Pexintar besteht ja aus dreizehn Bande also bleibe immer noch sehn!

» Ein Mann ging eine Treppe hinauf. Anschließend ereigneten sich am Marktplatz fünf Verkehrsunfälle. Dort ist es immer zu Vorfällen mit betrunkenen Studenten gekommen. Sie sollen nach zu langer Verweildauer jetzt von den Hochschulen verwiesen werden. Hochschulen werden heute in jeder Kleinstadt gegründet (Hennig u. Huth 1975). «

Jeder, der diesen Absatz liest, würde fragen: »Was soll das? Das verstehe ich nicht!«, obwohl jeder einzelne Satz durchaus verständlich ist. Wonach man bei diesen Sätzen – vergeblich – sucht, ist ein **innerer Zusammenhang aller übermittelten Informationen.**

Verknüpfung (Kohärenz) ist also ein wesentliches Merkmal von Texten, aber sie hängt offensichtlich von bestimmten Bedingungen ab. Sie entsteht nicht, weil bestimmte verknüpfende Wörter gebraucht werden, sondern diese Wörter werden gebraucht, weil eine bestimmte verknüpfende Struktur vorhanden ist.

■■ Thema – Aussage – Struktur = Informationsstruktur

Diese Struktur, die – äußerlich nicht erkennbar – den Untergrund für die Wörter und Sätze eines Textes bildet, besteht aus Elementen, die uns schon in ▶ Kap. 7.2.4 begegnet sind: nämlich »Thema« und »Aussage«.

Wir erinnern uns: Das »Thema« ist das, worüber etwas gesagt wird, die »Aussage« ist das, was über das »Thema« ausgesagt wird.

Herr X	ist ein Single.
(Thema)	(Aussage)

Das Thema enthält Informationen, die dem Hörer bekannt sind, oder es verweist auf Menschen, Dinge, Sachverhalte, die der Hörer identifizieren kann, für die er also in seiner Welt im Kopf eine entsprechende Schublade zum Einordnen findet (im obigen Beispiel der ihm bekannte »Herr X«). Wenn »Herr X« dem Hörer nicht bekannt ist, muss er so weit spezifiziert werden, bis der Hörer ihn entweder »unterbringen« kann (»Herr X, mein Kollege« oder »Herr X, der Sportreporter vom Tageblatt« etc.) oder erkennt, dass er ihm eine noch freie Ecke in seiner Welt im Kopf einräumen muss.

Die »Aussage« trägt neue Informationen heran, Informationen, die der Hörer über dieses Thema bisher noch nicht hatte. Der obige Satz über Herrn X wird also nur geäußert, wenn der Sprecher annimmt, dass der Hörer den Single-Status von Herrn X nicht kennt. Möglicherweise wird später die Information, die sich durch den obigen Satz über Herrn X ergeben hatte, durch eine neue Information verändert. Wenn der Hörer erfährt:

»Herr X	hat geheiratet.«
(Herr X, Single=Thema)	(hat geheiratet =Aussage)

dann verändert er in seiner Welt im Kopf die Informationen über Herrn X zu: Herr X, Ehemann.

❗ **Die Beziehung zwischen dem »Thema« und seiner »Aussage« ist nichts Statisches, sondern etwas Dynamisches, Prozesshaftes.**

Die Informationen der Aussage verwandeln die schon im Kopf des Hörers vorhandenen Informationen über das Thema. Oder anders herum gesehen: Das Thema »schluckt« die neuen Informationen, die durch die Aussage herangetragen werden. Oder nochmal anders, damit wir die Aktivität des Hörers nicht vergessen: Ich als Hörer verfüttere die Informationen, die die Aussage heranträgt, an das »Thema« und verändere es damit.

Werden nun in einem Text eine Reihe von Sätzen aneinandergereiht, so finden ununterbrochen diese Informationsverwandlungen statt – jedes Thema übernimmt die Informationen der zu ihm gehörenden Aussage, wird dadurch zu einem veränderten neuen Thema, übernimmt als solches wieder Informationen etc. So entsteht eine sich ständig verändernde Informationsstruktur, die sich unter der Textoberfläche der Wörter und Sätze bewegt wie Wasser unter einer Eisdecke. Im Grunde ist alles noch viel komplizierter: Die neu herangetragenen Informationen können sich auch auf Themen beziehen, die schon einige Sätze vorher aufgetaucht waren; sie können sich auch auf spätere Themen beziehen. Ein ganzes Informationsnetz wird gewebt und dauernd verändert.

Diese ständig in Veränderung befindliche Informationsstruktur hat ein wichtiges Charakteristikum: Alle im gleichen Text vorkommenden Informationen betreffen das gleiche Stück Welt im Kopf des Hörers. In ▶ Kap. 6.2.6, S. 84 habe ich darauf hingewiesen, dass es in jedem Satz Wegweiser gibt, die dem Hörer (oder Leser) sagen, welchen Teilbereich seines Wissens er ansteuern soll, um die aufgefangenen Informationen einzuordnen. Die Informationen eines Textes verweisen alle auf den gleichen Teilbereich der inneren Welt (auf die gleiche »Diskurswelt« bzw. »Textwelt«, wie der Fachausdruck heisst). Ein Text veranlasst also seinen Hörer oder Leser, einen bestimmten Teilbereich seines Wissens auszubauen.

■■ Textrahmen

Das bedeutet nicht, dass innerhalb eines Textes immer nur von einem Objekt oder einer Handlung die Rede sein muss.

❗ **Ein Text kann auf beliebig viele Objekte, Orte, Geschehnisse etc. verweisen. Aber alle Informationen, die er übermittelt, befinden sich in einem Rahmen, der sie miteinander in Beziehung bringt.**

Dieser Rahmen und diese Beziehungen werden im Text durch unterschiedliche Mittel dargestellt, für die jeder Hörer/Leser ein feines Gespür hat. Fehlen sie (wie im Beispiel von Hennig und Huth), irrt der Leser oder Hörer verständnislos durch seine Diskurswelten und kann die Informationen nirgends unterbringen.

Im folgenden Ausschnitt aus Virginia Woolfs Roman »Orlando« verweist fast jeder Satz auf andere Geschehnisse, und es fehlen sogar jegliche verknüpfenden Wörter. Der Leser hat aber trotzdem das Gefühl, einen in sich geschlossenen Text vor sich zu haben:

> » Der große Frost war, so erzählen uns die Geschichtsschreiber, der strengste, der je diese Inseln heimgesucht hat. Vögel erfroren mitten in der Luft und fielen wie Steine zu Boden ... Die Sterblichkeit unter Schafen und Rindern war ungeheuer. Leichen froren an und konnten nicht von den Bettlaken weggezogen werden. Es war nichts Ungewöhnliches, eine ganze Herde Schweine zu erblicken, die unbeweglich auf der Landstraße festgefroren war ... (Woolf 1977, S. 21ff). «

In dieser Form geht die Beschreibung noch weiter. Hier ist »der große Frost« für den Hörer das Signal, eine entsprechende Diskurswelt zu öffnen, in die alle nachfolgenden Informationen eingeordnet werden sollen. »Der große Frost« – das Thema des gesamten Textes – bildet den allgemeinen Textrahmen, den wir beim Hören oder Lesen der Sätze dieses Abschnitts im Hinterkopf haben, weil alle Geschehnisse, die in den Sätzen aufgezählt werden, nur vor dem Hintergrund des großen Frostes möglich erscheinen.

Die Redewendung »im Hinterkopf haben« beschreibt gut, was vermutlich beim Aufnehmen eines Textes abläuft: Während der Hörer die Informationen der einzelnen Sätze verarbeitet, scheinen parallel dazu bestimmte Regelkreise den Textrahmen in seinem Bewusstsein aufrechtzuhalten.

▪▪ Der Hörer/der Leser als Textgestalter

Jeden Text, den wir aufnehmen, bauen wir uns also selbst aktiv zusammen. Etwas spitzfindig gesagt: Einen Text gibt es eigentlich gar nicht außerhalb des menschlichen Gehirns. Das, was man allgemein als »Text« bezeichnet, ist eigentlich nur eine Anweisung für einen Hörer bzw. Leser, sich einen entsprechenden Text im Kopf herzustellen.

Die Verständigung darüber, ob es sich bei dem, was gesagt oder geschrieben wird, um einen Text handelt, läuft zwischen Sprecher und Hörer unbewusst ab. Wenn wir etwas erzählen oder einen Text schreiben, geben wir unbewusst bestimmte Signale, die der Hörer oder Leser als Aufforderung interpretiert, einen Textrahmen aufzuspannen, in den er alle folgenden Informationen hineinpackt. Wenn der Text abgeschlossen ist, signalisiert der Sprecher bzw. Schreiber das auch unbewusst, und der Hörer bzw.

Leser versteht es. In Kap. 7 habe ich darauf hingewiesen, dass Gesprächsabschnitte durch bestimmte sprachliche Signale gekennzeichnet sind, auf die jeder Hörer unbewusst reagiert. Entsprechend reagiert er auch auf Signale:

- zum Textaufbau,
- zum Aufrechterhalten des Textrahmens und
- zum Abschluss der Textkonstruktion.

Solche Signale sind zum Beispiel Nennung eines »Hyperthemas« wie »Der große Frost« oder Wörter, die sich auf schon genannte Elemente der gleichen Diskurswelt beziehen.

Dafür noch einmal ein Beispiel von Hennig und Huth:

> » Im rasenden Tempo fuhr ein Mercedes durch die Straßen der Stadt. Der Wagen wurde von einem Betrunkenen gesteuert (Hennig u. Huth 1975, S. 157). «

Hier wird das Thema des ersten Satzes »ein Mercedes« im zweiten Satz durch »der Wagen« wieder aufgegriffen. Die beiden Sätze sind also dadurch verbunden, dass **beide Themen sich auf das gleiche Objekt beziehen**. Äußerlich dargestellt wird diese Tatsache durch ein verknüpfendes Wort (eine sog. »Proform«), das in diesem Fall aus einem Substantiv besteht. Es hätte auch ein Pronomen (»er«) sein können. Diese Verknüpfung kann der Hörer nur erkennen, wenn er weiß, dass ein Mercedes ein Wagen ist. (Wenn für »der Wagen« das Pronomen »er« aufgetaucht wäre, hätte der Hörer zumindest wissen müssen, dass das Substantiv »Mercedes« maskulin ist). So muss der Hörer ständig sowohl sein Wissen über die Welt als auch grammatische Kenntnisse einsetzen, um die neuen Informationen, die durch die Aussagen herangetragen werden, an die richtigen Themen anzuhängen. (Die neue Information in Satz 2 »wurde von einem Betrunkenen gesteuert« muss an das Thema in Satz 1 »ein Mercedes« angehängt werden). Wenn dem Hörer die Information »ein Mercedes ist ein Wagen« fehlt, kann er aus diesen beiden Sätzen keinen Text konstruieren. Im Grunde ist also sein Wissen »ein Mercedes ist ein Wagen« das Signal für ihn, beide Sätze aufeinander zu beziehen.

Jetzt befinden wir uns wieder an dem Punkt, an dem wir gegen Ende des Kapitels »Verstehen« (► Kap. 6.2.5) schon angelangt waren: Was der Hörer aus einem Text, den er aufnimmt, herausholt, hängt nicht nur von den übermittelten Informationen ab, sondern auch von seinem Weltwissen und seinen individuellen Erfahrungen. (Wir erinnern uns an die vielen verschiedenen Vorstellungen, die der Satz »Ein junger Mann ruderte mit einem Mädchen über einen See« hervorruft). Es geht uns bei der Textaufnahme wie in vielen anderen Situationen im Leben: Um etwas zu bekommen (die Informationen, die im Text enthalten sind), müssen wir etwas investieren (eigenes Wissen).

∙∙ Weltwissen

Bei der Textaufnahme ergänzt der Hörer also ständig die ankommenden Textinformationen durch Elemente aus seinem Weltwissen und seiner Erfahrung. Darauf beruht ein zweites wesentliches Textmerkmal:

❗ **Durch das Zusammenfügen von Sätzen wird Information geschaffen, die in den einzelnen Sätzen gar nicht enthalten ist.**

H. Hörmann sagt dazu:

❯❯ Wenn wir hören Gestern war ich bei einer Hochzeit. Die Frau ist Ärztin so gibt die Verwendung des bestimmten Artikels im zweiten Satz das Signal, ihn mit dem ersten zusammenzubringen und aus unserem Weltwissen (dass nämlich zu jeder Hochzeit eine Frau gehört) und der Äußerung den Schluss zu ziehen, dass die Braut Ärztin ist. Die Tendenz, das Ganze (der gehörten Äußerung und meines Weltwissens) möglichst sinnvoll zu machen, bringt den Hörer oft dazu, Überbrückungskonstruktionen zu errichten, die auch dafür sorgen, dass aus der Aneinanderreihung von einzelnen Äußerungen ein zusammenhängender Text wird. Wer hört Gestern traf ich zwei Leute. Die Frau war Ärztin muss, um die Verwendung des bestimmten Artikels zu rechtfertigen und das Kriterium, Sinn zu haben, zu erfüllen, den Schluss ziehen, dass eine der beiden Personen eine Frau war, die andere aber nicht (Hörmann 1987, S. 137ff). ❮❮

Hier kommen wir sehr eng an die Nahtstelle zwischen Sprache und Denken: Selbst um einen minimalen Text, der nur aus zwei Sätzen besteht, als Text zu verstehen, **müssen wir unser Weltwissen einsetzen, müssen Schlüsse ziehen – müssen also denken.**

❗ **Ohne Denkfähigkeit kann man keinen Text verstehen.**

Daraus darf man allerdings nicht ableiten, dass derjenige, der Texte nicht versteht, nicht denken kann.

Zurück zur Aphasie: Manche sprachlichen und nichtsprachlichen Vorgänge, die bei der Textaufnahme und Produktion ablaufen, sind im Allgemeinen bei Aphasie erhalten, andere sind in der Regel gestört – und darüber hinaus zeigen sich natürlich erhebliche individuelle Unterschiede zwischen den einzelnen Aphasikern. Fest steht aber: Wie man bei Aphasie zwischen dem Umgang mit Wörtern und dem Umgang mit Sätzen unterscheiden muss, so muss man auch den Umgang mit Texten gesondert betrachten.

❯ **Wenn ein Aphasiker Wörter und Sätze versteht, darf man daraus nicht ohne Weiteres schließen, dass er auch Texte versteht.**

Ein Aphasiker, der beim Hören oder Lesen eines Textes versteht, worum es geht, der ihn also »im Großen und Ganzen« versteht, muss nicht unbedingt jedes Wort oder jeden Satz dieses Textes verstanden haben.

Aphasiker, seien sie auch noch so schwer betroffen, scheinen über die tiefliegenden Prinzipien der Textkonstruktion noch zu verfügen. Ich habe schon in ▶ Kap. 7.3 darauf hingewiesen, dass auch aus den minimalen Äußerungen der Globalaphasiker die Fähigkeit zum Aufbau der entsprechenden Diskurswelten erkennbar wird. Ebenso deutlich wird, dass sie als Hörer – wenn sie überhaupt etwas verstehen können – wissen, wann und über welche Spracheinheiten hinweg sie einen Textrahmen aufspannen, also in einer Diskurswelt bleiben sollen. Trotzdem haben Aphasiker große Probleme mit der Aufnahme wie auch mit der Produktion von Texten. Zwar kann man bei Aphasie – wie wir wissen – nichts pauschal sagen, aber im Großen und Ganzen gelten die folgenden Probleme für viele Aphasiker.

∙∙ Textaufnahme
∙ Zeitproblem

Da ist zunächst das Zeitproblem. Beim Hören oder Lesen eines Textes muss man nicht nur den Textrahmen aufspannen, sondern auch die einlaufenden Informationen schnellstens verarbeiten und miteinander verknüpfen. Dabei geraten viele Aphasiker sehr bald in Schwierigkeiten:

1. Ihre Regelkreise verarbeiten die Informationen nicht schnell genug. **Folge:** Die Informationen stauen sich, die Verarbeitung stockt.
2. Die Aphasiker bleiben an bestimmten Worten hängen, deren Sinn ihnen nicht klar ist. **Folge:** Während sie über die Bedeutung irgendeines Wortes nachdenken, entgeht ihnen die weitere Information.
3. ihre Gedächtniskapazität ist für sprachliche Informationen eingeschränkt, was sich auf die Verknüpfung der Informationen auswirkt. Wir Nichtaphasiker sagen auch manchmal: »Nicht so schnell! Erzähl langsamer, ich kann das nicht alles behalten!« So geht es vielen Aphasikern: Entweder behalten sie den Anfang des Textes, und der Rest wird gar nicht mehr aufgenommen, oder sie vergessen das, was am Anfang gesagt wurde, und wissen nur noch das zuletzt Gehörte.

»Nachrichten ... und Tagesschau ... sind viel zu schnell,« sagt Herr E. (Broca-Aphasie). »Neulich ... kam was ... über Guatemala. Guatemala? Guatemala? ... Ich ... grübelte über ... das Wort ... und da ... waren ... die Nachrichten ... schon ganz ... woanders... Ich ... weiß nicht, was mit ... Guatemala ... los war. Und ... alles danach ... hab ich ... auch nicht ... mehr gehört.

■   **Funktionswörter und Proformen**

Ein anderes Problem, das den Aphasikern bei der Textaufnahme zu schaffen macht, entsteht durch die **Funktionswörter**, die **bei Aphasie häufig schlechter verarbeitet werden als sinntragende Wörter**. Zwar haben wir oben gesehen, dass der Zusammenhang eines Textes nicht unbedingt auf diesen Wörtern beruht, aber sie spielen trotzdem eine wichtige Rolle: Sie zeigen an, auf welche Weise die einlaufenden Informationen miteinander verbunden werden müssen.

Als ich sagte: »Bevor wir uns treffen, möchte ich etwas essen«, konnte man aus meinen Worten erkennen, dass ich das Essen und das Treffen nicht für den gleichen Zeitraum plante (▶ Kap. 6.2.5). Da der Aphasiker das unbetonte Wort »bevor« nicht verstand, hörte er nur »Essen« und »Treffen« und baute völlig falsche Erwartungen auf. Je länger ein Text ist, desto mehr Missverständnisse entstehen auf diese Weise – schon deshalb, weil ein einmal entstandenes Missverständnis dazu verleitet, alle folgenden Informationen entsprechend – also falsch – einzubauen.

Ähnliches gilt für Proformen: **Substantive oder Pronomen**, die sich auf andere Textelemente beziehen wie »Wagen« oder »er« auf »Mercedes«. Das Wissen, dass »Mercedes« eine Automarke ist (das sich z. B. darin zeigt, dass ein Aphasiker einen Mercedesstern der entsprechenden Abbildung eines Autos zuordnet) bedeutet nicht unbedingt, dass ein Aphasiker das Wort »Mercedes« versteht und darüber hinaus das Wort »Wagen« auf das Wort »Mercedes« beziehen kann. Noch schwieriger ist es für einen Aphasiker, das Wort »er« auf das richtige Wort zu beziehen. Während er darüber nachgrübelt oder, schlimmer, das Wort »er« überhört und so den Bezug nicht herstellt, geht der entsprechende Textteil verloren.

■   **Thema – Aussage**

Auch die Thema-Aussage-Dynamik, sozusagen das **Gerüst des Textes**, enthält Fallen für die Aphasiker. Wir haben schon gesehen, dass Aphasiker die Tendenz haben, Sätze wie »Nicolas Kiefer wurde von Tommy Haas geschlagen« falsch zu interpretieren als: »Nicolas Kiefer schlug Tommy Haas«. Zu dieser falschen Interpretation kommt es, oberflächlich gesehen, weil sie Funktionswörter wie »von« und grammatische Formen wie »wurde geschlagen« schlecht verarbeiten können. Der tiefer liegende Grund ist, dass das Thema tatsächlich normalerweise – wenn der umgebende Text und die Situation nichts anderes erfordern – mit der handelnden Person und dem Subjekt des Satzes identisch ist, wie z. B. im Satz »Nicolas Kiefer schlug Tommy Haas«. Alle Änderungen dieser normalen Satzstruktur müssen durch besondere grammatische Veränderungen angezeigt werden (z.B. durch eine Passivkonstruktion). Wir Nichtaphasiker erkennen diese grammatischen Hinweise ohne Schwierigkeiten und lassen uns von der sich

ständig verändernden Thema-Aussage-Kombination wie vom Faden der Ariadne durch die Textwelt führen. Aber die Aphasiker, die sich nicht mehr auf ihre Grammatikkenntnisse verlassen können, halten sich nur noch an die tief verankerte Regel: »Thema=handelnde Person und Subjekt« und werden so irregeleitet. Auch in diesem Fall gilt, dass einmal entstandene Missverständnisse zu weiteren Fehlinterpretationen führen.

Angesichts all dieser Probleme ist es erstaunlich, dass Aphasiker im Allgemeinen relativ gut auch zusammenhängende Informationen »verstehen«, wobei sie vermutlich sehr stark ihre Denkfähigkeit, ihre Kombinationsgabe und ihre Wahrnehmung für nonverbale Kommunikation einsetzen.

Herr G. (globale Aphasie) erzählt die folgende Geschichte nach:

Ein Mann geht in der Stadt spazieren. Von einem Balkon wird er mit Sand beworfen. Er bleibt stehen und guckt nach oben. Ein kleiner Junge kommt aus dem Haus gelaufen und bürstet den Mantel des Herrn ab. »Das ist aber nett von dir, mein Junge«, sagt der Herr, »was kann ich dir dafür geben?« »Och«, sagt der Junge, »die meisten geben mir zehn oder zwanzig Pfennig.«

»Mann ... Steine ... (zeigt mit der Hand an, dass etwas von oben auf ihn fällt) und Junge ... so Steine ... Vater jawoll (zeigt drohend mit dem Finger nach oben) ... und mutzig ... und Junge saubermachen ... und Mann Donnerwetter! Hier hast du ... Pfennig. Junge ... na, na!« (Lacht, macht die Geste des Geldzählens und bei »na, na« die typische scherzhafte Drohgebärde mit dem Zeigefinger).

Zwar hatte er für »Sand« »Steine« gesagt (Assoziation?), aber die wesentliche Struktur der Geschichte hat er wiedergegeben. Er zeigte auch durch die Gestik und Lachen, dass er den Witz der Geschichte verstanden hatte.

■   **Witze**

Andere Aphasiker haben allerdings Schwierigkeiten mit dieser (und anderen) Pointen. Warum? Dazu müssen wir uns einen Witz in Zeitlupe ansehen. Bleiben wir bei dieser Sandgeschichte: Während wir die Worte »die meisten geben mir ...« hören, sehen wir unbewusst und blitzartig, wie der Junge sein Sandspielchen mit einer ganzen Reihe von Leuten treibt, und wir erkennen seine Strategie. Hinter diesen Worten sind also Vorstellungen verborgen, die nicht ausgesprochen werden. Diese Vorstellungen müssen im Kurzzeitgedächtnis aufgebaut und aufbewahrt werden, während das Satzende »zehn oder zwanzig Pfennig« über das Ohr einläuft und verarbeitet wird. Solche präzisen **Informationen, die Zahlen enthalten, sind für Aphasiker häufig schwer zu verarbeiten**. Während sie sich darauf konzentrieren, können sie die Worte am Satzanfang nicht »tief« genug ausloten, d. h. nicht alle durch sie suggerierten Vorstellungen entwickeln. Dadurch bleiben sie mit ihrer Interpretation an der Oberfläche der Wörter, d. h. bei ihrer wörtlichen Bedeutung. So entgeht ihnen der Witz.

Ähnliches passiert, wenn Aphasiker **Witze** hören, **die auf Wortspielen beruhen.** Es gab vor einiger Zeit gewissen Wirbel um einen Politiker namens Vajen, und in diesem Zusammenhang wurde in den Medien davon gesprochen, dass das Schicksal einer bestimmten politischen Gruppierung »am seidenen Vajen« hinge.

Wenn wir eine derartige Formulierung hören, jonglieren wir mit mehreren Bedeutungen. Schon der Ausdruck »ihr Schicksal hängt am seidenen Faden« verlangt von uns, mehrere Vorstellungen übereinander zu lagern:

1. Wir müssen uns einen echten seidenen Faden vorstellen, an dem etwas zu Schweres hängt und der leicht durchreißen könnte.
2. Wir müssen uns das vorstellen, was in diesem Fall unter »ihr Schicksal« zu verstehen ist, nämlich die politische Situation dieser Gruppierung und die Konsequenzen dieser Situation, die eine plötzliche negative Wende (Fadenriss) nehmen könnten.

Dies alles müssen wir im Kurzzeitgedächtnis kreisen lassen, während wir das Wort »Vajen« hören und verarbeiten, d. h. während wir die zu dem Träger dieses Namens gehörigen Vorstellungen (Diskurswelt) entwickeln.

Die Ähnlichkeit der Lautmuster »Vajen« und »Faden« stellt nun einen Kontakt zwischen allen Vorstellungen her, der eine Art »Zündung« bewirkt: Blitzartig verbinden wir mit dem Träger des Namens »Vajen« die Ursache für das unsichere Schicksal der Leute, die von seinem Verhalten abhängen.

Da Aphasiker meistens schon ungewöhnlich viel Zeit und Energie aufwenden müssen, um die wörtliche Bedeutung von Wörtern und Sätzen herauszufinden, sind sie zu diesem **Jonglieren mit verschiedenartigen Diskurswelten nicht fähig.** Hier taucht wieder die Schwierigkeit mit der parallelen Verarbeitung auf, die für viele aphasische Probleme verantwortlich ist. Sie ist der Grund, weshalb Witze bei Aphasikern häufig nicht »zünden«.

▪▪ Textproduktion

Die Textproduktion ist für die meisten Aphasiker noch schwerer als die Textaufnahme: Wenn wir eine Geschichte oder ein Erlebnis erzählen, müssen wir einen Textrahmen aufspannen, damit der Hörer/Leser erfährt, wem wann wo etwas passierte. Danach müssen wir – während der Rahmen aufgespannt bleibt – die Details der Handlung zeitlich geordnet erzählen. Das bedeutet, dass wir alle Handlungsdetails gleichzeitig überschauen und auf Abruf bereit halten, aber immer nur ein Detail nach dem anderen in der richtigen Reihenfolge produzieren (Detail 1 wird produziert, alle anderen werden gehemmt, dann

wird Detail 2 produziert, während die übrigen weiter gehemmt werden – etc.). Wir **Nichtaphasiker** merken gar nicht, dass wir dabei **wie Jongleure zahllose sprachliche Netzwerke gleichzeitig steuern** und dabei ständig unsere Hemmprozesse einsetzen. Aphasiker sind damit fast immer überfordert.

Montagmorgen. »Wie war das Wochenende?« frage ich Herrn Br. Er erzählt begeistert: »Wiedergefunden!« »Aha«, sage ich, »Sie haben zu Hause aufgeräumt und etwas wiedergefunden? Das passiert mir auch manchmal.« »Nein«, sagt Herr Br., »Elbe gegangen ... Kaffee getrunken.« Die Geschichte scheint sich zu entwickeln, ist mir aber noch nicht klar. »Sie haben an der Elbe Kaffee getrunken, und dabei haben Sie etwas wiedergefunden??« »Nein, Hause gegangen ... Kamera weg ... Elbe ... Kaffee ... wiederfunden!« Nun verstehe ich: »Sie sind an der Elbe spazieren gegangen, haben in einem Café gesessen, haben da Ihre Kamera vergessen, merkten das erst zu Hause, sind zurückgefahren und haben die Kamera wiedergefunden?« »Ja«, lächelt Herr Br. glücklich.

Für Herrn Br. war das Wiederfinden der Kamera das wichtigste Ereignis, das alle anderen Details des Wochenendes verdrängte. Während er daran dachte, konnte er nicht gleichzeitig alle die sprachlichen Netzwerke steuern, die die Situation (den Textrahmen) und alle anderen Erinnerungsbilder (die übrigen Handlungsdetails) in der richtigen Reihenfolge in Sprache umgesetzt hätten.

Ich habe viele Erzählungen von schwer betroffenen Aphasikern erlebt, meist eine Kombination aus mündlicher und schriftlicher Sprache, Gestik und Zeichnungen über eigene Erlebnisse, Geschehnisse in der Welt, Geschichten, die sie früher gelesen und Filme, die sie gesehen hatten. Dabei wurde immer wieder deutlich, dass sie den Sinn der Geschichte, die Handlung des Films, den eigentlichen Ablauf der Ereignisse, die sie schildern wollten, im Kopf hatten, aber in vielen Fällen musste ich ihnen durch Fragen **helfen, den Textrahmen herzustellen und die Handlungsdetails in der richtigen Reihenfolge zu liefern,** weil ihnen nicht genügend Mittel für die Hemmung und die parallele Arbeit zur Verfügung standen.

Selbst wenn es Aphasikern gelingt, den Rahmen einer Geschichte zu umreißen, haben sie meist große Probleme, dem Hörer die Details klarzumachen – wie Herrn G.s Nacherzählung (▶ Kap. 8, S. 138, Abschn. »Textaufnahme«) zeigt, die niemand verstehen kann, der die Geschichte nicht kennt. Selbst wenn alle inhaltlich notwendigen Fakten übermittelt werden, bleibt der Text für den Hörer häufig schwer verständlich oder sogar unverständlich, weil die Mittel fehlen, die Fakten hörergerecht zu verpacken. Abgesehen von der gestörten Wortfindung fehlen entweder die grammatischen Mittel und die Funktionswörter, um die notwendigen inhaltlichen Bezüge zwischen den Sätzen herzustellen (**Broca-Symptomatik**), oder der Hörer verliert angesichts einer Fülle überflüssiger oder lautlich entstellter Wörter die Übersicht und kann die in diesem Wortschwall eventuell verborgenen richtigen Hinweise nicht entdecken (**Wernicke-Symptomatik**).

Frau B. (Wernicke-Aphasie) hatte kurz vor ihrem Schlaganfall einen Roman gelesen, der ihr gut gefallen hatte (ich stellte später fest, dass es Kudenow von Surminski war). Sie brachte mir eine Inhaltsangabe mit, die wie folgt begann:

Kusinew

Es gehörte mir ganz und gar nicht. Aber ich schützte mich durch das Opfer ganz und gar. Sie war die Mutter der Periode mit einem Kind und einem halben Mädchen. Sie lobte ihn sehr, konnte ihn aber nicht bändigen. Auch eine Seefahrt ging ihr ganz methodisch zur Seite. Sie stutzte den Opportuner Tisch und gelangte durch seine Hilfe ganz nach oben, und bekam den Hahn ab und zog nach oben. Sie nahm seine Seite durch ihre Zielsetzung zur Wehr. Nun hatten sie den Kühlzug nach oben. Der Sohn zog nach und sie hatten manch schönen Braten und manchen Hahn zur Feier … (◨ Abb. 8.2, S. 141).

Wenn man den Roman kennt, kann man erkennen, dass in diesem Absatz sinnvolle Aussagen stecken: Es geht um das Schicksal einer Flüchtlingsfamilie. Die Mutter lebt mit einer halberwachsenen Tochter (»halben Mädchen«) und einem Sohn auf einem Bauernhof. Die Tochter heiratet den Bauernsohn, was für die Flüchtlingsfamilie einen kolossalen Aufstieg bedeutet (»... und gelangte durch seine Hilfe ganz nach oben«).

»Es gehörte mir ganz und gar nicht« könnte darauf hinweisen, dass die Mutter mit ihren Kindern als Flüchtling ohne jeden Besitz war. Die **Verwechslung der Personenangabe**, hier die 1. Person für die 3., **ist für Aphasie typisch**. »Seefahrt« und »Kühlzug«, sog. »wilde« semantische Paraphasien, stehen in keinem erkennbaren Bezug zum Thema des Abschnitts. Vielleicht könnten sie – wie auch der zweite Satz – bei einem genaueren Vergleich des Textes mit dem Inhalt des Buches entschlüsselt werden, aber vielleicht handelt es sich auch um Assoziationen, für die nur Frau B. eine Erklärung hätte. Dagegen scheint der Satz »Sie war die Mutter der Periode ...« leicht erklärbar. Er könnte die Bedeutung haben: »Sie (eine Mutter) war in dieser Periode (=in dem Zeitabschnitt nach Kriegsende) mit einem Sohn (der noch Kind war) und einer Tochter (die schon halberwachsen war) dort.« Eine genaue Textanalyse, die an dieser Stelle nicht möglich ist, würde vermutlich eine Reihe der seltsam klingenden Textstellen erklären können.

Schwierig wird der Text vor allem durch die vielen unklar bezogenen Pronomen. Mal bezieht sich »sie« auf die Mutter, mal auf die Tochter, mal ist mit »er« der Flüchtlingssohn, mal der Bauernsohn gemeint. Dadurch

entsteht der für eine Wernicke-Störung so typische Gesamteindruck der Unklarheit. Wenn Wernicke-Aphasiker erzählen, weiß man oft nicht, wovon die Rede ist. Sie sind zu den komplizierten sprachlichen Planungen nicht mehr fähig, die für die Verwendung von Pronomen nötig sind (▶ Kap. 6.2.4).

Diese konfuse Verwendung der Pronomen ist die pathologische Steigerung eines eigentlich normalen Sprachverhaltens: Wenn unser Gesprächspartner oder Leser durch die Situation, den umgebenden Text oder andere Umstände schon genau weiß, wovon wir sprechen, dann benutzen wir auch Pronomen, ohne das Substantiv, auf das sie sich beziehen, ausdrücklich anzugeben. Besonders Kinder haben diese Tendenz. In »Alice im Wunderland« treibt der Autor diese kindliche Sprechweise mit einem Gedicht auf die Spitze:

» Er schrieb, du warst bei ihr zu Haus
Und gabst von mir Bericht
Und sprachst: »Mit dem kommt jeder aus,
Nur schwimmen kann er nicht.«

Sie sagten ihm, ich sei noch hier
(Ihr wisst ja, das trifft zu) –
Wenn sie sich nun drauf kaprizier',
Sagt sie, was machst dann du?

Ich gab ihr ein, sie gab ihm zwei
Und ihr gabt uns drei Stück;
Doch all das ist jetzt einerlei,
Du hast sie ja zurück.
(Carroll 1963, S. 122). «

Auch durch die intensivste Textinterpretation wird man nie herausfinden können, um was es eigentlich geht – und wer mit Wernicke-Aphasikern zu tun hat, kennt dieses Gefühl des »Schwimmens«, das man beim Lesen dieses Gedichts hat. Die ihrer Form nach richtigen Sätze suggerieren, dass eine richtige Bedeutung zu finden sein müsste, wenn man nur richtig suchte. Aber während ich vermute, dass Carroll hier mit seinen Lesern ein Spielchen treiben wollte, bin ich überzeugt, dass hinter der ebenso unklaren Wernicke-Sprache tatsächlich richtige Gedanken verborgen sind, die der Hörer mit etwas Geduld und Glück – zumindest teilweise – auffinden kann.

❯ **Die Chance zum selbstständigen Erzählen haben Aphasiker nur, wenn wir nichtaphasischen Gesprächspartner verständnisvoll auf sie eingehen.**

Wenn wir uns bewusst sind, dass hinter der – oberflächlich gesehen – chaotischen Sprache eine völlig normale Erzählstruktur existiert, und wenn wir dem Aphasiker helfen, diese Struktur deutlich zu machen, geben wir ihm ein Stück Selbstständigkeit zurück.

☐ **Abb. 8.2** Textproduktion bei
Wernicke-Aphasie (Frau B.).

Es gehörte mir ganz und gar nicht. Aber ich schüttet mich durch das Opfer ganz und gar. Sie war die Mutter der Periode mit 1 Kind und einem halben Mädchen. Sie lobte ihn sehr, konnt ihn aber nicht bändigen. Auch eine Seefahrt ging ihr ganz melodisch eine Seite. Sie schürte den Opportuner Tisch und gelangte durch seine Hilfe ganz noch oben, und bekam den Hahn ab und sag nach oben. Sie nahm seine Seite durch ihre Zielsetzung zur Wehr. Nun hatten sie den Kühlung nach oben. Der Sohn zog nach, und sie hatten manch schönen Braten und mancher Hahn zur Feier. Die Tochter zog nach oben und wurde ganz billig bezahlt. Aber sie blieb noch oben, wo sie ganz gehörig eingehört bezahlt. Sie wurde Mietsleiterin. Der Sohn, der so lange nicht bekleibbar war, wurde von ihnen angeschwärzt, aber die Tochter wollte die Ehe seiden. Sie trennte sich nicht von ihm, und wurde zur Erben herausgestellt. Aber es gehörte ihr nicht. Sie verteidigt ihre Fährte und stellte auch den Erben fertig. Aber der Sohn war nichts in ihre Ordnung einzuziehen. Ott Alle verpflegten ihren Geist und wurden uns Helden ab. Der Armesünder wurde belohnt, und er beheldigte auch seine Vorzüge.

Sprache und Denken

» Was im Denken simultan enthalten ist, entfaltet sich in der Sprache sukzessiv. Den Gedanken könnte man mit einer hängenden Wolke vergleichen, die sich durch einen Regen von Wörtern entleert (Wygotski 1979): «

Trotz vieler Untersuchungen konnte die Beziehung zwischen Sprache und Denken bisher nicht grundlegend geklärt werden. Ich kann im Rahmen dieses Buches auf die Problematik nicht ausführlich eingehen, möchte aber wenigstens zum Nachdenken anregen: Fast jeder, der unvorbereitet mit Aphasie konfrontiert wird, setzt die Sprachstörung mit einer Denkstörung gleich. »Wie kann der Aphasiker noch denken, wenn er keine Sprache mehr hat?« Diese Frage wird immer wieder gestellt, weil allgemein angenommen wird, dass Sprache und Denken identisch wären oder dass zumindest das Denken nur mit Hilfe der Sprache möglich sei.

Zu dieser Annahme werden wir so leicht verführt, weil wir die Sprache benutzen, um unsere Gedanken an die Außenwelt zu transportieren. Außerdem erweitern wir nicht nur unser Wissen mit Hilfe der Sprache, sondern wir haben es in der Kindheit auch mit Hilfe der Sprache erworben. Wissen, Denken und Sprache waren also immer miteinander verknüpft und sind es noch heute. Wenn Sie jetzt einen Moment das Lesen unterbrechen, in sich hineinschauen und versuchen, Ihr Denken zu beobachten, worauf stoßen Sie? Sicher auf Sprache.

Die **Sprache**, die von außen zu uns dringt, weckt Wörter und Sätze in unseren Köpfen. Das, was wir in den letzten Stunden und Tagen gehört und gesagt haben, **vermischt sich mit früher Gehörtem und Gesagtem.** Für Wichtiges, das wir sagen wollen, suchen wir im Voraus die Formulierung. Für Ärger, den wir nicht loswerden konnten, finden wir innerliche Worte. **Wir sind sprachliche Wiederkäuer.**

Dieser ständige teils bewusste, teils unbewusste lautlose Umgang mit Sprache hindert uns daran, das »Denken pur« zu entdecken. Wir stellen Überschneidungen und Wechselwirkungen fest, und deshalb fällt es uns schwer, uns Sprache und Denken getrennt vorzustellen. Aber auch zwischen Sprache und Gefühlen besteht diese Wechselwirkung: Niemand wird bestreiten, dass Gefühle durch Sprache beeinflusst werden und dass sie Sprache stark beeinflussen, trotzdem wird niemand auf die Idee verfallen, Sprache und Gefühle seien identisch.

Der russische Psychologe Wygotski hat in den 20-er Jahren des letzten Jahrhunderts auf anschauliche Weise Grundlegendes zu diesem Thema gesagt:

» Der Gedanke fällt ... nicht unmittelbar mit dem sprachlichen Ausdruck zusammen ... Wenn ich den Gedanken wiedergeben will, dass ich heute gesehen habe, wie ein Junge barfuß in einer blauen Bluse die Straße entlanglief, sehe ich nicht einzeln den Jungen, einzeln die Bluse, einzeln, dass sie blau ist, einzeln, dass der Junge keine Schuhe anhat, einzeln, dass er läuft. Ich denke alles zusammen, aber ich zergliedere es in der Sprache in einzelne Wörter.

Der Sinn stellt immer etwas Ganzes, etwas in seiner Ausdehnung und seinem Umfang Größeres dar als ein einzelnes Wort. Ein Redner entwickelt häufig im Verlauf mehrerer Minuten denselben Gedanken. Er ist als Ganzes vorhanden und entsteht durchaus nicht allmählich, in einzelnen Einheiten, wie seine Rede. (Wygotski 1979, S. 353). «

▪ ▪ Denken in Bildern

Unbestreitbar gibt es eine Art Denken, das aus bildlichen Vorstellungen besteht. Dieses Denken in Bildern läuft sehr schnell ab – es würde sehr viel länger dauern, die Zusammenhänge, die wir bildlich denken, in Worte zu fassen. Diesen Unterschied zwischen dem blitzartigen Denken in Form von Bildern und der langsam hinterherhinkenden Sprache können wir erkennen, wenn wir über die Bedeutung einzelner Wörter genauer nachdenken. Während wir ein Wort wie z. B. »verreisen«, »kochen«, »Untersuchung«, »Sprachtherapie«, »Gerichtsverhandlung« hören und verstehen, kommen uns die unterschiedlichsten Bilder in den Kopf, Bilder von Handlungen, die mit diesem Wort zusammengefasst werden. Mir wurde dies bewusst, als ich mit Frau St. (leichte Wernicke-Aphasie) über ein Bild sprach (◨ Abb. 9.1).

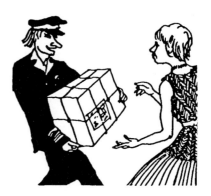

◨ **Abb. 9.1** Der Briefträger trägt – gibt – bringt ein Paket.

Frau St.: Der Briefträger trägt ein Paket.

L.L.: Ja – er trägt ein Paket ... Genau. Aber vielleicht können Sie es noch etwas genauer sagen? Er trägt das Paket ja nicht einfach so herum ...

Frau St.: Er gibt das Paket.

L.L.: Ja – genau. Da ist die Frau, und er gibt ihr das Paket. Stellen Sie sich vor, die Kinder stehen am Fenster und sehen, dass der Briefträger kommt. Und sie sehen das Paket. Sie freuen sich. Was rufen sie? Mami, der Briefträger kommt! Er –

Frau St.: bringt ein Paket.

Das war's. Intuitiv fühlen wir, dass »bringt« in diesem Fall richtiger ist als »trägt« oder »gibt«. Wenn wir »x bringt y« hören, entsteht in uns erstens die Vorstellung von jemandem, der etwas trägt. Darüber hinaus stellen wir uns vor, dass das Getragene am beabsichtigten Ziel abgeliefert wird. Bei »gibt ab« (das Frau St. vermutlich sagen wollte) haben wir nicht genau die gleichen Vorstellungen. Das Abgegebene muss nicht unbedingt am beabsichtigten Ziel ankommen: »Er gibt es bei der Nachbarin ab«.

So **verbergen sich hinter den einzelnen Wörtern Handlungen, Personen, Räume** – und **hinter den Wortketten komplexe Bilderwelten**, individuell gefärbte Abbilder der Wirklichkeit, die so schnell durch unsere Köpfe huschen, dass sie uns nicht bewusst werden. Sie bilden die eigentliche Welt in unserem Kopf. Die Prozesse, die diese Welt formen, sind schneller als Sprache und von anderer Qualität.

Das ist der springende Punkt:

❗ Das Denken ist von anderer Qualität als Sprache. Es ist eine Stufe abstrakter als die Sprache.

Und weil es sich um ein abstraktes Phänomen handelt, ist es so schwer vorstellbar und erklärbar.

Wenn ich von **dem Denken** als **einem Phänomen** spreche, ist das sicher eine genau so verfälschende Vereinfachung wie die Zusammenfassung der Sprachprozesse zu dem Begriff **die Sprache. Das Denken** ist nur eine Sammelbezeichnung für die zahllosen unterschiedlichen Prozesse, die wir benutzen, um mit den abstrakten Welten in unserem Kopf umzugehen. Mit Hilfe dieser Prozesse halten wir die von unserer Vorstellungskraft erzeugten Modelle von der Wirklichkeit up to date.

▪▪ Denkprozesse versus Sprachprozesse

Um diese Welten im Kopf blitzartig umzuschichten, neu zu ordnen, um Details einzubauen, Erkenntnisse umzusetzen etc., brauchen wir nicht immer die Sprache. Sprache ist viel zu aufwendig dazu. Um Sprache zu erzeugen, ist eine immense Arbeit notwendig:

Myriaden von

- Bedeutungsprozessen,
- Grammatikprozessen,
- Lautplanungsprozessen,
  ganz zu schweigen von:
- Satzplanungsprozessen und
- all den Systemen, die zum Textaufbau nötig sind.

Alle diese Prozesse laufen zwar in rasender Geschwindigkeit ab, **verbrauchen aber Energie und Zeit**. Diese Energie und Zeit wären verschwendet, wenn sie eingesetzt würden, um uns selbst über Veränderungen innerhalb unserer eigenen Welten im Kopf zu benachrichtigen. Wir brauchen die Sprache eigentlich nur, um **andere** Menschen über unsere Welten im Kopf zu informieren – oder uns über ihre Welten.

Wenn wir uns mit der Welt in unserem eigenen Kopf befassen, d. h. wenn wir denken, brauchen wir nicht den »umständlichen« Sprachapparat. **Wir brauchen z. B. nicht**:

- das »Thema« auszuformulieren, weil wir ja wissen, woran wir gerade denken,
- die grammatischen Strukturen zu programmieren, die nur dazu dienen, die weiträumigen simultanen Bilder in unserem Kopf durch zeitlich nacheinander produzierbare Lautketten darzustellen,
- die Lautmuster zu programmieren, denn sie sind ja eigentlich nur Anweisungen an unseren Sprechapparat, mit Hilfe von Muskelbewegungen Schallwellen zu erzeugen, die ein Hörer empfangen soll, um über unsere Gedanken informiert zu werden.

Wir können qualitativ andere, schnellere, verkürzte Prozesse einschalten: eben **Denkprozesse**.

Der Schritt von den Sprach- zu den Denkprozessen besteht vermutlich ebenso in einer Art Verdichtung, Destillation, Verwandlung in eine andere, nämlich abstraktere Qualität wie der Schritt von komplexen realen Tätigkeiten zu den abstrakteren, dichteren, qualitativ anderen Prozessen der Sprache. **Sprachprozesse sind auch Bewegungsmuster**, aber sie sind viel komplizierter, schneller und hierarchisch vielfältiger als die Bewegungsmuster z. B. im Straßenverkehr. Denkprozesse sind wiederum eine Stufe komplizierter, schneller und hierarchisch vielfältiger als Sprachprozesse.

Und so wie es **unterschiedliche Sprachprozesse** gibt, so wird es unterschiedliche Denkprozesse geben:

- an Bilder gebundene und völlig abstrakte,
- an Zahlen gebundene,
- an Gefühle gebundene und
- auch solche, die mit Sprache verbunden sind.

» Worte, die geschriebene oder gesprochene Sprache, scheinen in meinem Gedankenapparat keine Rolle zu spielen. Die physischen Gebilde, die mir als Element des Denkens dienen, sind gewisse Zeichen und mehr oder minder klare Bilder, also visueller, oder auch kinästhetischer Art (A. Einstein, zitiert von Schlote 1988). «

■■ Nichtbildliche Denkprozesse

Dass auch **nichtbildliche Denkprozesse** existieren, spüre ich beim Schreiben dieses Buches häufig, wenn ich etwas erklären möchte, was mir völlig klar erscheint und was ich doch nur mit großer Mühe in Worte fassen kann. Jeder, der übersetzt hat, kennt dieses unbefriedigende Gefühl, dass die Übersetzung nicht ganz genau das ausdrückt, was das Original enthält. Was drückt sie nicht aus? Doch wahrscheinlich den Inhalt des Originaltextes, d. h. die Gedanken des Autors. Diese Gedanken hat der Übersetzer sich einverleibt, und nun möchte er sie in einer anderen Sprache ausdrücken.

Man könnte einwenden, dass es nicht die abstrakten »Gedanken« des Autors sind, die der Übersetzer nicht einfangen kann, sondern nur die Assoziationen der Wörter, die »Bedeutungsnebel«, die jedes Wort umhüllen, für die sich nicht die passenden Wörter in der anderen Sprache finden lassen. Aber was bedeutet das letzten Endes? Die Assoziationen der Wörter und ihre »Bedeutungsnebel« sind doch nur Anstöße für den Übersetzer, in seinen Welten im Kopf herumzustöbern und nach Elementen zu suchen, die den in der anderen Sprache geschilderten Assoziationen und Bedeutungen entsprechen. Dieses Herumstöbern in eigenen Vorstellungswelten geschieht mit schnellen, komplexen Denkprozessen, die vermutlich teilweise bildlich, teilweise rein abstrakt sind. Bis der Übersetzer auf etwas stößt, was dem vom Autor Geschilderten entspricht und seinen Sprachapparat in Gang setzt.

Die Gedanken eines Autors können wir auch »zwischen den Zeilen«, genauer zwischen den Wörtern, entdecken. Wenn man darauf achtet, wird man feststellen, dass man nie den genauen Wortlaut einer Mitteilung oder eines Textes behält, sondern immer nur deren Inhalt, d. h. die Gedanken, die vermittelt werden.

Worte sind Regieanweisungen, nach denen wir die Kulissen der Welt in unseren Köpfen verschieben – und wie im Theater interessieren uns nur die Bilder auf der Bühne, die Regieanweisungen werden nicht zur Kenntnis genommen.

Aphasiker haben die Regieanweisungen nicht mehr vollständig zur Verfügung, während sie die Kulissen durchaus noch besitzen.

■■ Gestörtes Denken als zusätzliche Störung

Allerdings habe ich im Laufe der Jahre auch Aphasiker kennengelernt, deren Denkprozesse angegriffen waren. Aber der Grund dafür lag nicht in der Aphasie. Entweder hatte die Denkproblematik schon bestanden, bevor die Aphasie verursacht wurde, z. B. durch eine Arteriosklerose. Oder die Hirnverletzung, die die Aphasie hervorrief, hatte nicht nur Sprachbereiche betroffen, sondern umfangreichere Schäden angerichtet. Sprache und Denken waren zwar gleichzeitig betroffen, aber die eine Störung war nicht der Grund für die andere, sondern beide Störungen waren durch die gleiche Ursache ausgelöst worden.

■■ Das verbale Gedächtnis

»Aber das verbale Gedächtnis ist doch gestört, und bei Intelligenztests schneiden Aphasiker schlechter ab als Nichtaphasiker« wird man mir entgegenhalten. Das stimmt. Aber um den Aphasikern gerecht zu werden, müssen wir uns genauer klarmachen, was verbales Gedächtnis bedeutet.

❶ Aphasiker können sprachliche Informationen schlechter verarbeiten und behalten als nonverbale Informationen.

Dadurch kann es passieren, dass sie ihr bisheriges Weltwissen, das ja erhalten ist, weniger gut als Nichtaphasiker durch neue Informationen erweitern und ergänzen können. Wenn sie Radio- oder Fernsehnachrichten nicht schnell genug aufnehmen können und eine Lesestörung haben, können ihnen Details der Weltpolitik, Wirtschaftsanalysen, kulturelle Ereignisse entgehen, wodurch sich im Laufe der Zeit ein Wissensdefizit entwickeln kann. Diese erschwerte Informationsaufnahme darf man aber nicht mit einer Denkstörung gleichsetzen. Wenn Nichtaphasiker längere Zeit in einem Land leben, dessen Sprache sie nicht sprechen, werden sie auch Wissensdefizite entwickeln. Ich bin aber überzeugt, dass sie sich gegen die Annahme zur Wehr setzen würden, dass sich aus diesen Wissensdefiziten eine Denkstörung entwickeln könnte.

Ich habe festgestellt, dass sich selbst schwer betroffene Globalaphasiker im Allgemeinen über die Vorgänge, die sie interessieren (wie z. B. Politik, Wirtschaft, Kultur etc.), informieren können. Die Fernsehnachrichten sind aufgrund der Bilder und der Intonation teilweise auch nonverbal zu verstehen, teilweise sind Verstehens- und Lesereste vorhanden, und wenn nicht, finden sich häufig Nichtaphasiker, die das Wichtigste erklären. Herr G. verfolgt z. B. trotz jahrelanger schwerer Aphasie interessiert und mit vollem Verständnis die politischen Vorgänge und gibt treffende Kommentare in Ein-Wort-Sätzen.

▪▪   Intelligenztests

Wenn Intelligenztests an Gruppen von Aphasikern durchgeführt werden, dann kann es vorkommen, dass Aphasiker, deren Denkprozesse aus den oben beschriebenen Gründen zusätzlich zur Aphasie betroffen sind, das Durchschnittsergebnis der Gruppe beeinträchtigen. Aus diesen Ergebnissen darf aber nicht auf die Intelligenz eines einzelnen Aphasikers geschlossen werden.

Wenn der einzelne Aphasiker in einem Intelligenztest schlechter abschneidet, sollten wir Folgendes bedenken: Zu den Komponenten, die sich zu dem Begriff »Intelligenz« bündeln, gehören auch Fähigkeiten, die bei Aphasie betroffen sind, z. B. die **Produktion und Rezeption von Sprache**. Aber da »Intelligenz« aus unabhängigen Teilkomponenten besteht, kann sie nicht so gemessen werden wie Zentimeter auf einer Zentimeterskala. Während dort die Länge abnimmt, wenn einige Zentimeter wegfallen, kann der Ausfall einer Teilkomponente der Intelligenz nicht als pauschale Intelligenzminderung angesehen werden, da alle anderen Teilkomponenten intakt bleiben und kompensatorisch eingesetzt werden können. Es gibt viele blinde Menschen, die trotz des Ausfalls einer Teilkomponente der Intelligenz, nämlich der visuellen Wahrnehmung, hochintelligent sind.

Ich kenne viele schwer betroffene Aphasiker, die durch die Aphasie nichts von ihrer Intelligenz verloren haben. Allerdings haben sie selten die Chance, dies zu beweisen, weil die Umwelt sich selten ausführlich mit ihnen befasst. Ingo kann seine Intelligenz beim Schach beweisen, Herr G. beweist sie bei der Segelregatta, wenn er Wind, Strom, Regattabahn und Abstand zu den Konkurrenzbooten taktisch berechnet.

Vor einigen Jahren wurde einmal von einer Behörde festgestellt:

> ❯❯ Sprache ist eine geistige Tätigkeit. Da Aphasie eine Störung der Sprache ist, handelt es sich bei Aphasie um eine geistige Behinderung. ❮❮

Einer der Gründe für dieses Buch ist der Wunsch, solche falschen Aussagen zu verhindern.

Kinder und Aphasiker unterwegs zur Sprache

Kinder und Aphasiker haben ihre eigene Sprache. In mancher Hinsicht ähneln sich beide Spracharten. Sowohl Aphasiker wie Kinder sind gezwungen, sich mit beschränkten sprachlichen Mitteln auszudrücken. Da ihnen häufig die passenden Wörter fehlen, müssen sie sie durch **Gesten** ersetzen. Da ihnen die grammatischen Formen fehlen, kann man ihre Äußerungen oft nur aufgrund der Situation, in der sie gesprochen werden, verstehen. Viele Aphasiker benutzen – wie Kinder in den Sprachanfängen – mehr Nomina (meistens Substantive und Verben) als Funktionswörter.

Die Ähnlichkeit der beiden Sprachen betrifft aber nur die wahrnehmbare Sprache. Die **innere Sprache ist bei Aphasikern anders als bei Kindern.** Das ist leicht zu verstehen, wenn wir uns die innere Sprache so vorstellen, wie sie von Ingrid Tropp Erblad beschrieben wurde: als riesige Lagerhallen voller Regale.

Bei Kindern sind die Lagerhallen noch relativ leer. In den Wortspeichern stehen große Container herum, die allmählich erst ausgepackt werden müssen. Auch auf den Programmierungsebenen fängt der Betrieb erst langsam an. Am besten funktioniert schon die Lautebene; auf der Grammatikebene wird heftig gearbeitet, sie ist aber noch im Aufbau, und ganze Programmierungssysteme liegen noch still. Auch auf der Bedeutungsebene sind noch große Flächen frei. Der Spracherwerb geht bei Kindern systematisch voran – alles, was erworben wird, ist neu, wird sozusagen zum ersten Mal ausgepackt oder in Betrieb genommen.

Ganz anders sieht es **bei den Aphasikern** aus: Alles hat schon einmal funktioniert, alles war ausgepackt und in Betrieb gewesen, aber nun ist es durcheinandergewirbelt, und viele Gänge zwischen den Regalen sind blockiert. Der »Spracherwerb« des Aphasikers ist eine Art Aufräum- und Reparaturaktion: Klemmende Wortspeicher müssen geölt und durcheinander gewirbelte Wortkästen müssen sortiert werden – aber manche Regale sind noch hervorragend in Ordnung. Auf verschiedenen Ebenen ist das Schienennetz der Programmierungssysteme in feinster Strukturierung ausgebreitet, aber verbogen, und die Sprachprozesse entgleisen ständig. Manche Schienenstränge funktionieren aber noch wie früher, an manchen Stellen läuft der Betrieb im Wackelkontakt mal normal, mal überhaupt nicht.

Einem Kind wächst die Sprache allmählich zu. Es macht zwar hin und wieder einen Sprung in seinen Ausdrucksmitteln, aber im Allgemeinen schwanken seine Fähigkeiten nicht spürbar. Es spricht am Abend nicht anders als am Mittag oder Morgen. Alle Erweiterungen und Verbesserungen gehen systematisch vor sich. Es würde nicht heute »Alfa Romeo« sagen und morgen »Afa Miaumiau«. Solange es noch auf der Stufe von »Andy Saft trinken« ist, würde es nicht sagen: »Wenn du wegfährst, möchte ich dich zum Auto bringen!«

Aphasische Sprache zeigt dagegen große Schwankungen in der Ausdrucksfähigkeit. Sie hängen von vielen Faktoren ab: Durch einen Schnupfen kann sich die Sprache verschlechtern, durch einen sympathischen Gesprächspartner kann sie plötzlich besser funktionieren. Und von Zeit zu Zeit kommen unvorhergesehen »normale Reste« hervor: Herr L., der in seinem Wortspeicher weder »Bett« noch »Brot« fand, konnte sofort »Ikone« sagen, als er einen Kunstkatalog durchblätterte. Und als Herr G. im schlimmsten Anfangsstadium fast nur unvollständige Wortbrocken hervorbrachte, sagte er in einem Gespräch über eine bestimmte politische Frage: »Darüber ist noch lange nicht das letzte Wort gesprochen!« Derartige vollendete Äußerungen würde ein Kind, das noch im Sprachaufbau ist, nie hervorbringen.

Der Spracherwerb verläuft also bei Kindern anders als bei Aphasikern. **Bei Kindern** ist es ein **systematischer Prozess**, der geregelt, in deutlichen Stufen oder Schritten vor sich geht. Diese Stufen möchte ich in einem kurzen Überblick darstellen und dabei jeweils zeigen, wie weit die Fähigkeiten, die auf jeder Stufe erworben werden, bei Aphasie noch vorhanden sind.

Als man an die Erforschung des Spracherwerbs ging, herrschte die Meinung vor, dass Kinder die Sprache lernen, indem sie imitieren, was ihnen gesagt wird. Der Erwachsene zeigt auf einen Hund und sagt »Hund« (oder »Wauwau«) – das Kind speichert gleichzeitig das visuelle und das Lautbild, und wenn es das oft genug getan hat, wird es beim Anblick eines Hundes auch »Hund« (oder »Wauwau«) sagen.

Mit dieser Auffassung geriet man aber in Schwierigkeiten. Ein Kind dürfte demnach ja nur das sagen, was es schon gehört hat.

Tatsächlich erzeugt das Kind aber viele Sätze, die so in seiner Umgebung nicht vorkommen. Zum Beispiel benutzt es in einer bestimmten Phase seiner Sprachentwicklung falsche Verbformen:

- »Das fandte ich gut!« oder
- »Mami gingte mit«.

Und jedes Kind vollbringt das Kunststück, trotz der ungenauen und unvollständigen mündlichen Umgangssprache seiner Umgebung im Laufe der Zeit ein Gefühl für die richtige Grammatik zu entwickeln.

Da demnach der Output anders, oft sogar besser und umfangreicher ist als der Input, kann es nicht stimmen, dass Sprache nur durch Nachahmung gelernt wird. Deshalb geht man heute davon aus, dass **Kinder eine angeborene** Fähigkeit haben, **aus der Sprache ihrer Umgebung Regeln herauszufiltern**, die sie benutzen, **um sich die Sprache allmählich aufzubauen.**

❗ Kinder besitzen eine durch Erbanlagen festgelegte Lernfähigkeit für Sprache.

Dieses genetisch bedingte Verhaltensprogramm ist über die ersten Lebensjahre hin offen, so dass es durch die Sprache der Umwelt geprägt werden kann. Diese Lerndisposition ist bis heute noch nicht völlig erforscht; fest steht, dass dieser **Spracherwerbsmechanismus wieder verschwindet, wenn er seine Aufgabe erfüllt hat.**

❶ **Der Aphasiker hat die Fähigkeit zum unbewussten Spracherwerb nicht mehr.**

Beim Lernen der Sprache scheint der Verstand immer ein Stück voraus zu gehen. Das Kind lernt schrittweise, seine Umwelt zu verstehen, und ordnet dann den Umweltstrukturen, die es – ohne Sprache – verstanden hat, die Sprache zu, die es von seiner Umgebung hört. Die Mutter sagt: »Papi kommt!« Das Kind sieht den Vater kommen, versteht aufgrund der Situation, was die Mutter meint und entwickelt so Hypothesen über die Anwendung und Herstellung des Lautmusters »kommt«. Diese Hypothesen probiert es bei nächster Gelegenheit aus, verbessert sie mit Hilfe der Rückmeldungen seiner Umgebung und bildet sich so allmählich Regeln darüber heraus, welche Laute es auf welche Weise produzieren muss, um die Nachricht zu verbreiten, dass sich jemand nähert (wobei es, seinem Entwicklungsstand entsprechend, Vereinfachungen vornimmt).

Bei der ungeheuren Aufgabe, ihrer Umgebung Sprachregeln zu entlocken, gehen die **Kinder** systematisch vor. Sie **lernen die Regeln schrittweise,** und die Reihenfolge ihrer Lernschritte scheint überall auf der Welt gleich zu sein, da sie von körperlichen und geistigen Reifungsprozessen abhängt. Wir können uns diese Sprachlernschritte, die dem Kind nicht bewusst sind und die es nie formuliert, ungefähr so vorstellen:

Kaum ist das Baby auf der Welt, macht es schon den ersten Lernschritt bezüglich Sprache: Es schreit, und jemand eilt herbei. Es braucht nicht lange, um zu der Erkenntnis zu kommen: »Wenn ich meinen Mund aufmache und diese Töne erzeuge, dann reagieren die anderen!« Damit hat es eine der wichtigsten Aufgaben der Sprache erfasst:

❶ **Wir benutzen Sprache, um mit unseren Mitmenschen in Kontakt zu kommen.**

Das Baby prägt sich die ersten Regeln ein: Programme für die Muskulatur zum Öffnen und Schließen des Mundes. Diese Programme sind mit Gefühlen verbunden und werden immer dann in Gang gesetzt, wenn das Baby etwas Unangenehmes fühlt wie Hunger oder Schmerzen.

Diese Programme sind auch bei schwerer Aphasie noch abrufbereit. Bei schweren Formen von Apraxie kann es aber passieren, dass sie nicht mehr willkürlich in Muskelbewegungen umgesetzt werden können.

Kurz darauf lernen die Babys, dass Laute nicht nur als Alarmsignal brauchbar sind: Man kann sich mit ihnen auch gute Stimmung verschaffen. Sie entdecken ihre Artikulationsorgane, spielen damit herum und lernen eine ganze Reihe Regeln für die Erzeugung von Konsonanten und Vokalen. Dahinter steht wieder eine wichtige Erkenntnis über die Sprache:

❶ **Sprache ist dazu da, um Gefühle auszudrücken!**

Auch das, **was ein Kind in dieser Phase an Regeln eingespeichert hat, ist bei Aphasie noch erhalten.** Wiederum gilt, dass bei schwerer Apraxie die willkürliche Steuerung der Muskeln, die für die Umsetzung der Programme in äußere Sprache gebraucht wird, gestört sein kann.

Um die Mitte des ersten Jahres hört das Baby auf, wahllos Laute zu produzieren. Es hört genau hin, wie in seiner Umgebung gesprochen wird, denn seine neue Erkenntnis lautet:

❶ **Man muss die richtigen Laute erzeugen!**

Es beginnt, nützliche, d.h. von seiner Umgebung benutzte Sprachlaute (Phoneme) von Lauten, die in der Sprache seiner Umgebung nicht vorkommen, zu unterscheiden. (Die Japaner lernen z.B. nicht den Unterschied zwischen »l« und »r«, weil er in ihrer Sprache nicht vorkommt).

In dieser Phase lernt das Kind Schritt für Schritt die Regeln für die Erzeugung dieser Phoneme. Um sie zu üben, bildet es lange »dadada«- und »mamama«-Ketten (Konsonant+Vokal-Ketten) und beginnt so mit den beiden wichtigsten Tätigkeiten, aus denen Sprache besteht und die es sein Leben lang durchführen wird: Kategorisieren und Gruppieren.

Auch **die in dieser Phase erworbenen Regeln und Fähigkeiten sind bei Aphasie noch vorhanden**: Selbst schwer gestörte Aphasiker produzieren nie Phoneme, die in ihrer Muttersprache nicht vorkommen (Blumstein 1973).

Gegen Ende des ersten Jahres stoppt das Kind plötzlich seine »mamama«- und »nanana«-Ketten: Es sieht die Mutter an und sagt »Mama«, zeigt auf seine Schwester Anna und sagt »Nana« – es hat seine Lautproduktion an die Umgebung angekoppelt. Das heißt, es hat entdeckt, dass zwischen den Dingen in der Welt und den Wörtern eine Beziehung besteht: Wörter haben eine feste Bedeutung. Die Konsequenz dieser Entdeckung versteht jedes Kind:

❶ **Man muss die richtigen Laute richtig gruppieren!**

In dieser Phase entwickelt es eine große Wissbegierde. Es fragt ständig nach dem Namen für alles, was es entdeckt und benutzt immer mehr spezielle Lautmuster, um Menschen, Dinge und Handlungen in seiner Umwelt zu bezeichnen. Obwohl diese Lautmuster noch sehr von unseren Erwachsenenwörtern abweichen, zeigen sie, dass das Kind wieder eine Aufgabe unserer Sprache verstanden hat:

❗ Wir benutzen Sprache, um uns über die Menschen und Dinge dieser Welt zu unterhalten und zu informieren.

Allerdings kann man diese kindlichen Ein-Wort-Äußerungen nur mit Hilfe der Situation verstehen, in der sie geäußert werden: Das Kind zeigt auf ein Taxi und sagt »Omi« – und nur der eingeweihte Hörer versteht: »Omi ist mit einem Taxi abgefahren.«

Selbstverständlich besitzt jeder **Aphasiker** noch das Wissen, dass bestimmte Lautmuster bestimmte Menschen, Dinge, Tätigkeiten und Eigenschaften bezeichnen. Aber aus verschiedenen Gründen kann er es nicht ungestört anwenden. In **manchen schweren Fällen** scheinen die Regeln für die Herstellung der Lautmuster nicht zur Verfügung zu stehen. In anderen Fällen blockieren die Prozesse, die die Wörter aus den Wortspeichern abrufen, oder es fehlt die Kontrolle über die Sprachprozesse, die die abstrakten Wortprogramme in äußere Sprache umsetzen müssten.

Obwohl das Kind mit seinen Ein-Wort-Äußerungen durchaus positive Erfahrungen macht (es wird meist verstanden und erzielt die gewünschten Reaktionen), geht es mit ca. 1 1/2 Jahren zu Zwei-Wort-Sätzen über: »Omi Taxi!«, »Bett nein!«. Dahinter steht die unbewusste Erkenntnis:

❗ Man muss dem Hörer helfen, damit er besser versteht!

In den Zwei-Wort-Äußerungen bezeichnet das eine Wort das Thema, worüber das Kind etwas sagen will; das andere Wort enthält die Aussage über das Thema:

»Omi«	»Taxi«
	= ist mit dem Taxi abgefahren
(Thema)	(Aussage)
»Bett«	»nein«
	= ich möchte nicht hinein
(Thema)	(Aussage)

Diese Zweiteilung in Thema und Aussage, eines unserer wichtigsten und sehr früh erworbenen Sprachprinzipien, wird selbst von schwer gestörten Aphasikern noch angewandt, falls sie überhaupt etwas äußern können (▶ Kap. 7.2.4).

Noch ein anderes Sprachprinzip hat das Kind begriffen, sobald es Zwei-Wort-Äußerungen produziert:

❗ Zwei einzelne Wörter ergeben zusammen etwas Neues: Ein Satz ist mehr als die Summe seiner Wörter.

Dieses Prinzip steht hinter unseren Wortstellungsregeln. Es ist jedem Aphasiker noch bewusst – häufig fehlt aber bei Aphasie die Fähigkeit, es anzuwenden.

Mit ca. 2 Jahren kommt das Kind zu einer neuen Erkenntnis:

❗ Unterschiede in der Welt werden auch in der Sprache ausgedrückt.

Das Kind entdeckt, dass:
- das Wort für einen Ball anders ist als das Wort für zwei Bälle,
- »ich gehe« zu »ich ging« wird, wenn man es später sagt,
- »mein Kuchen« etwas anderes bedeutet als »dein Kuchen«.

Kurz, es gewinnt die Einsicht, dass die gleichen Dinge und Handlungen in unterschiedlicher Form und in unterschiedlichen Zusammenhängen vorkommen und dass diese Unterschiede sprachliche Entsprechungen haben. So beginnt es, die Regeln für den Bau einfacher Sätze und für die Wortbildung (Syntax und Morphologie) zu entdecken und anzuwenden. Charakteristisch für diese Phase ist die Nebenordnung: »Mami Äpfel gekauft und dann Rutsche und dann Omi gewesen«.

Manche der in dieser Phase gelernten Regeln scheinen bei Aphasie nicht immer abrufbar zu sein, obwohl der Aphasiker weiß, dass es sie gibt. Und selbst wenn sie abgerufen werden können, scheint häufig die Kontrolle über die Sprachprozesse, die nach diesen Regeln Sprache erzeugen, zu fehlen. Zum Beispiel **sind bei schweren Aphasien Pluralbildungen häufig nicht möglich.** Auch bei aphasischen Texten kommen mehr Parataxen (Nebenordnung von Satzteilen und Sätzen) als Hypotaxen (Unterordnung) vor.

Ungefähr ein halbes Jahr später passiert etwas Merkwürdiges: Das Kind macht plötzlich mehr Fehler als bisher und ersetzt Formen, die es vorher richtig angewandt hatte, durch falsche: »Andy gingte nachhause«, »Baby schreite heute Nacht!«, »das war güter« (=besser, analog zu groß/größer).

Das Kind hat wieder etwas Neues entdeckt:

❗ Die Ordnung der Welt wird auch in der Sprache ausgedrückt.

Es achtet genau auf diese Ordnungsstrukturen und bemüht sich, die passenden grammatischen Regeln dafür zu entwickeln und anzuwenden. Dabei geht es strenger vor als wir Erwachsenen, weil es die Ausnahmen noch nicht kennt, und produziert dadurch die oben genannten »Übergeneralisierungen«.

Aphasiker können häufig diese grammatischen Regeln nicht mehr fehlerfrei anwenden. Sie haben aber – im Gegensatz zu Kindern – ein starkes Fehlerbewusstsein, d. h. sie wissen, dass es Regeln gibt, können sie nur nicht aus ihrem Gedächtnis abrufen. Häufig versuchen sie, ihre Fehler zu verbessern (s. R. Fischer 1985), was Kindern nicht einfallen würde. Auch bei Aphasikern kommen Übergeneralisierungen vor.

Spätestens bis zum 4. Lebensjahr hat das Kind ein riesiges, kompliziertes Netzwerk von Sprachregeln entwickelt, mit dem es unbefangen experimentiert, um es im Laufe der nächsten Jahre immer mehr der Sprachnorm anzugleichen. Im gleichen Zeitraum entwickelt es bis zur Perfektion das System der Sprachprozesse, die die mit Hilfe der Sprachregeln programmierte Sprache in wahrnehmbare Sprache umsetzen.

❗ Die gesamte Arbeit des Spracherwerbs geschieht unbewusst.

Allein der Umgang mit der sprechenden Umwelt wirkt wie ein Nürnberger Trichter. Das Kind lernt Sprache »von selbst«. Aber es »übt« dabei auch fleißig. Die ganze Kindheit – von den Lautketten der Lallperiode bis zu den Sprachspielen der Grundschüler – ist ein einziges, nie unterbrochenes Sprachtrainingsprogramm.

Wie weit dieses in der Kindheit unbewusst aufgebaute System der Sprachregeln bei Aphasie noch zur Verfügung steht, ist schwer feststellbar. Wir haben gesehen, dass innerhalb der Programmierungssysteme der inneren Sprache unterschiedliche Teilsysteme ausfallen bzw. blockieren können und dass die Kontrolle über die Sprachprozesse, die die programmierte Sprache in wahrnehmbare Sprache umsetzen, auch auf unterschiedliche Weise gestört sein kann.

Irgendwann – Genaues wissen wir nicht – verlieren die Jugendlichen ihren angeborenen »Spracherwerbsmechanismus«. Er hat nun seine Aufgabe erfüllt. Die innere Sprache, deren Struktur bei allen Menschen auf der Welt ähnlich zu sein scheint, ist aufgebaut. Sie ist so sehr mit unserem Ich, unseren Gefühlen und unserem Denken verbunden, dass wir sie normalerweise als eigenständiges System nicht bemerken. Nur bei Aphasie, wenn Teile ihres Systems nicht mehr funktionieren, wird sie erkennbar. Aber selbst bei Aphasie fällt sie nie völlig aus.

Viele Systeme können lebenslang verfeinert werden:

- die Systeme der Wortspeicher,
- die Dialogregeln,
- das Bewusstsein für situationsadäquates (»stilistisch passendes«) Sprachverhalten,
- die Regeln für Textproduktion und -rezeption.

Während bei Kindern die Ausstrukturierung dieser Systeme je nach Alter und sozialem Umfeld noch mehr oder weniger eingeschränkt ist, haben Aphasiker diese Systeme vor Ausbruch der Aphasie zwar individuell unterschiedlich, aber allgemein in adäquater Ausarbeitung zur Verfügung gehabt. Sie können sie jetzt – je nach Schwere der Störung in individuell unterschiedlichem Maße – nicht mehr benutzen. Während Kindern aufgrund ihres ererbten »Spracherwerbsmechanismus« durch den ständigen Dialog mit ihrer Umgebung die Sprache ohne spezielle Bemühungen zuwächst und dieser Zuwachs an sprachlichem Wissen systematisch und regelgeleitet erfolgt, müssen **bei jedem Aphasiker** seinem individuellen Störungsbild entsprechend unterschiedliche **sprachliche Teilleistungen wieder aufgebaut oder deblockiert werden.**

Sowohl die Zusammenarbeit der verschiedenen sprachlichen Modalitäten als auch die Zusammenarbeit der unterschiedlichen Systeme der inneren Sprache und anderer an der Sprache beteiligter Prozesse müssen bei Aphasie gezielt wieder angeregt werden, während sich beim kindlichen Spracherwerb die Zusammenarbeit sämtlicher an der Sprache beteiligten Systeme von selbst einspielt.

Aphasiker sind sich bei jedem Schritt, den sie auf die Sprache zugehen, **ihrer Fehler bewusst,** stehen ihrer eigenen Sprache kritisch gegenüber und leiden unter ihrer gestörten Kommunikationsfähigkeit, während Kinder mit ihren eingeschränkten sprachlichen Fähigkeiten unbefangen umgehen.

Kinder gelangen auf anderen Wegen zur Sprache als Aphasiker.

Aphasiker erzählen

■■   Nora E.

Nora E. hat auf Englisch Episoden ihres aphasischen Alltags geschildert: So lebendig und eindrucksvoll wie sie selbst sind auch ihre Notizen – ich hoffe, dass sie sie irgendwann zu einem Buch zusammenfasst. Einige ihrer Berichte habe ich in andere Kapitel eingefügt. Hier ihre Schilderung, wie der Schlaganfall sie überfiel, in meiner Übersetzung.

Am Freitag, 4. April 1986, arbeitete ich im Büro. Ich bekam Kopfschmerzen und nahm an, dass das vom Computer käme, an dem ich seit vier Stunden arbeitete. Ich nahm ein Aspirin, weil die Schmerzen stark waren.

Ich hatte nie unter Kopfschmerzen zu leiden, und ich denke, das hätte mich warnen sollen, aber das tat es nicht. Ich tippte weiter Fehler in den Computer, bis mein Chef wütend wurde. Er forderte mich auf, meine Unterlagen seiner Sekretärin zu geben und meinen Platz am Computer zu räumen. Ich ärgerte mich, dass er so wenig Mitgefühl hatte, und entschloss mich, nach Hause zu gehen.

Am Abend war ich mit einer Kollegin zum Essen verabredet. Ich nahm noch ein Aspirin. Meine Kopfschmerzen wurden so weit gedämpft, dass ich das Zusammensein und das Restaurant genießen konnte. Es war ein griechisches Restaurant. Wir hatten Sardinen und Retsina. Gegen 11 Uhr war ich im Bett und wachte einmal in der Nacht auf, um ein Glas Wasser zu trinken.

Am nächsten Morgen wachte ich davon auf, dass meine 5-jährige Tochter Sarah weinte, mich immer wieder rief und sich an mich drückte. Irgendwas war schrecklich verkehrt. Mein Bett war voll Erbrochenem. Mein Arm tat mir weh, er fühlte sich an, als ob er voller Nadeln wäre, und ganz schwer. Ich fühlte mich, als ob ich mit einer Axt in zwei Teile zerhauen wäre, in der Mitte zerteilt.

Die Kopfschmerzen waren mörderisch, und ich konnte nur unscharf sehen. Fischvergiftung und dieses verdammte griechische Restaurant, dachte ich und strengte mich an, aufzustehen und zur Toilette zu gehen.

Nach der ersten Bewegung in Richtung Toilette fand ich mich auf dem Fußboden wieder. In dem Moment – und auch noch danach – war mir nicht klar, dass meine rechte Körperhälfte gelähmt war. Ich lag lang auf dem Boden ausgestreckt, unfähig, mich zu bewegen, öffnete meinen Mund und versuchte, um Hilfe zu rufen. Aber die Laute kamen völlig durcheinander heraus, wie Teile eines Puzzles; was ich rief, war unverständlich. Meine Sprache war weg, ich war ganz und gar aphasisch.

Sarah weinte verzweifelt. Ich lag auf dem Boden und hielt ihre Hand in meiner linken Hand, um sie zu trösten. Wie durch ein Wunder brachte ich es fertig, aufzustehen und, auf Sarahs Hand gestützt, durch das Wohnzimmer zu humpeln zu Heikes Zimmer – sie war meine Untermieterin. Ich konnte nicht richtig sehen. Ich hörte,

dass Heike zum Telefon ging und einen Rettungswagen bestellte.

Ich war die ganze Zeit bei Bewusstsein. Ich erinnere mich, dass die Sanitäter hereinkamen, dass Heike meinen Bademantel suchte, dass ich auf einer Trage herausgerollt wurde. Ich fühlte draußen die Kälte in meinem Gesicht, hörte die Sirene und merkte, dass ich ins Krankenhaus gebracht wurde …

■■   Hanne V.

Als Hanne V. meine Patientin wurde – nicht lange nach Beginn der Aphasie – war sie ein Bündel Verzweiflung und Trauer. Wenn ich an unsere Therapiesitzungen zurückdenke, fallen mir nur ihre Tränen ein, zwischen denen ihr manchmal, selten, ein Lächeln gelang. Das ist jetzt viele Jahre her. Hanne hat das Gedicht verfasst, das in der Einleitung (▶ Kap. 1.1, S. 8) steht, und ein Buch über ihre Erfahrungen mit der Aphasie geschrieben. Ihre Notizen beginnen in einer Zeit, als sie schon gut schreiben, aber noch sehr schlecht sprechen konnte. Sie hat eine Töpferwerkstatt, sie hat Weben gelernt und webt seit vielen Jahren in Webkursen mit Betroffenen. Auf der Nähmaschine stellt sie Patchworkdecken her, sie malt und stickt und klingt froh am Telefon.

Ja, und dann bin ich im Krankenhaus aufgewacht, dem Tod mal eben von der Schippe gesprungen. Ich muss wahrscheinlich lange geschlafen haben. Ich war stumm. Der rechte Arm war gelähmt, das rechte Bein vom Knie ab hatte Lähmungserscheinungen.

Da musste ich mich damit abfinden. Das war gar nicht so leicht. Ein halbes Jahr konnte ich nicht sprechen, bis auf »danke, bitte, ja, nein« und »Scheiße«, das war so ziemlich alles.

Nein, viel war da wirklich nicht. Ich guckte nur immer so lieb, so treu … Dann kam ich nach Bad X., drei Monate blieb ich. Das ist eine verdammt lange Zeit. Ich habe mir dann zu Hause das Tagebuch gekauft und alles aufgeschrieben, jedenfalls was ich konnte (und das war noch nicht viel).

23. 7. 81

Ich musste grade dran denken, was ich vor einem Jahr nicht tun konnte. Zum Beispiel konnte ich nur »ja« oder »nein« sagen (und »danke«, aber das sagte ich meist nicht). Das darf man sich gar nicht vorstellen, dann kommt einem das Weinen oder das Lachen oder beides (ich glaube, das Lachen eher)!

25. 8. 81

Ich habe gerade wieder einen Anfall von Verzweiflung gehabt. Was kann ich denn auch eigentlich noch, was kann ich denn? Mit dem Bein und dem Arm? Nichts nämlich. Ich schäme mich. Ich kann lächeln, übrigens. Zwar einseitig und dann kommt erst die andere Seite, furchtbar, wirklich. Aber das kommt schon. Aber das Weinen erleichtert.

12. 9. 81

Ich muss viel gelassener werden, wenn Du weißt, was ich meine. Zum Beispiel neige ich dazu: wenn es nicht geht, dann geht das eben nicht. Ich schmeiße dann alles hin. Auch mit dem Arm. Das Bein habe ich ja schon akzeptiert, nur den Arm noch nicht. Es ist auch nicht so einfach. Was kann ich denn schon machen mit dem Arm? Der hängt doch bloß runter. Ab und zu geht der mal hoch, aber total unkontrolliert. Wenn ich wenigstens mit dem Arm leben könnte. Ich muss es halt mal versuchen.

8. 10. 81 (aus einem Brief)

Die Sprachtherapeutin ist hervorragend. Ich meine, ich könnte schon etwas sprechen, aber durch die Hilfe geht es flüssiger ... Hauptsache, mir wird bei der Sprache geholfen. Und das sieht ja fast so aus. Einerseits beruhigt mich das, andererseits: was soll ich dann tun? In den Beruf kann ich wohl nicht mehr gehen. Gibt es irgendwas mit »Aphasie«?

10. 10. 81 (aus einem Brief)

Übrigens, ich habe mit Ton gearbeitet. Es kommen ganz irre Sachen raus, auch mit einer Hand. Ich muss einfach ausprobieren, ich glaube, das ist ganz wichtig.

3. 11. 81

Ich kann viel mehr sagen, wenn ich nicht unter Stress bin. Heute morgen habe ich auf Frau Sch. gewartet, und wir sind dann rüber gegangen. Sofort, als diese zwei Personen mehr da gewesen waren, war der Stress auch da. Dabei wollten die gar nichts Böses. Aber der Stress war da.

8. 11. 81

Das Bein und den Arm kann ich nicht gebrauchen, im Kopf habe ich »Aphasie«. Dafür habe ich ein »liebes Lächeln« (was das auch immer sei), ich habe ein Einkommen (da kann man so von leben), ich habe »sprechende Augen«, ich vermag mich anzuziehen, Stickereien, erzählen kann ich, jedenfalls so, dass man mich versteht.

9. 11. 81

Noch etwas: Ich kann nicht mehr tun, was ich mag (z.B. muss ich zuschauen, wenn sie laufen – ich wusste gar nicht, wie schwer das sein kann ...).

27. 12. 81

Jetzt halte ich zum ersten Mal meinen Ausweis in der Hand. Bis 1983 geht der. Darunter ist ein Bild. Ich sehe mich an. Besonders fällt mir auf, dass da eine Zweigeteilt-heit besteht. Die linke Hälfte lacht (oder zumindest versucht sie es), und die rechte Hälfte bleibt stumm. Es ist schon eigenartig ... Sondervermerke des Landes: GHRF. Was heißt GHRF? Haben wir nie gelernt, oder ich habe es schon wieder vergessen ... mit Absicht? Jedenfalls muss ich es nachgucken: »Hilflos, gehbehindert, Radio- und Fernsehen befreit?« ... Ld-Nr. 3070 ... Ausweis für Schwerbehinderte. So, nun ist es passiert, gesagt. Alter: geb. 1951. Davon eine Hälfte normal (was das auch immer sei: Geburt, Schule, Gymnasium, Abitur, Studium, Lehrer) und eine Hälfte schwerbehindert: da fange ich jetzt an: ich weiß nur, das tut verdammt weh, ich muss mich verkriechen und doch kann ich es nicht: ergo, ich muss um mich schlagen. Sorgenkind. Ich muss mich wehren.

6. 1. 82

So langsam fange ich an zu begreifen. Was bleibt mir da noch? Vielleicht, dass man immer kämpfen muss, vielleicht auch das. Und tanzen?

9. 1. 82

Jetzt bekomme ich Lust am Leben. Ich habe gestern einen Kuchen gebacken, und da habe ich mich gefreut. Da merkte ich, dass ich doch Lust bekam, wieder zu leben. So lange hat das gedauert, ist schon verrückt. 1 1/2 Jahre war es mir egal, dann kam ein Vierteljahr, na ja, dann muss ich leben, aber so leicht wie möglich. Und gestern kam die Freude dazu, ich meine, dann war die Freude da. Sie kam einfach. Jetzt kann ich richtig lachen, das konnte ich ja bis dahin auch noch nicht. Es war immer nur Schein. Im Grunde war es mehr ein Lächeln (wenn es das mal war). Aber dann war ich todernst, zu ernst, kaum, dass ich mal lächelte. Das Lächeln hat auch lange wieder gedauert, bis ich es konnte.

Weihnachten 1984

Nun sind es schon 5 Jahre her, seit ich den Schlaganfall bekommen habe. Trotzdem – ich kann noch immer nicht über die Krankheit reden, ohne zu schlucken. Vorher war ich oberflächlich, ich habe praktisch in den Tag hinein gelebt, jetzt – meine ich jedenfalls – ist das Leben anders geworden. Aufmerksamer bin ich geworden, stiller, aber auch selbstbewusster. Und: Ich bin nachdenklicher geworden, aber auch gegen mich.

■■　Leonhard H.

Leonhard H. hat seine schwere Aphasie fast überwunden. Seine Gesprächspartner merken ihm nichts mehr an. Er hat in einem langen Interview viele meiner Fragen zum Denken, zum Lesen, zum Schreiben, zum Leben mit Aphasie ausführlich, mit fast wissenschaftlichem Interesse, beantwortet. Hier einige Auszüge des Interviews.

Der Schlaganfall ist für mich so abgelaufen: Ich saß auf dem Stuhl, wartete auf meine Frau, weil wir zusammen frühstücken und danach mit dem Fahrrad fahren wollten. Und merkte dann, als ich so Morgengymnastik auf dem Stuhl machte, dass ich die rechte Hand nicht bewegen konnte. Und kriegte dann mit: Komisch, das ist die ganze Seite. Ich dachte: Das ist sehr merkwürdig ... sackte dann vom Stuhl und merkte auch, dass ich nur halb da war. Meine Frau rief nach mir, und da merkte ich, dass ich sie nicht ansprechen konnte. Meine Frau hat dann schnell gemerkt, was los war, und ich habe während der ersten Stunden mitgekriegt, was sie tat. Habe also sämtliche Geräusche mitgekriegt, ihre Maßnahmen – sie rief den Krankenwagen – ich registrierte auch, was sonst in der Wohnung vor sich ging – es lief eine Waschmaschine, eine Kaffeemaschine, es war alles zu einem Frühstück bereit.

Ich wurde dann ins Krankenhaus gebracht. Ich weiß noch, welche Umstände es zunächst machte, mich auf die Trage zu bringen. Ich wusste, dass ich nicht bewegungs- und sprachfähig war. Danach muss das Denken ausgeschaltet gewesen sein, denn meine Frau fragte mich hinterher, ob ich wusste, dass ich geweint und geschrien hätte, und daran hatte ich keine Erinnerung.

Am nächsten Tag kam mein Sohn mit seiner Freundin und sprach mit mir, und ich weiß, dass ich ihn erkannt habe, dass ich aber auch merkte, dass ich nicht sprechen konnte. Ich war mir deutlich bewusst, dass meine Versuche zu sprechen unartikuliert waren, ohne dass mich das im Moment sehr aufregte – das Ganze war ja neu.

Nach zwei oder drei Tagen gab es eine Untersuchung, eine Computertomographie. Ich wurde wieder zurückgebracht ins Krankenhaus und lag dann dort und überlegte, was eigentlich los sei. Ich dachte: »Viel ist ja nicht mehr mit dir – das ist klar: du kannst dich nicht bewegen, du kannst nicht sprechen ... was kannst du eigentlich noch?«

In dem Moment, als ich dort lag, kam mir nicht die Frage: »Wie wird das mit der Bewegung, also was kannst du da noch?« – sondern die Frage: »Was kannst du eigentlich mit deinem Geist noch?« Ich meine, dass ich gar nichts sprechen konnte. Dass ich Laute von mir gab, aber nicht sprechen konnte.

Gut, und dann habe ich mir also gesagt, irgendwas musst du ja noch können, denn du denkst jetzt im Moment. Was kannst du noch? Und ich hab dann angefangen mich zu fragen: Kannst du die Namen deiner Frau, deiner Kinder noch? Das sind drei Kinder, das ist also verhältnismäßig klar. Dann auch die Namen der Freundinnen der Kinder – das war mir auch klar ...

Das sind ganz komische Etappen gewesen. Erst mal: Kannst du dich überhaupt an etwas erinnern? Und dann hab ich mich gefragt, ob ich die Namen meiner Geschwister noch kenne. Und das ist eine ziemliche Latte, weil wir neun Kinder zu Hause gewesen sind. Das war der nächste Schritt. Und dann – ich bin Schulleiter und Lehrer gewesen – die Kolleginnen und Kollegen meiner Schule. Ich war eigentlich froh, dass ich da eine ganze Reihe von Namen zusammenkriegte. Ich hatte die Schule gewechselt. Also versuchte ich, die Namen des Kollegiums der nächsten Schule zu erinnern. Das ging schlechter; die länger zurückliegenden Namen waren besser. Ich war eigentlich ganz zufrieden, dass ich so viele Namen wusste.

Und der nächste Schritt ist dann gewesen, mir klarzumachen: Könntest du die Namen schreiben? Und da kam der erste Schlag – bis dahin war ich verhältnismäßig gefasst gewesen: Ich konnte keinen Namen schreiben. Meine Frau heißt Eva, hat also einen ganz kurzen Namen. Ich konnte mir keinen Buchstaben vorstellen (daher rührten wahrscheinlich auch die Schwierigkeiten mit der Aussprache, das hab ich mir aber damals nicht klargemacht). Ich wusste, dass es Buchstaben gab, konnte mir aber keinen Buchstaben geschrieben vorstellen und konnte mir auch nicht vorstellen, welcher Buchstabe irgendwohin gehörte. Und das war so ein Einbruch – Donnerwetter, das geht nicht! Das hab ich so beiseite gelegt an diesem Abend: Da müsstest du was tun.

Und dann hab ich versucht rauszukriegen, auch bei meiner Frau und unseren Kindern, kann ich mich an die Geburtstage erinnern? Da war genau so ein Einbruch: Ich konnte keine Zahl erinnern und hatte überhaupt kein Verhältnis zu Zahlen. Ich wusste nur, dass es Zahlen gab. Damit hab ich mich aber überhaupt nicht befasst, weil Zahlen offensichtlich das Schwierigere waren. Ich hab also drei Monate ohne Zahlen gelebt. In der Rehaklinik stellten mein Sprachtherapeut und ich fest, dass ich nicht die geringste, die kleinste Rechenoperation durchführen konnte. Da haben wir dann wieder angefangen.

Am Ende der Woche hab ich meinem Sohn einen Auftrag gegeben. Mir fiel ein, dass irgendeine Kollegin eine Nachricht von mir erwartete. Das muss am Ende dieser ersten Woche gewesen sein. Ich war noch auf der Intensivstation, und ich hab von meinem Sohn dann auch gehört, dass ich ihm sehr undeutlich gesagt habe, er sollte eine Karte schreiben. Da müsste drauf stehen, dass ich krank sei und mich wieder melden würde. Die Adresse war etwas eigentümlich, aber die Karte ist offensichtlich angekommen. Also konnte ich mich offensichtlich nach ungefähr anderthalb Wochen so weit verständlich machen, dass der Andy das aufnehmen konnte und daraus auch was gemacht hat. Etwas undeutlich, aber die Adresse hat er irgendwie teilweise aufgenommen. Damit setzte wohl ein Prozess von Sprache ein.

Die Gefühle? Ja, die sind einmal so rausgekommen. Ich wurde zu einem Gottesdienst gebracht, den die Krankenhausseelsorgerin dort machte. Ich hab noch einige Erinnerungen an den Gottesdienst, aber ich weiß auch, dass ich dort lag und geheult habe wie ein Schlosshund, weil ich mich zwar in diesem mir vertrauten Schonraum aufgehoben fühlte, aber auch merkte: Das ist ein großer Mist, wie du jetzt daliegst.

Ansonsten ... dieses Gefühl, oder eine Fülle von Gefühlen, von denen andere erzählen, also die Fragen: »Wie kommt sowas? Warum gerade ich?« oder: »Was wird eigentlich?«, die habe ich mir in der Rehabilitation nicht gestellt, weil ... Ich dachte, das wäre eine Vergeudung von Energie. Die Energie, die muss weiter.

■ ■ Uwe K.

Uwe K. ist immer noch weit entfernt von der Leichtigkeit, die eigentlich zum Formulieren gehört – aber er geht so strahlend und offen auf die Menschen zu, dass er viele mit seiner Lebensfreude ansteckt. Das war nicht immer so. In einem 2010 veröffentlichten Text nimmt er uns in seine aphasische Welt mit und beschreibt seinen jahrelangen Kampf gegen eine schwere Aphasie und schwere Sprechapraxie. Ich hoffe, dass er weiterschreibt.

Ich rede langsam und wenn ich mich in einer fremden Stadt nach einer Straße erkundigen will und rede einen Passanten an: »Könnten Sie mir bitte sagen, wo die Hinterlanger Straße ist?«, bis ich das gesagt habe, ist er schon fünf Meter weiter, ist an mir vorbeigelaufen, hat mich gar nicht beachtet und so getan, als würde er durch mich hindurchblicken. Aber da hat er plötzlich im letzten Moment gestoppt, kommt zurück, und es ist alles kein Problem mehr … Ich muss der Ehrlichkeit halber sagen, in meinem früheren Leben hätte mir das durchaus auch passieren können, dass ich vor lauter Unsicherheit das Weite gesucht hätte.

Am schlimmsten ist es, wenn jemand etwas vermutet und du kannst ihm nicht sagen, dass es anders ist. Dazu folgende Geschichte:

Ich bin Brillenträger und ohne Brille total hilflos… Die Brille fiel vom Nachttisch. Ich klingelte der Nachtschwester, die diese Nacht ein Mann war. Ich hatte Angst, wenn er hereinkommt ohne Licht, weil er mich nicht wecken wollte, tritt er vielleicht auf meine Brille. Ich schaute auf den Boden, konnte aber nicht erkennen, wo sie lag. Ich wartete noch eine Weile und klingelte nochmal. Nichts geschah. Merkwürdig, denn das Personal hier ist normalerweise voll auf Zack. »Vielleicht ist ja ein Notfall«, dachte ich mir.

Also versuchte ich doch selbst mein Glück, was natürlich auch gefährlich war, aber die Angst, dass mir jemand die Brille kaputt tritt, trieb mich zu diesem Abenteuer… Ich beugte mich aus dem Bett über die betroffene Seite und versuchte, im Dunkeln nach meiner Brille zu greifen. Natürlich ohne Erfolg. Ich beugte mich noch weiter aus dem Bett, und plötzlich öffnete sich die Türe und die Nachtwache kam in den Raum. Ich knurrte und gurgelte und gab irgendwelche Laute von mir, zeigte auf den Boden, um zu verhindern, dass er auf die Brille tritt.

Er eilte sofort ans Bett, hievte mich zurück und begriff ewig nicht, dass ich ihm nur zeigen wollte, dass meine Brille doch auf dem Boden lag. Er hob sie auf, legte sie mir auf den Nachttisch und ging wieder hinaus. Für ihn hatte es so ausgesehen, dass ich fast aus dem Bett gefallen wäre, wenn er nicht zu Hilfe gekommen wäre.

Am nächsten Morgen hatte die Frühschicht in ihrem Übergabebericht stehen, Herr Keller wäre beinahe aus dem Bett gefallen. Seit dieser Nacht packten sie mir jeden Abend eine Matraze vor das Bett. Und sie ließen mein Bett ganz herunter, sodass es nicht so hoch war und ich somit auch nicht aus dem Bett fallen konnte, zusätzlich zogen sie noch die Gitter hoch. Alles nur aus versicherungstechnischen Gründen. Du kommst dir total weggesperrt vor.

Oh Mann, war ich wütend. Ich war doch überhaupt nicht aus dem Bett gefallen und konnte es keinem Menschen sagen, wie es wirklich war, ich war verzweifelt. Die Situation fühlte sich nicht gut an, man kommt sich entwürdigt vor. Man bekommt den eigenen Willen gebrochen und einen fremden Willen aufgedrängt. Natürlich hörte es sich schlimm an, aber ich konnte doch nur Laute von mir geben sowie die paar Worte, die ich hier gelernt hatte, mit denen ich aber in diesem Fall nichts anfangen konnte. Ich war total sauer, weil niemand begreifen wollte, wie es wirklich war...

Es gab da eine Schwester, leider weiß ich auch ihren Namen nicht mehr, aber ich weiß, dass sie unheimlich gut gerochen hat. Sie gab sich richtig Mühe, mich mit meinem Gefuchtel zu verstehen, auch ohne Worte. Sie versuchte, mich zu trösten, aber ich war außer mir. Ich wollte diese blöde Matte nicht vor meinem Bett haben. Am besten weg aus meinem Gesichtsfeld.

Meine Schwester kam zu Besuch. Als ich sie sah, fing ich sofort an zu heulen, was sie total in Besorgnis versetzte. Ich versuchte es ihr zu erklären bzw. zu deuten, denn die Matte stand tagsüber in meinem Zimmer an die Wand gelehnt. Sie begriff schnell, dass es was mit der Matte zu tun hatte, aber sie konnte keine Zusammenhänge mit meinen Tränen, meiner Aufgebrachtheit und dem Gezeigten finden.

Die nette Schwester kam zum Blutdruckmessen, und meine Schwester fragte sie, was denn mit mir los wäre... Die Schwester erklärte ihr in kurzen Sätzen, was passiert war. Als ich das hörte, fing ich gleich wieder an zu toben, denn ich war **nicht** aus meinem Bett gefallen.

Meine Schwester schrieb dem Stationsarzt einen Brief, dass er bitte umgehend, am besten gleich morgen früh, die Matte aus meinem Zimmer entfernen lassen soll... Am nächsten Morgen wurde die Matte umgehend aus meinem Zimmer geräumt, es fiel eine große Last von mir.

Vielleicht ist das für einen Außenstehenden jedoch schwer zu verstehen.

Nach der Entlassung aus der Reha:

Ich wollte unbedingt eine Bildzeitung haben, denn sie eignet sich super zum Lesenüben. Große Überschrift und kurze Artikel.

Ich konnte noch sehr schlecht sprechen und noch schlechter unter Zugzwang. Ich hatte meine Begleitung gefragt, ob sie mir eine Bildzeitung kauft. Sie sagte nur, dass der Zeitungsständer leer ist und es keine mehr gibt. Ich wäre nicht der Uwe K., wenn ich jetzt nachgegeben hätte. Ich war überzeugt, dass es noch ein Exemplar geben musste (für mich!). Also nahm ich meinen ganzen Mut zusammen, lief mit meiner Begleitung über die Straße, betrat den Laden, holte noch einmal tief Luft und sagte: »Guten Tag, haben Sie noch eine Bildzeitung?« »Guten Tag«, sagte die Frau hinter der Verkaufstheke, »leider nein«.

Nun, ich war nicht enttäuscht, ich war von Stolz erfüllt, dass ich es gewagt hatte zu fragen. Es war ein tolles Gefühl, und dass sie mir antwortete, zeigte mir, dass sie mich verstanden hatte. Ich war glücklich und kaufte vor lauter Freude zwei Päckchen Hustenbonbons. Ich verließ den Laden als Sieger. Das war ein schönes Erlebnis.

Was mir wichtig ist:

Als ich am Anfang in ein Wartezimmer kam, konnte ich nicht mal »Hallo« sagen, weil es mir nicht über die Lippen kam. Oder ich sagte Ade statt Hallo. Aber das machte mir nichts aus. Es ist natürlich nicht jedermanns Sache, aber für mich war und ist es immer noch wichtig. Denn ich trainiere meine Aussprache immer wieder und immer noch. Und ich lerne dadurch auch ganz viele Menschen kennen. Im Grunde ist es egal, wo man hingeht. Hauptsache, man tut etwas, nimmt es selbst in die Hand oder lässt sich helfen. Denn wer kämpft, kann verlieren, aber wer nicht kämpft, hat schon verloren.

Therapie

Aspekte der Prognose und Diagnostik

11.1 Prognose

11.1.1 Faktoren, die die Therapie beeinflussen

— Wovon wird der Therapieerfolg beeinflusst?
— Hat die Therapie überhaupt eine Wirkung, und wenn ja, wie kann man diese Wirkung messen?

Selbstverständlich möchte jeder Betroffene wissen, wie er sich sein zukünftiges Schicksal vorzustellen hat; deshalb stellen Aphasiker und ihre Angehörigen die Frage nach der Prognose. Diese Frage ist deshalb so schwer zu beantworten, weil es von einer ganzen Reihe von Faktoren abhängt, ob, wie weit und in welchem Zeitraum ein Aphasiker seine Sprachfähigkeit wiedergewinnt (◘ Übersicht 11.1).

> **◘ Übersicht 11.1. Faktoren, die die Prognose beeinflussen**
> — Ursachen der Aphasie
> — Schweregrad der Störung
> — Zeitspanne seit Ausbruch der Krankheit
> — Physische und psychische Situation des Aphasikers
> — Soziales Umfeld
> — Alter des Aphasikers

▪▪ Ursachen

Erstens sind die Fortschritte abhängig von der Ursache der Aphasie, d. h. der Art der Hirnverletzung. Zum Beispiel besteht ein Unterschied in der Besserung zwischen Aphasien, die durch Unfälle entstanden sind, und Aphasien aufgrund von Schlaganfällen.

Frau B. sagt: »Ich glaube, mein Mann hat nicht die richtige Therapeutin! Er hat nun schon seit einem Dreivierteljahr Therapie und kann immer noch nicht richtig reden. Unser Nachbar hatte einen Autounfall und konnte auch nichts sagen. Aber als er nach ein paar Monaten aus Reha-Klinik kam, war alles wieder besser, auch die Sprache!«

Der Unterschied in der Besserung lag unter anderem darin, dass Herr B. keinen Unfall, sondern einen Schlaganfall erlitten hatte.

▪▪ Schweregrad

Zweitens spielt der Schweregrad der Störung eine Rolle: Schwere Aphasien bessern sich im Allgemeinen langsamer und zeigen hartnäckigere Störungsmuster als leichtere.

▪▪ Zeitspanne

Auch von der Zeitspanne, die seit Ausbruch der Aphasie verstrichen ist, wird die Wirksamkeit der Therapie beeinflusst:

> ❶ Je früher die Therapie einsetzt, desto größer sind im Allgemeinen ihre Chancen.

Das hat verschiedene Gründe: Zunächst kann in den ersten Monaten eine natürliche Besserungstendenz (die sog. »Spontanremission«) durch Sprachtherapie unterstützt und vorangetrieben werden. Der frühe Einsatz von Sprachtherapie kann außerdem verhindern, dass sich der Aphasiker falsche Sprachmechanismen angewöhnt, die später nur unter großen Mühen wegtherapiert werden können.

Und schließlich wird der Aphasiker durch eine früh einsetzende Sprachtherapie auch psychisch aufgefangen. Er erlebt, dass er – ganz gleich, wie schwer gestört – doch zumindest mit **einem** Menschen (dem Therapeuten) kommunizieren kann. Und er erfährt, dass er nicht den Verstand verloren hat (diese Befürchtung hat fast jeder Aphasiker zuerst). So gerät er vielleicht nicht in eine Depression, die jeden Fortschritt behindert.

Herr Vr. war Kapitän. Ein Kapitän, wie man ihn sich vorstellt: Ein schwergewichtiger Seebär mit volltönender Stimme, dem man zutraut, dass er ein riesiges Schiff mitsamt der Mannschaft im Griff hat. Aber eine Hirnblutung hat dieses Leben zwischen den Kontinenten beendet.

Das war 3 Jahre her, bevor Herr Vr. zu uns in die Klinik kam. Dort saß er meist stumm und vornübergebeugt im Rollstuhl. Als ich ihn untersuchte, entdeckte ich, dass er mich sehr gut verstand und erstaunlich gut lesen und schreiben konnte. Seine Aphasie wirkte viel schwerer, als sie in Wirklichkeit war, weil sie von einer tiefen Depression überlagert wurde, die ihm jeden Antrieb zum sprachlichen Reagieren nahm. In den vergangenen Jahren hatte er kaum Sprachtherapie oder andere Therapien bekommen. Seine zierliche Frau hatte ihn nicht aus ihrer Etagenwohnung zu den therapeutischen Praxen bringen können, weil ein Fahrstuhl fehlte. Und Therapeuten, die Hausbesuche machen, sind schwer zu finden. Herr Vr. hatte jede Hoffnung auf Verbesserung seiner Situation aufgegeben.

Ich setzte meine ganze Überzeugungskraft ein, um ihn aus seiner Mutlosigkeit herauszureißen. In jeder Sitzung verbrauchte ich einen großen Teil der Zeit mit liebevollem Zureden und vorsichtigem Herauslocken von sprachlichen Reaktionen, die ihm beweisen sollten, dass er eigentlich viel mehr sagen konnte, als er glaubte. Endlich gelang es. Er schöpfte Hoffnung, lächelte manchmal. Statt »Ja« oder »Nein« kamen zögernd Wörter, täglich etwas deutlicher und etwas lauter. Aber die jahrelange Depression war nicht in wenigen

▼

Wochen zu besiegen. Die sprachlichen Reaktionen blieben vorerst auf den Therapieraum beschränkt. Auf der Station starrte Herr Vr. wie sonst traurig vor sich hin und schreckte nur hin und wieder mit einem unverständlichen Gebrüll hoch, wenn ihm irgend etwas nicht passte. Und was in den letzten Jahren an Krankengymnastik versäumt worden war, ließ sich kaum aufholen. Herr Vr. konnte aber nur in der Rehabilitationsklinik bleiben, wenn er nicht nur in der Sprachtherapie, sondern auch in den anderen Therapien deutliche Fortschritte machte. Der Abbruch der Sprachtherapie war vorprogrammiert und ist inzwischen erfolgt. Wird es gelingen, Herrn Vr. vor einem Rückfall in die Depression zu bewahren?

Man sollte aber nicht alle Hoffnung auf Besserung aufgeben, wenn sich nicht sofort eine Therapiemöglichkeit findet. Andere Faktoren können den Nachteil des späten Therapiebeginns wenigstens teilweise wettmachen oder zumindest verringern. Es kann z. B. vorkommen, dass der Aphasiker gerade im frühen Stadium aufgrund zu starker körperlicher und seelischer Belastung keine oder nur geringe Fortschritte macht, dagegen später, nach Überwindung des Schocks, besser vorankommt. Ich habe etliche Aphasiker kennen gelernt, bei denen die Therapie noch erfolgreich war, obwohl sie erst spät (Monate bis Jahre nach Beginn der Aphasie) einsetzen konnte.

■■ **Physische und psychische Situation**

Die physische und psychische Situation des Aphasikers spielt für die Wirksamkeit der Therapie eine wesentliche Rolle. Ein **Weiterkommen wird verhindert durch**:
— körperliche Schwäche,
— Krankheiten,
— psychische Belastung (Depression, Verzweiflung etc.),
— Ungeduld gegenüber Lernprozessen.

Die **Prognose wird günstig beeinflusst durch**:
— Optimismus,
— Willensstärke,
— Durchhaltekraft,
— geistige Wendigkeit.

Wir sind Herrn G. in diesem Buch schon mehrfach begegnet: Er hatte mit über 70 Jahren einen so schweren Schlaganfall erlitten, dass er mehrere Wochen unansprechbar dalag und dann mit einer schweren globalen Aphasie in die Therapie kam. Aber als Leistungssportler hat er sofort, als ihm seine Situation klar wurde, den Kampf gegen die unregierbaren Sprachprozesse aufgenommen und sie – aufgrund seiner Durchhaltekraft und seines Optimismus – so weit wieder in den Griff bekommen, dass man durchaus mit ihm Gespräche

▼

führen kann. Da er sich nicht davon beeindrucken lässt, dass er nur Einzelwörter und Floskeln ausdrücken kann, und über komplizierte Sachverhalte mitdiskutiert, richten auch seine Gesprächspartner ihre Aufmerksamkeit auf das Gesprächsthema und lassen sich von seinem sprachlichen Handikap nicht irritieren.

Hier liegen die Fortschritte also nicht so sehr im Bereich der sprachlichen Fähigkeiten, sondern eher in ihrer Anwendung, also im Bereich der kommunikativen Fähigkeiten: Herr G. hat Strategien gefunden, das Wenige, was ihm an Sprache noch zur Verfügung steht, geschickt einzusetzen.

Herr Pl. dagegen kann eigentlich – im Vergleich zu Herrn G. – sehr viel sagen. Er hat eine leichte Restaphasie. Allerdings darf man solche Störungen nicht unterschätzen – sie können die Betroffenen genauso quälen wie schwere Aphasien, denn auch die geringsten sprachlichen Abweichungen können erhebliche psychische und soziale Konsequenzen haben.
Herr Pl. leidet so unter seiner Störung, dass er jede sprachliche Entgleisung zum Anlass nimmt, über sein Schicksal zu sprechen. Das bringt ihn in einen Teufelskreis: Er denkt ständig daran, dass er nicht fehlerfrei sprechen kann und verstärkt damit die Blockade seiner willkürlichen sprachlichen Reaktionen. Außerdem verbraucht er in den Therapiesitzungen damit Zeit, die eigentlich für Übungen genützt werden müsste. Auch gegenüber anderen Gesprächspartnern bringt er das Gespräch ständig auf seine Sprachprobleme, wodurch die Unterhaltung mit ihm an Reiz verliert – man weiß ja schon, was er sagen wird. So verliert er allmählich die meisten Kontakte und findet selbst in der Aphasiker-Selbsthilfegruppe kaum Freunde. Auf diese Weise kommt er immer weniger zum Sprechen und macht letztlich kommunikativ wesentlich weniger Fortschritte als z. B. Herr G. oder andere Aphasiker, die sprachlich viel schwerer gestört sind.

■■ **Soziales Umfeld**

Auch das soziale Umfeld spielt eine große Rolle: Ein Aphasiker, der sich allein gelassen fühlt oder sich sorgt, ob seine Angehörigen ihn noch akzeptieren können, hat größere Schwierigkeiten, in der Therapie mitzumachen und weiterzukommen als jemand, der sich durch seine Familie oder Freunde unterstützt fühlt. (»Allein hätte ich das nicht geschafft«, sagt Jenny. »Ohne meine Familie wäre ich nicht durchgekommen«, sagte der ehemalige Vorsitzende des Aphasiker-Bundesverbandes). Auch Sorgen, die durch die soziale Situation bedingt sind, z. B. finanzielle Nöte oder die Sorge um den Beruf oder um einen Wohnungswechsel, können den Therapieerfolg gefährden, da sie die für die Therapie notwendige Energie und Konzentration verbrauchen.

Frau E., die mit ihrer kleinen Tochter allein lebt, hatte anfangs deutliche Fortschritte gemacht, begann aber plötzlich, auf der Stelle zu treten. Das kommt zwar bei allen Aphasikern dann und wann vor, aber man sollte doch herauszufinden versuchen, ob eine gravierende Ursache existiert. »Wie wär's mit einem kleinen Klön?« fragte ich also und brach die Übung ab. Wie ging es der Tochter? In der Schule alles in Ordnung? Und sonst? Irgendwas Schönes im Theater gesehen? Was machen die Balkonblumen? Beim Stichwort »Balkon« merkte ich, dass ich nahe an das Problem herangekommen war ... Das kam dann nach und nach zutage und erwies sich als so schwerwiegend, dass ich mich fragte, woher Frau E. noch die Kraft genommen hatte, zur Therapie zu kommen.

Sie hatte vorher gut verdient und wohnte in einer schönen Gegend. Nun konnte sie von der Sozialhilfe ihre relativ teure Wohnung nicht mehr bezahlen, und der Hauswirt hatte mit Räumungsklage gedroht. Die Sozialbehörde hatte ihren Antrag auf Wohngeld dahingehend beantwortet, dass sie in eine billigere Wohnung in einer weniger anspruchsvollen Gegend zu ziehen hätte.

Frau E. befand sich zwischen Bergen von unlösbaren Problemen: Wie sollte sie sich – ohne Auto und mit einer Halbseitenlähmung – auf Wohnungssuche begeben? Welcher Vermieter würde sie – alleinstehend, körperlich behindert, ohne Sprache und mit einem kleinen Kind – überhaupt nehmen? Und selbst wenn sie eine Wohnung fände, wie würde sie den Umzug managen? Sie hatte doch nur eine Hand zur Verfügung und konnte nicht packen, hatte aber erst recht kein Geld, um Helfer zu bezahlen. Und was würde der Wohnungswechsel für ihre kleine Tochter bedeuten, die gerade in die Schule gekommen war? Sie hatte sich an die Klasse und den Schulweg gewöhnt, sie konnte an manchen Tagen zu Mitschülerinnen gehen...

Es hat einige Zeit gedauert, bis all diese Probleme abgewendet werden konnten, und in dieser Zeit sprachen wir nur darüber, für intensive Sprachtherapie war keine Energie frei.

■ ■   **Alter**
Das Alter spielt eine **weniger große Rolle** als allgemein angenommen wird. Zwar haben Aphasiker höheren Alters häufig weniger Therapieerfolg aufzuweisen, das liegt aber meist daran, dass sie aufgrund ihres Alters zusätzliche physische und psychische Beeinträchtigungen haben, die einen konzentrierten Einsatz in der Therapie behindern.

Wenn solche Beeinträchtigungen nicht bestehen, ist die Lernfähigkeit im Alter besser, als allgemein angenommen wird. Ein älterer Aphasiker, der bis zu seinem Schlaganfall geistig sehr aktiv gewesen ist und sowohl Willenskraft als auch eine positive Einstellung (Geduld!) zum Lernen und zum Leben hat, kann in der Therapie besser vorankommen als ein jüngerer, der vielleicht seit seiner Schulzeit keine Lernprozesse mehr erlebt hat und zusätzlich unter sozialen Problemen leidet.

11.1.2 Vorhersagen über die Therapiedauer

Dieser ganze Faktorenkomplex (und im individuellen Fall evtl. noch andere Faktoren) entscheidet über den Erfolg der Sprachtherapie und das Sprachniveau, das der Aphasiker schließlich erreichen kann.

Deshalb ist es sehr schwer, im Anfangsstadium oder aufgrund eines nur kurzen Kontakts mit dem Aphasiker eine weitreichende Prognose zu stellen. Viele der aufgezählten Faktoren können sich ändern und die Chancen für die Besserung entscheidend vergrößern oder verringern.

🅗 **Man darf eine Aphasie nie mit einer anderen vergleichen.**

Wenn sich die Aphasie von Herrn X innerhalb eines Jahres sehr gebessert hat, muss das nicht heißen, dass sich bei Herrn Y die Aphasie, die anfangs den gleichen Schweregrad hatte, im gleichen Zeitraum auf die gleiche Weise bessert – sie kann sich schneller oder langsamer, weitgehender oder geringer bessern.

In Aphasikergruppen kommt es manchmal vor, dass jemand, den alle zu seinen guten Fortschritten beglückwünschen, sagt: »Ja, ich habe aber auch enorm hart gearbeitet!« Dann fühlen sich alle weniger gut gebesserten Aphasiker schuldig, und irgendein Ehepartner sagt: »Siehst du, ich hab dir ja immer gesagt, du musst noch mehr arbeiten!« Diese unausgesprochene Schulderklärung: »Wer lange eine schwere Aphasie hat, hat selbst schuld – er müsste eben mehr arbeiten!« darf unter keinen Umständen unwidersprochen im Raum stehen bleiben. Es gibt hartnäckige Fälle von Aphasie, die sich auch bei bester Motivation und stärkster Anstrengung kaum bessern. Es gibt auch Fälle von Aphasie, die sich ohne große Anstrengung schnell und leicht bessern. Im Allgemeinen ist Motivation und geduldige, zähe Mitarbeit des Aphasikers wichtig, um die Aphasie zu überwinden – aber sie ist keine Garantie dafür.

Von Aphasikern oder Angehörigen wird oft die Frage gestellt: »Wie lange wird es dauern, bis ich/mein Mann/meine Frau wieder richtig sprechen kann?« Man erwartet als Antwort einen Zeitraum: 6 Monate oder ein Jahr ... Aber das lässt sich nicht voraussagen.

❗ **Es ist unmöglich, eine Vorhersage über die Therapiedauer zu machen.**

Meine Antwort enthält immer die Bitte, sich mit großer Geduld zu wappnen und keine Wunder zu erwarten, sondern mit einer langsamen, allmählichen Besserung zu rechnen, die sich über Monate, evtl. über Jahre hinziehen kann. Ich bereite auch alle Betroffenen darauf vor, dass diese Besserung selten total ist – in den meisten Fällen bleiben mehr oder weniger große Störungen zurück, mit denen zu leben man aber lernen kann.

Eine Antwort gebe ich nie, weil ich überzeugt bin, dass niemand eine Berechtigung hat, sie zu geben, solange es sich um eine eingegrenzte Hirnverletzung handelt: Ich sage nie: »Ihr Mann/Ihre Frau wird nie wieder sprechen können.« Leider höre ich immer wieder von Betroffenen, dass sie diese Auskunft zu Beginn der Aphasie bekommen haben – und was das für sie bedeutet, ist leicht vorstellbar. Ich habe mehrere Patienten getroffen, die mit einer schweren Aphasie zu uns kamen, allmählich ihre Sprachfähigkeit wenigstens teilweise zurückgewannen und mir in eigenen Worten erzählten, dass ihnen und ihren Angehörigen zu Anfang jede Hoffnung auf die geringste Besserung genommen worden wäre. Es wäre sicher falsch, die Auseinandersetzung der Betroffenen mit allen grausamen Konsequenzen der Aphasie durch falsche Vertröstungen aufzuhalten, aber ich halte es für ebenso falsch, ihnen den Mut und die Hoffnung auf Besserung zu nehmen, solange auch nur die geringsten Chancen dazu bestehen.

❯❯ Man muss die Möglichkeit eines fast unbegrenzten Repertoires funktioneller Umstrukturierungen und Anpassungen jeglicher Art einräumen, von zellulären, chemischen und hormonellen Ebenen bis hin zur Struktur des Selbst – dem »Genesungswillen«. Man sieht nicht nur im Zusammenhang mit L-Dopa und Parkinsonismus, sondern auch bei Krebs, Tuberkulose, Neurose – bei allen Krankheiten – immer wieder bemerkenswerte, unvermutete und »unerklärliche« Besserungen, manchmal gerade dann, wenn alles verloren zu sein scheint (Sacks 1991, S. 322). ❮❮

11.1.3 »Sinn« der Aphasietherapie

Verbunden mit der Prognose ist häufig die Frage nach dem »Sinn« der Aphasietherapie. Nicht selten werden Sprachtherapeuten von Krankenkassen, Behörden, Klinikleitungen, Ärzten gefragt: »Hat es Sinn, Herrn X zu therapieren?« Da sehr viel mehr Aphasiker bei den Sprachtherapie-Abteilungen der Krankenhäuser und den niedergelassenen Sprachtherapeuten angemeldet werden

als Therapieplätze zur Verfügung stehen, tauchen immer wieder folgende Fragen auf:
— Bei wem lohnt es sich am meisten?
— Wer soll in die Therapie aufgenommen werden?

Unausgesprochen steht dahinter: Wer muss von der Therapie ausgeschlossen werden?

Diese Frage hat natürlich einen realistischen – finanziellen – Hintergrund, der für die Kliniken und Krankenkassen Bedeutung hat. Es handelt sich dabei aber eigentlich nicht um ein Problem der Prognose, sondern eher um ein Problem der Verteilung des zu knappen Sprachtherapieangebots und der Gelder, die für die Therapie aufgewendet werden müssen.

Die Beziehung zwischen Prognose und »Sinn« der Therapie ist nicht so, dass eine graduelle Abstufung besteht, die besagt: »Dieser Aphasiker hat die beste Prognose, hier lohnt sich die Therapie am meisten«. »Dieser Aphasiker hat eine weniger gut Prognose, hier lohnt sich die Therapie weniger«. »Dieser Aphasiker wird sowieso kaum wieder sprechen lernen, für ihn lohnt sich die Therapie überhaupt nicht«.

Es gibt Patienten, für die die Therapie eine hoffnungslose Quälerei wäre. Patienten, die depressiv und unansprechbar im Bett liegen oder die zusätzlich zur Aphasie schwere psychische oder geistige Beeinträchtigungen haben, werden aus der Therapie ausgeschlossen bleiben müssen, da ihre Probleme nicht durch eine Sprachtherapie beeinflusst werden können. (In manchen Fällen kann es sich um einen vorübergehenden Zustand handeln, so dass die Sprachtherapie für einen späteren Zeitpunkt vorgesehen werden kann).

Alle anderen Aphasiker, auch solche mit schweren Aphasien und schweren Apraxien, können und sollten durch Sprachtherapie gefördert werden. (Ob das Therapieangebot für alle reicht, ist eine andere Frage). Es »lohnt sich« in jedem einzelnen Fall, nur ist der Beweis dafür schwer in Zahlen und Statistiken ausdrückbar: Wie soll man Erleichterung, Mut, Hoffnung, Lebensfreude quantitativ erfassen? Jemand, der eine globale Aphasie hat, nichts versteht, nichts sagen, schreiben, lesen kann, ist völlig von seiner Umwelt isoliert, gerät in große Verzweiflung und stellt auch seine Angehörigen vor unvorstellbar schwere Probleme. Wenn er in der Sprachtherapie so weit gefördert wird, dass er ein minimales Sprachverständnis und Äußerungsrepertoire zur Verfügung hat, dann kann er dadurch wieder mit seiner Umwelt in Kontakt kommen und ein Stück Leben wiedergewinnen. Dieser wesentliche Unterschied in der Lebensqualität kann in keinem Test erfasst werden. Nach außen scheint die Therapie »sinnlos« gewesen zu sein, denn der Aphasiker spricht ja immer noch nicht oder nur sehr wenig – aber für den Aphasiker bedeutet das, was er gelernt hat, »Sein« gegenüber »Nichtsein«.

Hinter dem Wort »**Prognose**« verbirgt sich häufig eine Tendenz zu binären Wertungen, d. h. zu Alles-oder-Nichts-Urteilen. Eine »gute Prognose« wird interpretiert als »völlige oder fast völlige Wiederherstellung der Sprachfähigkeit«. Falls das nicht möglich erscheint, neigt man dazu, von einer »schlechten Prognose« zu sprechen, bei der eine Therapie für wenig sinnvoll gehalten wird. Eine solche Auffassung übersieht aber eine wesentliche Aufgabe der Sprache: Kontakt zwischen den Menschen herzustellen und einen normalen Tagesablauf zu ermöglichen. Dazu ist nicht eine fehlerlose, unauffällige Sprache nötig. Man kann auch mit oder trotz stark gestörter Sprache kommunizieren, Freundschaften pflegen und einigermaßen gut durch den Tag kommen – wenn man lernt, die gestörte Sprache entsprechend einzusetzen, wenn man gute **kommunikative** Fähigkeiten entwickelt, die auch nichtsprachlicher Art sein können. Über diese Fähigkeiten ist keine Prognose möglich.

Ich kenne mehrere Aphasiker, die trotz schwerer Aphasie ein sinnvolles Leben führen, das sicher Tiefen, aber ebenso Höhen enthält. Aus den Sprachtests hätte sich für sie eine hoffnungslos schlechte Prognose ergeben. Zum Glück hat niemand danach gefragt, sie bekamen Sprachtherapie. Und da sie die glückliche Fähigkeit besitzen, sich über ihre Störung hinwegzusetzen und mit Humor und Phantasie immer neue Wege zu finden, auf denen sie ihre Gedanken und Wünsche ihren Gesprächspartnern klar machen können, haben sie trotz schwerer Störung eine relativ gute Kommunikationsfähigkeit.

Um **trotz schwerer Störung** derartig **gute kommunikative Fähigkeiten** zu **entwickeln**, muss man vielleicht eine ganze Reihe besonderer Eigenschaften haben wie Intelligenz, Durchhaltevermögen, Optimismus, Tapferkeit usw.

Aber man braucht auch:
- einen Sprachtherapeuten, der einem hilft,
- Ärzte, die die Therapie verschreiben,
- Kassen, die die Therapie bezahlen,
- eine Umwelt, die so gut über Aphasie informiert ist, dass sie am Sinn der Sprachtherapie nicht mehr zweifelt.

Hinter der Frage nach dem »Sinn« der Sprachtherapie verbirgt sich vermutlich fehlendes Wissen über die Möglichkeiten der Sprachtherapie. Dass für die große Zahl der Aphasiker immer noch eine ungenügende Zahl an Sprachtherapeuten zur Verfügung steht, scheint mir in erster Linie kein finanzielles Problem zu sein – wie meist angenommen wird –, sondern das Problem der negativen bzw. skeptischen Einstellung zur Aphasietherapie. Hätte es wirklich nur dann Sinn, Patienten zu behandeln, wenn durch die Behandlung eine totale Heilung garantiert wür-

de, dann wäre eine überwältigende Zahl an medizinischen Behandlungen überflüssig. Bei Krebspatienten, Herzinfarktpatienten, Nierenkranken und anderen schwer betroffenen Patienten wird eine Behandlung nicht nur dann begonnen, wenn eine »gute« Prognose besteht; selbstverständlich behandelt man jeden dieser Patienten mit dem Ziel, den Schweregrad der Störung zu verringern. Da man einsieht, dass diese Behandlungen »Sinn haben«, wird das Geld für sie auf irgendeine Weise aufgebracht. Wenn das Wissen über die Probleme, die Konsequenzen und die Behandelbarkeit der Aphasien Allgemeinwissen geworden ist, dann wird man auch die Mittel für diese notwendigen Behandlungen aufbringen.

❗ Sinn oder Erfolg einer Sprachtherapie kann nicht pauschal an einer Norm gemessen werden. Er ergibt sich aus der individuellen Problematik jedes einzelnen Aphasikers.

Zur Prognose und Effektivität der Aphasietherapie s. auch Huber (1988) und Kotten (1989a).

11.2 Diagnostik

Eine gründliche Diagnostik ist eine wesentliche Voraussetzung für jede Therapie. Allerdings kann ein einmaliger Test keine vollständig gültigen Ergebnisse liefern, sondern nur eine Stichprobe aus dem sprachlichen Repertoire des Aphasikers. Da die aphasischen Störungsmuster von einer ganzen Reihe sich dauernd ändernder Faktoren abhängig sind und stark variieren, müssen wir während der Therapie ständig die Reaktionen der Aphasiker registrieren und die Befunde laufend ergänzen (s. dazu auch ▶ Kap. 12.2.2).

11.2.1 Notwendiges Hintergrundwissen

Vor einer gründlichen sprachlichen Befundaufnahme zu Beginn einer Aphasie-Behandlung sollten die Therapeuten Informationen vorliegen haben über:
- die Ergebnisse der medizinischen/neurologischen Untersuchungen,
- die soziale Situation,
- die Kommunikation mit der Umwelt.

Was haben die medizinischen/neurologischen Untersuchungen ergeben? Die Sprachtherapeuten möchten z. B. Antworten auf folgende Fragen haben:
- Welche Ursachen hat die Aphasie?
- Welche anderen Krankheiten liegen vor?
- Wie weit ist der Aphasiker körperlich belastbar?
- Besteht eine Neigung zu Krampfanfällen oder Herzbeschwerden?

- Hat man andere neuropsychologische Probleme festgestellt wie Apraxien, Gesichtsfeldeinschränkung, Gedächtnisschwächen etc.?
- Besteht eine Halbseitenlähmung?

Aufgrund dieser Angaben können sie sich auf die Bedürfnisse und Probleme des Aphasikers einstellen und vermeiden, ihn körperlich (z.B. durch zu langes Sitzen oder zu anstrengende Sprechübungen) zu stark zu belasten.

Wie ist die soziale Situation? Folgende Fragen sind wichtig:
- Hat der Aphasiker eine Familie und aus wem besteht sie?
- Wie sind die Angehörigen zu erreichen?
- Wird der Aphasiker nach Hause zurückkehren, oder ist ein Pflegeheim vorgesehen?
- Wie ist/war die Berufssituation?

Es ist wichtig, dieses Hintergrundwissen schon vor dem ersten Gespräch mit dem Aphasiker zu haben, um im Gespräch mit ihm die Fragen so stellen zu können, dass sie ihm nicht wehtun, und um seine Gesprächsbeiträge besser einschätzen und unterstützen zu können.

Wie kommt die Umwelt kommunikativ mit dem Aphasiker zurecht? Es ist wichtig zu wissen, ob man ohne Hilfsmittel mit dem Aphasiker ein Gespräch führen kann oder ob es besser ist, für das erste Kontaktgespräch Hilfsmittel – z.B. Bilder – mitzubringen.

Da die Kombination von fremder Umgebung und fremdem Gesprächspartner sehr belastend ist, halte ich es für unangebracht und störend, wenn schon bei einem ersten Kontakt ein standardisierter Sprachtest durchgeführt wird. Die Testsituation ist unnatürlich, wirkt wie eine Prüfung und belastet die Beziehung zwischen Aphasiker und Therapeut, die ja gerade erst aufgebaut werden soll. Es ist wichtig, dass der Aphasiker den Therapeuten als seinen Helfer kennen lernt, der mit ihm gemeinsam die Aphasie zu überwinden versucht. Wenn der Therapeut im Moment des Kennenlernens wie ein Prüfer auftritt, der den Aphasiker in einem Test mit Anforderungen überhäuft, die dieser größtenteils nicht erfüllen kann und die ihm sein Sprachdefizit erst recht vor Augen führen, dann wird es dem Aphasiker schwerfallen, so viel Vertrauen zum Therapeuten zu entwickeln, wie für eine erfolgreiche Therapie erforderlich ist.

Während der Therapeut mit dem Aphasiker ein möglichst wenig belastendes Gespräch führt, registriert er die physische und psychische Verfassung des Aphasikers wie seine Stimmung, seine Ängste, seine Interessen, seine Fähigkeiten etc.:
- Ist er depressiv?
- Wie ist seine Verständigungsfähigkeit?

- Kann er sich auf den Gesprächspartner einstellen?

Im Dialog zeichnen sich aber auch seine sprachlichen Fähigkeiten ab:
- Hat er überhaupt eine Aphasie oder handelt es sich um andere Sprachprobleme?
- Leidet er an einer globalen/einer flüssigen/einer unflüssigen Sprachstörung?

11.2.2 Theragnostik

Da die aphasischen Störungsmuster so stark variieren, müssen wir während der Therapie ständig die Reaktionen der Aphasiker registrieren und die Befunde laufend ergänzen. F. Kraus-Irsigler sprach in diesem Zusammenhang auf einer Bobath-Tagung in Madrid (2000) von »Theragnostik«, ein Begriff, der auch für die Aphasietherapie angebracht wäre.

Aufgrund der ersten Kontaktaufnahme wird die erste Arbeitssitzung geplant, in der wir – möglichst schonend, ohne zu starke Belastung des Aphasikers – seine sprachlichen Fähigkeiten herauszufinden versuchen:
- **Wie viel versteht er?** Versteht er z.B. Aufforderungen? Versteht er meine Fragen? Fragt er nach, wenn er etwas nicht versteht?
- **Was kann er sagen?** Kann er sich z.B. vorstellen, also seinen Namen nennen? Kann er die Gegenstände, die er täglich braucht – z.B. ein Taschentuch, den Stock, seine Brille etc. – mündlich anfordern? Kann er »Guten Morgen«, »danke«, »bitte« sagen? Kann er »ja« und »nein« entweder sagen oder nichtsprachlich ausdrücken? Kann er »herein« rufen, wenn ich klopfe?
- **Kann er schreiben?** Kann er z.B. seine Unterschrift geben, evtl. seine Adresse schreiben? – Wenn nicht, kann er seinen Namen abschreiben? Wenn auch das nicht, kann er evtl. seinen Namen aus Buchstaben zusammenlegen? Wenn ja, kann er auch andere Wörter wie »Kaffee«, »Bad« etc. aus Buchstaben zusammenlegen?
- **Kann er lesen?** Kann er z.B. Wortkarten einigen Gegenständen auf dem Tisch zuordnen? Falls ja, kann er auch Sätze Bildern zuordnen?

Für weniger schwer betroffene Aphasiker sind die Anforderungen natürlich komplizierter: Sie werden z.B. angeregt, über ihre Familie, ihren Beruf, ihre Interessen zu erzählen; sie schreiben ein paar Sätze über ihre letzte Ferienreise auf und lesen einige Nachrichten aus der Tageszeitung, zu denen sie möglichst ihre Meinung sagen sollten.

Wichtig ist bei allem, was in dieser ersten Untersuchung geschieht, dass es den Aphasiker nicht belastet. Er soll im Gegenteil erfahren, dass trotz seines begrenzten Sprachrepertoires ein Gespräch möglich ist – selbst wenn er sich nur durch Nicken, Kopfschütteln und Lächeln daran beteiligen kann.

Am Ende der Sitzung hat der Therapeut einen Überblick über die gestörten Modalitäten: Der Aphasiker hat, ohne dass er es merkte, offenbart, was er verstehen, nachsprechen, artikulieren, formulieren, lesen, schreiben, rechnen kann. Er hat vielleicht einfache Aufforderungen richtig ausgeführt, komplexere nicht verstanden, hat vielleicht eine kurze Geschichte stockend und in dürftigen Sätzen, aber vom Inhalt her richtig wiedergegeben, und er hat vielleicht – wichtiger als alles andere – ein paarmal gelächelt.

🖢 Dieses sehr behutsame, völlig auf die Bedürfnisse des Patienten abgestimmte diagnostische Vorgehen weicht von der testbetonten objektiven Diagnostik ab. Ich bin aber überzeugt, dass für die therapeutische Arbeit mit schwer betroffenen und dadurch auch psychisch schwer belasteten Aphasikern diese Art der Befundaufnahme sinnvoll ist. Eine verständnisvolle, vertrauensvolle Atmosphäre, in der sich der Aphasiker wohlfühlt, halte ich für eine wichtigere Therapiegrundlage als detaillierte Messdaten.

Allerdings setzt dieses individuelle Vorgehen voraus, dass der Sprachtherapeut fundierte Kenntnisse über die sprachlichen Mechanismen besitzt und über genügend Erfahrung verfügt, um zwar spielerisch, aber trotzdem gezielt und systematisch die minimalen Sprachreste hervorzulocken und seine Anforderungen so zu stellen, dass die Ergebnisse eine Therapieplanung ermöglichen.

A. Bauer und G. Kaiser haben eine empfehlenswerte Methode entwickelt, die einerseits ein individuelles Vorgehen erlaubt, trotzdem aber eine objektivere Einschätzung der sprachlichen Befunde ermöglicht: Die Gespräche zwischen Aphasiker und Therapeut werden auf Band oder Kassette aufgenommen und anschließend genau analysiert:

- Was hat der Aphasiker verstanden?
- Wie hat er reagiert?
- Welche sprachlichen Fehlleistungen zeigen sich?

Diese Analyse führt zu Hypothesen über die Ursachen der Fehlleistungen. Im Laufe der weiteren Therapie wird anhand von »Untersuchungsübungen« überprüft, ob die Vermutungen über die Ursachen richtig waren.

Dieses Vorgehen beruht auf folgenden Grundannahmen (Bauer u. Kaiser 1989).

1. Die **Diagnostik** wie auch die **Therapie** müssen **auf den kommunikativen Aspekt der Sprache ausgerichtet sein**, weil Sprache nicht im »luftleeren Raum«, sondern immer zwischen Gesprächspartnern entsteht.

2. **Gleiche aphasische Fehlleistungen** (z.B. Nicht- oder Missverstehen) können **unterschiedliche Ursachen** haben: Die Diagnostik muss also diese Ursachen ans Licht bringen, damit sie in der Therapie speziell behandelt werden können.

Natürlich lassen sich derartige Ursachen nicht mit Sicherheit feststellen, sondern müssen vom Therapeuten aufgrund des sprachlichen Verhaltens des Aphasikers erschlossen werden, wozu ein gewisses Maß an »Expertenwissen« erforderlich ist.

Die Diagnostik ist zwar noch nicht beendet, aber der Therapeut kann dem behandelnden Arzt auf der Station schon berichten, wie die Störung aussieht und was an Therapie geplant ist. Die detaillierten Erkenntnisse werden im Laufe der folgenden Sitzungen gesammelt. Die Störungen der einzelnen Modalitäten und der einzelnen Sprachsysteme werden genauer erfasst, die kommunikativen Fähigkeiten registriert, die individuellen Probleme aufgelistet, während die Therapie schon angelaufen ist.

❶ Im weiteren Therapieverlauf sollten Befundaufnahme und Behandlung immer kombiniert bleiben.

11.2.3 Der Aachener Aphasietest

Erst wenn der Aphasiker den Therapeuten kennen gelernt und Vertrauen gefasst hat, halte ich es für angebracht, einen formellen Test durchzuführen, allerdings nur dann, wenn der Aphasiker den Testbelastungen psychisch und physisch gewachsen ist.

In verschiedenen Lehrbüchern (z.B. Tesak 2006; Wehmeyer u. Grötzbach 2010) werden die heute üblichen Tests ausführlich besprochen, so dass ich an dieser Stelle auf eine Darstellung verzichten kann.

Ich möchte aber zum Aachener Aphasietest (AAT), der sich als Standardverfahren innerhalb der Aphasieforschung wie auch im Rehabilitationsbereich durchgesetzt hat, einige Anmerkungen machen. Er ist bei vielen Forschungsarbeiten nützlich, deren Grundlage Daten sind, die nur durch einen einheitlichen, standardisierten Test gewonnen werden können (Huber et al. 1983).

Aber wenn der AAT auch für Leistungsnachweise verwendet wird, z.B. für die offizielle Einstufung des Schweregrades einer Aphasie und um die Therapiefortschritte in Form eines Leistungsprofils zu dokumentieren, sind damit einige **Probleme** verbunden:

- Für viele schwer betroffene Aphasiker, wie sie z.B. in geriatrischen Kliniken behandelt werden, bedeutet der AAT eine **zu große physische und psychische Belastung**, so dass manche Therapeuten nur einige seiner Untertests durchführen, womit sie dem Test seinen objektiven Wert nehmen.

— Es hat sich gezeigt, dass der AAT bei schweren Aphasien weder die noch vorhandenen geringen Sprachreste erfassen noch die kleinen Erfolge dokumentieren kann, die für den Aphasiker so wichtig sind. Der Test lässt dem Untersucher nicht genügend Spielraum, auf die individuellen Fähigkeiten des Aphasikers einzugehen, deshalb **versagt** er **in diesen Fällen als Leistungsnachweis**. Diese Problematik tritt allerdings nicht nur beim AAT auf, sondern muss bei jedem standardisierten Test berücksichtigt werden, der aphasische Phänomene zu erfassen versucht. Man kann den AAT in diesen Fällen auch **nicht als Grundlage für die Therapieplanung benutzen**, weil sie alle noch vorhandenen sprachlichen Reaktionen berücksichtigen sollte und deshalb auf einer viel genaueren Analyse beruhen muss.

E. Hofmann (1987) berichtet von ähnlichen Schwierigkeiten bei der Einstufung von Aphasien, die bei **jugendlichen Aphasikern** auftreten: Der AAT kann auch bei ihnen sprachliche Ausfälle nicht differenziert genug erfassen und nicht feststellen, wieweit nichtsprachliche Ursachen (wie z. B. Konzentrationsstörungen) in die Testergebnisse mit hineinspielen.

❗ Der Aachener Aphasietest sollte im klinischen Bereich mit großer Behutsamkeit eingesetzt werden.

Für die Therapieplanung sollte er in jedem Fall (also nicht nur bei schwer betroffenen älteren oder sehr jungen Aphasikern) durch zusätzliche informelle diagnostische Mittel ergänzt werden, mit denen die aphasischen Störungen detaillierter erfasst werden können. Diese diagnostischen Mittel gehören zum beruflichen Inventar jedes Sprachtherapeuten.

❱ Wenn es darum geht, einen Leistungsnachweis zu bringen (sei es für die Krankenkasse, um die Fortführung der Sprachtherapie zu beantragen, sei es für die Sozialversicherungsträger, um eine Kur oder andere Mittel zu beantragen, sei es innerhalb eines Krankenhauses, um zu prüfen, ob der Aphasiker Sprachtherapie braucht, oder sei es für sonstige Zwecke), sollte in jedem Fall der AAT durch Beschreibungen der individuellen sprachlichen, neurophysiologischen und neuropsychologischen Störungsmuster dieses Aphasikers ergänzt werden.

11.3 Die Subjektivität der Objektivität

Häufig liegen die Probleme aber nicht beim Test selbst, sondern bei denjenigen, die ihn anwenden bzw. seine Ergebnisse nicht sachgemäß genug einzuschätzen verstehen.

Bei allen Versuchen, die sprachlichen Fähigkeiten einzuschätzen, müssen wir uns darüber klar sein, dass sie keine festen Größen sind.

Jeder Aphasiker erlebt starke Schwankungen seiner Störung. Diese Schwankungen hängen von mehreren Faktoren ab (◨ Übersicht 11.2).

> **◨ Übersicht 11.2. Faktoren, die Schwankungen der sprachlichen Fähigkeiten hervorrufen**
> — Physische und psychische Verfassung
> — Beziehung zum Gesprächspartner
> — Gesprächssituation
> — Geforderte sprachliche Mittel

Die nicht immer gleichbleibende physische und **psychische Verfassung beeinflusst die Sprachfähigkeit**. Auffallende Verschlechterung kann z. B. bewirkt werden durch:
— Müdigkeit,
— Erkältung,
— Aufregung,
— Kummer etc.

Manche Aphasiker stellen fest, dass ihre Sprache morgens sehr viel schlechter ist als abends – sie »kommen nur langsam in Gang«. Andere fühlen sich morgens kräftiger und zeigen entsprechend bessere Leistungen als abends, wenn sie müde sind. Häufig zeigen sich unerklärliche, aber auffallende Schwankungen der Leistung, die vielleicht bei jedem Menschen vorkommen, sich aber bei Aphasie deutlicher als bei Normalsprechern bemerkbar machen.

Die **sprachlichen Fähigkeiten werden auch von der Beziehung zum Gesprächspartner beeinflusst**: Die Fähigkeit im Untersuchungsgespräch und die Testergebnisse sind häufig wesentlich besser, wenn der Aphasiker den Untersucher kennt und schon eine gute Beziehung zu ihm hat. Er ist dann weniger aufgeregt und gehemmt.

Eine Aphasikerin, deren mittelschwere Wernicke-Aphasie sich so weit gebessert hatte, dass sie im Gespräch mit vertrauten Personen streckenweise gut verständlich sprach, geriet bei einer Untersuchung durch den Vertrauensarzt ihrer Versicherung in solche Panik, dass sie nur noch Neologismen produzierte und völlig unverständlich sprach, so dass der Arzt eine hoffnungslos schwere Störung feststellen musste. Zum Glück existierten Kassetten, die ihre sonst besseren sprachlichen Leistungen beweisen konnten.

Die **Situation** spielt eine große Rolle: Sie kann sowohl blockierend wie deblockierend wirken. Häufig löst die Situation bestimmte Wörter/Äußerungen aus: Ein Aphasiker, der aus dem Haus gehen will und Regenwolken entdeckt, ruft vielleicht: »Schirm«, obwohl ihm vorher in der Testsituation das Wort »Schirm« nicht einfiel. Die sprachlichen Fähigkeiten sind beim Einkaufen anders als zu Hause in einem ruhigen Gespräch mit dem Ehepartner, beim Telefongespräch mit einem Kollegen anders als in einem persönlichen Gespräch mit demselben Kollegen. In den Krankenhäusern kann man immer wieder erleben, dass die Visite stark blockierend wirkt. Auch die Therapiesituation darf nicht als einziger Maßstab für die sprachlichen Fähigkeiten angesehen werden. Manche Aphasiker sind während der Therapiesitzungen besonders gelöst und entwickeln Fähigkeiten, die die zuhörenden Angehörigen zum Staunen bringen. Andere Aphasiker blockieren in der Therapiesitzung und erklären: »Zu Hause konnte ich das alles besser!«

❗ Sprachliche Fähigkeiten müssen immer auf die Situation bezogen werden, in der sie beobachtet wurden. Sie dürfen nicht absolut gesehen werden.

Testergebnisse sagen etwas aus über die sprachlichen Fähigkeiten des Aphasikers in einer bestimmten Testsituation. Sie sind eine Verhaltensstichprobe, die durch zeitliche, räumliche, personelle und situative Umstände eingegrenzt ist. Die sonstigen sprachlichen und kommunikativen Fähigkeiten des Aphasikers sind damit nicht erfasst.

Auch die in der Untersuchung benutzten oder geforderten **sprachlichen Mittel** beeinflussen den Aphasiker:

Wenn er eine Wernicke-Aphasie hat, kann er z. B. schlechter auf gezielte Fragen gezielt (d.h. mit dem geforderten Wort) antworten, während er vielleicht imstande wäre, in einem längeren Monolog die gewünschte Information einzubauen:

Therapeut: Und in welche Stadt sind Sie dann gezogen?
Frau T.: Ja so waren wir ja ja ich mein nich so weit hin bis da unnerhalb Sta ... Stade war das ist immer noch nah Stade ich mein dann genau gemorf wo wir es dann bischen schöner auch göhnen ...

Wenn in einem Test nur ein Wort verlangt worden wäre, hätte Frau T. mit großer Wahrscheinlichkeit statt »Stade« ein falsches Wort gesagt.

Es spielt eine Rolle, aus welchem **Bedeutungsbereich** die Testwörter stammen: Wenn der Aphasiker ein Seemann ist, fallen ihm vielleicht die im Test verlangten Wörter wie »Staubsauger« und »Rollschuh« nicht ein, während er evtl. »Segel«, »Schot« und andere ihm vertraute Wörter abrufen könnte.

Einer Hausfrau fallen die Wörter »Staubsauger« und »Sicherheitsnadel« evtl. sofort ein, während ein Wort wie »Bagger« so wenig in ihrer Welt vorgekommen ist, dass sie es nicht abrufen kann.

Dasselbe gilt auch für die Untersuchung der **Verstehensfähigkeit**. Wenn der Aphasiker im Test beim Wortverstehen die Hälfte der angebotenen Wörter verstanden hat und beim Satzverstehen ein Drittel, dann ist es durchaus nicht so, dass er immer und überall die Hälfte aller Wörter und ein Drittel aller Sätze versteht. Die Ergebnisse eines Verstehenstests hängen sehr stark vom Untersuchungsmaterial ab. Herr R. kann als Jurist z.B. Wörter wie »Vertragsverlängerung« und »Erwerbsunfähigkeit« einwandfrei verstehen und lesen, aber bei Wörtern wie »Baum«, »Nagel« etc. versagt er. Es kommt auch vor, dass jemand, der im Wort- und Satzverstehen gut abschneidet, Texte nur schlecht und überhaupt nicht verstehen kann (s. auch ▶ Kap. 8, »Texte«, S. 137).

❗ Testergebnisse können keine absolute Gültigkeit beanspruchen.

Obwohl eine einmalige Untersuchung einen Eindruck von der Art einer Störung und ihrem Schweregrad vermitteln kann, sollte man sich bewusst sein, dass diese Untersuchungsergebnisse veränderlich sein können und es sich um Angaben handelt:

- über einen bestimmten Ausschnitt sprachlicher Fähigkeiten,
- zu einem bestimmten Zeitpunkt,
- in einer bestimmten Situation,
- gegenüber einer bestimmten Person.

Es sollte also nicht vorkommen (wie es geschehen ist), dass eine sprachtherapeutische Behandlung auf Jahre hinaus abgelehnt wird, weil die Ergebnisse einer einmaligen Untersuchung eine so schwere Sprachstörung angezeigt hatten, dass die behandelnde Klinik die Sprachtherapie ablehnte.

❯ Wenn – aus welchen Gründen auch immer – eine Therapie aufgrund von Testergebnissen abgelehnt wird, sollte zu einem späteren Zeitpunkt geprüft werden, ob die Störung inzwischen therapierbar ist.

A. Kotten (1989) behandelt die Problematik der Aphasie-Untersuchung sehr ausführlich in ihrem Aufsatz »Evaluation von Aphasietherapie«. Eine umfassende Diskussion dieser Thematik aus kommunikativer Sicht findet sich auch bei Hüttemann (1990). Zur Variabilität der Aphasie siehe R. Fischer (1985), Tesak (1991) und Steiner (1993).

Aspekte der Therapie

12.1   Die Kunst der Therapie

>> Wie man mit einer brennenden Kerze andere anzündet, so überträgt der Lehrer den Geist der rechten Kunst von Herz zu Herzen (Eugen Herrigel, Zen in der Kunst des Bogenschießens). «

Sprache ist eine Kunst – die größte Kunst, die man sich vorstellen kann. Wie jede Kunst erfordert sie Können und Übung, aber auch Gelassenheit und Souveränität. Wie jede Kunst kann man sie nicht erzwingen. Je verbissener ein Aphasiker sich mit ihr herumschlägt, desto mehr blockiert sie. Je spielerischer er sich ihr nähert, desto eher lässt sie sich einfangen. Sie kommt unvermutet, wenn er mit seinen Gedanken bei allem anderen ist, nur nicht beim Sprechen. Sie kommt, wenn er lächelt, wenn er sich tief innen angesprochen fühlt.

Darum **darf Therapie keine harte Arbeit sein**. Der Aphasiker muss zwar arbeiten, aber die Arbeit sollte ihn faszinieren. Sie sollte ihn innerlich packen, so dass er nicht aufhören möchte und auch außerhalb der Therapiesitzungen mit seinen Gedanken zu den sprachlichen Fragen zurückkehrt, so wie man von einem fesselnden Buch nicht loskommt.

■■   Drei Voraussetzungen für die Kunst,
        mit Sprache umzugehen

Der Psychoanalytiker und Philosoph Erich Fromm beschreibt, was nötig ist, um eine Kunst zu erlernen – seine Gedanken gelten auch für das Wiedererlernen der Kunst, mit der Sprache umzugehen:

>> Die Ausübung einer jeden Kunst hat gewisse allgemeine Voraussetzungen, ganz gleich, ob es sich um die Tischlerkunst, die Medizin oder die Kunst der Liebe handelt. Vor allem erfordert die Ausübung einer Kunst Disziplin. Ich werde es nie zu etwas bringen, wenn ich nicht diszipliniert vorgehe …
Dass die Konzentration eine unumgängliche Vorbedingung für die Meisterschaft in einer Kunst ist, bedarf kaum eines Beweises …
Eine dritte Voraussetzung ist die Geduld … Wenn man auf rasche Erfolge aus ist, lernt man eine Kunst nie (Fromm 1980, S. 119–121). «

Fromm betont also, dass es nicht in erster Linie darauf ankommt, die technischen Kniffe zu erlernen, wenn man in einer Kunst ein Meister werden will. Die technischen Kniffe kann der Lehrling nur erlernen, behalten und anwenden, wenn er – mit der Hilfe des Meisters – bestimmte Eigenschaften besonders übt und stärkt: die Disziplin, die Konzentration und die Geduld.

In diesem Sinne verstehe ich Herrigels Satz, den ich als Motto über dieses Kapitel gesetzt habe: Wie der Meister und der Lehrer überträgt der Therapeut »den Geist der rechten Kunst von Herz zu Herzen«, d. h. er weckt und fördert im Patienten die grundlegenden Eigenschaften, die die Voraussetzungen für das Erlernen der Kunst, mit der Sprache umzugehen, darstellen.

»Disziplin« bedeutet in Bezug auf die Sprachtherapie die Einsicht, dass bestimmte Übungen und Übungszeiten notwendig sind und eingehalten werden müssen. Aphasiker brauchen Disziplin, um auch dann in der Therapie weiterzumachen, wenn sie deprimiert, verzweifelt, hoffnungslos sind.

»Konzentration« bedeutet, dass der Aphasiker während der Therapie mit seinen Gedanken bei dem bleibt, was gerade geübt wird. Das hört sich leichter an, als es ist: Die Ablenkungsgefahr ist groß.

Mit »**Konzentration**« ist aber nicht das angestrengte, verkrampfte Konzentrieren gemeint, in das wir alle leicht geraten, wenn uns etwas nicht einfällt. Fromm meint die entspannte Konzentration, die eben gerade nicht mit Verkrampfung, sondern mit innerer Ruhe verbunden ist, aus der heraus die volle Aufmerksamkeit für das, was man tut, entspringt.

»**Geduld**« bedeutet, dass der Aphasiker den unendlich langsamen Weg zur Sprache Schritt für Schritt gehen muss und nicht beim ersten Drittel oder auf halber Strecke aus Ungeduld und Verzweiflung aufgeben darf. Fromm sagt:

>> Wenn man sich eine Vorstellung davon machen will, was Geduld ist, braucht man nur ein Kind beim Laufenlernen zu beobachten. Es fällt hin und fällt immer und immer wieder hin und versucht es doch von neuem; es gelingt ihm immer besser, bis es eines Tages laufen kann, ohne hinzufallen (Fromm 1980, S. 127). «

Nur mit Hilfe dieser kindlichen Geduld lassen sich alle die Fehlschläge und Frustrationen ertragen, die der Wiedererwerb der Sprache mit sich bringt. Diese Geduld muss auch die Umgebung des Aphasikers lernen.

■■   Im Zentrum der Aphasietherapie:
        Die Persönlichkeit des Aphasikers

Um all das also geht es in der Sprachtherapie: Um die Person des Aphasikers, um seine Hoffnungen, seine Einsicht, seine Motivation, denn die Mechanismen, die der Sprache zugrunde liegen, haben ihre Wurzeln in seiner Persönlichkeit.

Wenn der Aphasiker die Therapie beginnt, ist er meistens verstört, resigniert, gedemütigt. Er hat so viel Frust und Hoffnungslosigkeit in sich aufgestaut, dass er beim ersten Fehlschlag aufgeben möchte – und Fehlschläge treffen ihn ständig. Gleichzeitig hat er in einer versteckten Ecke seines Ichs eine wilde Hoffnung, dass die Sprache zu ihm zurückkehren wird, ganz schnell und vollständig, und dass dann sein Leben fast wie früher sein wird.

Die Therapie muss also einen Balanceakt vollbringen: Sie muss den Aphasiker einerseits aus seiner Hoffnungslosigkeit herausreißen und zur Mitarbeit motivieren, muss ihn aber andererseits vorsichtig an den Gedanken gewöhnen, dass der Weg zur Sprache überaus mühsam ist und in den meisten Fällen vorzeitig enden wird. Diesen Gedanken kann der Aphasiker nur ertragen, wenn er spürt, dass auch die unvollkommene Sprache brauchbar ist, dass sie ihm die Welt in den Kopf bringt, dass sich mit ihr leben lässt und dass er sogar wieder mit ihr lachen kann.

❶ **Die Therapie sollte dem Aphasiker helfen, eine neue, bessere Beziehung zu seiner gestörten Sprache zu finden.**

Erst wenn er fähig ist, mit seiner gestörten Sprache sinnvoll umzugehen, wird er die Energie und das Durchhaltevermögen aufbringen, selbst aktiv an ihrer Verbesserung mitzuarbeiten. Er muss verstehen, dass die Besserung nicht wie durch Zauberhand von außen kommt und dass er sich nicht passiv, wie beim Zahnarzt, »behandeln« lassen kann.

❶ **Der Aphasiker muss erkennen, dass er es ist, der die Sprache zurückholt – mit dem Therapeuten als unterstützendem Partner.**

■ ■ Ziel der Aphasietherapie

Aus all dem ergibt sich ein Therapieziel, das nicht die fehlerlose, unauffällige »normale« Sprache anpeilt – sie ist in vielen Fällen nicht erreichbar. Das Ziel (das gleichzeitig der Weg ist) heißt:

- so schnell wie möglich,
- bei möglichst geringer psychischer Belastung,
- die bestmögliche Kommunikationsfähigkeit.

Dieses Ziel muss für jeden Aphasiker individuell abgesteckt werden. Der Therapeut muss als erstes herausfinden, auf welche Weise sich die noch vorhandenen sprachlichen Fähigkeiten hervorlocken lassen und wie sie erweitert werden können.

❶ **Im Laufe der Therapie müssen Aphasiker und Therapeut gemeinsam Kommunikationsformen suchen und entwickeln, die den individuellen Möglichkeiten des Aphasikers entsprechen.**

■ ■ Wie Außenstehende sich die Aphasietherapie vorstellen

Auf welche Weise das geschieht, kann sich ein Außenstehender meist nicht vorstellen. Ich werde häufig gefragt: »Was machen Sie eigentlich in der Aphasietherapie?« Mir sind verschiedene Vermutungen begegnet:

- Manche Leute glauben, dass sich die Sprache in einem rätselhaften Ansteckungsprozess vom Mund des Therapeuten in den Mund des Aphasikers begibt. Der Therapeut spricht Wörter und Sätze vor, der Aphasiker spricht sie nach und fängt sie dabei quasi ein.
- Andere nehmen an, dass der Aphasiker Grammatik büffelt: »der Vater, des Vaters, dem Vater, den Vater ...« oder Tausende von Einzelbezeichnungen auswendig lernt: »Brille«, »Zahnbürste«, »Taschentuch« ...
- Oder man stellt sich vor, dass der Aphasiker abschreibt, stundenlang abschreibt, und dass die abgeschriebenen Wörter und Sätze durch die Hand in seinen Kopf wandern und sich dort festsetzen ...
- Jede dieser Vermutungen ist nicht völlig falsch:
- Der Aphasiker spricht manchmal etwas nach.
- Er gibt sich Mühe, Wörter wie »Brille« wieder abzurufen und auszusprechen.
- Er stößt auf grammatische Formen, die ihm nicht mehr geläufig sind.
- Er schreibt während der Therapie auch manchmal Wörter ab.

■ ■ Die Kunst des Therapeuten

Aber das Instrumentarium der Aphasietherapie ist umfangreicher und komplexer. Das, was man normalerweise mit Sprache macht, kommt in individueller, systematisch geplanter, aber möglichst lockerer und variabler Kombination vor. Die Kunst der Therapie – auch sie ist eine Kunst – besteht darin, ganz auf die Probleme des einzelnen Aphasikers einzugehen, **in jeder Sitzung abzuwägen**:

- »Was hat er von gestern behalten?
- Was fällt ihm noch schwer?
- Was kann ich ihm heute entlocken?
- Womit kann ich ihn entspannen?«

Die Kunst der Therapie besteht darin, vom »Spielen nach Noten« – **vom vorgeplanten Therapieprogramm – übergehen zu können in freies Improvisieren**: spielerisch auf die gerade auftretenden Probleme einzugehen. Dabei bewegt sich der Therapeut immer gleichzeitig auf mehreren Ebenen. Während er mit dem Aphasiker spricht, ihm zuhört, auf ihn reagiert, verfolgt er mit einem Teil seines Bewusstseins das vorher geplante Therapieprogramm; mit einem anderen Teil seines Ichs beobachtet er den Aphasiker:

- Wie kommt das an, was wir gerade machen?
- Versteht er es?
- Belastet es ihn zu sehr?

Und in einer anderen Ecke seines Bewusstseins plant der Therapeut die nächsten Therapieschritte vor, merkt sich gerade aufgetauchte Fehler, die noch in dieser Sitzung, aber nicht in diesem Moment aufgegriffen werden sollten.

Kurz: Was in der Therapie geschieht, ist so vielfältig, dass ich es in diesem Buch nicht ausführlich beschreiben kann. Ich kann nur kurze Einblicke in die therapeutische Arbeit geben und anhand von Beispielen andeuten, was wir machen und warum wir es machen.

Allerdings darf aus diesen Beispielen nicht auf alle Therapien geschlossen werden. So wie jeder Aphasiker seine individuelle Therapie braucht, so besitzt auch **jeder Therapeut sein individuelles therapeutisches Instrumentarium**, das durch seine Persönlichkeit, seine theoretischen Vorstellungen, seine Ausbildung und eine Reihe anderer Faktoren bestimmt wird. Wie es in der Medizin viele Möglichkeiten der Behandlung, in der Pädagogik viele Möglichkeiten des Unterrichtens gibt, so gibt es viele Vorgehensweisen bei der Aphasietherapie, von denen keine die einzig richtige ist. Es ist möglich, auf unterschiedliche Weise das wesentliche Ziel zu erreichen, das alle haben: den Aphasiker aus seiner Isolation herauszuholen.

■■ **Die Beziehung zwischen dem Aphasiker und seinem Therapeuten**

Die **Therapiesituation schafft zwischen dem Aphasiker und dem Sprachtherapeuten eine enge Beziehung**, die für den Therapieerfolg sehr wichtig ist. Der Therapieraum bildet eine ruhige und abgeschlossene Insel innerhalb des unruhigen Alltags. Therapeut und Aphasiker treffen sich dort regelmäßig für einen bestimmten Zeitabschnitt unter vier Augen; der Therapeut kann den Aphasiker meist besser als andere Gesprächspartner verstehen und hat die notwendige Geduld, ihm zuzuhören. So ist es unvermeidlich und im Sinne der Therapie auch förderlich, dass der Aphasiker dem Sprachtherapeuten seine Sorgen und Probleme anvertraut und ihn gegenüber seiner Umgebung – Klinik wie Angehörigen – als »Anwalt« einsetzt.

Dadurch gerät der Sprachtherapeut allerdings in ein starkes Spannungsfeld und muss **nach verschiedenen Seiten hin motivieren**, vermitteln und verteidigen. Er muss mit großer Überzeugungskraft den Aphasiker immer wieder motivieren, mit der Sprachtherapie trotz aller Frustrationen weiterzumachen und der Depression/Resignation nicht nachzugeben. Gleichzeitig muss er **Krisenhilfe leisten** bei den vielen Konflikten, die aufgrund der fehlenden Sprache zwischen dem Aphasiker und seinen Angehörigen oder dem Klinikpersonal entstehen. Er muss darüber hinaus **in den Angehörigen Verständnis** für die Sprachstörung und Geduld in Bezug auf die Fortschritte **wecken**. Schließlich muss er sich nicht selten der **Klinikleitung, dem Hausarzt oder der Kasse** gegenüber für die Weiterführung der Therapie einsetzen, wenn der Therapieerfolg nicht deutlich genug erkennbar ist.

Bei diesem vielfältigen Einsatz ist es für den Sprachtherapeuten wichtig, dass er einem engagierten Team angehört, das interdisziplinär den Aphasiker unterstützt.

Alle Kontaktpersonen des Aphasikers – Ergotherapeuten, Physiotherapeuten, Masseure, Pflegepersonal, Ärzte ebenso wie die Angehörigen (und wenn vorhanden, natürlich die Psychologen) – sollten so eng wie möglich zusammenarbeiten. Die Erkenntnisse aus der Sprachtherapie müssen an die anderen Gesprächspartner weitergegeben werden (»Er kann jetzt manchmal seinen Namen sagen«; »Sie versteht Aufforderungen ganz schlecht« etc.); umgekehrt sollte der Sprachtherapeut über die sprachlichen Reaktionen des Aphasikers außerhalb der Sprachtherapie auf dem Laufenden sein (»Er hat heute nach der Massage Wiedersehen gesagt«; »Sie hat gestern Nachmittag, als sie Besuch hatte, den Namen ihrer Tochter aufgeschrieben«). Ich denke, dass im klinischen wie im häuslichen Alltag viele Möglichkeiten zu einer engen Zusammenarbeit zwischen dem Sprachtherapeuten und den jeweiligen Physiotherapeuten, Ergotherapeuten und anderen Personen, die den Aphasiker behandeln, gefunden werden können.

■■ **Aphasiker und Angehörige**

Ich möchte mit diesem Therapiekapitel auch die Aphasiker und ihre Angehörigen ansprechen. Sie sollten so viel wie möglich über das therapeutische Vorgehen wissen, um die Therapie realistisch einschätzen zu können. Der Druck der Sprachlosigkeit erzeugt häufig viel zu hohe Erwartungen an die Therapie: »Nun geht es endlich los – nun werde ich in einigen Wochen wieder so sprechen wie früher!« Wenn diese Erwartungen nicht erfüllt werden – und sie können nicht erfüllt werden –, stürzt der Aphasiker in eine noch größere Verzweiflung und verliert vielleicht den Mut zum Weitermachen.

❗ Der Aphasiker muss erklärt bekommen, dass die langwierige und mühsame Wiedereroberung der Kommunikationsfähigkeit ihm weiterhelfen wird und dass sie auch dann ihren Sinn hat, wenn die Sprache nur teilweise zurückerobert werden kann.

Manche Aphasiker sind so **deprimiert und mutlos**, dass sie von vornherein jede Therapie für sinnlos halten. Ohne ihre Mitarbeit kann die Therapie aber nicht gelingen. Deshalb müssen sie erfahren, was durch die Therapie – wenn auch nur in kleinen Schritten – erreicht werden kann.

Es wäre gut, wenn die Angehörigen den Aphasikern helfen könnten, die richtige Einstellung zur Therapie zu finden. Aber die Angehörigen stehen dem, was wir in der Therapie machen, häufig selbst ratlos gegenüber. Sie können von den Aphasikern selten genau erfahren, was in der Therapie geschieht. Die Therapiesitzung ist so voll an Informationen, dass der Aphasiker kaum hinter den Übungen das System erkennen und darüber etwas sagen kann. Bei manchen Übungen versteht er nicht, warum er sie macht, und er kann seine Fortschritte, die ja meist aus kleinen Schritten bestehen, kaum selbst wahrnehmen.

Natürlich versuchen wir Sprachtherapeuten, ihm zu erklären, warum wir dies und jenes machen. Wir achten auf seine Augen und seinen Gesichtsausdruck:

- Fühlt er sich überfordert?
- Macht er dies gern mit?

Wir freuen uns, wenn er heute etwas kann, was gestern noch nicht ging, und sagen es ihm. Aber **die Therapiesitzung ist selten lang genug für all die Erklärungen**, die eigentlich nötig wären, und das sprachliche Gedächtnis des Aphasikers ist beeinträchtigt. Deshalb ist es für einen Aphasiker schwierig, seine Angehörigen über das Therapiegeschehen auf dem Laufenden zu halten.

Am leichtesten verstehen Angehörige die Therapievorgänge, wenn sie selbst an den Sitzungen teilnehmen. Wir laden sie häufig dazu ein. Allerdings hängt solch eine Einladung von den Beziehungen zwischen den Beteiligten ab. Manche Aphasiker sind verkrampft, wenn ihre Angehörigen dabei sind, und fühlen sich gestört. Manche können nicht mehr richtig mitarbeiten und erwarten die Hilfe ihrer Angehörigen, statt selbstständig zu reagieren. In manchen (zum Glück seltenen) Fällen kann ein Angehöriger sich nicht zurückhalten und spricht in die Therapie hinein: »Das weißt du doch! Das hast du doch gestern erst gesagt!« In anderen Fällen ist es auch für die Beziehung Therapeut – Aphasiker besser, wenn die Sitzungen häufiger unter vier Augen stattfinden (z.B. bei schwerbetroffenen Wernicke-Patienten, die sehr leicht abgelenkt sind).

❶ Im Allgemeinen ist es gut, wenn der Angehörige **von Zeit zu Zeit, aber nicht immer** an der Therapie teilnimmt.

Die Angehörigen sehen also oft nur das Heft, das der Aphasiker aus der Therapie mitbringt, und wundern sich manchmal. Es ist schon vorgekommen, dass eine besorgte Ehefrau bei mir auftauchte und sagte:

»Was Sie da mit meinem Mann machen, das braucht er doch nicht! Diese Sätze: »Er trinkt Kaffee« oder »Sie gießt Blumen« – die kann er doch gar nicht gebrauchen, wenn er was erzählen will! Es wäre mir lieber, sie würden ihm beibringen, was er morgen sagen soll, wenn unser Sohn zu Besuch kommt! Können Sie nicht einfach die Sätze aufschreiben, die er wieder lernen muss?«

■■ **Was kann die Aphasietherapie erreichen?**

Es ist gut, wenn diese Kritik offen ausgesprochen wird, denn dann kann ich erklären, warum wir so anfangen müssen: Wir können den Aphasikern nicht Wörter und Sätze wie durch einen Nürnberger Trichter einflößen, sondern können nur versuchen, die **Sprachprozesse** wieder in Gang zu bringen, die Wörter und Sätze erzeugen. Aphasiker müssen **nicht wie im Fremdsprachenunterricht** lernen, dass ein Stuhl »Stuhl« heißt. Sie wissen das, können aber die Prozesse nicht steuern, die dieses Wort abrufen und erzeugen müssten. Also können wir nicht mit ihnen ein Repertoire an Wörtern aufbauen, das sie lernen und dann beherrschen. Dieses Vorgehen entspricht allerdings nicht den allgemeinen Vorstellungen von »Sprachunterricht«. Hilfsbereite Angehörige und Freunde bieten den Aphasikern immer wieder ganze Listen von Wörtern an, die sie »lernen« sollen. Da die Prozesse aber nicht funktionieren, die diese Wörter speichern, wieder abrufen und produzieren müssten, ist der Erfolg dieser Art des Umgangs mit Wörtern bei Aphasie gleich Null. Sehr schnell kommt dann der Verdacht auf, dass der Aphasiker zu schwer betroffen wäre, um die Sprache wieder zu »lernen« – »Es ist wieder nichts hängengeblieben! – Es ist hoffnungslos!« sagt man dann, und die Umgebung und der Aphasiker resignieren.

Wenn jemand aufgrund einer Lähmung erst langsam beginnt, ein paar Schritte zu gehen, würde niemand sagen: »Gestern hat ihm die Krankengymnastin gezeigt, wie man zur Tür geht. Es ist aber nichts hängengeblieben. Heute kann er das immer noch nicht!« Jeder versteht, dass es viel Zeit braucht, bis die vielen Muskeln zur Zusammenarbeit gebracht worden sind, so dass sie im richtigen Rhythmus einen Schritt nach dem anderen erzeugen.

Genauso müssen wir Sprachtherapeuten vorgehen:

Wir müssen dafür sorgen, dass die Sprachsysteme so weit wie möglich wieder selbstständig in der richtigen Weise arbeiten, so dass der Aphasiker allmählich fähig wird, die Wörter und Sätze, die er in einer bestimmten Situation braucht, selbstständig abzurufen und zu produzieren. Das geht nur Schritt für Schritt – der Aphasiker kann die Fähigkeit, seine Sprachprozesse zu steuern, nur sehr langsam zurückgewinnen.

■■ **Die wichtige Rolle der Angehörigen und Freunde**

Aber noch aus einem anderen Grund sollten die Angehörigen und Freunde des Aphasikers möglichst gut über die therapeutischen Vorgänge Bescheid wissen. Sie sind **viel länger und intensiver mit ihm in Kontakt** als wir Sprachtherapeuten, haben einen viel stärkeren Einfluss auf ihn und sind deshalb als »Sprachförderer« unentbehrlich. In der **Therapie kann ja nur angeregt werden**, was während der vielen Stunden außerhalb der Therapie allmählich wieder funktionieren soll. Wie wir in den vorigen Kapiteln gesehen haben, sind **alle Sprachprozesse automatisierte Prozesse**. Diese Automatisierung kann nur dann wieder in Gang kommen, wenn der Aphasiker auch außerhalb der Therapiestunden seiner Störung entsprechend mit Sprache umgeht. Zwei- oder dreimal die Woche eine Dreiviertelstunde Therapie ist ein Tropfen auf den heißen

Stein – selbst tägliche Therapieübungen sind wenig im Vergleich zu den vielen Stunden außerhalb der Therapie. (Ein guter Schwimmer wird man nicht allein durch den Unterricht beim Bademeister, ein guter Autofahrer nicht nur während der Fahrstunden.)

Deshalb bin ich überzeugt, dass es nicht zuletzt von den Angehörigen, Freunden und anderen Kontaktpersonen des Aphasiker abhängt, ob sie wieder in die Sprache hineinfinden.

> ❗ Nur mit der Hilfe ihrer Angehörigen und Freunde – wenn sie ihnen die Chance geben, sich zu äußern und an Gesprächen teilzunehmen – können die Aphasiker ihre kommunikativen Fähigkeiten üben.

Wenn man als Angehöriger miterlebt, was in der Therapie geschieht, und wenn man versteht, warum es geschieht, kann man auf vielfache Weise helfen, die Sprachproblematik zu verringern. Man wird einerseits ein Gefühl dafür bekommen, was gerade an Sprache möglich ist, wird also z. B. vom Aphasiker nicht verlangen, einen ganzen Satz zu schreiben, wenn man sieht, dass er gerade erst lernt, einen einzigen Buchstaben in ein Wort einzusetzen. Andererseits wird man individuelle Therapiealternativen finden können, die den Aphasiker anregen und ihn sprachlich motivieren. Anregungen zu solchen spielerischen Übungen gebe ich in ▶ Kap. 13.

Damit meine ich allerdings nicht, dass die Angehörigen oder Freunde auch Sprachtherapie praktizieren sollten. Ich glaube, dass es für die Beziehung zwischen dem Aphasiker und seinen Angehörigen nicht gut wäre, wenn eine Art Lehrer-Schüler-Verhältnis entstünde: Beim Sprachtherapeuten ist der Aphasiker im Höchstfall eine Dreiviertelstunde, bei seinen Angehörigen müsste er die Position des Lernenden von morgens bis abends ertragen. Außerdem braucht man, um eine wirksame Sprachtherapie durchführen zu können, die dem Aphasiker mit seinen vielen Problemen gerecht wird, spezielle Kenntnisse, die nicht zum allgemeinen Wissensrepertoire gehören und nur in einer gründlichen theoretischen wie praktischen Ausbildung erworben werden können.

12.2 Therapiemethodik

12.2.1 Therapieplanung

Es gibt für keinen Patienten eine fertige Therapiemethode oder ein fertiges Programm. Jede einzelne Therapie muss individuell geplant werden, weil dabei so viele Aspekte zu berücksichtigen sind:

▪▪ Syndrom

Bei einer globalen, einer Broca-, einer Wernicke-, einer amnestischen oder einer nicht klassifizierbaren Aphasie treten jeweils charakteristische sprachliche Abweichungen auf, die gezielt angegangen werden müssen.

Ein **Globalaphasiker** muss zunächst vorsichtig und langsam zu ganz einfachen sprachlichen Reaktionen angeregt werden, wobei die Gestik einbezogen werden muss.

Bei einem **Broca-Aphasiker** könnte anfangs die allgemeine Lockerung der Sprachproduktion im Vordergrund stehen. Außerdem sollten seine grammatischen Fähigkeiten allmählich verbessert und seine kurzen Sätze schrittweise ausgebaut werden. Sicher muss er auch seine Wortfindung verbessern.

Dagegen muss bei einem **Wernicke-Aphasiker** anfangs der Schwerpunkt der Therapie auf die Hemmung seiner überschießenden Sprachproduktion gelegt werden. Gleichzeitig muss sein Verstehen verbessert werden.

▪▪ Schweregrad

Jemand mit einer schweren Broca-Aphasie benötigt ein anderes therapeutisches Vorgehen als jemand mit einer mittelschweren oder leichten Broca-Aphasie (er ist z. B. mit vielen Grammatikübungen noch überfordert und kann nur kurze Sätze speichern).

Gegenüber jemandem mit einer schweren Wernicke-Aphasie muss sich der Therapeut anders verhalten als gegenüber jemandem mit einer mittelschweren oder leichten Wernicke-Aphasie. Er kann dem schwer betroffenen Wernicke-Aphasiker anfangs vielleicht nur dadurch Aufmerksamkeit abringen, dass er ihm Bildmaterial – vielleicht Fotobücher – vorlegt, das seinen Interessen entspricht. Dagegen kann man mit Aphasikern, die eine mittelschwere oder leichte Wernicke-Aphasie haben, wesentlich lockerer umgehen. Sie sind schon besser fähig, sich auf einen Gesprächspartner einzustellen und konzentrierter mit Sätzen und Texten zu arbeiten.

▪▪ Therapiephasen

Im therapeutischen Bereich spricht man von unterschiedlichen Phasen der Therapie (Springer u. Weniger 1980):
- Aktivierungsphase,
- Störungsspezifische Übungsphase,
- Konsolidierungsphase.

Aktivierungsphase. Das therapeutische Verhalten in der Anfangsphase (die ersten Wochen nach Beginn der Aphasie, evtl. die erste Zeit der Therapie) besteht vor allem in der Herstellung einer positiven Kommunikationsbeziehung. Die Aphasiker sollen erfahren, dass sie auch mit dem wenigen, was sie sagen können, ihre Gesprächspartner erreichen. Sie werden bestärkt, angeregt, nur leicht gefordert.

Störungsspezifische Übungsphase. Wenn ein Aphasiker in jeder Hinsicht stärker belastbar ist und sowohl zum Therapeuten als auch zur gesamten Therapiesituation Vertrauen gefasst hat, beginnt die Aufbauphase der Therapie. Die therapeutischen Anforderungen werden intensiver und das Therapiematerial wird komplexer.

Innerhalb dieser Phase werden die Aphasiker aus den Reha-Kliniken in die ambulanten Therapien entlassen. Da über Jahre sprachliche Fortschritte möglich sind, ist die Dauer dieser Phase eher davon abhängig, wie lange ein Aphasiker die nötige Geduld und Motivation aufbringt, wie lange ein Arzt es für nötig hält, die Therapie zu verschreiben, wie lange die jeweilige Krankenkasse die Therapiekosten übernimmt und ob in einer ambulanten Sprachtherapie-Praxis ein Therapieplatz vorhanden ist.

Konsolidierungsphase. Wenn, aus verschiedenen Gründen, keine intensive Sprachtherapie mehr stattfindet, hilft jede Art Kommunikation (zu Hause, mit Freunden, in den Selbsthilfegruppen) und jede Art der selbstständigen Beschäftigung mit Schriftsprache (Zeitunglesen, Briefe, Einkaufslisten, Tagebücher, SMS etc.) die sprachlichen Fähigkeiten weiter zu verbessern.

■■ **Persönlichkeit des Aphasikers**

Sie spielt auf vielfache Weise in die Therapieplanung hinein. Bei bestimmten Themenbereichen, mit denen der Aphasiker sich gern beschäftigt und die ihn schon vor Beginn der Aphasie interessiert haben, wird er eher aktiv, gerät in Schwung und erinnert sich daher auch leichter an Äußerungen, die mit diesem Thema verbunden sind. Einem Fußballspieler fällt eher »Tor« und »Fußball« ein; ein Opernfan erinnert evtl. das Wort »Arie«, bevor ihm alltägliche Wörter wie »Tür« oder »Tee« einfallen.

Die individuelle Art, an Aufgaben heranzugehen und Neues aufzunehmen, beeinflusst auch das Verhalten in der Therapie und sollte berücksichtigt werden. Der eine ist eher visuell ausgerichtet, der andere eher auditiv; der eine möchte jeden Therapieschritt erklärt haben und durchdenken, der andere möchte rein praktisch an alles herangehen und sofort ausprobieren; der eine braucht häufig Lob, der andere fühlt sich durch Lob irritiert; der eine hat lieber politische Karikaturen als Übungsmaterial, der andere möchte anhand des Werkzeugkastens die Sprache üben etc.

❯ Je mehr bei der Zusammenstellung des Therapiematerials und dem gesamten Therapieverlauf auf diese und andere persönliche Hintergründe Rücksicht genommen wird, desto besser gelingt die Therapie.

12.2.2 Therapeutisches Vorgehen

Bei der Aphasietherapie handelt es sich nicht darum, bestimmte Wörter, Redewendungen oder Sätze einzuüben, sie sozusagen dem Aphasiker »in den Mund zu legen«.

❶ Aphasietherapie soll dem Aphasiker helfen, die **Prozesse**, mit denen er selbstständig Sprache **erzeugen** kann, so weit wie möglich wieder in den Griff zu bekommen.

Man kann dies vielleicht mit der Physiotherapie vergleichen. Ein Krankengymnast kann seinem halbseitig gelähmten Patienten nicht gezielt beibringen, eine bestimmte Tür aufzuschließen oder in ein bestimmtes Auto zu steigen, sondern er übt mit ihm Bewegungen (eigentlich die Beherrschung von Bewegungsmustern), die seine Bewegungsfähigkeit so verbessern, dass er unter anderem auch fähig wird, Türen aufzuschließen oder in ein Auto zu steigen.

So ist es auch in der Sprachtherapie: **Wir üben nicht einzelne Wörter oder Sätze, sondern behandeln die Prozesse, die zu ihnen hinführen.** Dafür stehen eine Reihe unterschiedlicher Therapiemethoden und -programme zur Verfügung, auf die ich im Rahmen dieses Buches nicht detailliert eingehen kann. Sie sind inzwischen vielfältig beschrieben worden (s. z. B. Tesak 2007; Wehmeyer u. Grötzbach 2010; Huber et al. 2006).

Keine Methode und kein Programm eignet sich für alle aphasischen Probleme. Bei jedem Verfahren müssen bestimmte Einschränkungen gemacht werden. Die eine Methode ist für manchen Aphasiker zu leicht, die andere zu schwer; das eine Programm kann nur angewendet werden, wenn er gut verstehen kann, für das andere sollte er mindestens abschreiben können etc. Der Therapeut muss immer wieder aus einem breiten Repertoire auswählen, was gerade in dieser Phase bei diesem Aphasiker für dieses bestimmte Problem am besten geeignet sein könnte.

Um verschiedene »Schulen« oder Richtungen in der Aphasietherapie, die verschiedene theoretische Ansätze vertreten, haben sich Kontroversen gebildet. So sind Fragen aufgetaucht, ob man eher »stimulieren« oder »deblockieren« soll, ob man eher »zielgerichtet« die einzelne sprachliche Störung angehen oder »global« das ganze Sprachsystem anregen soll, ob man in Form von »Übungen« oder »kommunikativ« vorgehen soll (s. z. B. Pulvermüller 1996).

Ich habe die Erfahrung gemacht, dass **man alles tun muss:**

— Man muss den Aphasiker auf jede mögliche Art zur Kommunikation **stimulieren.**
— Man muss einzelne gestörte sprachliche Leistungen durch andere noch funktionierende Leistungen **deblockieren.**
— Man muss – besonders bei schweren und mittelschweren Störungen – **gezielt** den jeweiligen

sprachlichen Defekt behandeln und andererseits auch **global** das gesamte Sprachverhalten anregen.

━ Man sollte aber auch – bei allen Schweregraden – spielerisch und locker die **kommunikativen** Fähigkeiten fördern.

Warum brauchen wir so viele verschiedene Vorgehensweisen bei der Therapie? Warum genügt weder allein das zielgerichtete Üben noch allein das freie, spielerische Umgehen mit Kommunikation?

Sprache beruht auf dem Einsatz vieler Bewegungsmuster, die dadurch entstehen, dass zahllose Nervenimpulse in Höchstgeschwindigkeit und automatisiert durch die neuronalen Netzwerke jagen. Wenn nun in diesen Netzwerken bestimmte Systeme ausgefallen oder blockiert sind, genügt es weder, dass sie nur für sich allein geübt werden, noch, dass das gesamte Netzwerk einschließlich der fehlerhaften Systeme immer weiter benutzt wird in der Hoffnung, dass sich die Fehler von selbst beseitigen. Die einzelnen Systeme müssen zunächst gezielt trainiert werden, und danach muss die Einbettung der neu trainierten Systeme in das gesamte Netzwerk geübt werden.

Dies ist leichter vorstellbar, wenn wir an Balletttänzer oder Orchestermusiker denken. Wenn ein Balletttänzer durch eine Beinverletzung einige Zeit aussetzen musste, genügt es nicht, dass er nur sein Bein und die einzelnen Bewegungen seines Parts übt, bevor er wieder im gesamten Ballett mittanzt. Es genügt auch nicht, dass er ohne Übung der einzelnen Schritte sich sofort wieder in die Tanzgruppe einreiht in der Hoffnung, dass sein Bein schon im Laufe der Zeit wieder funktionieren wird. Sowohl das gezielte Üben der Einzelschritte als auch das Zusammenspiel mit den anderen ist notwendig. Dasselbe gilt für Musiker und letztlich jede Art von Verhalten, das auf dem Einsatz von komplexen Bewegungsmustern beruht.

Meiner Ansicht nach kommt zum zielgerichteten Üben und zum freien, spielerischen Umgehen mit der Sprache noch eine dritte Aufgabe dazu: der Versuch, die den Aphasien zugrunde liegenden Störungen der Hemmprozesse, der parallelen Verarbeitung und der neuronalen Aktivierung abzubauen.

Bei der Aphasietherapie müssen also unterschiedliche Vorgehensweisen kombiniert und in ihrer Gewichtung je nach Störungsbild variiert werden.

12.2.3 **Therapieprinzipien**

Es gibt zwar keine Therapiemethode, die auf alle Aphasieformen zu jeder Zeit angewandt werden kann – bei der Vielfalt der individuellen Störungsbilder und der Notwendigkeit, die sprachlichen Defizite gezielt anzugehen, kann es sie gar nicht geben. Aber mir scheint, dass sich einige

Prinzipien aufstellen lassen, die der Anwendung aller Therapiemethoden zugrunde liegen sollten.

Grundprinzip ist, dass **eine Therapiesitzung nicht von einer einzigen Übungsform ausgefüllt** sein sollte. Die Therapie sollte in Abschnitte eingeteilt werden, die ganz unterschiedlich ablaufen, z. B.

━ Gesprächsabschnitte,
━ Übungsabschnitte,
━ Entspannungsabschnitte etc.

Bei **schwer betroffenen Aphasikern** werden z. B. Übungen zum Lautaufbau, zum Abruf von Verb-Objekt-Verbindungen, zum Trainieren kleiner Einheiten der Schriftsprache jeweils unterbrochen durch:

━ spielerischen Umgang mit Zahlen,
━ Verknüpfen von Lauten und Bewegungen,
━ das Ansehen von Bildern, die den Aphasiker interessieren.

Bei **mittelschwer oder leichter Betroffenen** sollten die Übungen unter möglichst vielen Sprachfunktionen wechseln. In jeweils einer Sitzung könnte – je nachdem, was der Aphasiker an Übung braucht – z. B. vorkommen:

━ Diktat,
━ Nacherzählen einer gelesenen Geschichte,
━ kommunikatives Üben eines speziellen Grammatikproblems,
━ selbstständiges Schreiben,
━ lautes Lesen,
━ mündliche Darstellung eines Themas, das den Aphasiker interessiert.

Was man auch macht, es sollte mit anderem variiert werden, so dass sich auf diese Weise ein Rhythmus von Anspannung und Entspannung ergibt, der für die Motivation und die Erhaltung der Energie so wichtig ist.

Im Laufe der Jahre haben sich noch eine Reihe anderer Prinzipien ergeben (◨ Übersicht 12.1).

> ◨ Übersicht 12.1. Therapieprinzipien
>
> ━ Kleine Übungsschritte
> ━ Variierte Übungen
> ━ Modalitätenverknüpfung
> ━ Funktion vor Form
> ━ Aktivität vor Passivität
> ━ Sinnvolle Verpackung
> ━ Entspannte Konzentration

■ ■   Kleine Übungsschritte

Wir wissen vom Klavierspielen, Skilaufen, Autofahren etc., wie schwer es ist, komplexe Bewegungsfolgen (Bewegungsmuster) zu lernen, selbst mit normal funktionierendem Gedächtnis. Achtet der Anfänger beim Skilaufen auf die Füße, machen die Arme mit den Stöcken Unfug; achtet der Anfänger beim Klavierspielen auf die linke Hand, spielt die rechte Hand falsch. Je älter wir werden, desto länger brauchen wir, um die richtigen Bewegungsmuster, d. h. parallele Steuerungen von Prozessgruppen, zu automatisieren.

Diese Schwierigkeit, **komplexe Bewegungsfolgen zu lernen, wird bei Aphasie** noch dadurch **verstärkt**, dass die Speicherung von sprachlichem Material und der automatisierte Abruf von Lautmustern gestört sind und dass allgemein die Fähigkeit zur parallelen Steuerung beeinträchtigt ist. Die Therapeuten können diese Problematik nur angehen, wenn sie das allgemein geltende Lernprinzip der kleinen Schritte extrem streng handhaben: Das therapeutische Vorgehen erfolgt nur in Einzelschritten. Jeder kleine Schritt muss genügend geübt und im Gedächtnis eingespeichert sein, bevor Kapazität frei ist für den nächsten Schritt. Dieses Prinzip gilt für ganz unterschiedliche sprachliche Probleme:

- Beim **Lautaufbau**. Bei Aphasikern, die – meist aufgrund einer zusätzlichen schweren Sprechapraxie – ihren Sprechbewegungsapparat nicht mehr steuern und daher die einzelnen Laute nicht mehr artikulieren können, darf man nicht mehrere neue Laute gleichzeitig einführen, sondern sollte immer nur einen neuen Laut zusammen mit den Lauten üben, die schon beherrscht werden.
- Beim **Satzaufbau**, der z. B. bei Broca-Aphasie häufig notwendig ist, bedeutet das Vorgehen in Einzelschritten, dass zunächst gleichartige einfache Satzstrukturen geübt werden, z. B. entweder nur Ein-Wort-Sätze in Form von Substantiven (Objektnamen) oder Zwei-Wort-Sätze in Form von Verb plus Objekt. Erst wenn eine solche Satzstruktur wieder automatisiert angesteuert werden kann, also Wochen oder Monate später, werden schrittweise die Sätze weiter ausgebaut.

Warum müssen wir diese Satzstrukturen so systematisch einüben? Wenn ich sage: »trinkt Kaffee«, dann rufe ich nicht nur die beiden einzelnen Wörter »trinkt« und »Kaffee« ab, sondern setze ein Programm in Gang, bei dem das Verb »trinkt« das Substantiv »Kaffee« auslöst. Dieses Programm haben wir tief eingespeichert und automatisiert, als wir unsere Sprache lernten. Wenn bei Aphasie die Systeme, die für dieses Programm zuständig sind, nicht mehr funktionieren, muss diese Struktur wieder verfügbar gemacht und neu automatisiert werden. Das geht nicht auf Anhieb. Immer wieder muss diese Struktur mit ganz verschiedenen Verben geübt werden: »kocht Suppe«, »gießt Blumen«, »isst Kuchen« etc. Die Automatisierung würde unterbrochen, wenn in diesem Anfangsstadium mehrere unterschiedliche Verbformen wie z. B. »ich esse«, »sie schlafen«, »ihr badet« gleichzeitig geübt würden und dadurch die Muster durcheinandergebracht würden. Die Mischung der Verbformen kann erst später erfolgen, wenn sie leichter abgerufen werden können.

Das **Prinzip der kleinen Übungsschritte** gilt natürlich noch für viele andere Therapieeinheiten, die ich hier nicht alle beschreiben kann. Es ist weniger leicht anwendbar, als es auf den ersten Blick aussieht. Wir denken ja normalerweise nicht darüber nach, welche Strukturen unseren Sätzen zugrunde liegen, und können deshalb ihre unterschiedlichen Schwierigkeitsgrade kaum nachempfinden. Wer würde z. B. vermuten, dass »sie wäscht die Haare« für viele Aphasiker leichter produzierbar ist als »sie wäscht sich« oder »sie wäscht ab«? Das Reflexivpronomen »sich« und die Verbartikel »ab« sind für viele Aphasiker schwerer abrufbar als konkrete und häufig vorkommende Substantive.

Das Prinzip der kleinen Übungsschritte bedeutet auch, dass bei allen vorkommenden Sprachproblemen **immer nur ein sprachliches Problem ins therapeutische Scheinwerferlicht genommen** wird: Während an einem Problem geübt wird, werden alle anderen Fehler übergangen, d. h. nicht verbessert.

Wenn z. B. bei »trinkt Tee«, »liest Zeitung«, »putzt Schuhe« die Bezeichnungen für die einzelnen Objektnamen gefunden werden sollen, übergehe ich alle anderen Fehler, z. B. undeutliche Artikulation des Verbs oder falsche Verbform. Wenn zu einem anderen Zeitpunkt dagegen die Verbform an der Reihe ist, überhöre ich die ungenaue Artikulation der Objektnamen.

Warum? Während der Aphasiker sich auf ein sprachliches Problem konzentriert, kann er sich nicht zusätzlich noch mit anderen sprachlichen Regeln und Mechanismen beschäftigen. Seine Gedächtniskapazität für sprachliche Daten ist durch die Aphasie beeinträchtigt, er kann die Verbesserungen nicht behalten. Verbesserungen unterschiedlicher Fehler würden ihn nur belasten, hätten aber keine Wirkung. Das gilt natürlich nicht, wenn er die Fehler selbst bemerkt und selbst darauf hinweist, dass sie verbessert werden sollen.

Die einzelnen Sprachformen laufen also über einzeln geübte »Schienen«. Allerdings dürfen wir eine bestimmte Schiene in einer Therapiesitzung nie sehr lange üben. Das wäre zu ermüdend und zu wenig kommunikativ. Nach einer kurzen intensiven Übungsphase von vielleicht einer Viertelstunde könnte z. B. das, was wir geübt haben, in einer kurzen Unterhaltung angewendet werden, wobei das Prinzip der Einzelschritte außer Kraft gesetzt wird. Zum Beispiel:

Nachdem »fährt Auto«, »trinkt Kaffee«, »putzt Schuhe« und »spielt Geige« geübt wurde: »Und ihr Sohn – fährt er mit dem Rad oder mit dem Auto zur Arbeit?« – »Spielen Sie auch ein Instrument?« – »Trinken Sie lieber Kaffee oder Tee?«

So werden alle Therapieformen vorsichtig »eingelöffelt«. Das geht nur, wenn der Therapeut das Übungsmaterial vorbereitet. Es muss einer Schwierigkeitshierarchie entsprechend in sinnvolle Einzelheiten zerlegt und vor den Therapiesitzungen immer neu sortiert werden. Der Therapeut braucht dazu Zeit und muss genau wissen, welche Sprachstrukturen unter welchen Bedingungen abrufbar sind.

■■   Variierte Übungen

Ich habe schon beschrieben, wie mühelos und unbewusst sich Kinder unser hochgradig automatisiertes Sprachverhalten aneignen, während für uns Erwachsene der Erwerb einer Fremdsprache eine langwierige und mühsame Angelegenheit ist, zu der wir Zähigkeit, Motivation und Begabung brauchen. Wir müssen dabei alle sprachlichen Prozesse, die für die Fremdsprache nötig sind, bewusst so oft miteinander verknüpfen, bis sie im Langzeitgedächtnis als neue Programme festgelegt sind, die sich anfangs nur unter Anstrengung, nach häufiger Wiederholung mit mehr Leichtigkeit in wahrnehmbare Sprache umsetzen lassen. Dabei spielen auch Wahrnehmungs- und Feedbackprozesse eine wichtige Rolle.

Dem Aphasiker stehen die früher gespeicherten Programme seiner Muttersprache nicht mehr völlig zur Verfügung. Er muss sie sich unter großen Mühen wieder zurückerobern. Dabei muss er sich – wie ein Erwachsener, der eine Fremdsprache lernt – mit Sprachlernprozessen abplagen, ohne die Sprachlernfähigkeit der Kinder zur Verfügung zu haben. Er muss sich bewusst sprachliche Strukturen einprägen, wobei er die unterschiedlichsten auditiven, visuellen und taktilen Wahrnehmungs- und Feedbackprozesse miteinander verknüpfen muss, um sie als neue Sprachprogramme seinem Gedächtnis einzuspeichern. Aber leider funktionieren ihre Speicherung und ihr späterer Abruf entweder gar nicht oder sehr viel schlechter als beim Nichtaphasiker, der eine Fremdsprache lernt. Deshalb ist viel mehr Übung notwendig, und die Automatisierung wird sehr viel später (wenn überhaupt) erreicht.

Das bedeutet, dass in der Therapie das Geübte, wenn es nicht verloren gehen soll, ständig, täglich, so lange wiederholt werden muss, bis eine gewisse Automatisierung eingesetzt hat. Allerdings sollte das **Übungsmaterial in variierter Form**, also immer wieder auf neue Weise und in neuen Zusammenhänge angeboten werden, damit es nicht seinen Reiz verliert. Die Variation ergibt sich dadurch, dass wir in jeder Therapiesitzung neue Bilder anbieten, die Sätze mit gleichen Strukturen signalisieren. So

werden die Aphasiker angeregt, auf der Schiene der ihnen allmählich vertraut erscheinenden Satzstrukturen ständig neue Wörter zu erzeugen.

Ich bemerke immer wieder in der Therapie, dass ein gewisser **Überraschungseffekt den Stimulus zum Wortabruf verstärkt.** Wenn der Aphasiker z. B. eine Bildkarte, die auf dem Rücken lag, umdreht und erst dann das Bild sieht, kann er in manchen Fällen die zum Bild passenden Worte besser abrufen als wenn er das Bild schon vorher auf dem Tisch unbewusst wahrgenommen hatte. Dasselbe gilt, wenn ich die Bildkarten wie ein Kartenspiel in der Hand halte und den Aphasiker eine Karte ziehen lasse, über die er dann etwas sagen soll. Beim ersten Blick auf das Bild scheint ein starker Neuheitsreiz zu wirken, der den Wortabruf verstärkt. So ergibt sich auch durch die immer wieder unterschiedliche Zusammenstellung und Reihenfolge der Übungsaufgaben eine Verstärkung des Stimulus zum Abruf der Wörter und sprachlichen Strukturen.

Interessant ist die Erfahrung, dass Aphasiker grammatische Strukturen durch häufiges Üben tatsächlich allmählich mehr oder weniger gut automatisieren können (z.B. auf ein Verb folgt ein Objekt, wie in »trinkt Wasser«). Einzelwörter, z.B. die Namen von Objekten, können von schwer betroffenen Aphasikern kaum durch Übung gelernt werden. Liegt es daran, dass es relativ wenige grammatische Grundstrukturen, aber unzählige Objektbezeichnungen gibt?

■■   Modalitätenverknüpfung

Telefonnummern, Vokabeln, Namen, Gedichte etc. kann man sich besser merken, wenn man sie nicht nur hört und liest, sondern auch spricht und aufschreibt. Je mehr Modalitäten wir zum Lernen einsetzen, desto größer ist die Chance, dass das Gelernte behalten wird, weil jedesmal die Speicherung und der Abruf in einem anderen System wiederholt werden. Beim späteren Abruf unterstützen sich die Systeme: Man schreibt das Wort und hat gleichzeitig die Laute im Ohr; man spricht das Gedicht und sieht die Zeilen vor sich.

Das gilt auch für Aphasiker:

❶ Der Lerneffekt ist am besten, wenn jedes Übungselement mit allen Modalitäten geübt wird.

Auch wenn die einzelnen Modalitäten in unterschiedlichem Maße betroffen sind – was häufig vorkommt –, sollte nicht die am schwersten betroffene Modalität längere Zeit allein geübt werden.

Wenn also jemand z. B. schon ganz gut lesen, aber nur wenig sprechen kann, ist es trotzdem nicht sinnvoll, nur das Sprechen allein zu üben. Er sollte das, was er äußert, auch schreiben und danach vorlesen, weil beim Lesen und Schreiben das Sprechen unbewusst mitgeübt wird (wenn Kinder lesen und schreiben lernen, bewegt sich die Zunge mit).

Wenn man eine besser funktionierende Modalität vor eine stärker gestörte spannt, wird die gestörte »deblockiert« – auf diesem Effekt beruht die bekannte Deblockierungsmethode (Weigel 1979).

■ ■   **»Funktion vor Form«**

Mit der Therapie möchten wir versuchen, Aphasiker aus ihrer Isolation zu befreien. Sie sollen baldmöglichst fähig werden, ihre Probleme und Wünsche mitzuteilen und die Sprache ihrer Umgebung wieder zu verstehen. Dazu ist nicht eine fehlerlose Grammatik und vollendete Aussprache nötig. Die Aphasiker würden überfordert und durch Kritik unnötig belastet, wenn das Therapieziel »fehlerloses Deutsch« wäre. Das Therapieziel ist **funktionierende Kommunikation**. Dieses Ziel gilt für alle Schweregrade.

Ein **schwer betroffener Aphasiker** kann vielleicht auf die Dauer nur einen ganz geringen Teil seiner sprachlichen Netzwerke wieder in Gang bringen und relativ zuverlässig steuern, so dass er sich notdürftig mit seiner Umgebung verständigen kann.

Ein **weniger schwer betroffener Aphasiker** sollte natürlich viel weiter an die Normalsprache herangeführt werden, aber auch nur so weit, wie seine Störung es erlaubt, ohne dass er bei der Therapie physisch und psychisch zu stark belastet wird.

Die meisten Aphasiker sind ungeheuer ehrgeizig und haben als Ziel ständig ihr früheres Ausdrucksvermögen vor Augen. Eine der Aufgaben der Sprachtherapeuten besteht darin, ihnen in jeder Phase der Therapie zu zeigen, wie sie auch mit ihrer unvollkommenen Sprache mit ihrer Umgebung in Kontakt kommen können und dass es möglich ist, sich auf diese Weise kommunikativ durchzusetzen.

Deshalb sollte immer mit allen Aphasikern, auch mit schwer betroffenen, möglichst in jeder Sitzung einige Minuten lang ein Kommunikationstraining durchgeführt werden, bei dem versucht wird, dem Aphasiker – je nach seinem Sprachvermögen – sinnvolle Informationen zu entlocken (auf richtige Grammatik/Artikulation kommt es dabei nicht an).

Therapeut: Ich habe einen Sohn, haben Sie auch einen Sohn?
Aphasiker: Ja (hebt zwei Finger)
Therapeut: Ich möchte im Sommer nach Dänemark fahren. Waren Sie auch schon mal dort?
Aphasiker: (nickt) Therapeut: Können Sie mir zeigen, wo? (holt einen Atlas)
Aphasiker: (zeigt auf die Insel Bornholm) Da
Therapeut: Wie sind Sie dorthin gekommen. Gesegelt?

▼

Aphasiker: Nein. F..isch. Hier (zeigt von Lübeck nach Bornholm)
Therapeut: Ah ja, mit einem Schiff also. Mit der Fähre von Lübeck aus?
Aphasiker: nickt.

Es ist bei diesen Gesprächen nicht angebracht, auf Fehler oder fehlende Strukturen einzugehen. In dem Moment, in dem der Gesprächspartner verstanden hat, was der Aphasiker sagen will, hat die Sprache ihre Funktion erfüllt. Ihre Form wird in anderen Therapiephasen geübt.

Das Prinzip **»Funktion vor Form«** gilt auch für die Wortfindung. Natürlich möchten wir den Aphasiker so weit bringen, dass er genau das richtige Wort im richtigen Moment findet. Aber da es ein weiter Weg bis dahin ist, müssen wir ihm Strategien beibringen, mit deren Hilfe er annähernd das sagen kann, was er meint, so dass seine Gesprächspartner seine Botschaft erschließen können. Wenn ein Wort nicht kommt, hilft auch angestrengte Suche meist nicht. In solchen Fällen ist schnelles Umschalten auf eine andere Äußerung hilfreich. Diese Flexibilität im Planen von Äußerungen fehlt den Aphasikern (und häufig auch uns Nichtaphasikern); man kann sie aber durch Übung erwerben.

Wenn ich z. B. mit einem weniger schwer betroffenen Aphasiker mündliche Kommunikation übe, merke ich mir die Wörter, die ihm fehlten. Anschließend komme ich auf sie zurück:

L.L.: Vorhin konnten Sie das Wort »Hauswirt« nicht finden. Was kann man alles sagen, wenn man von einem Hauswirt sprechen will?
Aphasiker: Mann, der Miete bekommt.
L.L.: Ja, genau. Und fällt Ihnen noch was ein?
Aphasiker: Der Eigenheim – nein, der Eigen ...
L.L.: Ja, der Eigentümer. Der, dem das Haus ...
Aphasiker: gehört, der Hausbesitzer.

■ ■   **Aktivität statt Passivität**

Wie in ▶ Kap. 2.3 dargestellt, lässt sich unser Sprachverhalten auf zwei Grundtätigkeiten zurückführen:
▬ Auswählen und
▬ Gruppieren.

Wir treffen ständig unbewusst und automatisiert Entscheidungen über die Auswahl der Laute, die wir zu Wörtern gruppieren, und über die Auswahl der Wörter, die wir zu Sätzen gruppieren. Dabei unterdrücken, d. h. hemmen wir ständig die mit diesen gewünschten Lauten und Wörtern vernetzten anderen Laute und Wörter.

Ein **Aphasiker hat** diese **automatisierte Entscheidungsfähigkeit verloren**. Wenn wir ihm nun die erwünschten Äußerungen vorsprechen oder vorschreiben und ihn nur immer nachsprechen und abschreiben lassen, nehmen wir ihm diese wesentlichen Entscheidungen über das Auswählen und das Gruppieren ab: Er übt gerade das nicht, was ihm am meisten fehlt. Er muss in minimalen Schritten durch eigene Aktivität sprachliche Entscheidungen üben und damit allmählich wieder automatisieren, z. B.:

- Er legt Wörter aus Einzelbuchstaben zusammen und entscheidet dabei über die Reihenfolge der Buchstaben; oder er entscheidet, welcher Buchstabe in ein vom Therapeuten gelegtes Wort eingesetzt werden muss.
- Er fügt Wörter zu einem Satz zusammen und entscheidet dabei über die Reihenfolge der Wörter und der Satzteile.
- Er wählt unter zwei Antworten auf eine Frage die richtige aus usw.

Auch wenn es bei schweren Aphasien manchmal notwendig ist, dass der Therapeut dem Aphasiker Äußerungen vorsprechen muss, um ihn zu eigenen mündlichen Äußerungen anzuregen (ihn »auditiv zu stimulieren«, wie es in der Fachsprache heißt), sollte der Aphasiker sich nicht passiv anhören müssen, was der Therapeut ihm vorspricht. Man kann diese auditive Stimulierung auch kommunikativ, z. B. in Form von Fragen oder Bestätigungen, durchführen, bei denen der Aphasiker aktiv mitmacht.

- Therapeut: (macht dem Patienten klar, dass jetzt nur aus Spaß gestritten wird, runzelt die Stirn, zeigt auf die Armbanduhr des Aphasikers und sagt) Meine Uhr!
  Aphasiker: (spricht nach, aber mit der richtigen Intonation, die Widerspruch andeutet) Meine Uhr!!
- Therapeut: Ich heiße ... (sagt den Namen des Aphasikers)
  Aphasiker: Ich heiße ... (Widerspruch bzw. Verbesserung ausdrückend)
- Zwei Bilder liegen auf dem Tisch, Therapeut zeigt auf ein Bild und sagt, was auf dem anderen Bild geschieht. Therapeut: »fährt Auto«
  Aphasiker: (zeigt auf das richtige Bild und verbessert) »fährt Auto«
  (Das ist natürlich nur möglich, wenn der Aphasiker die richtigen Wörter mit den richtigen Bildern verbinden kann).

In diesen Fällen entscheidet sich der Aphasiker zur selbstständigen Gegenrede, eine Entscheidung, die ihm in seinem augenblicklichen Zustand nicht oft möglich ist. Darüber hinaus entscheidet er über die richtige Intonation und übt auf sinnvolle Weise – nämlich kommunikativ – die Artikulation der Wörter.

Eine andere Übung, durch die ein schwer betroffener Aphasiker zu eigenen Äußerungen stimuliert werden kann:

Ein Packen Situationsblätter (Verben ohne Objekt) liegen auf dem Tisch. Der Therapeut deckt ein Bild nach dem anderen auf und spricht anstelle der auf dem Bild dargestellten Personen:
Therapeut: »Ich dusche«.
Patient: »Ich dusche nicht!«
Nachsprechen ist in eine sinnvolle Gegenrede verwandelt worden.

Auf einer fortgeschritteneren Stufe lassen sich Antworten auslösen, bei denen der Aphasiker mehr tun muss: Wörter umstellen, die Intonation ändern etc. Bei der folgenden Übung muss z. B. das Verb in eine andere Personalform gebracht und verneint werden:

Therapeut: Wenn Sie mit dem Auto kommen, sollten Sie nichts trinken!
Aphasiker: Ich komme nicht mit dem Auto.
Therapeut: Wenn Sie fertig sind, können wir gehen.
Aphasiker: Ich bin nicht fertig.
Therapeut: Wenn Sie früher gehen müssen, sagen Sie bitte Bescheid.
Aphasiker: Ich muss nicht früher gehen.

Dabei wird nicht nur die grammatische Entscheidungsfähigkeit geübt, sondern auch das Kurzzeitgedächtnis. Anfangs haben Aphasiker Mühe, sich bei solchen Übungen an das Verb, auf das es ankommt, zu erinnern; aber fast jeder macht allmählich Fortschritte.

Ein anderes Mal kommt es darauf an, mit Hilfe der Stimme und der Sprechmelodie Gefühle wie z. B. Bedauern oder Ärger zum Ausdruck zu bringen, was vielen Aphasikern schwerfällt:

Therapeut: Ich bin überhaupt nicht müde!
Aphasiker: Ich (betont) bin müde! (bedauernd)
Therapeut: Sie haben doch nicht lange gewartet?
Aphasiker: Ich habe lange gewartet! (vorwurfsvoll).

Weniger schwer betroffene Aphasiker sollten natürlich zu wesentlich mehr Entscheidungen, d. h. zu komplexeren Antworten, veranlasst werden. Zum Beispiel bitte ich häufig Aphasiker, mir zu widersprechen oder mir Absichten auszureden, wobei sie überzeugende Begründungen geben sollten.

Therapeut: Ich habe vor, alle meine Ersparnisse in Aktien anzulegen.
Aphasiker: Nein. Lieber nicht.
Therapeut: Warum?
Aphasiker: Nicht sicher.
Therapeut: Was meinen Sie mit »nicht sicher«?
Aphasiker: Kosten mal viel, mal wenig.

Das Gespräch kann weitergehen, bis etliche Details zur Sprache gekommen sind. Natürlich wähle ich ein Thema, das dem Aphasiker gut bekannt ist. Mit einem Hobbygärtner würde ich ganz andere Themen durchsprechen, z. B. wie man auf ungiftige Weise den Blattläusen zu Leibe rücken kann.

Bei allen Gesprächen wird der Aphasiker auf mehrfache Weise aktiviert. Er muss durch Worte, Stimme und Sprachmelodie Informationen übermitteln, und es geht häufig dabei um Themen, die ihn interessieren.

▪▪ Sinnvolle Verpackung

Bei der Sprache sind immer Form und Inhalt verbunden – Form ohne Inhalt kommt nicht vor. Das erste, was alle Menschen lernen, ist, dass man mit dem Schreien etwas mitteilen kann, nämlich Hunger oder Schmerz. Der Inhalt ist der Stimulus, der zur Form führt.

Das ist auch beim Aphasiker noch so. Er kann mit Lauten, Wörtern und Sätzen nur dann effektiv umgehen, wenn sie mit Bedeutung verbunden sind. Es ist eine unnötige Quälerei, ihn bei Artikulationsübungen sinnlose Silben üben zu lassen; er wird die Lautkombinationen entweder gar nicht oder mit viel mehr Mühe produzieren als in sinnvollen Wörtern. Einzelwörter und Aussagen in Satzform sollten immer in Verbindung mit Bildern bzw. Objekten oder in passenden situativen Kontexten angeboten werden.

Wortfindung. Auf dem Tisch liegen eine Uhr und eine Geldbörse neben einem Schirm. Zuerst lasse ich mir diese Gegenstände geben (auditive Stimulierung), wobei ich für die Geldbörse vereinfacht »Geld« sage. Anschließend ordne ich gemeinsam mit dem Aphasiker diesen Gegenständen Wortkarten zu (Lesen). Nachdem der Aphasiker die Wörter aus Buchstaben gelegt und sie geschrieben hat (Anbahnung der Schreibprozesse), lege ich die Wortkarten so auf den Tisch, dass der Aphasiker sie gut sehen kann, und stelle die Gegenstände vor mir auf.

L.L.: Sie sind jetzt im Fundbüro. Suchen Sie etwas?
Herr L.: Wie spät?
L.L.: Ach, sie möchten wissen, wie spät es ist. Meine Uhr (betont) ist leider kaputt. Kann ich ihnen sonst noch helfen? Herr L.: Uhr L.L.: Ah – Sie haben eine Uhr verloren. Moment mal. Ich muss mal nachsehen. Hier ist ein Schirm (deutlich) … hier ist Geld (deutlich) … ja, hier haben wir eine Uhr (betont). Ist dies Ihre Uhr?
Herr L.: Ja. Uhr.
L.L.: So – jetzt bin ich nicht mehr die Frau im Fundbüro, jetzt bin ich Ihre Nachbarin. Hallo, Herr L. Was machen Sie denn im Fundbüro. Hatten Sie was verloren? Haben Sie etwas abgeholt?
Herr L.: Uhr. Meine Uhr.

Satzaufbau. Auf dem Tisch liegen Situationsbilder. Die Therapeutin zeigt auf eine abgebildete Person und beginnt ein fiktives Gespräch mit ihr, der Aphasiker antwortet für sie.

Bild: Eine Frau putzt Fenster.
L.L.: (zeigt auf das Bild) Ich rufe jetzt Frau Müller an. Hallo, Frau Müller. Was machen Sie denn gerade?
Aphasiker: putz Fenster.

Ein großer Teil der Therapie läuft nach diesem Prinzip ab.

▪▪ Entspannte Konzentration

Jeder kennt das: Man sucht einen Namen, konzentriert sich, strengt sich an – der Name fällt einem nicht ein. Erst wenn man aufgegeben hat und an etwas anderes denkt, ist er plötzlich da. Um schlagfertig zu sein, um blitzschnell das passende Wort zu finden, muss man eine ganze Reihe verschiedener gespeicherter Wissensprogramme locker abrufen können, da gerade die Querverbindungen den Wortabruf erleichtern, indem sie helfen, ein Ersatzwort zu finden, wenn ein bestimmtes Wort nicht schnell genug abgerufen werden kann. Mit übermäßiger Konzentration hemmt man die meisten Programme und sucht nur eines ab, nämlich das, auf das man sich konzentriert. Aus diesem Programm kommt man dann nicht wieder heraus, selbst wenn das gesuchte Wort dort gar nicht zu finden ist. So ergibt sich das Paradox:

> ❗ **Übermäßig starke Konzentration hat den gleichen Effekt wie zu wenig Konzentration.**

Diese Phänomene spielen bei vielen Meditationstechniken eine Rolle. Sich zu »versenken« heißt, sich nicht verkrampfen, sondern entspannt zu konzentrieren. Das gilt auch für die Aphasiker. Solange sie sich bewusst sind, dass sie jetzt sprechen und bestimmte Wörter finden müssen, sind sie blockiert. Sobald ihre Aufmerksamkeit vom Sprechen weg auf etwas anderes gerichtet ist, haben sie weniger Schwierigkeiten mit dem nun fast unbewussten Sprechen. Das kann man für die Therapie ausnutzen. Man kann versuchen – zumindest während eines Teils der Therapiesitzung – die Aphasiker abzulenken und dadurch zu entspannen. Das gelingt z. B., wenn sie – anhand von Zeitungen, Zeitschriften, Fotos, Atlanten etc. – auf Themen gebracht werden, die sie fesseln oder die in ihnen Erinnerungen wachrufen.

Herr U.: (globale Aphasie, betrachtet in »Geo« einen Artikel über einen Abenteurer, der mit einem Faltboot bei Feuerland durch Eisschollen gefahren ist) Ich auch!
L.L.: Mit einem Faltboot?? Durch Eisschollen??
Herr U.: Ja!
L.L.: Das ist ja aufregend! Wo war denn das?

▼

Herr U.: fff...fff...fff ...

L.L.: Fehmarn?

Herr U.: (nimmt ein Blatt und will zeichnen, zeigt auf die obere Kante des Blattes) Ganz oben ...Finn...land!

Herr U. hat sich selbst deblockiert, als er zeichnen wollte und »ganz oben« sagte (»Ganz oben im Norden« ist schon fast eine stereotype Redewendung), dadurch kam er zum Wort »Finnland«.

In ▶ Kap. 1 habe ich beschrieben, wie Herr G. über seinen Alsterspaziergang berichtete und dabei »dicht« sagte, ein Adjektiv, das eigentlich sehr schwer abrufbar ist, wenn man eine schwere Aphasie hat. Aber Herr G. war in der Erinnerung an die vielen Hamburger, die sich vergnügt auf dem Eis tummelten, so entspannt und gleichzeitig aktiviert, dass ihm dieses sonst sicher kaum erreichbare Wort locker über die Lippen kam.

Auf diese Weise ergeben sich in der Entspannung Stimuli für zwar unbewusstes, aber gezieltes sprachliches Reagieren, das im Laufe der Zeit durch wiederholtes Vorkommen automatisiert werden kann.

Ich halte es für sehr sinnvoll, Aphasikern zusätzlich zur Sprachtherapie Entspannungsübungen anzubieten. Aufgrund der oben geschilderten Zusammenhänge sind Entspannungsübungen ein besseres Mittel gegen ihre Konzentrationsschwäche als anstrengende Konzentrationsübungen. Die entspannenden Anwendungen der Badeabteilung – Massagen, Heupackungen etc. – erscheinen mir auch als eine wirksame Ergänzung zur Sprachtherapie.

12.3   Das MODAK-Konzept

Auf der Suche nach einem therapeutischen Vorgehen für die Behandlung schwerer Aphasien, bei dem möglichst viele der genannten Therapieprinzipien berücksichtigt werden, habe ich schon vor vielen Jahren das MODAK[4]-Konzept entwickelt (MODAK=Modalitätenaktivierung).

Dieses Konzept soll die neurophysiologischen Störungen der Hemmung, Parallelität und Aktivierung zwar gezielt, aber auf möglichst schonende und kommunikative Weise behandeln. Es beruhte zunächst auf einer ständig wachsenden Reihe von Situationsbildern, mit denen man – neben Substantiven – besonders Verben und Verb-Objekt-Kombinationen kommunikativ üben kann. Bei diesen Übungen kommt es auf ein ganz bestimmtes Vorgehen an: Die Übungsschritte werden in einer festgelegten Reihen-

folge durchgeführt, und bei jedem Übungsschritt werden mindestens zwei sprachliche Modalitäten verbunden.

Inzwischen hat sich das MODAK-Vorgehen zu einem vielfach erweiterten Konzept entwickelt, das für die Therapie aller aphasischen Syndrome und aller Schweregrade eingesetzt werden kann. Die systematisch aufgebaute Übungskette mit den vier Bildern bildet das MODAK-Grundprogramm, das je nach den Bedürfnissen des einzelnen Aphasikers hinsichtlich Grammatik, Textarbeit und Kommunikation erweitert werden kann. Die für das Grundprogramm geltenden **therapeutischen Prinzipien werden auch bei den Erweiterungen eingehalten**, z. B.:

- die Verknüpfung von mindestens zwei Modalitäten,
- die Übung grammatischer Probleme in Form von Dialogen,
- die Einhaltung kleiner Übungsschritte und
- das Angebot von realitätsnahem Übungsmaterial.

12.3.1 Das MODAK-Grundprogramm

Als ich vor vielen Jahren mit der Behandlung von schwer betroffenen Aphasikern begann, gab es nur wenig Therapiematerial, und das wenige bestand fast nur aus Abbildungen von Objekten. Damals begann ich, Situationsbilder zu sammeln. Diese Bilder stellen Tätigkeiten dar, die mit Objekten verbunden sind (»trinkt Kaffee«, »gießt Blumen«). Sie signalisieren Satzstrukturen, die unseren alltäglichen Äußerungen näher kommen als Einzelwörter, die von Objektabbildungen suggeriert werden.

Wenn jemand »Blume« sagt: Will er sie kaufen, begießen, verschenken? Wenn jemand »Hose« sagt, will er sie anziehen, ausziehen, waschen, bügeln, nähen, kaufen? Natürlich ergibt sich häufig aus der Situation, was mit einem einzeln geäußerten Substantiv gemeint ist. Wenn aber in einer Therapiesituation nur Objekt-Abbildungen auf dem Tisch liegen und der Aphasiker diese Objekte benennen oder ihre Namen verstehen soll, wird von ihm etwas sehr Unnatürliches verlangt, denn wir spazieren im normalen Leben ja auch nicht durch die Wohnung und sagen: »Dies ist eine Blume, dies ein Koffer, dies eine Hose ...«. Wir sagen eher: »Ich begieß noch schnell die Blumen«, »Bring bitte den Koffer zum Auto!«, »Ist die Hose gebügelt?« Das heißt, wir verbinden ständig Verben und Substantive, wobei wir die Verbformen je nach Person und Zeit variieren.

Wenn aber die schwer betroffenen Aphasiker jeweils nur ein einziges Wort äußern können? Gerade dann sind Situationsbilder therapeutisch sinnvoller als Objektabbildungen. Denn ich benutze die Verben als Stimulus, um den Aphasiker zur Produktion der Substantive anzuregen. Wenn ich auffordernd sage: »trinkt ...«, fällt ihm »Kaffee« leichter ein als wenn ich auf eine Tasse mit Kaffee zeige

---

4   Die in der Aphasietherapie gebräuchliche Bezeichnung »MODAK« und das damit ausgedrückte Konzept sind durch das Patentgesetz geschützt, ausgedrückt durch die Schreibweise MODAK®. Um den Lesefluss im Text nicht zu beeinträchtigen, wird hier die Schreibweise ohne das ® benutzt.

und frage: »Was ist das?« Warum? Erstens werden in einfachen Aussagesätzen (Verb-Objekt-Sätzen) die Objektnamen betont und können deshalb von den Aphasikern leichter abgerufen werden. Zweitens schränken die Verben die Anzahl der möglichen Objektnamen ein: Wenn ich »trinkt ...« sage, wird der Aphasiker in seinem Wortspeicher nur nach Getränken suchen.

Das für Aphasiker so belastende Problem der Auswahl von Wörtern (belastend wegen der Hemmungsstörung) wird in Verb-Objekt-Sätzen verringert. Später werden dann auch die Verben in die Therapie einbezogen. So kann man je nach den Möglichkeiten des Aphasikers entweder nur Substantive oder Substantive und Verben üben und darüber hinaus noch manches andere.

Für das Umgehen mit diesem Material haben sich im Laufe der Jahre bestimmte Vorgehensweisen als sinnvoll erwiesen, so dass ich dafür Richtlinien notiert habe. Diese Richtlinien bilden aber für die einzelnen Therapiesitzungen nur die Grundlage; das Material muss in jeder Sitzung den individuellen Erfordernissen des Aphasikers angepasst werden.

Das Grundprogramm kann bei schweren und mittelschweren Aphasien eingesetzt werden, wenn die folgenden **Voraussetzungen** erfüllt sind:

- Der Aphasiker sollte physisch und psychisch fähig sein, sich ca. 20–25 Minuten mit vier Bildern, die vor ihm auf dem Tisch liegen, zu beschäftigen.
- Der Aphasiker sollte die auf den Bildern dargestellten Tätigkeiten erkennen können.
- Die Therapie sollte die störungsspezifische Übungsphase erreicht haben.

■ ■ **Das Bildmaterial**

Die Bilder sind nach grammatischen Gesichtspunkten in mehrere Blöcke eingeteilt (die Zeichnungen für die 4 Blöcke in diesem Buch hat die Aphasikerin Jenny angefertigt):

Der erste Block stellt Verben dar, die in einem Satz ohne Ergänzung vorkommen können (■ Abb. 12.1):
- badet, malt, bügelt, kocht etc.

❯ Die Bilder aus diesem Block kann man erst einsetzen, wenn ein Aphasiker fähig ist, mit Verbsätzen ohne Objekt, d. h. mit Subjekt-Verb-Kombinationen (Anna badet, Peter reitet) umzugehen, was bei schweren Aphasien anfangs nicht möglich ist, da die Aphasiker zunächst nur die substantivischen Objektbezeichnungen abrufen können.

■ **Abb. 12.1** Beispiele für den ersten Block: badet/malt/bügelt/kocht.

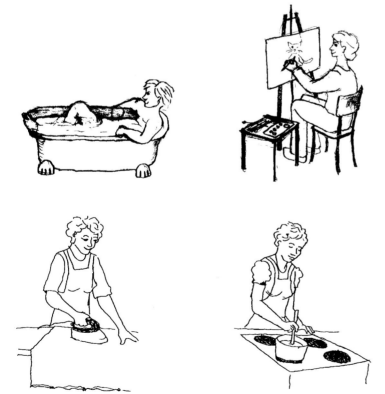

Der nächste Block besteht aus Verben, die eine Ergänzung ohne Artikel erfordern oder zumindest haben können (■ Abb. 12.2):

— trinkt Kaffee, gießt Blumen, backt Kuchen, fährt Rad etc.

Ein weiterer Block enthält Verben, die eine Ergänzung mit Artikel verlangen (■ Abb. 12.3):

— begießt die Blumen/putzt die Zähne/kämmt die Haare/bügelt die Hose
— wäscht das Auto/schiebt das Rad/näht das Kleid/macht das Bett
— packt den Koffer/liest den Brief/mäht den Rasen/streichelt den Hund

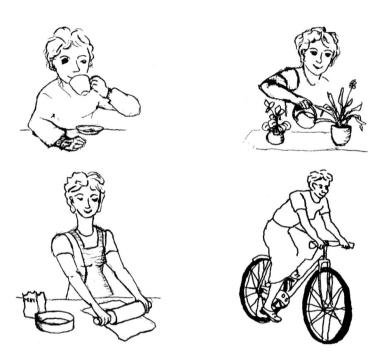

■ **Abb. 12.2** Beispiele für Verben, die eine Ergänzung ohne Artikel haben können: trinkt Kaffee/gießt Blumen/backt Kuchen/fährt Rad.

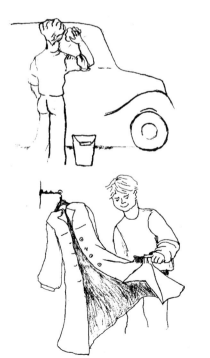

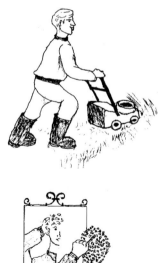

■ **Abb. 12.3** Beispiele für Verben, die eine Ergänzung mit Artikel verlangen: wäscht das Auto/mäht den Rasen/bürstet den Mantel/kämmt die Haare.

Bei diesem Block achte ich darauf, dass die in einem Übungsgang vorkommenden Artikel immer gleich sind.

Der vorletzte Block besteht aus zusammengesetzten Verben (= Partikelverben) (◼ Abb. 12.4). Bei diesem Block bemühe ich mich, **gleiche** Artikel und **unterschiedliche** Verbpartikel in einem Viererset zu haben:

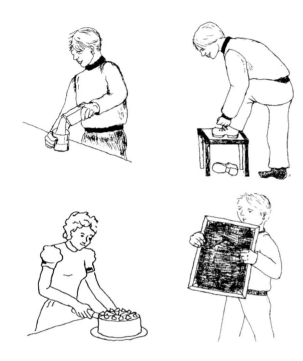

◼ **Abb. 12.4** Beispiele für zusammengesetzte Verben: gießt die Milch ein/macht den Schuh zu/schneidet die Torte an/hängt das Bild auf.

- ▬ zündet die Kerze an
- ▬ schließt die Tür ab
- ▬ klebt die Marke auf
- ▬ rührt die Suppe um etc.

Der letzte Block besteht aus Verben mit längerer Ergänzung (◼ Abb. 12.5):
- ▬ schiebt den Kuchen in den Ofen/gießt den Tee in den Hut
- ▬ wirft Steine ins Wasser/steckt Geld ins Sparschwein etc.

Die beiden letzten Blöcke bilden den Übergang zu erweiterten grammatischen Strukturen, die ohne Bildunterlagen geübt werden.

Bei schweren und mittelschweren Aphasien ist es notwendig, dass die Übungen immer nur innerhalb **eines** Blockes stattfinden, weil die Äußerungen damit auf einer Art Schiene laufen. Der Aphasiker hat nicht nur eine Wortfindungsstörung, sondern auch eine »Kategorienfindungsstörung«: Ihm fehlt nicht nur das passende Wort, sondern er weiß oft nicht einmal, aus welcher grammatischen Kategorie er das nächste Wort herausholen muss. D. h., er weiß nicht, ob er jetzt ein Substantiv, ein Verb oder eine Präposition abrufen soll. Ihm fehlt also die gesamte Satzstruktur. Diese Struktur kann er wiederentdecken und automatisieren, wenn er Äußerungen übt, die alle die gleiche Struktur haben, also Äußerungen innerhalb eines Blocks.

Die **Zusammenstellung der Vierergruppen innerhalb eines Blocks** richtet sich einerseits nach den individuellen Erfordernissen des Aphasikers: nach seiner Artikulationsfähigkeit (z.B. ist »Brötchen« schwerer auszusprechen als »Suppe«, muss also in manchen Fällen aussortiert werden),

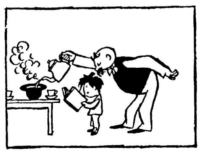
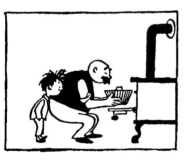
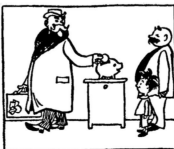
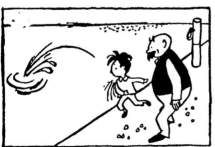

◼ **Abb. 12.5** Beispiele für den letzten Block: schiebt den Kuchen in den Ofen/gießt den Tee in den Hut/wirft Steine ins Wasser/steckt Geld ins Sparschwein (E. O. Plauen, Vater und Sohn).

nach seinen Interessen, seinem Können etc. Andererseits achte ich darauf, dass innerhalb einer Vierergruppe weder die gleichen Verben (nicht zweimal »putzt« oder »isst«) noch lautlich ähnliche Verben vorkommen (z.B. dürfen »schneidet« und »schält« bei manchen Patienten nicht in der gleichen Sitzung geübt werden, weil der gleiche Anfangslaut zu Verwechslungen oder gleichzeitigem Abruf – »schneilt« oder »schädet« etc. – führt. »Liest« und »gießt«, »hackt« und »harkt« sind auch zu ähnlich).

Die Namen der auf den Bildern dargestellten Objekte sollten unterschiedliche Anfangslaute und Hauptvokale haben (»trinkt **B**ier« und »gießt **B**lumen« sollte ebenso wenig kombiniert werden wie »kocht Suppe« und »backt Kuchen«).

> ❯ Je einfacher und eindeutiger ein Bild ist, desto besser eignet es sich für die Übungen.

Bilder mit überflüssigen Details rufen zu viele Assoziationen hervor und stören damit die Wortfindung. Das zeigte sich bei dem Bild, das als Vorlage für »putzt Schuhe« dient (◻ Abb. 12.6): Der Schuhputzer hat viele Schuhe vor sich stehen, dadurch wurden Aussagen wie »schustert«, »schutzt Fusters« etc. hervorgerufen.

Schwarz-weiß-Zeichnungen eignen sich gut als Therapiematerial, weil sie leicht zu fotokopieren sind. Meine Sammlung enthält aber auch Fotos und Zeitungsbilder und wird ständig ergänzt.

Für jeden Block sind die Bilder nach den Anfangsbuchstaben der Objektnamen alphabetisch geordnet.

■■   **Die Grundprogramm-Phasen**

Das Grundprogramm besteht aus 2 Teilen: ANLAUF und DIALOG (ANLAUF, weil diese Übungsschritte den Anlauf zum DIALOG bilden). In jeder Therapiesitzung sollten alle Übungen des ANLAUFs geübt werden, damit die unterschiedlichen Modalitäten auf mehrfache Weise miteinander verbunden werden.

Das Vorgehen möchte ich am Beispiel von Frau I. zeigen:

Frau I. leidet an einer schweren Wernicke-Aphasie. Als sie bei uns die Therapie begann, verstand sie sehr wenig, sprach fast nur unverständlichen Wernicke-Jargon und konnte weder nachsprechen, noch lesen oder schreiben.

Ich habe in der 6. Therapiesitzung mit dem Grundprogramm begonnen und beschreibe hier die Anfänge.

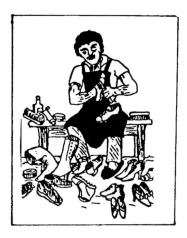

◻ **Abb. 12.6** Überflüssige Details können verwirren (putzt Schuhe).

■■   **Der ANLAUF**

■   **Übung »Zeigen« (auditives Verstehen)**

Auf dem Tisch liegen vier Bilder:

»trinkt Kaffee/isst Suppe/fährt Auto/spielt Tennis«

Ich möchte die Substantive üben, dabei aber möglichst solche unnatürlichen und im täglichen Leben kaum vorkommenden Äußerungen wie: »Das ist eine Tasse Kaffee«, »das ist ein Teller mit Suppe« etc. vermeiden. Zwar wird es im täglichen Leben auch nicht oft vorkommen, dass man über einen Dritten sagt: »Er trinkt Kaffee«, »isst Suppe«, »fährt Auto« etc., aber solche Äußerungen sind – in bestimmten Zusammenhängen – wenigstens denkbar. Außerdem aktivieren die Verben bestimmte Substantive, mit denen sie normalerweise verbunden sind wie (fährt) »Auto«, (trinkt) »Kaffee«, (isst) »Suppe« etc.

Ich sage, etwas langsamer und deutlicher als bei Nichtaphasikern, aber mit natürlicher Intonation:

»Zeigen Sie trinkt *Kaffee*!«

(Kaffee besonders betont)

Frau I., die nur bemerkt hat, dass ich sie um etwas gebeten habe, aber kein Wort verstanden hat, produziert eine längere unverständliche Äußerung und schaut nicht auf die Bilder, sondern sieht mich an. Ich nehme behutsam ihre gesunde linke Hand und zeige mit ihr auf das betreffende Bild, während ich nochmals eindringlich wiederhole »trinkt Kaffee«.

> ❯ Manche Wernicke-Patienten müssen etwas energischer zum Zuhören gebracht werden.

Sie hören nicht auf, selbst zu sprechen – dann schaue ich sie eindringlich an und mache das Schweige-Zeichen (Zeigefinger auf meine Lippen). Wenn das nicht nützt, nehme ich vorsichtig den linken Zeigefinger des Aphasikers und lege ihm auf die Lippen.

Frau I. kann zwar meine Worte nicht verstehen, achtet aber auf das, was ich sage. Deshalb kann ich mit ihr diese Übung langsam durchgehen: Ich fordere sie also auf: »Zeigen *Sie isst Suppe/fährt Auto/spielt Tennis*«, warte nach jeder Aufforderung einen kurzen Moment, helfe ihr dann beim Zeigen (weil sie meine Worte nicht versteht) und wiederhole jedes Mal während des Zeigens den betreffenden Satz, wobei ich das Substantiv besonders hervorhebe.

In dieser Übung werden mehrere sprachliche und nichtsprachliche Systeme kombiniert und dabei trainiert:

Die nonverbalen Prozesse des visuellen Systems, z. B. Muster- und Formwahrnehmung, Objekterkennung etc. (Erfassen der Bilder), werden verbunden mit den Prozessen der auditiven Wahrnehmung (Hören), den Prozessen des verbalen Gedächtnisses (Behalten, welches Bild gezeigt werden soll) und den Prozessen, die die Gestik betreffen (Zeigen). Außerdem sind Kontroll- und Hemmprozesse im Einsatz. Die Kontrolle überwacht, ob das richtige Bild gezeigt wird; Hemmprozesse müssen alle überflüssigen Informationen und Prozesse unterdrücken, z. B. die Daten der drei nicht geforderten Bilder.

Wenn wir uns die Vorgänge in Zeitlupe vorstellen, passiert etwa Folgendes:

Das Ohr nimmt Schwingungen auf, die von der inneren Sprache in, sagen wir, »trinkt Kaffee« umgesetzt werden. Dadurch wird eine bildliche Vorstellung von dieser Tätigkeit erzeugt. Fast gleichzeitig tasten die Prozesse des visuellen Systems alle vier Bilder auf dem Tisch ab und geben sie als Daten an das neuronale Netzwerk weiter. Dort wird erkannt, dass die visuellen Daten vom Trinkt-Kaffee-Bild mit der von den verbalen Prozessen erzeugten bildlichen Vorstellung von »trinkt Kaffee« übereinstimmen. Alle Prozesse, die »trinkt Kaffee« betreffen, werden daher in das verbale Gedächtnis überführt, während die visuellen Informationen der drei anderen Bilder gehemmt oder gelöscht werden. Nun werden die Motorikprozesse für das Zeigen programmiert, damit die richtige Geste das richtige Bild ansteuert. Dabei helfen Prozesse des visuellen Gedächtnisses, das vorher ausgesuchte Bild wiederzufinden. Auf diese Weise übt der Aphasiker auch die fast immer gestörte Fähigkeit zu schnellen Entscheidungen.

Bei Frau I. funktionieren alle diese Prozesse noch nicht. Aber beim Wiedergewinnen der Sprache hilft das »Als-ob-Vorgehen«, das auch beim Erlernen vieler anderer Künste hilfreich ist: Wir tun so, als ob sie schon alles könnte, während ich ihr in Wirklichkeit helfe, so weit sie es braucht. Dabei achte ich aber immer darauf, dass sie bei jedem Arbeitsschritt auch selbstständig mitarbeitet. Allmählich kann sie immer mehr auf meine Hilfe verzichten. Durch das »Als-ob-Vorgehen« werden alle Prozesse geübt und damit angeregt.

Natürlich gibt es hoffnungslos schwer betroffene Aphasiker, bei denen dieses »Als-ob-Vorgehen« vergebli-

che Mühe ist. Als Therapeut merkt man sehr schnell, ob sich – wenn auch in winzigen Schritten – sprachlich etwas tut. Wenn nach mehreren Sitzungen keine einzige richtige Reaktion beim Verstehen, Zuordnen, Wortlegen oder Abschreiben erkennbar ist, muss auf andere Therapiemethoden umgeschaltet werden.

- ■ **Übung »Schriftstreifen zuordnen«**
  (Lesesinnverständnis)

Die vier Bilder liegen noch auf dem Tisch. Nun halte ich Frau I. vier Karten hin, die ich wie beim Kartenspiel aufgefächert in der Hand halte, mit der unbeschriebenen Seite nach oben. Frau I. zieht die erste Karte, auf der sehr groß und deutlich »trinkt Kaffee« steht. Sie kann damit nichts anfangen, weil sie nicht lesen kann. Wieder nehme ich behutsam ihre linke Hand und lege mit ihr zusammen die Karte zum richtigen Bild, dabei sage ich ein wenig langsamer und deutlicher als beim normalen Gespräch, aber mit natürlicher Intonation, »trinkt Kaffee«: Das Gleiche machen wir mit den anderen drei Karten. Frau I. macht aufmerksam mit.

In dieser Übung wird die Kombination von Prozessen der nonverbalen visuellen Wahrnehmung (Bilder erkennen) mit Prozessen der Modalität »Lesen« geübt. Natürlich spielen wieder die Prozesse des sprachlichen und visuellen Gedächtnisses mit, die ich unter der Übung »Zeigen« erwähnt habe. Wieder wird, wie in der vorherigen Übung, die Fähigkeit zum Entscheiden und zum Hemmen der von den übrigen Bildern ausgehenden Signale geübt.

Bei Frau I. müssen wir alle Prozesse wieder mit dem »Als-ob-Vorgehen« anregen. Dabei scheint sie das Schriftbild einiger Wörter ganzheitlich zu erfassen.

- ■ **Übung »Zurückgeben der Schriftstreifen«**
  (auditives Verstehen und Lesesinnverständnis)

Ich sage nun zu Frau I.: »Bitte geben Sie mir *trinkt Kaffee*!« und strecke meine Hand aus. Frau I. versteht nur, dass ich sie um etwas bitte, versteht aber nicht, was ich möchte. Ich ergreife behutsam ihre Hand und helfe ihr, mir die richtige Karte zu geben, während ich den Satz spreche, der auf der Karte steht. Frau I. weiß nun, was ich möchte und gibt mir bei meiner nächsten Aufforderung eine Karte, allerdings nicht die richtige. Ich lege die falsche Karte mit einem freundlichen, aber energischen »Nein, nein« zurück, wiederhole den richtigen Satz und helfe Frau I., mir die richtige Karte zu geben. Sie schaut die Karten aufmerksam an.

In dieser Übung verbinden wir Prozesse des auditiven Verstehens mit Prozessen der Modalität »Lesen«, wobei wahrscheinlich auch die nonverbale visuelle Wahrnehmung (Bilder erkennen) am Rande mitgeübt wird bzw. den Lesevorgang unterstützt, weil die Wortkarten unter den entsprechenden Bildern liegen. Darüber hinaus wird ein spezieller Aspekt des auditiven Verstehens geübt, der bei Aphasie häufig Probleme macht: das **Verstehen von Aufforderungen**. Schließlich werden noch die Prozesse geübt, die zielgerichtete Bewegungen steuern (das Ergreifen und Übergeben des richtigen Bildes), und wiederum die Entscheidungsfähigkeit und die kontrollierte Hemmung.

Im Falle von Frau I. gilt für alle diese Prozesse wieder das »Als-ob-Vorgehen«, wobei das ganzheitliche Erfassen der Wörter geübt wird.

- Übung »Zurückgeben der Bilder«
  (Verstehen – auditive Stimulierung)

Ich gehe wie bei der Übung »Zurückgeben der Schriftkarten« vor.

Frau I. hat hier die gleichen Schwierigkeiten wie bei den vorigen Übungen, aber bei »trinkt Kaffee« schaut sie sofort zum richtigen Bild. Sie ist aber noch unsicher und wartet auf meine Hilfe. Die anderen Sätze versteht sie nicht. Ich baue auf den Übungseffekt und gehe langsam mit ihr alle Bilder durch, indem ich ihr helfe, das richtige Bild auszuwählen und es mir in die Hand zu geben. Da sie mich schon gut kennt, macht sie vertrauensvoll mit. In den Anfangssitzungen hätte ich sie nicht auf diese Weise belasten dürfen, weil das Umgehen mit Sätzen, die sie nicht versteht, Frustration bedeutet. Sie weiß aber schon, dass wir anschließend etwas machen werden, was sie kann, so dass die Frustrationen wieder abgebaut werden können. Sie kann z. B. Zahlen sortieren und sie in der richtigen Ordnung in eine hölzerne Uhr stecken, 10-Cent-Stücke zu Häufchen von einem Euro gruppieren, ihren Namen abschreiben etc.

Die Übung »Zurückgeben der Bilder« entspricht in ihrer Wirkung fast der Übung »Zeigen«, nur hat das Geben der Bilder eine **noch stärker stimulierende Wirkung als das Zeigen**. Viele Aphasiker sagen dabei den entsprechenden Satz oder nennen zumindest das Substantiv, während sie mir das passende Bild geben.

- Übung »Wortlegen und Schreiben«

Dies ist für Frau I.s augenblicklichen Störungsstand die entscheidende Übung, von der sie wahrscheinlich am meisten profitiert.

Ich lege nun ein Bild einzeln auf den leeren Tisch: »isst Suppe« – und sage noch einmal: »isst Suppe«.

Dann lege ich die passenden Buchstaben für »Suppe« durcheinander auf den Tisch, lege »S« unter das Bild und bitte Frau I., das Wort »SUPPE« zu legen. Während sie etwas unschlüssig die Buchstaben hin- und herschiebt, helfe ich ihr mit unterstützenden bzw. ablehnenden Zurufen, bis tatsächlich, von ihr allein zusammengeschoben, »SUPPE« gelegt ist. Als das Wort richtig vor ihr liegt, hat sie eine Art Aha-Erlebnis: Sie hat offensichtlich plötzlich

erkannt, dass dort »SUPPE« steht, und murmelt befriedigt etwas Unverständliches vor sich hin.

Nun lege ich ein Blatt Papier unter das Wort und bitte Frau I., »SUPPE« abzuschreiben. Dabei nehme ich das »U«, den Hauptvokal, weg. Sie soll ihn möglichst selbstständig einsetzen. Sie schreibt »BEPPE«. Beim »S« hat sie nicht gut genug hingeschaut, und dass sie ein »E« statt des »U« einsetzt, ist typisch: Viele Aphasiker erinnern sich nur an das »E«. Ich bitte sie, das geschriebene Wort mit dem gelegten Wort zu vergleichen und den Fehler zu verbessern. Das macht ihr große Schwierigkeiten. Sie kann weder den Fehler allein entdecken noch, als ich ihn ihr gezeigt habe, das »E« durchstreichen und ein »U« einsetzen. Wir wiederholen also das Legen und das Abschreiben, und als sie wieder beim Einsetzen des Vokals zögert, suche ich die Buchstaben »A«, »I« und »U« aus dem Legekasten heraus und bitte sie, unter diesen dreien den richtigen Buchstaben auszuwählen. Tatsächlich wählt sie »U« aus, setzt es richtig ein und betrachtet befriedigt das richtig abgeschriebene Wort.

Während sie schrieb, hatte ich ein paarmal »Suppe« gesagt, und Frau I. hatte Unverständliches geäußert. Doch jetzt, beim Lesen des richtig abgeschriebenen Wortes, sagt sie zwischen unverständlichen Lauten plötzlich deutlich »Suppe«. Ich freue mich im Stillen, gehe aber weiter nicht darauf ein, weil ich weiß, dass sie das Wort nicht sofort noch einmal richtig sagen kann.

Wir legen und schreiben nun auf die gleiche Weise »Kaffee«: Für »Auto« und »Tennis« ist in dieser Sitzung keine Zeit mehr, sie werden in der nächsten Sitzung geschrieben.

Das Legen und anschließende Abschreiben gefällt Frau I. sehr. Sie möchte die gelegten Wörter am liebsten immer wieder abschreiben. Deshalb werde ich am Ende der Sitzung die vier Bilder in ihr Heft kleben und »S.PPE« und »K.FFEE« dazu schreiben, die Buchstaben »U« und »A« bekommt sie mit. Später, wenn sie besser schreiben kann, wird sie nur noch Buchstaben mitnehmen (die ich einzeln auf Papierstückchen geschrieben und – vermischt – neben das entsprechende Bild ins Heft geklammert habe) und die Wörter selbstständig legen. Noch später wird sie zumindest einige Wörter ohne vorheriges Legen auswendig schreiben.

Was passiert bei dieser Übung?

1. Wie bei den anderen Übungen werden Prozesse der visuellen Wahrnehmung geübt.
2. Es werden die Prozesse angeregt, die jeweils ein ganzes Wortbild aus dem orthographischen Wortspeicher abrufen, ein Programm für das schriftliche Wortbild sozusagen, das beim Legen des Wortes auftaucht. Ich kann oft den Moment des Auftauchens deutlich erkennen: Der Aphasiker zeigt eine Reaktion des Wiedererkennens.

3. Darüber hinaus werden bei dieser Übung Prozesse der Graphem-Phonem-Verbindung (Beziehungen zwischen Lauten und Buchstaben) und Prozesse der Verkettung von Graphemen deblockiert. Ganz sicher wird dabei auch die innere Artikulation angeregt, denn sehr oft können Aphasiker ein Wort, das sie gelegt und danach abgeschrieben haben, auch aussprechen, obwohl sie es vorher nicht artikulieren konnten.

Manche Aphasiker artikulieren das Wort schon unbewusst beim Buchstaben-Zusammenlegen.

Das Wortlegen halte ich für eine der wichtigsten therapeutischen Maßnahmen bei schweren Aphasien. Fast alle Aphasiker lieben es: Sie sind dabei aktiv und sie haben jedes Mal ein Erfolgsgefühl, wenn sie das richtig gelegte Wort plötzlich wiedererkennen. Der Vorgang des Wortlegens fällt ihnen relativ leicht (oder sie glauben, dass es leicht ist, ohne zu merken, dass ich sie mit meiner Stimme steuere). Es ist viel schwerer, ein Wort ohne visuelle Unterstützung aus dem Wortspeicher abzurufen. Beim Wortlegen werden vermutlich die Abrufprozesse mitgeübt.

Beim Wortlegen und -schreiben kommt es nicht darauf an, dass der Aphasiker nun gerade dies eine Wort »Suppe« oder »Kaffee« legt. Es kommt auch nicht darauf an, dass er es sofort völlig richtig legt. Und es kommt auch nicht darauf an, dass er es, wenn er es heute richtig gelegt hat, morgen auch noch richtig legen kann (das kann er oft nicht). Worauf es einzig und allein ankommt: dass er die Prozesse des Zusammenfügens von Lauten (Buchstaben) zu Lautmustern (Wörtern) **übt** und bei diesen Übungen gewisse Aha- und Erfolgserlebnisse hat. Die Prozesse der Wortfindung und -bildung müssen angeregt werden – dann werden sich die einzelnen Wörter später von selbst einstellen. Dass sich diese Prozesse auch bei anfangs hoffnungslos erscheinenden Fällen wieder anbahnen lassen, habe ich oft genug erlebt.

■ ■ Der DIALOG« (Sprechen und Verstehen)

Vor dieser Übung lege ich alle vier Bilder wieder auf den Tisch und lasse die Schriftkarten noch einmal den Bildern zuordnen.

Nun zeige ich auf ein Bild und sage: »Diese Frau trinkt etwas. Trinkt sie Wasser?« Frau I. schaut mich fragend an. Ich antworte für sie: »Nein sie trinkt – Kaffee.« (Das Wort »Kaffee« sehr betont nach einer winzigen Pause). Frau I. schaut mir aufmerksam auf den Mund, schaut auf das Bild, und als ich den Vorgang wiederhole, spricht sie »Kaffee« fast richtig mit (obwohl sie normalerweise nicht nachsprechen kann). Wir gehen die Bilder auf diese Weise durch. Ich lasse alles gelten, was sie sagt, verlange nur, dass sie nicht ihre typischen langen Wernicke-Ketten äußert. Bei jedem Bild sage ich etwas Falsches und verbessere es dann deutlich. Sie versteht die Struktur, wenn

auch sicher nicht jedes Wort. Ich übe nur die Substantive auf diese Weise.

Bei dieser Übung werden die Aphasiker zum ersten Mal speziell zum Sprechen aufgefordert (sie sprechen auch bei den anderen Übungen, wenn sie möchten, sollten sich aber nicht dazu verpflichtet fühlen). Patienten mit globaler und **Broca-Aphasie** werden hier zum Sprechen angeregt: Es ist sehr wichtig, dass das Ergreifen der Sprecherrolle, der Sprecheinsatz, und andere Dialogreaktionen von ihnen geübt werden. **Wernicke-Aphasiker** lernen, ihren nicht endenden Sprechfluss zu unterbrechen, auf den Gesprächspartner und seine Fragen genau zu achten und nur das zu antworten, was relevant ist. Da die Wort- bzw. Satzkarten unter den Bildern liegen, kann die mündliche Produktion durch die geschriebenen Wörter unterstützt (deblockiert) werden.

Für Frau I. ist an diesem Tag die Arbeit mit dem Grundprogramm beendet. Wir werden in der nächsten Sitzung mit anderen vier Bildern genau so vorgehen.

Jedes Viererset ist für Frau I. doppelt vorhanden: Ein Set, etwas verkleinert, wird ins Heft geklebt, so dass Frau I. es in ihrem Zimmer anschauen und etwas dazu schreiben kann. Das zweite Set kommt in ihre Akte.

Hin und wieder machen wir nach dem Dialog noch ein kommunikatives Spiel (Therapeuten nennen es »PACE«): Die schon geübten Bilder werden wie beim Kartenspielen gemischt und Frau I. angeboten. Sie zieht eine Karte und beschreibt sie. Ich darf die Karte nicht sehen, sondern muss aus ihren Worten erfahren, welche Karte sie gezogen hat. Die Karten, die sie so deutlich beschrieben hat, dass ich verstehen konnte, um welches Bild es sich handelt, bilden einen Packen. Die nicht erkannten Karten bilden einen anderen Packen. Beide Packen werden am Ende der Wiederholung gezählt (wenn die nicht erkannten Karten nicht zu sehr in der Überzahl sind!). Im Laufe der Wochen wächst der Haufen der erkannten Karten – ein Erfolgserlebnis für Frau I., die dieses Spiel sehr gern hat.

Vor einiger Zeit ergab sich dabei eine interessante Situation: Wie so oft hatten wir Hospitantinnen zu Besuch, an einem Tag die eine, am nächsten die andere. Ich bot Frau I. den Packen der Wiederholungsbilder an und bat die Hospitantin, an meiner Stelle zu sagen, was sie aus Frau I.s Jargon heraushörte. (Ich kenne ja die Bilder, und es ist für mich leicht, »er isst Suppe« herauszuhören, wenn Frau I. sagt: »sie stuppt Schuppi, sie schuppt Essen, nee, sie suppt Schuppstrupp ...«. Aber für einen Nichteingeweihten sind solche Äußerungen rätselhaft).
Die erste Hospitantin war auffallend begabt. Sie schaute Frau I. aufmerksam an, zuckte selbst bei den tollsten Lautkombinationen nicht mit der Wimper und hatte sehr schnell die Lösung heraus, die meist so im Lautsalat versteckt ist wie eine gesuchte Figur im Vexierbild.

▼

Der Packen der erratenen Bilder wuchs, und je mehr Bilder erraten wurden, desto öfter sagte Frau I. deutlich, d. h. ohne lautliche Verdrehung, das richtige Wort. Schließlich waren von 20 Bildern 17 erkannt, wobei es bei den letzten Bildern nicht mehr schwer gewesen war, Frau I.s Äußerungen zu verstehen, weil sie bei jedem Satz mindestens ein Wort, meist das Substantiv, verständlich ausgesprochen hatte. Am nächsten Tag eine neue Hospitantin, die gleichen Karten. Aber diese Hospitantin war weniger geschickt im Entdecken der Lösung. Sie schaute Frau I. zwar freundlich, aber erschrocken an und sagte gar nichts. Ich sprang beim Erkennen der Bilder ein, aber Frau I. blieb auf die Hospitantin fixiert und wurde zusehends ungeduldiger. Schließlich sagte sie völlig verständlich: »Die gestern war besser« und produzierte anschließend immer schlimmere Neologismen, so dass ich auch nichts mehr verstand und die Wiederholung nach 12 Bildern, von denen nur 3 erkannt worden waren, abbrach.

Dies ist ein deutlicher Beweis für die starke Wirkung des Hörers bzw. Gesprächspartners auf die aphasische Produktion. (Allerdings will ich damit nicht dem jeweiligen Gesprächspartner die »Schuld« am Jargon eines Wernicke-Aphasikers zuschreiben: der Jargon entsteht aus vielen Gründen; die Reaktion des Hörers bilden nur eine Komponente des komplexen Ursachenbündels).

Bei meiner Schilderung der Übungen habe ich beschrieben, wie Frau I. sich anfangs verhalten hat – inzwischen hat sie Lesen und Schreiben wenigstens rudimentär gelernt, kann die Satzkarten den Bildern sehr schnell zuordnen, kann die Substantive und teilweise auch die Verben fast auswendig schreiben und kann mich auch bei kaum geübten Bildern mit dem richtigen Wort verbessern, wenn ich im Dialog die falschen Objektbezeichnungen sage. Sie kann schon häufig das richtige Wort erkennbar aussprechen, kombiniert es allerdings oft mit nicht passenden Wörtern: »er suppen Suppe«, »trifft Saft«, »sie liest das Lesen« etc. Streckenweise – besonders wenn sie müde oder aufgeregt ist – produziert sie noch ihren typischen Wernicke-Jargon. Man braucht sehr viel Geduld in der Therapie: Die gestörte Sprache lässt sich nicht Wort für Wort ausmerzen, sondern es geht darum, die unverständlichen Anteile zu verringern, die verständlichen zu vermehren – und das gelingt nur in langsamen Schritten von Tag zu Tag.

Das Grundprogramm wird auf jeden Aphasiker individuell zugeschnitten. Die folgenden Beispiele zeigen, dass das gleiche Vorgehen bei jedem Aphasiker andere Reaktionen hervorruft.

Nehmen wir Herrn Z., der an einer schweren Broca-Aphasie leidet. Er kann zwar nur wenige Wörter äußern, diese aber verständlich, d. h. ohne allzu schlimme lautliche Verdrehungen artikulieren. Er kann besser verstehen als Frau I. Ich möchte

zur Zeit bei ihm den Abruf von Substantiven lockern und verstärken, den Abruf von Verben vorsichtig anbahnen und auf diese Weise die Möglichkeit zum Äußern von Sätzen schaffen.

■   Übung »Zeigen«

Ich bitte Herrn Z. »Zeigen Sie *trinkt Kaffee*«. Er versteht das Substantiv »Kaffee« sofort und zeigt richtig. Auch alle anderen Bilder zeigt er richtig.

Da er die Verben weniger gut versteht, würde er vermutlich falsch zeigen, wenn ich die Substantive wegließe und nur sagte: »er trinkt«, »sie fährt« etc. Aber ich möchte ihn so wenig wie möglich frustrieren und übe deshalb die Verben im Zusammenhang mit den Substantiven, die ihm vertrauter sind, so dass sich die Verben auf natürliche Weise mit den Bildern und Substantiven verbinden.

■   Übung »Schriftstreifen zuordnen«

Herr Z. kann (vielleicht ganzheitlich?) einzelne Wörter lesen und ordnet die Karten – etwas zögernd – fast richtig zu, verwechselt allerdings zuerst »isst Suppe« mit »putzt Schuhe«. Bei der etwas eiligen Zusammenstellung der Bilder hatte ich neben »trinkt Kaffee« und »fährt Auto« zwei Bilder ausgesucht, die nicht gleichzeitig einer Übung zugrunde gelegt werden sollten: »isst Suppe« und »putzt Schuhe«. Die beiden Objekte beginnen beide mit einem »S-Laut« und in beiden Objektnamen ist der Hauptvokal ein »u«. Wie wir an Herrn Z.s Reaktion erkennen werden, war dies ein Fehler. Ich vermute, dass er die Substantive besser lesen kann als die Verben, gehe aber vorläufig auf diese Frage nicht weiter ein. Jedes Mal, wenn er eine Karte richtig zugeordnet hat, sage ich – beiläufig – »ja, fährt Auto«, »ja, isst Suppe« etc.

Um die Lernprozesse weiter zu vertiefen, schließe ich das Zurückgeben der Schriftkarten an.

■   Übung »Zurückgeben der Schriftstreifen«

Herr Z. versteht zuerst nicht, was ich mit »Geben Sie mir bitte ...« meine, obwohl wir das Geben schon in den vorigen Sitzungen geübt hatten und obwohl ich die entsprechende Geste mache. Bei der ersten Karte muss ich ihm deshalb helfen, aber dann erinnert er sich und gibt mir, nach einigem zögernden Suchen, die richtigen Steifen. Dabei murmelt er undeutlich und offensichtlich unbewusst einige Sätze vor sich hin.

Das Zurückgeben der Bilder lasse ich aus, weil Herr Z. relativ gut versteht und ich die nächsten Übungen etwas ausführlicher durchgehen möchte.

■   Übung »Wortlegen und -schreiben«

In den bisherigen Therapiesitzungen hatte Herr Z. nur die Substantive, d. h. die Objektnamen, aus Buchstaben gelegt und danach geschrieben. Weil ich die Fähigkeit zum Umgang mit Verben anbahnen möchte und für das Legen und

Schreiben beider Kategorien nicht genügend Zeit bleibt, wird er heute nur mit den Verben schriftlich arbeiten.

Die Buchstaben für »trinkt« werden ihm gemischt vorgelegt, das »t« lege ich unter das Bild. Er schiebt das »i« neben das »t«, legt dann das »k« daneben und betrachtet etwas unzufrieden die entstandene Reihe »tik«. Ich schiebe das End-»t« hinter das »k« und lasse zwischen »ti« und »kt« einen Spalt, so dass »ti kt« entsteht. Herr Z. schiebt das »n« in den Spalt. »tinkt« ist entstanden. Ich sage bestätigend »Ja, gut!« und zeige dann auf das »r«. Aber selbst als ich mehrmals betont »trrrrinkt« sage, kann Herr Z. nicht fest stellen, wohin das »r« gehört. Also helfe ich ihm, es an die richtige Stelle zu legen. Danach nehme ich den Vokal »i« weg und bitte Herrn Z., das Wort abzuschreiben und den fehlenden Buchstaben einzusetzen. Er schafft es und sagt dabei »Kaffee«. Ich sage »Ja, trinkt Kaffee«, und Herr Z. wiederholt ganz locker, ohne dass ich ihn dazu auffordere: »trinkt Kaffee«.

Herr Z. legt und schreibt in dieser Sitzung noch »fährt«. Die beiden anderen Verben heben wir uns für die nächste Sitzung auf.

Um den Dialog durchführen zu können, schiebe ich das Zuordnen der Schriftkarten nochmal ein. Herr Z. ordnet die Karten zögernd, aber richtig zu. Diesmal hat er auch »isst Suppe« richtig erkannt.

■ Der »DIALOG«

Obwohl Herr Z. nur wenige Worte (vorwiegend Substantive) spontan äußern kann, hat er diese Dialoge gern. Wir haben schon einige Vierergruppen geübt. Ich knicke jede Karte so um, dass die Substantive verdeckt sind und nur noch die Verben unter den Bildern gelesen werden können. Da Herr Z. relativ gut versteht, zeige ich nicht auf das Bild, um das es geht, sondern sage:

L.L.: Da ist ein junges Mädchen, das am Tisch sitzt. Sie trinkt. Sie trinkt ...
Herr Z.: Kaffee.
L.L.: ja, sie trinkt Kaffee. – Und eine junge Frau ist auf der Reise. Sie fährt. Sie fährt ...
Herr Z.: fährt Auto.
L.L.: Genau. Sie fährt Auto. – Dann ist da ein Mann in einem Restaurant. Er hat Hunger. Er sitzt am Tisch und isst. Er isst ...
Herr Z.: Suppe. Isst Suppe.
L.L.: Ja. Er isst Suppe. – Und ein Mann sitzt im Keller. Er hat viel Arbeit. Er hat eine Bürste in der Hand. Er putzt ...
Herr Z.: Suppe (etwas zweifelnd, scheinbar selbst unzufrieden mit dem Wort)
L.L.: Gucken Sie mal, er macht etwas anderes. Er putzt ...
Herr Z.: ... (schweigt, kann das Wort »Schuhe« nicht abrufen).

Ich hole die Buchstaben für »Schuhe« aus dem Legekasten, gebe ihm das »Sch« vor und bitte ihn, das Wort zu

legen (spreche es aber selbst nicht aus). Herr Z. legt richtig »Schuhe«, murmelt es schon beim Legen und sagt es dann laut und deutlich.

Nun gehen wir diese Übung noch einmal durch. Ich sage jedes Mal etwas Falsches. Herr Z. soll mich, möglichst mit vorwurfsvollem Ton, verbessern. (Herr Z. spricht, wie viele Broca-Aphasiker, mit ausdrucksloser monotoner Stimme. In diesen Dialogen möchte ich auch die stimmliche Ausdrucksfähigkeit üben). Ich sage also, indem ich auf die entsprechenden Bilder zeige:

L.L.: Herr Z., ich werde jetzt alles falsch sagen. Und sie verbessern mich, ja? Schimpfen Sie mit mir! – Trinkt sie Bier?
Herr Z.: Nein, Kaffee (prompt und sicher).
L.L.: Ja, sie trinkt Kaffee. Schimpfen Sie noch stärker! Fährt sie Rad?
Herr Z.: Rad – Nein, fährt Auto (tatsächlich etwas lauter).
L.L.: Putzt er die Zähne?
Herr Z.: Zähne? Nein – Schuhe.
L.L.: Ja. Er putzt Schuhe. – Isst er Kuchen?
Herr Z.: Isst Suppe (»Suppe« mit deutlicher Betonung).

Anscheinend lösen die falschen Wörter, die ich sage, die richtigen Wörter bei Herrn Z. besonders gut aus. Allerdings erfolgt diese Reaktion nicht bei allen Aphasikern: Manche lassen sich auch von den falschen Wörtern anstecken. In solchen Fällen muss man natürlich die Stimulierung durch falsche Wörter weglassen.

Ich drehe jetzt die Karten um, so dass die Verben verborgen und nur die Substantive sichtbar sind.

L.L.: Diese Frau macht etwas mit dem Auto. Wäscht sie das Auto?
Herr Z.: Nein – (stockt)
L.L.: Was macht sie mit dem Auto? Sie ...
Herr Z.: fährt Auto.
L.L.: Dieser Mann macht etwas mit der Suppe. Kocht er die Suppe?
Herr Z.: Suppe essen. (Das ist typisch: Obwohl ich nie den Infinitiv mit den Aphasikern übe, kommt er immer wieder vor).
L.L.: Ja, er isst Suppe. Und diese junge Frau? Was macht sie mit dem Kaffee? Kocht sie Kaffee?
Herr Z.: Nein, trinkt Kaffee.
L.L.: Ja, genau. – Und dieser Mann im Keller, was macht er mit den Schuhen?
Herr Z.: Schuhe.
L.L.: Ja, er macht etwas mit den Schuhen. Zieht er die Schuhe an?
Herr Z.: ... (kann nicht antworten. Also müssen wieder die Buchstaben helfen, und sie tun es. Nachdem er »putzt« gelegt hat, sagt er:) Putz Schuhe.

(Herr Z.s Ärger darüber, dass ihm »putzt« nicht eingefallen war, wird durch meine Erklärung beseitigt, dass er beim Wortlegen das richtige Wort ganz allein gefunden hat – also mehr kann als er glaubt).

Auch Herr Z. nimmt aus der Therapie die Bilder im Heft mit. Ich schreibe jedes Substantiv auf, zerschneide es in einzelne Buchstaben und klammere es zum passenden Bild. Außerdem lege ich die Karten mit den Zwei-Wort-Sätzen zu den Bildern ins Heft. Er wird am Nachmittag die Buchstaben zu Wörtern zusammenlegen, die Wortkarten selbstständig den Bildern zuordnen und dann die Sätze so abschreiben, dass jedes Bild die passende Unterzeile hat.

Frau St. hat auch eine Broca-Aphasie, aber keine schwere wie Herr Z., sondern eine mittelschwere Störung. Sie hat aber noch große Wortfindungsprobleme und Schwierigkeiten, Sätze mündlich oder schriftlich zu produzieren.

Da sie einfache Sätze gut versteht, habe ich in der ersten Zeit, als wir mit dem Grundprogramm anfingen, bei der Übung »Zeigen« gesagt: »Ich weiß, dass Sie diese Bilder zeigen können. Aber beim Hören und Zeigen sprechen Sie innerlich mit, und dadurch üben Sie.« Damit wollte ich vermeiden, dass sie annahm, sie würde unter ihrem Niveau behandelt.

Inzwischen lasse ich die Übung »Zeigen« aus und beginne gleich mit dem Zuordnen der Schriftkarten. Frau St. ordnet die Karten routiniert zu und sagt dabei jedes Mal, ohne dass ich sie dazu auffordere, den entsprechenden Satz, den sie spontan, ohne Unterstützung durch die Schriftsprache, nicht äußern könnte.

Das Zurückgeben der Satzkarten und das Zurückgeben der Bilder können wir inzwischen auch auslassen und gleich zum Wortlegen und Schreiben übergehen. Da wir die Substantivphase schon hinter uns haben, gebe ich Frau St. die Buchstaben für die Verben. Sie kann alle vier Verben relativ schnell legen. Ich decke sofort, nachdem sie ein Verb gelegt hat, alle Buchstaben zu und bitte sie, das Wort auswendig zu schreiben. Sie schreibt »trinkt«, »isst« und »fährt« richtig, vergisst nur bei »putzt« das erste »t«: Nun bitte ich sie, gleich hinter die Verben die richtigen Substantive zu schreiben, ohne die Wörter vorher gelegt zu haben. Dabei lege ich jeweils das entsprechende Bild auf den Tisch. Sie schreibt »Suppe«, »Auto« und »Kaffee« richtig, wenn auch etwas zögernd, bleibt aber am »Sch« von »Schuhe« stecken – versucht »St«, »Ch« und will aufgeben. Ich gebe ihr die drei Buchstaben für »Sch«, sie legt sie sofort richtig und schreibt dann »Schuhe« richtig.

Frau St. kann schon so gut Verben und Substantive verbinden, dass ich mir vornehme, in einer der nächsten Sitzungen das **Satzlegen** mit ihr zu beginnen. Es funktioniert folgendermaßen: Ich schreibe – zu den entsprechenden Bildern – kurze Sätze auf Papierstreifen. Ich beginne

mit ganz einfachen Sätzen, in denen die geübten Wörter vorkommen: »Anna fährt Auto«, »Peter trinkt Bier« etc.

❯ **Die Pronomen »sie« und »er« fallen Aphasikern häufig schwer. »Die Frau« und »der Mann« wirken sehr unpersönlich. Deshalb suchen wir für die abgebildeten Personen Namen, möglichst aus der Familie oder dem Freundeskreis der Aphasiker.**

Sobald ich merke, dass diese Formen richtig gelegt werden, erweitere ich die Sätze schrittweise: In einer Sitzung vielleicht: »Eva bügelt eine Bluse«, »Toni isst ein Eis« etc., in einer späteren Sitzung: »Nina schiebt den Kuchen in den Ofen«, »Paul stellt die Blumen in die Vase« etc.

❯ **Zunächst wird immer wieder die gleiche Satzstruktur geübt.**

Der Satz wird dann **zerschnitten**, wobei die Artikel nicht von den Substantiven getrennt werden. Wenn ich sie auseinanderschneide, können viele Aphasiker mit den Artikeln nichts anfangen. Wie das Wortlegen ist auch das Satzlegen eine sehr aktivierende, aufbauende Übung. Aphasiker, die zuerst hilflos mit den Wörtern auf dem Tisch herumfahren und alle Wörter durcheinander legen, erinnern sich meist nach relativ kurzer Übungszeit wieder an die richtige Wortfolge. Die **Wörter, die zu einem Satz gehören**, werden mit einer Büroklammer zusammengeklammert, und Frau St. nimmt alle Wortpäckchen mit in ihr Zimmer. Am Nachmittag wird sie die Sätze nochmal selbstständig zusammenlegen und abschreiben.

Auch Frau St. mag den DIALOG besonders gern. Es gefällt ihr, mich zu verbessern. Ich kann bei ihr meine Sätze schon mehr variieren, benutze beim Hinweis auf das jeweilige Bild z. B. Umschreibungen wie: »Lilo will ihre Mutter besuchen. Wie kommt sie dahin?« »Fährt Auto«, sagt Frau B. sehr sicher.

Weil sie mit den Verben der 3. Person inzwischen so gut umgeht, beginne ich etwas Neues:

L.L.: Frau St., Sie sind jetzt der Mann im Keller mit den Schuhen. Ich rufe in den Keller: Andreas, was machst du da unten im Keller? (wirklich rufend)

Frau St.: Schuhe!

L.L.: Schuhe? Was machst du mit den Schuhen? Suchst du deine Schuhe im Keller?

Frau St.: Saubermachen!

L.L.: Aha! Du putzt deine Schuhe! Na, dann bis nachher! – So, Frau St., jetzt machen wir es andersrum. Jetzt bin ich der Mann im Keller, und Sie rufen nach unten und fragen: Was machst du? – Ja?

Frau St.: (nickt und fragt, etwas leise) Du? Keller?

L.L.: (langsam und sehr deutlich rufend) Ich putze Schuhe!

Nach einigem Rufen taucht auch bei Frau St. die Form der 1. Person Singular auf. Sie kann »ich putze Schuhe« produzieren. Nachdem sie diese Form einige Male fast unbewusst gebraucht hat, sprechen wir nun darüber. Irgendwann demnächst wird sie auf ein Bild zeigen und sagen können: »Tim fährt Auto. Ich fahr auch Auto.« Oder in einem fiktiven Restaurant bestellen: »Ich esse eine Suppe. Ich trinke ein Wasser.«

Noch später werden Dialoge kommen wie: »Ich fahr gern Auto. Fährst du auch gern Auto?« – »Nein. Ich fahr lieber Rad.« etc. Diese Dialoge werden sich immer mehr vom geübten Vokabular entfernen, während die jeweiligen Satzstrukturen weitergeübt werden (evtl. zu Bildern aus der Tageszeitung): »Fischer hält eine Rede. Ich halte nicht gern eine Rede.« – »Hörst du gern Jazz?« »Nein, ich höre lieber Mozart.« Dabei sollten möglichst echte Informationen ausgetauscht werden, also Informationen, die für den jeweiligen Hörer neu sind.

Diese Art Übungen klingen für Nichteingeweihte recht langweilig. Aber sie haben sich sehr bewährt, um bei schweren und mittelschweren Störungen die blockierten Sprachstrukturen wieder verfügbar zu machen. Außerdem sind diese Dialoge in der Realität viel lockerer als sie sich hier auf dem Papier ausnehmen. Manche Aphasiker entwickeln dabei viel Phantasie und Witz:

Herr M. hat eine mittelschwere Wernicke-Aphasie.

Gruppensitzung. Es geht um ein Bild, auf dem ein Klavierspieler zu sehen ist (Abb. 12.7).

L.L.: Und was ist da los?
Herr M.: das Pianass, Pianiss, und er ...
L.L.: Ja.
Herr M.: geigt arme Nase, äh auf seiner ...
L.L.: Woran sitzt er?
Herr M.: am Klavier.
L.L.: Genau. Und was hat er da vor sich? Spielt er aus dem Kopf?
▼

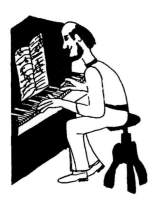

Abb. 12.7 Herr M. beschreibt einen Klavierspieler.

Herr M.: Das weiß ich, das ich nicht lesen, das hat er ...
L.L.: Hat er noch was, wonach er ...
Herr M.: ,ne Nodel.
L.L.: Genau.
Herr M.: ,ne Note.
L.L.: Genau. Was könnte er denn da spielen? Was soll er spielen? Walzer?
Herr M.: Nee, nee, so Walzer ...
L.L.: Ja.
Herr M.: Weil das gesagt, dass dass dass dass sein Gesicht sagt schon, dass es was Fröhliches, ja Fröhliche ...
L.L.: Ah ja, schön, das können Sie erkennen ...
Herr M.: Ja, ja.
L.L.: Er spielt also nicht einen Trauermarsch?
Herr M.: Nein, nein, nein – das muss'n ganz schiefer Hund sein – Verzeihung ...!
(Gelächter)

Auch bei globalen Aphasien ist das Grundprogramm verwendbar, wie ein Beispiel mit dem Journalisten Herrn L. zeigt, der uns in diesem Buch schon mehrmals begegnet ist.

Als Herr L. zu uns kam, hatte er sich schon über ein Jahr lang mit seiner globalen Aphasie herumgeschlagen, konnte aber fast kein Wort sagen und war in Bezug auf die Sprache völlig resigniert.

Es kam also zunächst darauf an, ihn zu lockern und ihm »die Worte in den Mund zu legen«. Dabei sollte er aber aktiv mitarbeiten, wenigstens minimale sprachliche Entscheidungen treffen und motiviert werden, im Gespräch etwas zu sagen und nicht – wie er es seit Ausbruch der Aphasie getan hatte – stumm den anderen zuzuhören.

Wir begannen mit dem Grundprogramm, wobei ich sehr viele »Als-ob-Schritte« einlegen musste, die schließlich zu ersten Erfolgen führten. Herr L. sagte Etliches aus eigenem Antrieb, wenn auch meist nur Ein-Wort-Sätze, die aber durchaus schon den Charakter von echten Gesprächsbeiträgen hatten (s. Andresen 1990 über ihn). Der folgende Dialog stammt aus einer Wiederholungsübung (Abb. 12.8, S. 198).

L.L.: Ein Mann hat gerade Zeit. Am Sonntag steht er auf der Straße vor dem Haus. – Was macht er da?
Herr L.: Wäscht.
L.L.: Ja – er wäscht.
Herr L.: Wäscht ... mh ... mh ... Auto.
L.L.: Ja, gut. Er ...
Herr L.: Er ... wäscht ... Auto.
L.L.: Richtig. Und da ist ein kleiner Junge, was macht der denn?
Herr L.: Hand ...? (leise, unsicher)
L.L.: Hm ...
▼

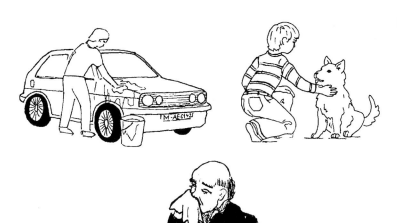

Herr L.: Hund ... großartig... (sicherer)

L.L.: Ja, er hat den Hund gern.

Herr L.: Gern.

L.L.: Was macht er mit ihm. Er ...?

Herr L.: Nein (schüttelt mit dem Kopf, es fällt ihm nicht ein)

L.L.: Er streichelt ...

Herr L.: Er streichelt ...

L.L.: Er streichelt den Hund.

Herr L.: Er streichelt ... das Hund.

L.L.: Ja, genau. So, jetzt haben wir hier noch einen Mann, der hat einen Schnupfen. Was macht er gerade?

Herr L.: Hatschi.

L.L.: Ja, genau. Er ...

Herr L.: Ta ...

L.L.: Er hat: ein Taschentuch ...

Herr L.: Taschentuch ...

L.L.: und er ...? Was macht er?

Herr L.: Nase ... Nase.

L.L.: Richtig. Er hält das Taschentuch an die Nase. Er putzt ...

Herr L.: Er putzt ... Nase.

L.L.: Ja.

Herr L. hat durch die vielen Anstöße zu kurzen sprachlichen Reaktionen, die ihm durch das Grundprogramm gegeben worden sind, seine völlige Zurückhaltung in Gesprächen aufgegeben: Er bemüht sich um eigene Gesprächsbeiträge, die ihm auch tatsächlich gelingen. Er lässt sich zwar dabei helfen, aber spricht nicht einfach nur nach, denn er führt etliche Wörter selbst ein: »wäscht«, »Auto«, »Hund«, »großartig« »Hatschi«, »Nase« und »Ta (schentuch)«.

Herr Gl. leidet an einer globalen Aphasie und schweren Sprechapraxie. Diese schlimme Störungskombination ist für Aphasiker und ihre Angehörigen eine unvorstellbare Belastung.

Aphasiker wie Herr Gl. können – aufgrund der schweren Sprechapraxie – ihre Sprechmuskulatur nicht willkürlich steuern, können also nicht einmal einzelne Laute produzieren und sind fast zur völligen Stummheit verdammt. Da gleichzeitig – aufgrund der globalen Aphasie – auch ihr Sprachverständnis schwer betroffen ist und sie auch die Fähigkeit zum Schreiben und Lesen verloren haben, können sie auf keine Weise mit ihrer Umwelt in kommunikativen Kontakt kommen und leben wie Schatten unter uns.

In der Therapie muss die Fähigkeit zur Artikulation jedes einzelnen Lautes wieder angebahnt werden. Dabei sollten die Laute sinnvoll verpackt sein, d. h. in leicht aussprechbaren Äußerungen geübt werden, am besten unterstützt durch Bilder. Wir beginnen meist mit einem gedehnten »Ah!«, das Bewunderung ausdrückt, wobei wirklich etwas vorhanden sein sollte, das bewundert wird. Diese »Verpackung« der Übung ist sehr wichtig, denn der Patient kann meistens kein »A« artikulieren, wenn man ihn dazu auffordert. Aber wenn er etwas sieht, das er bewundernswert findet, wenn also seine Gefühle angesprochen sind, dann lässt er sich evtl. zu einem bewundernden »Ah« hinreißen.

Daraus kann sich, je nach den Möglichkeiten des Aphasikers, Verschiedenes entwickeln: Entweder kann er willkürlich Ausatmen, dann könnte er bald »AHA!« rufen. Wenn ihm das willkürliche Ausatmen noch nicht möglich ist, versuchen wir ein erstauntes, langes »OH!«, an das später das »A« angehängt werden kann, so dass – zu einem entsprechenden Bild – das Wort »Ohr« (ausgesprochen »O-A«) entsteht.

Nun kommt es wieder auf die individuellen Fähigkeiten an: Vielleicht lässt sich ein »MMM« anbahnen, (Bedeutung: »schmeckt gut!« oder, in etwas anderem Tonfall, mit der Bedeutung: »Bin einverstanden!«). Daraus kann »A-M« werden und allmählich, schrittweise – immer mit den entsprechenden Bewegungen – »Uhr am Arm« (»U-A« »A-M« »AAAM«). Man könnte annehmen, dass es leicht sein müsste, ein »U« mit einem »A« zu »UA« (=Uhr) zu verbinden. Das ist keineswegs so. Patienten mit einer schweren Sprechapraxie erreichen diese Lautverbindungen manchmal erst nach vielem Üben über eine ganze Reihe von Therapiesitzungen. Das scheint daran zu liegen, dass sie gleichzeitig, d. h. parallel, unterschiedliche motorische Netzwerke bedienen müssen: Während die Stimme durchgehend gehalten wird, müssen bestimmte Muskelgruppen ein »U« erzeugen und danach gehemmt werden. Anschließend erzeugen andere Muskelgruppen ein »A«: Ein Jonglieren mit drei Bällen, für das viel Übung und Konzentration nötig ist.

Es versteht sich, dass jeder Schritt dieser Lautanbahnung kommunikativ geübt und möglichst schnell im Alltag angewendet werden sollte. Deshalb versuchen wir, möglichst Ausrufe anzubahnen, die sich sinnvoll im Alltag einsetzen lassen, z. B. »Hallo«.

Herrn Gl.s einzige Lautproduktion bestand aus »ja«, das er aber auch nicht willkürlich produzieren konnte, sondern es rutschte ihm heraus, wenn er angesprochen wurde. Es schien ihm ein Rätsel zu sein, wie man es schafft, »A« oder »O« zu sagen. Immer wieder versuchte er, seinen Mund im richtigen Moment in die richtige Form zu bringen, schaute mir auf den Mund, presste die Lippen zusammen, riss sie auseinander, aber nichts tat sich. Ich schilderte ihm Feuerwerke, Sonnenuntergänge, zeigte ihm Bilder von verlockenden Eisbechern mit Früchten, aber es dauerte mehrere Sitzungen, bis er sich von meinen Ohs und Ahs anstecken lassen konnte.

Das erste »Ah« und kurz danach das erste »Oh« waren ein Ereignis, aber nicht etwa ein Durchbruch. Jeder weitere Laut – von »A« zu »AHA« und von »O« zu »OHO« – musste genau so unermüdlich erobert werden. Vom bestätigenden »hm« mit geschlossenem Mund bis zu »Uhr am Arm« war ein weiter Weg.

Da diese Lautanbahnung für Herrn Gl. eine große Anstrengung bedeutete, schaltete ich zur Erholung eine Bewegungsübung ein, die ich häufig mit schwer betroffenen und vor allem apraktischen Patienten mache. Ich sagte: »Sie brauchen jetzt gar nichts zu sagen, Herr Gl. Ich spreche, und Sie machen jetzt nur mit Ihrer Hand nach, was ich mit meiner Hand mache«. Dann sagte ich langsam, deutlich und eindringlich die folgenden Worte und begleitete sie mit den entsprechenden Bewegungen:

auf und ab
rauf und runter
oben und unten
hier und da
drinnen und draußen
vorn und hinten
vor und zurück
hin und her
links und rechts
schnell und langsam
groß und klein
dick und dünn
rund und eckig
ich und du

Diese Bewegungen – und die dazu passenden Worte – haben wir alle wahrscheinlich sehr früh gelernt. Selbst bei schweren Aphasien lassen sie sich meist besser abrufen als andere Äußerungen.

Herr Gl. hatte anfangs Schwierigkeiten, mit seiner apraktischen linken Hand die Bewegungen richtig mitzumachen, aber es machte ihm trotzdem Spaß, auf diese lockere Weise mit Sprache umzugehen. Unsere Therapie bestand also eine ganze Weile aus einer kurzen Lautanbahnungsphase (die mühsam blieb), der lockeren »Auf-und-ab«-Pantomime und den schriftlichen Grundprogramm-Übungen.

Eines Tages murmelte Herr Gl. bei unserer Pantomime einige Wörter unbewusst mit: (auf und) »ab« sagte er, ebenso (oben und) »unten«, (hier und) »da« ..., und am meisten Spaß machte es ihm, mir beim letzten Satz seinen Zeigefinger entgegen zu schleudern und »du« zu rufen. Ohne ihn auf sein Mitsprechen aufmerksam zu machen, wiederholte ich jeden Tag unser Bewegungsspiel. Täglich kamen mehr Wörter, die er mehr oder weniger gut und inzwischen auch bewusst mitsprach. Er genoss es offensichtlich.

Nun suchte ich MODAK-Bilder heraus, die wir schon schriftlich bearbeitet hatten, und verband die Pantomime-Sätze mit ihnen:

L.L.: »Das Auto fährt hin und?«
Herr Gl.: »her«
L.L.: »Es fährt vor und?«
Herr Gl.: »zurück«.

Als wir so weit waren, stieg ich nach und nach in die ganz normale MODAK-Routine ein. Herr Gl. konnte nun auch bei den Dialog-Phasen mündlich antworten: Wir hatten die Sprechapraxie – wenigstens zu einem kleinen Teil – umschifft.

Auch Frau Eh. litt an einer schweren Sprechapraxie, die mit einer anscheinend schweren Aphasie verbunden war. Als sie zu uns kam, war sie depressiv, verzweifelt und konnte weder sprechen noch lesen oder schreiben.

Wir mussten, wie mit Herrn Gl., die einzelnen Laute und ihre Kombination in kleinen, mühsamen Schritten aufbauen. Trotz ihrer Depression arbeitete Frau Eh. zäh und tapfer mit. Und sie konnte das meiste, das ich ihr sagte, sofort verstehen. Ich bekam bald Hoffnung, dass ihre Aphasie wahrscheinlich weniger schwer war als es den Anschein hatte, also auch weniger schwer als die Sprechapraxie.

Wie bei allen Aphasikern, die mit einer Sprechapraxie kämpfen, hatte ich besonderes Gewicht auf die Übung der Schriftsprache gelegt, damit sie wenigstens zur schriftlichen Kommunikation kommen konnte, solange ihr die mündlichen Äußerungen noch nicht gelangen. Frau Eh. kam tatsächlich mit der Schriftsprache gut voran. Schneller als ich erwartet hatte konnte sie die Objektnamen und sogar die Verben des Grundprogramms selbstständig schreiben, und nach einiger Zeit begann sie, die geschriebenen Wörter auch – langsam und mühsam – zu artikulieren.

Nach jeder Therapiesitzung beantwortete sie zu Hause meine Fragen zu allen vier MODAK-Bildern schriftlich:

1. Was macht Nina?
   Nina spielt Tennis.
   Was macht Robert?
   Robert harkt Laub (etc.).
2. Was hat Nina gemacht?
   Nina hat Tennis gespielt.
   Was hat Robert gemacht?
   Robert hat Laub geharkt.
3. »Nina, was machst du?«
   »Ich spiele Tennis.«
   »Robert, was machst du?«
   »Ich harke Laub.«
4. »Nina, was hast du gemacht?«
   »Ich habe Tennis gespielt.«
   »Robert, was hast du gemacht?«
   »Ich habe Laub geharkt.«

Wir spielten in den Therapiesitzungen diese Dialoge zu vielen Bildern durch, wobei ich meine mündlichen Fragen etwas erweiterte:
- »Was macht Nina in ihrer Freizeit?«
- »Was hat Robert am Sonntagmorgen gemacht?«

Diese Übungen, die für uns Nichtaphasiker langweilig und simpel erscheinen, waren für Frau El. eine große Herausforderung, weil sie sich bei jedem Wort langsam von einem Laut zum anderen hangeln musste – 100 Muskelbewegungen bei jedem Laut, die bewusst und konzentriert gesteuert werden mussten. Aber sie ist auch damit gut vorangekommen.

Natürlich sind bei weniger schwer betroffenen Aphasikern noch viele MODAK-Variationen möglich. Zum Beispiel:

- **Sprechen über andere Tätigkeiten**, die mit den auf den Bildern gezeigten verbunden sind (das Bild zeigt einen Gast in einem Restaurant, vor ihm ein Teller Suppe):

  Aphasiker: Tom isst Suppe.
  Therapeut: Was hat er vorher gemacht?
  Aphasiker: Bestellt.
  Therapeut: Und was wird er machen, wenn er mit dem Essen fertig ist?
  Aphasiker: Bezahlen.
  Diese und die folgende Übung soll die Aphasiker an selbstständige Reaktionen gewöhnen: Sie können ihre Antworten nicht in den Bildern finden.

- **Erklären, warum die abgebildeten Tätigkeiten durchgeführt werden:** Solche Frage-Antwort-Sequenzen lassen sich auch gut in Gruppen durchführen.

  Aphasiker A.: Warum liest Anna Zeitung?
  Aphasiker B.: Sucht Wohnung
  Aphasiker A.: Warum sucht sie Wohnung?
  Aphasiker B.: Wegen Heirat

- **Legen von Geschichten:** Aus »Petra schläft«/»Petra badet«/«Petra fährt Auto«//»Petra trinkt Kaffee« könnte z. B. ein Tagesablauf konstruiert werden, den der Aphasiker aus den Bildern, die ihm schon bekannt sind, selbst erfindet.

Relativ früh, also auch bei schweren Störungen, beginne ich, neben der Arbeit mit dem Grundprogramm, dieses Vorgehen auch für lockere Gesprächsthemen zu benutzen: Ich unterhalte mich mit dem Aphasiker seinen Interessen entsprechend über viele Themen anhand von Bildmaterial, das er selbst mitbringt, wie z. B. Fotos oder Zeichnungen, suche aber auch selbst Texte, z. B. aus »GEO« oder »PM« oder ähnlichen Zeitschriften aus, häufig bildet auch ein Atlas die Gesprächsgrundlage. Schlüsselwörter, die bei diesen Gesprächen vorkommen, lasse ich wie beim Grundprogramm zeigen, lesen und zuordnen, aus Buchstaben legen, lasse die Vokale einsetzen und, wenn möglich, die Wörter selbstständig schreiben. Falls ein Aphasiker schon genügend Lesefähigkeit hat, lasse ich zu diesen Themen auch kurze Aussagesätze aus einzelnen Wörtern zusammenlegen. Erfahrungsgemäß gefällt den Aphasikern diese Art Übung besonders gut, und es ist verblüffend, welche ausgefallenen Wörter manchmal dabei produziert werden.

Herr U., den ich in ▶ Kap. 1 als ersten beschrieben hatte und der anfangs nur »kon kon« sagen konnte, zeigt auf ein Bild, auf dem ein Oldtimer-Auto mit einem entsprechend gekleideten Fahrer zu sehen ist:

Herr U.: »Das ist ein ganz ...fff...fffo...vorneh...mer Herr.«
L.L. (lacht): »Ja, bestimmt! Und können Sie sagen, was er macht? Er fährt ...?«
Herr U.: »Nein, er ... fährt nicht ...er sch...sch...chauffiert!«

■■ **Die 7 Übungen des ANLAUFs im Überblick**
■ **Übung 1: »Zeigen der Bilder«**

Vier Bilder liegen auf dem Tisch. Die Therapeutin nennt einen Satz, der Patient zeigt das entsprechende Bild. Wenn er nicht zeigen kann (weil er den Satz nicht versteht), zeigt die Therapeutin mit ihm gemeinsam auf das Bild.

❯ **In dieser Übung wird trainiert:**
  — Hemmung,
  — parallele Verarbeitung,
  — Aktivierung,
  — visuelle Wahrnehmung,
  — **auditives Verstehen**
  — verbales Gedächtnis,
  — gezielte Handmotorik.

■ **Übung 2: »Zuordnen der Schriftstreifen«**

Die Therapeutin bietet dem Aphasiker vier Schriftkarten an, die sie wie Spielkarten fächerartig in der Hand hält. Auf jeder Karte steht ein Teilsatz (Verb+Objekt), der eines der vier Bilder beschreibt. Der Aphasiker zieht jede Karte einzeln und ordnet sie dem entsprechenden Bild zu. Wenn er die Worte nicht lesen kann, hilft die Therapeutin beim Zuordnen. Die Therapeutin spricht den Satz, der Aphasiker wird nicht zum Sprechen aufgefordert.

❯ **In dieser Übung wird trainiert:**
  — Hemmung,
  — parallele Verarbeitung,
  — Aktivierung,
  — visuelle Wahrnehmung,
  — **Lesesinnverständnis,**
  — verbales Gedächtnis,
  — gezielte Handmotorik.

■ **Übung 3: »Zurückgeben der Schriftstreifen«**
  (auditives Verstehen und Lesesinnverständnis)

Die Therapeutin sagt: »Geben Sie mir bitte ...« und lässt sich die Schriftstreifen zurückgeben (nicht der Reihe nach, so dass der Aphasiker nicht vorhersehen kann, welcher Streifen verlangt werden wird). Wenn der Aphasiker nicht lesen kann, gelingt es ihm evtl. trotzdem, die richtigen Schriftstreifen zurückzugeben, weil sie ja unter den Bildern liegen, die der Aphasiker erkennt. Beim Zurückgeben schaut er auf die Bilder und übt auf diese Weise die

Verbindung der Schriftzeichen mit den Wörtern, die die Bilder signalisieren. Diese Übung wird auch dann durchgeführt, wenn der Aphasiker nicht lesen kann, in diesem Fall mit Hilfe der Therapeutin (Als-ob-Vorgehen).

❯ **In dieser Übung wird trainiert:**
  — Hemmung,
  — parallele Verarbeitung,
  — Aktivierung,
  — visuelle Wahrnehmung,
  — **auditives Verstehen,**
  — **Lesesinnverständnis,**
  — verbales Gedächtnis,
  — gezielte Handmotorik.

■ **Übung 4: »Zurückgeben der Bilder«**
  (auditives Verstehen)

Die Therapeutin lässt sich die Bilder zurückgeben. Vorgehen wie in Übung 3.

❯ **In dieser Übung wird trainiert:**
  — Hemmung,
  — parallele Verarbeitung,
  — Aktivierung,
  — visuelle Wahrnehmung,
  — **auditives Verstehen,**
  — verbales Gedächtnis,
  — gezielte Handmotorik.

■ **Übung 5: »Wortlegen und -schreiben«**

Nur ein Bild liegt auf dem Tisch. Der Aphasiker legt zu diesem Bild ein Wort aus Buchstaben, die ihm die Therapeutin durcheinander gemischt gegeben hat, wobei der erste Buchstabe von der Therapeutin vorgegeben wird.

Bei schwerer Störung handelt es sich bei diesem Wort immer um ein Substantiv, nämlich den Objektnamen. Im späteren Therapieverlauf, wenn der Aphasiker Fortschritte gemacht hat, wird in einem anschließenden Durchgang auch das Verb aus Buchstaben gelegt.

❯ **In dieser Übung wird trainiert:**
  — Hemmung,
  — parallele Verarbeitung,
  — Aktivierung,
  — visuelle Wahrnehmung,
  — **Abruf des schriftlichen Wortbildes,**
  — **Graphem-Phonem-Verbindung,**
  — **Verkettung von Graphemen,**
  — verbales Gedächtnis,
  — **innere Artikulation.**

■   Übung 6: »Abschreiben des gelegten Wortes und
    selbstständiges Einfügen eines betonten Vokals«

Nachdem der Aphasiker das Wort zusammengelegt hat,
nimmt die Therapeutin einen betonten Vokal weg und bittet den Aphasiker, das Wort abzuschreiben und dabei den
Vokal selbstständig einzusetzen.

❯ In dieser Übung wird trainiert:
  ▬ Hemmung,
  ▬ parallele Verarbeitung,
  ▬ Aktivierung,
  ▬ visuelle Wahrnehmung,
  ▬ Graphem-Phonem-Verbindung,
  ▬ **Differenzierung der Vokale,**
  ▬ innere Artikulation,
  ▬ verbales Gedächtnis,
  ▬ gezielte Handmotorik.

■   Übung 7: »Selbstständiges Schreiben des gelegten
    Wortes«

Häufig gelingt es dem Aphasiker, unmittelbar nach dem
Vorgang des Wortlegens das Wort noch einmal völlig
selbstständig, d. h. ohne Vorlage, zu schreiben, auch wenn
er vorher noch Mühe hatte, es aus Buchstaben richtig zu-
sammenzulegen. Eine mögliche Erklärung für diese über-
raschende Fähigkeit: Die Neuronenverbände, die für diese
Arbeit zuständig sind, feuern noch einen kurzen Moment,
nachdem die Arbeit eigentlich schon getan ist. Allerdings
darf keine andere Wahrnehmung (z.B. Telefonklingeln)
dieses Nachfeuern stören.

❯ In dieser Übung wird trainiert:
  ▬ Hemmung,
  ▬ parallele Verarbeitung,
  ▬ Aktivierung,
  ▬ visuelle Wahrnehmung,
  ▬ **Programmierung des schriftlichen**
    Wortbildes,
  ▬ Graphem-Phonem-Verbindung,
  ▬ Orthographie,
  ▬ verbales Gedächtnis,
  ▬ innere Artikulation.

■   Der »DIALOG«

Die vier Bilder liegen wieder auf dem Tisch, die Schriftstreifen sind noch einmal den Bildern zugeordnet, und
nun wird der Aphasiker zum ersten Mal zum Sprechen
aufgefordert, nachdem er über alle vorhergehenden
Übungen einen »Anlauf« dazu nehmen konnte (die Wörter, auf die es ankommt, sind viele Male über seine neuronalen Bahnen geschickt worden). Die Therapeutin stellt
Fragen zu den dargestellten Objekten und Tätigkeiten,
wobei sie möglichst solche Formulierungen wählt, die den

Aphasiker zu Verbesserungen anregen (zeigt auf einen
Autofahrer und fragt: »Fährt Peter Rad?«). Sie vermeidet
dadurch die blockierende Wirkung des Benennens, die
sich bei »Was«-Fragen ergibt.

❯ Im DIALOG wird geübt:
  ▬ Hemmung,
  ▬ parallele Verarbeitung,
  ▬ Aktivierung,
  ▬ visuelle Wahrnehmung,
  ▬ auditives Verstehen,
  ▬ **mündliche Sprachproduktion (◨ Übersicht**
    12.2),
  ▬ **Automatisierung von Grammatik-**
    Strukturen,
  ▬ **Gesprächsverhalten,**
  ▬ verbales Gedächtnis.

◨ **Übersicht 12.2. »ANLAUF« zum mündlichen**
Reagieren
▬ Zeigen je eines von vier Bildern
▬ Zuordnen von Schriftstreifen   A
▬ Zurückgeben der Schriftstreifen   N
▬ Zurückgeben der Bilder   L
▬ Wortlegen   A
▬ Abschreiben des Wortes mit Einfügen   U
  des betonten Vokals
▬ Selbstständiges Schreiben des gelegten Wortes F

DIALOG

■ ■   Die Charakteristika des
      MODAK-Grundprogramms (Übersicht 12.3)

◨ **Übersicht 12.3. MODAK-Grundprogramm:**
Charakteristika
▬ Es werden immer mehrere (mindestens zwei)
  Modalitäten verknüpft
▬ Geübt wird immer mit einem ganzen Satz
▬ Das Vorgehen ist kleinschrittig
▬ Systematische Übungen werden kommunikativ
  durchgeführt
▬ Das Therapiematerial ist realitätsnah und auf den
  Patienten bezogen

▬ Nicht eine Modalität wird geübt, sondern **mehrere**
Modalitäten (sowohl sprachliche wie nichtsprachliche) werden in **Kombination angeregt**. Dadurch
kommen sie wieder zur Zusammenarbeit und unterstützen sich gegenseitig.

■ Der Übungsstoff wird **schrittweise** angeboten. Der Aphasiker kann sich in Ruhe auf die gerade zu übende Wortform bzw. Satzstruktur einstellen und sie allmählich automatisieren.

■ Die **Aktivität des Aphasikers** wird ständig angeregt. Er muss bei jeder Übung zunächst selbstständige Entscheidungen treffen und wird nur – möglichst diskret – vom Therapeuten unterstützt, wenn ihm etwas überhaupt nicht gelingt. So wird z. B. das reine Abschreiben, eine relativ unselbstständige Tätigkeit, auf ein Minimum reduziert. Der Aphasiker schreibt ein Wort nur ab, wenn er es vorher aus Buchstaben selbst gelegt hat. Beim Abschreiben setzt er möglichst den Hauptvokal selbstständig ein. Er schreibt einen Satz nur ab, wenn er ihn vorher aus Einzelwörtern zusammengelegt hat.

■ Die **Sprachstrukturen** werden geübt, gleichzeitig wird aber auch die Fähigkeit zum Dialog gefördert. Die Aphasiker bewegen sich auf der Schiene der Satzstrukturen in die freie Kommunikation hinein. Auf diese Weise üben sie sowohl die ihnen fehlenden Sprachformen als auch viele Reaktionen, die sie als Sprecher und Hörer im lockeren Gespräch brauchen. Auf diese Weise wird durch das MODAK-Grundprogramm die Sprache insgesamt angeregt.

■ Die Äußerungen des Aphasikers werden weitgehend akzeptiert. Formen, die über das augenblickliche Können des Aphasikers hinausgehen, werden nicht verlangt. So habe ich z. B. »Er streichelt das Hund« akzeptiert, weil Herr L. noch kein Gefühl für den Gebrauch des richtigen Artikels entwickeln konnte. Verbesserungen erfolgen kommunikativ. Der Aphasiker sagt: »Kaffee«, und der Therapeut bestätigt: ›ja, sie trinkt Kaffee.‹ Bei völlig unverständlichem Jargon werden die nichtverbalen und die schriftsprachlichen Phasen vermehrt eingesetzt.

■ Das MODAK-Grundprogramm ist für solche Aphasiker besonders gut geeignet, die nicht nachsprechen können. Sie stehen nicht unter dem Druck, etwas artikulieren zu müssen, sondern verbessern unbewusst und spielerisch ihre Sprachproduktion, während sie die verschiedenen Modalitäten abwechselnd einsetzen.

■ Alle Übungsschritte werden durch Bilder unterstützt. Dadurch wird erstens das Verstehen gefördert. Zweitens ist es für den Aphasiker leichter, sich auf den Übungsstoff zu konzentrieren, wenn er sich dabei mit den Augen an den Bildern »festhalten« kann. Drittens bringen die Situationsbilder dem Aphasiker ein Stück Welt in den Kopf – eine wichtige Ergänzung in seinem Klinikalltag.

■ Das MODAK-Grundprogramm erlaubt eine Kontrolle der Fortschritte. Wenn nötig, kann man bei jeder Übung die geglückten und die noch nicht möglichen Leistungen notieren. Allerdings sollten diese Leistungskontrollen sehr diskret vorgenommen werden, weil sich die Aphasiker sonst zu sehr unter Erfolgsdruck fühlen.

Das MODAK-Grundprogramm ist nicht aus dem Nichts entstanden. Es enthält viele Elemente, die in anderen Methoden ebenso vorkommen. So arbeitet die »Deblockierungsmethode« (Weigl 1979) mit der Kombination von Modalitäten. Die »auditive Stimulierung« (Schuell 1974) bietet – wie die ANLAUF-Phasen – eine Vielzahl von auditiven Sprachreizen an, ohne dass vom Aphasiker eine bestimmte Reaktion erwartet wird. Die besonders in den USA verbreiteten, von Wepmann (1972) inspirierten Stimulierungsmethoden betonen, dass das Therapiematerial nicht völlig festgelegt, sondern jeweils auf die individuellen Bedürfnisse des Aphasikers zugeschnitten sein sollte. Die PACE-Therapie (Davis u. Wilcox 1985) übt und fördert kommunikative Strategien.

Selbstverständlich ist das Grundprogramm nicht für jeden Aphasiker geeignet. Manchmal brauche ich es täglich bei fast jeder Therapie, manchmal habe ich mehr Patienten, deren Störungen ein anderes Vorgehen verlangen.

Manche Patienten können sich nicht auf die Bilder konzentrieren oder brauchen eine stärkere Stimulierung, z. B. durch Gegenstände, mit denen sie hantieren können. Während sie mit einem Löffel in einer Tasse umrühren, fällt ihnen leichter das Wort »Kaffee« oder »Löffel« ein, als wenn sie nur die Situation »Kaffeetrinken« auf einem Bild sehen. Für diese schwer betroffenen Patienten halten wir eine ständig wachsende Sammlung von Gegenständen bereit. In vielen Fällen müssen wir die nonverbale Kommunikation – Gesten und Zeichnen – mit einsetzen, allerdings nie als Ersatz für verbale Äußerungen, sondern nur als Unterstützung/Ergänzung. Aber auch diese Aphasiker werden manchmal von der anregenden Gesprächssituation so inspiriert, dass sie doch dieses oder jenes äußern können.

Wir üben diese Dialoge mit den schwer betroffenen Patienten nicht in der Erwartung, dass alle Fehler nachhaltig behoben werden können. Das ist kaum möglich. Aber was erreicht werden kann, ist – wie die Therapieerfahrung gezeigt hat – eine gewissen Flexibilität im Umgang mit der Sprache, auch eine gewisse Nonchalance im Umgang mit Fehlern und die Fähigkeit, durch Intonation, Mimik, Gestik und Zeichnen die sehr eingeschränkte mündliche und schriftliche Sprache so weit zu ergänzen, dass Kommunikation auch außerhalb des Therapieraumes möglich wird.

Ganz gleich, welche Therapiemethode wir anwenden, das oberste Gebot ist immer:

❗ **Der Aphasiker soll erleben, dass Kommunikation trotz gestörter Sprache möglich ist.**

12.3.2 Ergänzungen und Erweiterungen des Grundprogramms

Das Grundprogramm füllt in den wenigsten Fällen eine ganze Therapiesitzung aus. Von Anfang an ergänzen wir es durch etliche andere, teilweise weniger systematische Übungen wie z. B. **»Kommunikationstraining«**, **Stufenlesen** und die **Arbeit mit Zeitungen und anderen Texten**.

Glücklicherweise gibt es viele Aphasiker, deren sprachliche Fortschritte über das Grundprogramm hinausreichen. Wenn sie insgesamt eine gewisse sprachliche Flexibilität erreicht haben, kann die Therapie anspruchsvoller werden:

- Das Grundprogramm wird nicht mehr in jeder Sitzung durchgeführt und allmählich völlig ausgelassen,
- die im Grundprogramm angebahnten Satzstrukturen werden durch ▶ **Satzerweiterungsübungen** vielfältiger vernetzt und durch ▶ **Satzlege**-Aufgaben auf spielerische Weise weiter automatisiert,
- die grammatikalischen Übungen werden komplexer (s. ▶ **Grammatik im Dialog**),
- die sprachlichen Anforderungen werden insgesamt variabler, z. B. beim ▶ **»Chatten«** und bei der schon früher begonnenen und weitergeführten ▶ **»Arbeit mit Texten«**.

Die **therapeutischen Grundprinzipien bleiben aber weiterhin wichtig:**

- Bei allen Übungen sollten mehrere Modalitäten verknüpft werden.
- Die Förderung der kommunikativen Fähigkeiten bleibt das wichtigste Ziel.
- Die Therapiematerialien sollten realitätsnah sein und den individuellen Interessen der Aphasiker entsprechen.

Das Grundprogramm wird **ergänzt und erweitert** durch:

- Satzerweiterungen
- Kommunikationstraining
- Stufenlesen
- Satzlegen
- »Chatten«
- Grammatik im Dialog
- Arbeit mit Texten.

■ ■   Satzerweiterungen

Die in den Dialogen des Grundprogramms geübten syntaktischen Strukturen werden allmählich erweitert:

- anfangs durch einfache Additionen am Satzanfang oder –ende,

- später durch Wortumstellungen wie sie bei Fragen, Negationen oder z. B. Ergänzungen am Satzanfang vorkommen.

ohne Wortumstellung	mit Wortumstellung
Therapeut:	Therapeut:
»Hackt Jan wirklich Holz?«	»Wer füttert sonntags das Baby?«
Aphasiker:	Aphasiker:
»Natürlich, Jan hackt Holz.«	»Sonntags füttert Olaf das Baby.«

Für solche Übungen eignen sich alle MODAK-Bilder, aber auch alle möglichen anderen Bilder und Fotos (s. Lutz 2009).

■ ■   Kommunikationstraining

Durch ein sprachlich sehr einfaches »Kommunikationstraining« können wir die mündliche Stimulierung, die wir mit den Dialogen des Grundprogramms begonnen haben, erweitern und so die Patienten daran gewöhnen, auch ohne Bildunterstützung sprachlich zu reagieren.

Therapeut: »Ich sage jetzt etwas, was Sie wissen, z. B.: »Heute ist Mittwoch«. Und Sie sagen: »Ich weiß. Heute ist Mittwoch!
«Therapeut: »Es regnet.«
Aphasiker: »Ich weiß, es regnet.«

Diese »ich weiß«-Sequenzen lassen sich je nach den individuellen Möglichkeiten der Aphasiker verlängern und in der Komplexität steigern:

Therapeut (zu Herrn Le.): »Das Klima verändert sich.«
Herr Le.: »Ich weiß, dass das Klima sich verändert.«
Therapeut (zu Frau Za.): »Durch die Klimaveränderung entstehen Orkane.«
 Frau Za.: »Ich weiß, dass durch die Klimaveränderung Orkane entstehen.«
Therapeut (zu Herrn Br.): »Durch die Klimaveränderung entstehen Orkane, die schwere Schäden verursachen.«
Herr Br: »Ich weiß, dass durch die Klimaveränderung Orkane entstehen, die schwere Schäden verursachen..«

Besonders gut eignen sich für »ich weiß«-Sequenzen kurze Zeitungsinformationen:

Therapeut: »Schumi hat gewonnen.«
Aphasiker: »Ich weiß, Schumi hat gewonnen.«

Die stimulierende Wirkung solcher anregenden Therapieabschnitte hält über den Therapieraum hinaus an: Der Aphasiker geht mit vielen Bildern und Themen im Gedächtnis nach Hause. Das Bewusstsein, sich mit interessanten Inhalten beschäftigt zu haben, bestärkt ihn.

Stufenlesen

In ▶ Kapitel 6 habe ich einige Schwierigkeiten beschrieben, die Aphasiker beim lauten Lesen haben: Sie müssen die schriftsprachlichen Prozesse mit den Prozessen koordinieren, die die mündliche Produktion steuern – aufgrund der Artikulationsprobleme und der gestörten Parallelität eine große Anstrengung! Sie müssen außerdem Assoziationen, die ihnen zu den gerade gelesenen Wörtern einfallen, hemmen, was ihnen sehr schwer fällt. Auch ihr verbales Gedächtnis ist beeinträchtigt, so dass sie häufig die Wörter vom Satzanfang vergessen haben, wenn sie die Satzmitte oder das Satzende erreichen.

Deshalb ist es sinnvoll, mit ihnen »**Stufensätze**« zu lesen, bei denen die Sätze auf jeder Stufe um ein oder zwei Wörter erweitert werden. Wenn auf jeder Stufe am Satzanfang die gleichen Wörter auftreten, wird das verbale Gedächtnis entlastet. Damit auch die Artikulationsprobleme verringert werden, sollten die Sätze möglichst viele Wörter mit gleichen Anfangslauten oder gleichen Lautkombinationen haben und dürfen, um der Übungslangeweile vorzubeugen, auch mal absurd sein wie z. B.

Das Nilpferd
Das Nilpferd niest
Das Nilpferd niest nur nachts
Das Nilpferd niest nur nachts am Nil
Das Nilpferd niest nur nachts am Nil im Nebel

Für geübtere Leser:

Walter
Der alte Walter
Der alte Walter malt
Der alte Walter malt einen Falter
Der alte Walter malt einen Falter und einen Wal
Der alte Walter malt einen Falter und einen Wal mit einem Schal
Der alte Walter malt einen Falter und einen Wal mit einem Schal im Wellental

Satzlegen

Auch das Satzlegen aus einzelnen Wörtern, das schon im Grundprogramm begonnen wurde, kann je nach den individuellen Möglichkeiten der Aphasiker anspruchsvoller werden. Zu Karikaturen oder Artikeln aus Tageszeitungen, Wochenzeitungen, Zeitschriften, die sich Therapeut und Aphasiker zunächst gemeinsam ansehen, schreiben die Therapeuten Sätze auf Papierstreifen, die sie anschließend, wie durch die Schrägstriche angedeutet, zerschneiden. Zum Beispiel:

die Römer/bauten/diese Brücke/über/den Arno

Der Aphasiker legt die Sätze wieder zusammen und liest sie laut vor, wobei er jeweils den Papierabschnitt, den er gerade liest, mit dem Finger nach links schiebt. Auf diese Weise lassen sich Hand, Augen und Mund koordinieren, während den Aphasikern gleichzeitig die Welt nahegebracht wird.

Das Satzlegen kann immer anspruchsvoller werden, je weiter sich die Sprache bessert. (▶ Kap. 13)

»Chatten«

Auf ähnlich spielerische Art können wir beim »Chatten« die Sprache üben: Während andere von Computer zu Computer chatten, stellen und beantworten wir unsere Fragen mit Papier und Bleistift am Therapietisch. Wir richten unsere Frage schriftlich an eine auf einem Foto abgebildete berühmte oder unbekannte Person oder Personengruppe, an deren Stelle der Aphasiker schriftlich antwortet, kürzer oder länger, je nachdem, was er - möglichst selbstständig – schreiben kann. Z. B.:

Therapeut (schriftlich, ohne es laut vorzulesen): »Herr Wenders, haben Sie diesen Film in Polen gedreht?«
Aphasiker (schriftlich): »Nein, in Italien.«

Selbstverständlich sollten diese Sequenzen, die auch das verbale Gedächtnis trainieren, immer spielerisch bleiben; sie sollten die Aphasiker nicht belasten, sondern unterhalten. Deshalb kommt es bei den Antworten nicht in erster Linie auf orthographische oder grammatikalische Korrektheit an – die Aphasiker sollen erfahren, dass sie eigene Gedanken an Gesprächspartner weitergeben können.

Auch diese Fragen und Antworten können immer anspruchsvoller werden, je weiter sich die Sprache bessert.

Grammatik im Dialog

Manchen Aphasikern gelingt es, ihre Aphasie so weit zu überwinden, dass sie ohne Bildunterstützung mit komplexeren Sprachstrukturen umgehen können. Schritt für Schritt wird mit ihnen das grammatikalische Repertoire erweitert: Zu den einfachen Aussagesätzen kommen Fragesätze, Negationen, Passivkonstruktionen etc., die nicht mehr an die vier Bilder gebunden sind, sondern um Inhalte kreisen, die den jeweiligen Aphasiker interessieren.

Für die Übungen gilt eine Schwierigkeitshierarchie: z. B. können Aphasiker erst dann üben, selbst Fragen zu stellen, wenn sie mit Verben umgehen können und wieder fähig sind, gleichzeitig das Subjekt des Satzes abzurufen und die Wortstellung zu verändern (»duscht Anna?«, »rudert Otto?«). Spätere Übungen können auch Fragen mit einer Subjekt-Verb-Objekt-Struktur einbeziehen. Sie verlangen noch mehr an paralleler Arbeit, denn das Subjekt wird eingebettet, während das Objekt kurzzeitig gehemmt werden muss (»trinkt Nina Kaffee?«, »kauft Hannes Kuchen?«).

In dieser Hierarchie spielt die parallele Steuerung eine wichtige Rolle: Die Aphasiker können ihre grammatischen Fähigkeiten nur Schritt für Schritt verbessern, d. h. sie können nicht mehrere grammatische Probleme zugleich beachten und automatisieren. Wenn z. B. ein Aphasiker seine Aufmerksamkeit auf die Possessiv-Pronomen richtet (»Anna bügelt ihre Bluse«, »Peter wäscht sein Auto«), dann sollte er zunächst nicht weitere grammatische Probleme lösen müssen wie z. B. Satzergänzungen, die mit Wortumstellungen verbunden sind (»**Heute bügelt Anna** ihre Bluse«, »**Am Samstag wäscht Peter** sein Auto«).

> **Jedes einzelne grammatische Problem sollte sowohl schriftlich (Diktat/laut lesen) als auch mündlich (im Dialog) geübt werden.**

Zum Beispiel Übung des Pronomens im 4. Fall (nachdem die Ich-Form genügend geübt worden ist):

Therapeut: »Haben Sie Ihren Schlüssel?«
Patient: » Ja, ich habe ihn«.
Therapeut: »Kennen Sie die Politikerin auf diesem Bild?«
Patient: »Ja, ich kenne sie.«

An dieser Stelle ist es mir nicht möglich, die gesamte umfangreiche Schwierigkeitshierarchie dar-zustellen. Sie gehört zum Repertoire der Sprachtherapeuten und ergibt sich aus dem therapeutischen Alltag von selbst. (Zur Therapie von Grammatikstörungen s. auch Lutz 2009; Lutz 2010; Schröder et al. 2009.)

■ ■   **Arbeit mit Texten**

Sprache ist nicht fertig im Kopf abgespeichert. Sie wird ständig neu in uns erzeugt durch

▬ das, was gerade um uns herum geschieht,
▬ das, was andere zu uns sagen,
▬ unsere Absichten, Wünsche, Gefühle, Erinnerungen und Aktivitäten,

d. h. durch das, was die Welt um uns und die Welt in uns an Gedanken und Handlungen hervorruft. Der Anstoß zur Kommunikation kommt am besten im Alltag: Alles, was Aphasiker interessiert, setzt ihre Sprachmaschinerie in Gang. Aphasiker brauchen Gespräche mit vertrauten Menschen, bei denen es um aktuelle Inhalte geht und ihre gestörte Sprache nicht beachtet wird.

Solche Gespräche versuchen wir in der Therapie anzubahnen. Die **Themen**? Neben allem, was im Alltag zum Diskutieren anregt, liefern Fernsehen, Radio, Zeitungen und Zeitschriften täglich neuen Gesprächsstoff. Nachrichten aus Politik, Wirtschaft, Kultur, Sport, Fotoreportagen über entfernte Länder etc. berichten von Ereignissen in der Welt und bieten Bilder und Themen an, die Aphasiker aus ihrem früheren Leben kennen oder zumindest in bestimmte Zusammenhänge bringen können.

Häufig wird angenommen, dass schwer betroffene Aphasiker mit solchen komplexen Texten und Themen überfordert sind. Aber das ist ein Irrtum. Auch schwer betroffene Aphasiker können mit Hilfe ihres Weltwissens, ihrer Erfahrung und ihrer Denkfähigkeit verstehen,

worum es in einem kurzen Text oder einer mündlichen Nachricht geht, besonders, wenn der Inhalt durch Bilder illustriert wird. Sie hören oder lesen, evtl. ganzheitlich, bestimmte Schlüsselwörter und aktivieren dabei die richtige Welt in ihrem Kopf.

Solche **Schlüsselwörter** finden sich häufig in Schlagzeilen und Bildunterschriften. Erklärende Details dazu lassen sich den Texten entnehmen und, wenn nötig, in einfacheren Sätzen mündlich ergänzen. Daraus kann sich ein Meinungsaustausch entwickeln, in dem der Aphasiker trotz teilweise schwer verständlicher Sprache aktiv mitredet und sich – anders als beim schülerhaften Üben von Wörtern und Sätzen – als Gesprächsteilnehmer ernst genommen fühlt.

Ein erster Schritt, mit solchen Schlüsselwörtern umzugehen: Wörter, die dem Aphasiker bekannt sind, aus Schlagzeilen heraussuchen lassen. Die Schlagzeilen sollten auf Zeitungsseiten stehen, die den Aphasiker interessieren, vielleicht Politik oder Wirtschaft, Sport etc. Die Therapeutin wählt ein markantes Wort (immer ein Substantiv) am Ende einer Schlagzeile aus und bietet es dem Aphasiker mündlich (oder schriftlich) mit der Frage an: »Können Sie sehen, wo dies steht?« oder »Finden Sie das Wort Berlin?« Evtl. braucht ein Aphasiker zunächst Hilfe, aber ich habe die Erfahrung gemacht, dass fast jeder relativ schnell solche Wörter (teilweise ganzheitlich) erkennen konnte.

Der nächste Schritt kann meist bald angeschlossen werden: Das letzte Wort einer Schlagzeile wird nun durch ein anderes, deutlich abstechendes Wort (wieder ein Substantiv) **ersetzt**, soll wieder vom Aphasiker gefunden und nun verbessert werden.

Wenn die Aphasiker im Umgang mit Zeitungen und anderen Texten Mut bekommen haben und sprachliche Fortschritte erkennbar sind, können die oben beschriebenen Techniken »Satzlegen« und »Chatten« eingesetzt werden. Andere Aphasiker können vielleicht den Inhalt von Bildunterschriften oder kurzen Textabschnitten verstehen und in eigenen Worten, unterstützt durch Zeichnungen und Gestik, ihre Meinung dazu äußern.

Sobald Aphasiker mit kurzen Texten umgehen können (▶ auch Kapitel 8), arbeiten wir Zeitungsmeldungen, Erzählungen, Romaninhalte oder kleine Theaterstücke in kurze, vereinfachte Geschichten um, wobei wir häufig direkte Rede einschieben, die handelnden Personen durch Namen bezeichnen, in der Gegenwart erzählen und einfache Satzstrukturen benutzen.

Diese Geschichten können leichter aufgenommen werden, wenn wir zusammen mit den Aphasikern den Handlungsablauf und evtl. andere Inhaltspunkte in Form von Grafiken (Strichen und Pfeilen) darstellen. Diese visuellen Inhaltsstrukturen prägen sich leichter ein und bilden ein Gerüst, das den Aphasikern hilft, die Inhalte in der richtigen Reihenfolge wiederzugeben (s. Lutz 2009).

Es ist noch ein weiter Weg zur Lektüre von Original-texten in Zeitungen oder Büchern, aber wenn das Interesse am Weltgeschehen oder die Liebe zur Literatur groß genug ist, kann ein Aphasiker sich die Fähigkeit dazu zurückerobern.

12.4   Gruppentherapie

Jeder Aphasiker möchte Einzeltherapie haben und braucht sie auch. Er möchte so oft wie möglich jemanden treffen, der seine Sprachstörung wirklich versteht und weiß, was alles an Problemen damit verbunden ist. Braucht er darüber hinaus auch Gruppentherapie? Ich merke häufig, dass Aphasiker beim Vorschlag, in eine Therapiegruppe zu kommen, zögern. Der Gedanke, vor mehreren Menschen etwas sagen zu sollen, erschreckt sie. Sie haben inzwischen die Erfahrung gemacht, dass sie mit ihren Worten nicht ankommen, dass ihre Sprache andere Menschen stört oder ungeduldig macht – nun möchten sie Begegnungen mit anderen Menschen möglichst vermeiden.

Gerade dies ist aber der Grund, weshalb eine **Therapiegruppe für Aphasiker wichtig** ist. Wenn der Aphasiker sich überwunden hat und tatsächlich in einer kleinen Gruppe erscheint, die im Höchstfall aus vier, meist aus zwei oder drei Aphasikern besteht, dann ist dies sehr oft vom ersten Moment an ein wohltuendes Erlebnis für ihn. Der Kontakt ist schnell da, die Problematik verbindet stark.

Ich habe Gruppen erlebt, in denen keiner der Teilnehmer mehr als ein paar Einzelworte äußern konnte und in denen trotzdem schnell ein Gefühl der Vertrautheit da war, sicher schneller als zwischen anderen Menschen, die nicht durch einen solch schweren Schicksalsschlag verbunden sind. Der Kontakt wird mit den Augen hergestellt, durch ein Lächeln und das Wissen, dass die anderen Ähnliches durchmachen wie man selbst.

Dies ist wahrscheinlich die wichtigste Erfahrung, die durch eine Gruppentherapie vermittelt wird. Sie muss aber nicht unbedingt in einer Sprachtherapiegruppe stattfinden. Eine psychotherapeutische Gruppe würde in diesem Sinne auch helfen, wenn der Therapeut dieser Gruppe sich mit den Problemen der Aphasie auskennt und wenn auch andere Aphasiker in dieser Gruppe sind. Auch eine Musiktherapiegruppe wäre sehr sinnvoll. Vor allem findet der Aphasiker aber Verständnis und Freundschaft in den Selbsthilfegruppen der Aphasiker und in den Aphasie-Zentren, deren Wichtigkeit gar nicht genug betont werden kann.

12.4.1 Sprachtherapeutische Gruppen

Diese Gruppen werden manchmal nur als Ersatz für die Einzeltherapie angesehen, als Möglichkeit, fehlende Therapeuten zu ersetzen. Manchmal wird auch vorgeschlagen, Gruppentherapie dann einzusetzen, wenn die Einzeltherapie am Ende ihrer Möglichkeiten ist, d. h. wenn kaum noch sprachliche Fortschritte zu erwarten sind.

Damit werden aber die Möglichkeiten einer Sprachtherapiegruppe unterschätzt. Zwar ist es richtig, dass manchmal – wenn nicht genügend therapeutische Kapazität vorhanden ist – eine Gruppe aus dem einzigen Grund entsteht, Aphasiker aufzufangen, die sonst keine Therapie bekämen. Und zweifellos kann Gruppentherapie noch kommunikative Verbesserungen bringen, wenn die Einzeltherapie beendet ist. Aber Gruppentherapie sollte nicht als Ersatz für die Einzeltherapie, sondern als ihre notwendige Ergänzung angesehen und konzipiert werden.

Um das einzusehen, sollten wir uns nochmal vor Augen halten, was alles zwischen Sprecher und Hörer abläuft: die indirekten Botschaften, die vielen unterschiedlichen Möglichkeiten, mit Informationen umzugehen, die Sprecher- und Hörerstrategien, die gesprächsstrukturierenden Floskeln usw. Sprecher und Hörer stellen sich mit all diesen kommunikativen Mechanismen aufeinander ein. Das ist einer der Gründe, weshalb es so oft vorkommt, dass ein Aphasiker nach einigen Einzeltherapiesitzungen zum Therapeuten sagt: »Mit Ihnen kann ich viel besser reden als mit den anderen.« Natürlich kann er das, denn zwischen ihm und dem Therapeuten haben sich spezielle Signale und Strategien entwickelt und automatisiert.

Sinn der Therapie ist aber ja gerade, dass der Aphasiker wieder dahin kommt, mit anderen Menschen zu kommunizieren. Wie alles automatisierte Verhalten muss er das üben, denn auch ein Gespräch ist automatisiertes Verhalten.

Während in der Einzeltherapie das Gespräch immer auf einer Schiene zwischen Aphasiker und Therapeut hin und her läuft, erlebt der Aphasiker in der Gruppe, dass auch andere Menschen angesprochen werden. Jeder spricht mit jedem – jeder entwickelt also mit jedem anderen ein individuelles Sprecher-Hörer-Muster mit individuellen Signalen, Strategien usw. Das ist für den Aphasiker eine wichtige und faszinierende Erfahrung. Er kann den einen Teilnehmer vielleicht sehr gut, den anderen kaum verstehen; er merkt, dass ihm die Wörter relativ gut einfallen, wenn er mit dem einen spricht, während er Hemmungen hat, mit dem anderen zu sprechen. Darüber hinaus kann er die anderen beobachten, während sie sprechen, und aus ihrem Beispiel Schlüsse auf sein eigenes Verhalten ziehen.

Dadurch kommt er eventuell zu einer ganz anderen, weniger negativen Bewertung seiner eigenen sprachlichen Leistungsfähigkeit:

- »Ich kann ja sogar mehr als die anderen«, höre ich manchmal von einem erstaunten Aphasiker nach einer Gruppensitzung, oder, wenn er mit schwerer Betroffenen zusammen war:
- »So schlimm kann eine Aphasie sein? Das wusste ich ja gar nicht! Da habe ich aber Glück gehabt, dass ich besser reden kann!«

❗ Störendes Sprachverhalten, das sich der Aphasiker angewöhnt hatte, kann in der Gruppe bewusst gemacht und damit allmählich verändert werden.

In einer ausführlichen Einführung in die Gruppenarbeit mit Aphasikern gehen Bauer et al. (1991) auf die Unterschiede in der Gesprächsstruktur zwischen Einzel- und Gruppentherapie ein. Sie weisen u. a. darauf hin, dass eine **Gruppentherapie höhere Anforderungen an die Aufmerksamkeit, Verstehensfähigkeit und Merkfähigkeit** stellt als die Einzeltherapie. Und besonders wichtig: Alles, was die Teilnehmer unternehmen, um sich gegenseitig zu verstehen, geschieht nicht – wie häufig in der Einzeltherapie – »pro forma«, also quasi unter pädagogischem Aspekt, sondern ist eingebettet in eine reale Situation. Das Gespräch bekommt damit eine ganz andere Lebendigkeit und Tiefe.

Es findet aber dennoch im geschützten Raum statt. Der Aphasiker weiß, dass die Gruppe für seine Sprachprobleme Verständnis hat und fühlt sich dadurch weniger unter Druck. Gleichzeitig ist das **Gruppengespräch auch eine notwendige Vorbereitung für spätere Gespräche außerhalb der Therapie**. Der Aphasiker übt alle die Reaktionen und Mechanismen, die bei Sprechern und Hörern in Gesprächen ablaufen, z. B. die Fähigkeit:

- auf indirekte »Sprechappelle« richtig zu reagieren (z.B. bei »Es zieht« die Tür zu schließen),
- die Informationen richtig zu dosieren,
- unausgesprochene Informationen zu verstehen,
- mit der Thema-Aussage-Struktur richtig umzugehen,
- Hörersignale richtig zu geben und aufzunehmen,
- Sprecher- und Hörerstrategien richtig einzusetzen,
- Gesprächsabschnitte mit richtigen Floskeln zu kennzeichnen,
- den Sprecherwechsel richtig zu handhaben,
- auf Fragen und Aufforderungen richtig zu reagieren,
- mit »Ja« und »Nein« umzugehen etc.

Einige dieser Kriterien könnte der Therapeut jeweils bei einer Gruppensitzung im Auge haben. Er könnte z. B. darauf achten:

- »Wie geben die Teilnehmer bestimmte Informationen weiter?«
- »Wie erklärt der einzelne Teilnehmer dieses oder jenes Problem?«
- »Welche Sprecherstrategien, welche Hörsignale sind den Teilnehmern geläufig?«
- »Wie gehen sie mit Ja/Nein um?« etc.

Wahrscheinlich stellen sich in Bezug auf etliche Kriterien sprachliche Defizite heraus, die zu speziellen Übungen Anlass geben. Natürlich ist kein Therapeut in der Lage, alle Kriterien auf einmal zu beachten. Falls mehrere Therapeuten eine Gruppe betreuen, könnte evtl. jeder von ihnen seine Aufmerksamkeit auf einige Kriterien richten. Es versteht sich, dass jede Gruppensitzung entsprechend vorbereitet werden muss.

Verschiedene Ideen für Gruppenaktivitäten habe ich in ▶ Kap. 13 untergebracht. Zwischen den dort vorgeschlagenen Gruppen und den hier besprochenen Sprachtherapiegruppen besteht der Unterschied, dass hier – unter der Leitung von Sprachtherapeuten – mehr oder weniger deutlich erkennbar sprachliches Üben stattfindet, während die Alternativgruppen andere, eher psychische und soziale Schwerpunkte haben und auch von Helfern betreut werden können, die allerdings in die Problematik der Aphasie eingeführt sein müssen.

Zum Thema »Gruppentherapie« s. auch Döppler (1991), Gosch-Callsen (1996), Kotten (1991) und Simons (1996).

12.4.2 Familientherapie

❗ Aphasie betrifft immer den ganzen Umkreis des Aphasikers.

Die engsten Gesprächspartner des Aphasikers sind in jeder Hinsicht mitbetroffen. Sie reiben sich auf zwischen psychischen, organisatorischen, finanziellen und sozialen Problemen, die im Gefolge der Aphasie auftauchen, und müssen darüber hinaus ständig mit immer neuen Sprachproblemen und Missverständnissen kämpfen.

Ich möchte an dieser Stelle die Notwendigkeit einer therapeutischen Unterstützung der ganzen Familie nicht ausführlicher begründen – mein ganzes Buch ist eigentlich ein Plädoyer dafür. Denn die völlige Umstrukturierung des sprachlichen Verhaltens, die durch die ständige Konfrontation mit der Aphasie notwendig ist, erfordert so viel **Geduld, Energie und Durchhaltevermögen**, dass auch der verständnisvollste und tüchtigste Angehörige diese Anstrengungen auf die Dauer kaum ohne Hilfe schaffen kann.

Aber es ist schwierig, kompetente Hilfe zu finden, weil eigentlich nur die Sprachtherapeuten die Schwierigkeiten einer »aphasischen Sprachgemeinschaft« (sprich Familie oder Lebensgemeinschaft) ermessen können. Diese wiederum haben aber nicht genügend Zeit, sich um die gesamte Familie zu kümmern.

Verschiedene Maßnahmen werden nötig sein, um hier Abhilfe zu schaffen. Einerseits sollten möglichst viele Sprachtherapeuten eine zusätzliche familientherapeutische Ausbildung machen. Eine weitere Möglichkeit sehe ich in der Einrichtung von noch mehr Aphasieberatungsstellen und Aphasiezentren, wie sie z. B. der Bundesverband für die Rehabilitation der Aphasiker (BRA) inzwischen an vielen Orten eingerichtet hat und immer weiter ausbaut. Das 1994 in Vechta-Langförden entstandene Aphasie-Zentrum Josef Bergmann, in dem neben der Einzelberatung auch Familienseminare und eine vierwöchige intensive Rehabilitation für Aphasiker mit ihren Angehörigen angeboten werden, hat sich in dieser Hinsicht hervorragend bewährt. Auch die in vielen Kliniken eingerichtete »Angehörigenberatung« ist ein Schritt in die Richtung, die Probleme der Familien mit einem Aphasiker zu lösen. Es ist dringend nötig, weitere Einrichtungen dieser Art zu schaffen.

12.5 Gut gemeint, aber … – Therapieversuche, die fehlschlagen müssen

Ich habe Schwestern und Krankenpfleger, Altenpfleger, Physiotherapeuten, Ergotherapeuten, Zivildienstleistende, ehrenamtliche Helfer, Freunde der Aphasiker und natürlich sehr viele Angehörige kennen gelernt, die sich in ihrer knappen freien Zeit aufopfernd bemüht haben, einen Aphasiker wieder zum Sprechen zu bringen – und die mit Kummer feststellten, dass ihr Einsatz nicht viel brachte, häufig sogar beim Aphasiker Verzweiflung oder Aggressionen auslöste.

Warum? Da die Gründe dafür komplex sind und ich Angehörige und einsatzbereite Helfer unter keinen Umständen in ihrer Hilfsbereitschaft verletzen möchte, werde ich diese Problematik etwas ausführlicher besprechen.

Wenn ein Helfer einen gelähmten Menschen nicht fachgerecht aus dem Bett holt, besteht die Gefahr, dass durch einen Sturz Knochen brechen – diese Gefahr ist sichtbar. Daher wird jemand, der keine Fachkenntnisse hat, kaum versuchen, einem Gelähmten das Laufen beizubringen. Bei unangemessenen Sprachübungen sind die Folgen weniger offensichtlich, aber sie können schwerwiegender und langanhaltender sein als Knochenbrüche. Es sind psychische Folgen – Resignation, Depression, Abkapselung – die für den Rest des Lebens bestehen bleiben können.

Man braucht sehr viel Erfahrung und Wissen, um die vielen individuellen sprachlichen, physischen und psychischen Reaktionen des Aphasikers zu erfassen und zu erkennen:

- Was ist an Übungsschritten möglich?
- Was kann ich dem Aphasiker zumuten?
- Welches Ziel können wir ansteuern?

Zum Beispiel:
- Wird er wieder dahin kommen können, kurze Äußerungen zu produzieren, oder sollten wir länger bei den Einzelwörtern bleiben?
- Kann ich ihm zumuten, konjugierte Verben zu üben, oder soll er beim Infinitiv bleiben?

Geht man unerfahren an die Problematik heran, besteht einerseits die Gefahr der Überforderung: Da man allgemein annimmt, dass Lernen mit viel Arbeit verbunden ist, wird der Aphasiker häufig mit einem harten Übungsprogramm überfordert, das viel zu schwer ist – die Folge: Resignation und Verzweiflung. Andererseits besteht aber auch die Gefahr der Unterforderung: Man lässt z. B. den Aphasiker nachsprechen oder abschreiben, was in den meisten Fällen nichts bewirkt, und wenn nach einiger Zeit der Erfolg ausbleibt, ist die Konsequenz wiederum Resignation und Verzweiflung.

Die Bettnachbarin einer Patientin mit globaler Aphasie betrachtete mit großem Misstrauen meine Therapieangebote und -aufgaben: Frau M. sollte Wörter aus Buchstaben zusammenlegen, Buchstaben in Wörter einsetzen, Wörter Bildern zuordnen etc. Die Bettnachbarin war empört über diese anstrengenden Arbeiten und sagte immer wieder: »Warum soll sie denn sowas machen? Lassen Sie sie doch einfach gemütlich auf dem Bett liegen, mit einem Kopfhörer, und dann kann sie sich schöne Geschichten von Kassetten anhören – und was meinen Sie wohl wie schnell sie wieder sprechen wird! Das hat bei meiner Tochter auch geklappt.« (Die Tochter hatte auf diese Weise ihr Englisch verbessert). Sie hatte meine Patientin schon mit dieser Idee angesteckt – es war gar nicht einfach, die sehr verzweifelte Frau M., die nach jedem Strohhalm griff, zu überzeugen, dass die »Kassettenmethode« nicht helfen würde. Falls man ihr diesen Rat gegeben hätte, bevor sie zu uns zur Therapie kam, wäre sie sicher in eine noch schlimmere Verzweiflung geraten: Natürlich hätte sie keine Fortschritte gemacht, wäre aber allmählich überzeugt gewesen, dass ihr Fall hoffnungslos ist und hätte evtl. weitere Therapieversuche abgelehnt oder zumindest nicht genügend Durchhaltevermögen mitgebracht.

Bei der Aphasietherapie geht es auch nicht um Artikulationsübungen, die nur den Sprechbewegungsapparat betreffen. Es geht um ein komplexes, tief in die Psyche reichendes

Programm, das in jedem einzelnen Fall auf die individuelle Problematik des Aphasikers eingehen muss. Die sprachlichen Abweichungen, die bei jedem Aphasiker individuell ausgeprägt sind, müssen gezielt behandelt werden, wobei wichtig ist, dass jeder Therapieschritt locker und kommunikativ geübt wird. Und diese gezielte Behandlung hat nur Erfolg, wenn dabei die körperliche und psychische Verfassung, die Belastungsfähigkeit, die Merkfähigkeit, die Motivation, die Vorbildung, die Interessen und die soziale Situation des Aphasikers berücksichtigt werden.

Allein **um auf die sprachlichen Abweichungen gezielt eingehen zu können, muss ein Therapeut Folgendes wissen:**

❗ — Welche einzelnen sprachlichen Mechanismen sind bei diesem Aphasiker gestört? Die Antwort lässt sich nur durch gezielte Diagnostik finden, und diese wiederum muss gelernt sein, wenn sie nicht zu großer psychischer Belastung des Aphasikers führen soll.
  — Auf welche Weise und in welcher Reihenfolge lassen sich die gestörten sprachlichen Mechanismen zurückerobern? Die Antwort hierauf hängt von diversen Faktoren ab, u. a.:
    – Von der Art bzw. Kategorie der betroffenen Sprachelemente: z. B. können Verben im Infinitiv oft leichter zurückerobert werden als konjugierte Verben; Passivformen fallen den meisten Aphasikern sehr viel schwerer als Aktivformen etc.
    Ein Helfer müsste also die Schwierigkeitshierarchie der Sprachelemente kennen. Kennt er sie nicht, besteht die Gefahr, dass der Aphasiker keine Fortschritte macht, weil die Lernschritte zu groß sind.
    – Von der Art des aphasischen Syndroms: Broca-Aphasiker können im Allgemeinen andere sprachliche Formen wiedererwerben als Wernicke-Aphasiker. Der Helfer müsste also wissen, welche sprachlichen Strukturen innerhalb der einzelnen Syndrome – bei unterschiedlichen Schweregraden und individuellen Ausprägungen der Störung – möglich sind. Wenn man darüber nicht Bescheid weiß, überfordert man leicht die Aphasiker mit Aufgaben, die sie unmöglich durchführen können.

Zusätzlich zu diesen Kenntnissen müsste der Helfer genügend Erfahrung haben, um das Therapieprogramm in jeder Sitzung entsprechend der jeweiligen körperlichen und psychischen Verfassung, der Belastungs- und Merk-

fähigkeit zu variieren – er sollte ernsthaft üben, wenn der Aphasiker gerade konzentriert genug sein kann; spielerisch ablenken, wenn er müde wird; etwas Faszinierendes hervorzaubern, wenn seine Motivation nachlässt etc.

Außerdem sollte das Material für jeden Aphasiker so zusammengestellt sein, dass seine Vorbildung und seine früheren Interessen berücksichtigt werden: Was für den einen aufgrund seines Bildungsniveaus gerade richtig ist, ist für den anderen viel zu schwer und belastet ihn unnötig; was den einen begeistert und in Schwung bringt, langweilt den anderen.

Last but not least darf die **soziale Situation** nicht vergessen werden: Während eine Aphasikerin, die demnächst nach Hause kommen wird, vielleicht gern Einkaufslisten aufstellen möchte, würde eine andere Aphasikerin, die gerade ins Pflegeheim eingeliefert worden ist, über solchen Listen in Tränen ausbrechen.

Ein Helfer, der eine sinnvolle und erfolgversprechende Sprachtherapie durchführen möchte, muss all dies berücksichtigen und darüber hinaus die Prinzipien für die Sprachtherapie beherrschen, die ich in ▶ Abschn. 12.2.3 beschrieben habe. Weiß er über all dies nicht genügend Bescheid, ist der Therapieerfolg fraglich. Der Patient aber, der seine ganze Hoffnung in die Sprachtherapie setzt, wird durch einen Misserfolg in noch stärkere sprachliche Blockierung und noch tiefere Verzweiflung geraten. Da ihm nicht die richtigen Wege zur Sprache angeboten werden, glaubt er, dass er nicht therapierbar sei, und resigniert.

Ich habe Patienten kennen gelernt, die durch unangemessene Therapieversuche so überfordert und belastet worden waren, dass sie jede weitere Sprachtherapie ablehnten. Kostbare Zeit, Geduld und Energie wurden verbraucht, bis sie allmählich erkannten, dass auch bei ihnen noch Chancen für eine Besserung bestanden. Ein Fall, von dem ich nur gehört habe, der mich aber besonders betroffen gemacht hat:

Eine noch junge Frau befand sich mit einer sehr schweren Aphasie in einer Rehabilitationsklinik. Sie konnte nur ein einziges Wort sagen, das sie immer wiederholte. In der Klinik gab es keinen Sprachtherapeuten, so dass sie keine Therapie bekommen konnte. Irgendjemand, der es gut mit ihr meinte und dem sie Fachkenntnis zutraute, gab ihr ein Buch, das sie abschreiben sollte – mit dem Hinweis, dass sie dadurch ihre Sprache wiedergewinnen würde. In ihrer Verzweiflung nutzte sie den Rehabilitationsaufenthalt nur noch zum Abschreiben, lehnte Krankengymnastik und andere Therapien ab, wollte nicht spazieren gehen, kam zu keiner Erholung – und hatte am Ende des Aufenthalts (wie vorherzusehen war) keine sprachlichen Fortschritte gemacht, da eine schwere Aphasie nicht durch Abschreiben gebessert werden kann. Wie es ihr später ergangen ist, weiß ich leider nicht.

■■ Ungeeignete Therapiemittel

■ Abschreiben

Abschreiben ist eines der Mittel, das unerfahrene Helfer gern anwenden, wenn sie Aphasikern helfen möchten. Es kann aus verschiedenen Gründen nicht nützen, um eine schwere Sprachstörung zu beheben:

1. **Es wird häufig zu mechanisch ausgeführt.** Der Aphasiker »malt ab«. Die Information, die er in Form von Buchstaben mit den Augen aufnimmt, wird automatisiert in die Schreibmotorik umgesetzt, ohne dass seine innere Sprache aktiv daran beteiligt werden muss. Er kann sich völlig auf den Akt des Schreibens konzentrieren, ohne im Geringsten auf den Sinn des Textes zu achten, den er gerade abschreibt. Sicher wird dabei seine Schreibmotorik geübt, aber die selbstständige Beherrschung der Sprache – der Wortfindung, der Grammatik, der Textkonstruktion – kommt nicht im Geringsten voran.

2. **Das Prinzip des schrittweisen Sprachaufbaus wird verletzt.** Der Aphasiker wird mit einer Fülle von Wörtern, grammatischen Elementen, Textstrukturen überhäuft, die er im Augenblick nicht bewältigen kann. Wenn jemand eine Fremdsprache lernen möchte, wird er sie auch nicht durch Abschreiben lernen, sondern nur Schritt für Schritt. Der Vergleich Aphasietherapie/Fremdsprachenerwerb passt zwar in vieler Hinsicht nicht, aber in diesem Punkt besteht doch eine Parallelität. (Etwas anderes ist es, wenn der Aphasiker während einer Therapiesitzung oder nach einer Therapiesitzung die durchgenommenen Wörter, Sätze, Äußerungen noch einmal abschreibt – es sind dann speziell ausgesuchte kurze Abschnitte, die meist um ein Übungselement kreisen, das ihm inzwischen vertraut ist. In solchen Fällen kann das Abschreiben helfen, die geübten Formen im Gedächtnis zu befestigen).

3. **Der Aphasiker kann beim Abschreiben gerade das nicht üben, was ihm am meisten Schwierigkeiten macht: die selbstständige Auswahl der richtigen Sprachelemente.** Er muss lernen, wieder aktiv Entscheidungen zu treffen, ob jetzt »Stuhl« oder »Tisch« gebraucht wird, ob er »guten Morgen« oder »danke schön« sagen soll, welche Laute er auf welche Weise kombinieren muss, um »kommst du bald?« oder »wie spät ist es?« zu fragen. Auch wenn er diese Wörter 100 mal abgeschrieben hätte, könnte er sie nicht in der entsprechenden Situation realisieren, wenn er nicht Schritt für Schritt die vielen Entscheidungen geübt hätte, die nötig sind, um sie zu produzieren.

Frau Bl., die eine schwere Wernicke-Aphasie hatte, kam mit vielen vollgeschriebenen Seiten in die Therapiesitzung. Sie hatte zu jedem Bild im Heft mehr als 50-mal das entsprechende Wort geschrieben: »Hase«, »Hund«, »Vogel«, »Fisch«. Ihre Hausaufgabe hatte eigentlich gelautet, die Wortkarten diesen Bildern zuzuordnen und die Wörter aus Buchstaben zu legen, aber als typische Wernicke-Patientin war sie von großem Tatendrang und hatte sich im Schreiben nicht bremsen lassen, wie ihr Mann sagte.

Beide waren erstaunt, dass es ihr trotzdem nicht gelang, auch nur ein einziges dieser Wörter selbstständig zu schreiben oder zu lesen. Als sie aber in der Therapiestunde die Wörter mehrmals aus Buchstaben zusammengelegt und dann schrittweise selbstständig geschrieben hatte (sie hatte zuerst nur den Vokal und dann immer mehr Buchstaben selbstständig eingesetzt), konnte sie die Wortkarten den Bildern zuordnen, d. h. sie konnte die Wörter lesen, und sie schaffte es auch am Ende der Therapiesitzung, einmal »Hase« und »Hund« selbstständig zu schreiben. Das war sicher noch kein anhaltender Erfolg, aber sie war damit auf dem Weg! Trotzdem habe ich in diesem Fall nicht direkt vom Abschreiben abgeraten: Frau Bl. hatte zu Hause nicht viel zu tun. Ich gab ihr zwar etliche Hausaufgaben, aber sie schrieb nun mal mit Leidenschaft ab. Also haben wir uns geeinigt, dass sie es als Zeitvertreib, als Konzentrationsübung und als Übung für ihre linke Hand betrachtete – dagegen war nichts einzuwenden. Aber ich habe ihr klar gemacht, dass Abschreiben ihr nicht die selbstständige Schreibfähigkeit wiederbringen würde. Sie dürfte also nicht enttäuscht sein, wenn sie nach noch so viel Abschreiben immer noch Fehler machen würde. Ich glaube, im Geheimen war sie noch eine ganze Weile überzeugt, dass sie auf diese Weise die Aphasie besiegen würde, aber sie ging dann allmählich auch zu Hause immer mehr zum Wortlegen aus Buchstaben über, weil sie selbst merkte, dass sie damit unvergleichlich mehr Erfolg hatte.

Inzwischen kann sie kleine Sätze selbstständig schreiben. Allerdings verfällt sie auch jetzt noch manchmal in einen Abschreibrausch und bringt mir schön abgeschriebene Texte mit, die wir in einer Mappe sammeln, auf der »Später« steht – denn jetzt kann sie sie noch nicht völlig lesen …

■ Benennen

Ein anderes Mittel, zu dem unerfahrene Helfer gern greifen, ist das Benennen. Fast alle Aphasiker haben eine starke Wortfindungsstörung – was liegt da näher, als mit ihnen Benennübung zu machen? »Dies ist der Arm, dies das Bein, dies die Hand, dies der Fuß …«, »Brot, Butter, Marmelade, Honig …« – der Aphasiker ist völlig überfordert. Er kann diese Wörter vielleicht nachsprechen, aber behalten kann er sie mit Sicherheit nicht.

Bei der Aphasietherapie geht es nicht darum, dem Aphasiker bestimmte Wörter einzubleuen, so wie man Vokabeln einer Fremdsprache lernt. **Es geht darum, die Prozesse der Wortfindung wieder zu normalisieren.**

Tatsächlich kommen in der Therapie manchmal auch die Wörter »Arm, Bein …«, »Brot, Butter …« etc. vor, aber dann erscheinen sie im passenden Kontext und werden durch den ANLAUF, d. h. die Grundprogramm-Übungen, hervorgelockt.

Darüber hinaus fällt das Benennen, das normalerweise im Sprachgebrauch kaum vorkommt, dem Aphasiker erfahrungsgemäß besonders schwer. Er findet die Wörter bei einer Benennübung unter größerer Mühe als in einer normalen Kommunikationssituation und gerät dadurch unter solchen Druck, dass seine Sprachprozesse völlig blockieren, was zu zusätzlicher psychischer Belastung und letzten Endes zu Frustration und Resignation führt. Deshalb sollte das Benennen außerhalb der Sprachtherapie auf keinen Fall geübt werden.

■ Nachsprechen

Das Nachsprechen läuft ebenso mechanisch ab wie das Abschreiben, d. h. der Aphasiker kann eine Äußerung nachsprechen, ohne sie zu verstehen – ohne die Bedeutungsprozesse in Anspruch zu nehmen. Natürlich kann er sie dann auch nicht behalten, geschweige denn selbstständig produzieren. Es geht ihm beim Nachsprechen so wie mir, wenn ich den Satz lese: »Der pH-Wert ist ein negativer dekadischer Logarithmus der Wasserstoffionenkonzentration.« Ich kann diesen Satz durchaus nachsprechen, weiß aber dann immer noch nicht, was der pH-Wert ist, und ich werde den Satz sicher sofort vergessen.

Das Nachsprechen hat auch noch einen anderen unerwünschten Effekt: Es kann zu einer so dominierenden Gewohnheit werden, dass das selbstständige, spontane Sprechen dadurch völlig zurückgedrängt wird.

Herr Pr. hat seit einigen Jahren eine mittelschwere Broca-Aphasie. Seine Frau kümmert sich aufopfernd und liebevoll um ihn. Er hat erst nach einem Jahr Sprachtherapie bekommen können, vorher haben beide versucht, auf irgendeine Weise die Sprachprozesse selbst in Gang zu bringen.
Als Herr Pr. mit seiner Frau zur ersten ambulanten Therapiesitzung kam, machte er den Eindruck eines schwer gestörten Patienten. Bei jeder Frage, die ich an ihn richtete, schaute er seine Frau an und wartete. Sie antwortete, und dann sprach Herr Pr. die Antwort nach. Er hatte Mühe mit der Artikulation und wiederholte jedes Wort so lange, bis er es fehlerfrei herausgebracht hatte. L.L.: … und wenn Sie Urlaub hatten, Herr Pr., wohin sind Sie dann gefahren? In die Berge?
Herr Pr.: (schweigt, schaut seine Frau an)
Frau Pr.: In die Berge. Nach Kärnten.
Herr Pr.: Nach Hä… Tärn…Kää… nach Kärn…ten.
L.L.: Oh … Sie sind gewandert …schön! Haben Sie dort in einer Ferienwohnung gewohnt?

▼

Herr Pr.: (schweigt, schaut seine Frau an)
Frau Pr.: Im Gasthaus, immer im gleichen Gasthaus.
Herr Pr.: gei… immer … im …geichen …Haus, im Glas… Gas… immer..im…gleichen …Gashaus.

Es zeigte sich, dass das Ehepaar Pr. auf diese Gesprächsform eingespielt war. Herr Pr. hatte sich jede selbstständige Reaktion in einem Gespräch abgewöhnt. Dadurch wurde jede Unterhaltung mit dem Ehepaar Pr. zu einer totlangweiligen Prozedur. Während Herr Pr. sich abquälte, Wörter und Sätze zu wiederholen, die teilweise zu schwierig für ihn waren, und seine Frau mit unendlicher Geduld seinen Wiederholungen zuhörte, verlor man als Gesprächspartner nach wenigen Sätzen jedes Interesse, hörte nur noch halb zu und überlegte, mit welcher Entschuldigung man sich davonmachen könnte. Als Herr Pr. in der Therapie allein war, zeigte sich, dass seine Sprachstörung längst nicht so schwerwiegend war, wie sie wirkte, wenn seine Frau dabei war. Er konnte erstaunlich gut die wesentlichen Wörter finden, die seine Mitteilungen verständlich machten, und er war durchaus fähig, kleine Sätze zu formulieren und damit ein Gespräch zu führen. Aber die Therapie kam trotzdem nicht voran, wie vom Störungsbild her zu erwarten war, denn alle selbstständigen Regungen verschwanden, sobald Herr Pr. den Therapieraum verließ. Natürlich besprach ich dieses Problem immer wieder mit den beiden, aber es war fast unmöglich, den eingespielten Mechanismus zu beseitigen. Herr Pr. – ein intelligenter und tüchtiger Mensch – hat seine Selbstständigkeit fast völlig verloren und wird sie kaum wiedergewinnen können. Und das Ehepaar Pr. wird einsam bleiben – wenn sich beide nicht ganz bewusst und mit großer Anstrengung umstellen.

Auch mit **Grammatikübungen** versuchen Angehörige und Freunde, die Aphasie zu mildern. Aber die schweren Blockaden, die die Aphasie verursacht, können durch systematische Übungen, wie sie im Fremdsprachenunterricht vielleicht noch einen gewissen Sinn haben, nicht gelockert werden.

Frau El. hat eine schwere Aphasie. Wir hatten gerade angefangen, im Grundprogramm mit Verben zu üben, als sie mit Freunden in Urlaub fuhr. Als sie wiederkam, brachte sie mir eine Grammatik mit und sagte – langsam und mühsam – »ich, du, er, sie, es, wir …, der, die, das … Sie schaute mich erwartungsvoll an und zeigte auf die Grammatik. Ich fragte: »Möchten Sie, dass wir mit der Grammatik üben? Glauben Sie, dass die Grammatik schneller hilft?« Frau El. nickte. »Haben Ihre Freunde mit Ihnen so geübt?« Frau El. nickte wieder. Ich blätterte in der Grammatik. »Schauen Sie«, sagte ich, »hier stehen unsere Wörter: »ich spiele«, »er spielt« – genau das haben wir auch gemacht. Aber wir haben gleich Gespräche daraus gemacht, Fragen und Antworten. Wir haben diese kleinen Wörter »ich« und »er« nicht einzeln

▼

geübt, sondern so, wie sie im Leben vorkommen, nämlich in Sätzen.« Frau El. war noch nicht zufrieden, sie zeigte auf »du«, »wir«, »ihr« und schaute mich fragend an. »Das kommt später«, sagte ich, »wir können nicht alles auf einmal üben. Wir haben noch viel vor, auch lange Sätze, alles, was Sie in Gesprächen sagen möchten. Aber das geht jetzt noch nicht. Jetzt sind erst mal »ich« und »er« oder »sie« dran.«

Frau El. war noch nicht überzeugt. Sie klopfte auf die Grammatik und schien sagen zu wollen: »Das kann ich doch alles. Nun mal los!« Also suchte ich Bilder aus dem Grundprogramm heraus und ging von meinem Prinzip ab, zunächst alle Übungen des ANLAUFs zu trainieren. Ich legte einen Packen Bilder auf den Tisch, nahm das erste Bild ab und sagte: »Schreiben Sie mal auf, was Anna macht«. Frau El. stürzte sich mit Eifer ins Schreiben: »Anna trinkt Saft.« »Ja«, sagte ich, »das geht ja gut«. Und was schreiben Sie, wenn ich Anna frage: »Anna, was machst du?« Frau El. schrieb: »Ich trinkt Saft«. »Ja, fast so wie wir es brauchen. Aber einen Buchstaben müssen Sie radieren. Erinnern Sie sich? Wenn wir »ich« sagen, brauchen wir ein »e«. … Frau El. verbesserte das Wort, und wir übten auch mündlich: »Ich trinke Saft«. »Und nun frage ich: »Anna, was hast du gerade in der Küche gemacht?« Frau El. schrieb: »Ich habe Saft getrinkt«. »Ja«, sagte ich, »eigentlich hätten Sie recht. Eigentlich müsste es so heißen, es heißt ja auch »gekocht«, »gespielt«. Aber leider ist die Sprache unlogisch. Hier heißt es »Anna hat Saft getrunken«. Frau El. schaute mich erstaunt an. »Kein Grund zur Panik«, sagte ich, »eigentlich haben Sie diese Wörter alle im Kopf. Sie müssen sie nicht neu lernen. Wir müssen sie nur mal durchüben. Und dafür sollten wir vielleicht doch mit unseren vier Bildern so wie vorher weitermachen. Ich schreibe die Wörter erst mal auf, damit Sie sie mal gesehen haben. Sie legen die Wörter dann zu den Bildern. Und wenn wir damit geübt haben, können Sie sie nachher auch allein schreiben. Später kommen wir dann auch zu den anderen Formen, zu »wir«, »du« und »ihr'« – aber ich denke, jetzt haben Sie noch genug Arbeit mit »er« und »sie«. Wollen wir jetzt mal die anderen drei Bilder versuchen?«

Am Abend rief ich Frau Eh.s Mann an, der bisher an den Therapiesitzungen nicht teilgenommen hatte. Ich bat ihn, möglichst nicht mit der Grammatik zu üben, weil es bei Aphasie sinnlos ist, Formen zu pauken – die Aphasiker können diese Formen nicht behalten und müssen es auch gar nicht, weil sie das Wissen darüber eigentlich immer noch – unbewusst – haben. Sie können es nur nicht abrufen. Dieser Abruf muss geübt und allmählich automatisiert werden. Das erfordert viel Zeit und Geduld.

Wer Aphasikern helfen möchte, die Grammatikprozesse wieder richtig zu steuern, muss außerdem die Schwierigkeitshierarchie kennen, die beim Grammatikerwerb besteht. Jemand, der über Sprachpathologie nicht Bescheid weiß, kann sie aber nicht kennen. Wer würde sich z. B.

vorstellen können, dass bei der Äußerung »an der Haltestelle« das kleine Wort »an« für die meisten Aphasiker schwieriger ist als das Wort »Haltestelle«? (Wobei der Artikel »der« für viele Aphasiker auch noch zu schwer ist). Wenn man aber diese Schwierigkeiten nicht beachtet, kann es passieren, dass man einen Aphasiker überfordert, in Stress versetzt und die Sprache erst recht blockiert.

Außerdem sollte man Einzelworte wie z. B. »ich«, »du«, »er« etc. nicht in dieser Reihenfolge üben. Sie kommen nie im Gespräch zusammen vor, sondern ersetzen einander. Was Aphasiker üben sollten, sind Wörter im Satzzusammenhang, von denen eins das andere nach sich zieht, wie z. B. ein Verb ein Objekt. Aphasiker sollten also die Erzeugung von kurzen Äußerungen, möglichst von Antworten, üben.

Dies sind nur einige Beispiele für Schwierigkeiten, die sich ergeben, wenn man ohne Fachkenntnisse Sprachtherapie zu machen versucht oder wenn sich, wie beim Ehepaar Pr., sprachliche Reaktionen einschleifen, weil der Rat eines Sprachtherapeuten fehlt. Es besteht die Gefahr, dass man nicht die richtigen Sprachmechanismen anregt und dadurch keinen Therapieerfolg hat, so dass evtl. die Prozesse der inneren Sprache sogar noch mehr blockiert werden.

Es ist nicht möglich, alle Probleme vorherzusehen, die bei der Aphasietherapie auftreten können. Deshalb kann man keine Anleitung zur Sprachtherapie geben, die alle Pannen ausschließt. Da sowohl das Sprachsystem wie auch das aphasische Sprachverhalten so viele unterschiedliche Reaktionen zulassen, sind pauschale Ratschläge nicht möglich. Man kann nur im Rahmen einer Ausbildung allmählich lernen, auf die individuellen aphasischen Verhaltensweisen richtig einzugehen.

Eine zusätzliche Gefahr taucht dann auf, wenn unerfahrene Helfer Aphasiker auf Krankenschein therapieren. Die Aphasiker kommen nicht voran, die Kassenuhr läuft aber weiter; nach einiger Zeit verlangt die Kasse Beweise, dass die Therapie Sinn hat, erwartet womöglich Gutachten – eine Ablehnung der weiteren Therapie könnte die Folge sein.

Das Warnschild mit der Aufschrift: »Keine Sprachtherapie ohne entsprechende Ausbildung!« sollte aber niemanden abhalten, sich mit Aphasikern zu beschäftigen und mit ihnen zu kommunizieren. Die Beschäftigung mit ihnen sollte nur nicht als »Sprachtherapie« bezeichnet werden, um bei den Aphasikern nicht Hoffnungen auf fachmännische Hilfe zu wecken, die sie bei Nichterfüllung erst recht in Verzweiflung stürzen. Man kann Sprache auch spielerisch üben und damit die Kommunikationsfähigkeit durchaus verbessern. Beispiele dafür finden sich z. B. in diesem Kapitel unter »Arbeit mit Texten« und in ▶ Kapitel 13.

Sprachspiele für den Alltag

» Jedes Wort, das ich gelesen, und jedes Wort, das ich geschrieben habe, war für mich ein Schritt auf meinem Weg zurück. (I. Tropp Erblad) «

Es gibt sehr viele Möglichkeiten, Aphasikern zu helfen, aus ihrer Isolation herauszukommen. Sprache wird nicht allein durch Sprachübungen wiedergewonnen. Alles, was im Alltag mit Sprache verbunden ist, bedeutet für die Aphasiker »Übung«: Gespräche, Fragen, Aufforderungen, Äußerungen, die mit Handlungen verbunden sind – kurz, jegliche Art sprachlichen Reagierens. All dies gehört auch zum Trainingsprogramm der Sprachtherapie, aber da die kurzen Therapiestunden nie ausreichen, kommt immer wieder die Frage auf: Womit können wir außerhalb der Therapie die Sprache fördern?

Die Antwort für Angehörige ist eigentlich sehr einfach: Am besten bringen Sie die Sprache weiter, wenn Sie so viel wie möglich mit Ihren Aphasikern gemeinsam tun, was Ihnen beiden Freude macht – was Sie beide so beschäftigt, dass darüber die Sprachprobleme in den Hintergrund geraten. Das ist – zumindest von Zeit zu Zeit – möglich, auch bei schweren Aphasien.

Spazieren gehen oder fahren, Konzerte, Museen, Fotografieren, Kochen etc. oder der ganz normale Alltag, wenn man sich in der Familie oder im Freundeskreis über das verständigt, was gerade abläuft – all das bringt die Sprache weiter. Falls Sie als Angehörige darüber hinaus auf spielerische Weise sprachlich üben möchten, finden Sie vielleicht unter den folgenden Anregungen einige, die für Sie in Frage kommen.

In ▶ Kap. 12 habe ich beschrieben, was all die wohlmeinenden Helfer in Selbsthilfegruppen, Pflegeheimen oder anderen Institutionen nicht tun sollten, wenn sie, ohne sprachtherapeutische Ausbildung, die Aphasiker sprachlich fördern möchten. Aber es gibt vieles, was man tun kann (◨ Übersicht 13.1).

◨ Übersicht 13.1. Beispiele für Möglichkeiten der Kommunikationsförderung
- Das Durchspielen von Alltagshandlungen.
- Sprachspiele.
- Spielerische Übungen.
- Gemeinsame Beschäftigungen.

Viele dieser Übungen und Spiele eignen sich für zwei Personen – Angehöriger bzw. Helfer und Aphasiker. Alle Vorschläge können auch gut in Gruppen durchgeführt werden, wobei allerdings darauf geachtet werden muss, dass die Aphasiker zusammenpassen: Wenn man z. B. Broca- und Wernicke-Patienten oder Schwer- und Leichtbetroffene in einer Gruppe hat, kann es leicht passieren, dass die unflüssig Sprechenden bzw. die schwer Betroffenen nicht zum Zuge kommen.

Ideal wäre es, wenn die Kommunikationsförderung von einem erfahrenen Sprachtherapeuten überwacht oder angeleitet würde. Da wir uns aber nicht in einer idealen Welt befinden, wird dies leider nicht immer möglich sein. Die nächstbeste Lösung wäre, dass der behandelnde Sprachtherapeut Ratschläge gibt, welche der hier gegebenen Vorschläge jeweils für den einzelnen Aphasiker sinnvoll sind, denn für schwerbetroffene sind natürlich andere Vorschläge nötig als für mittelschwere und leichter betroffene Aphasiker. Unabhängig davon, ob eine Beratung durch Sprachtherapeuten möglich ist, sollten Angehörige und andere Helfer folgende Prinzipien berücksichtigen:

❯ – Passen Sie diese Vorschläge immer den Fähigkeiten des Aphasikers an.
 – Alle Übungen sollten dem Aphasiker Freude machen.
 – Bei allen Übungen sollte der Inhalt im Vordergrund stehen – nicht die Sprache!
 – Sprachliche Fehler, die der Aphasiker macht, sollten nur dann verbessert werden, wenn er es wünscht!
 – Das gemeinsame Handeln ist wichtiger als das richtige Sprechen!

13.1 Durchspielen von Alltagshandlungen

Wir haben im Laufe unserer Sozialisation nicht nur die Sprache unbewusst automatisiert, sondern auch große Bereiche unseres täglichen Lebens – Handlungen, die mit mündlichen oder schriftlichen Äußerungen verbunden sind. Es ist für uns selbstverständlich, dass wir Verkehrszeichen, Umleitungsschilder, Straßennamen, Namen von U-Bahn-Haltestellen, Markenzeichen und Verfallsdaten von Lebensmitteln, Preise und Sonderangebote, Waschanleitungen von Kleidungsstücken, Namen und Dosierungsanleitungen von Medikamenten lesen und die Botschaften, die sie uns übermitteln, in unseren Tagesablauf einordnen. Wir verschwenden keinen Gedanken daran. Oder erinnern Sie sich an alles, was Sie gestern und heute gelesen haben – lesen mussten, um richtig durch Ihren Tag zu kommen? Ebenso selbstverständlich schreiben wir, ohne darüber nachzudenken: wir unterschreiben, hinterlassen unsere Adresse, melden uns im Hotel an, füllen Überweisungsformulare und Schecks aus, notieren Termine und Namen. Und wie viele Male sagen wir: »Nein, danke«, »Herein!«, »Jetzt nicht, später«, »ich hätte gern …«, »macht nichts!« etc. Wie viele Male hören wir und reagieren auf »Könnte ich Sie mal kurz sprechen?«, »Vorsicht!«, »Warten Sie bitte einen Moment!«, »IC 631 nach Westerland fährt heute nicht von Gleis 12, sondern Gleis 15 ab!« etc.

Unser tägliches Leben besteht zu einem großen Teil aus Handlungen, die mit Sprache verbunden sind, und aus Äußerungen, die von Handlungen begleitet werden (was nicht dasselbe ist). Und in unserem Kopf funktionieren die Programmierungssysteme der Sprache und die Programmierungssysteme für Handlungsabläufe reibungslos, ohne dass wir uns dessen bewusst sind.

Für den Aphasiker bricht das alles zusammen. Er kann nicht mehr lesen, ob an der Tür »Herren« oder »Damen« steht, er kann nicht mehr »Entschuldigung« sagen oder »Bitte zwei Karten Parkett Mitte!«

Ingrid Tropp Erblad schildert einen Einkauf:

>> Ich ging ins Kaufhaus NK. Als erstes wollte ich einen Regenmantel haben. Es gab Regenmäntel von 16,50 bis 375 Kronen.
Als ich der Verkäuferin sagen wollte, dass ich einen Regenmantel suchte, verhedderte ich mich.
Ich konnte nicht »Regenmantel« sagen und musste zeigen, was ich wünschte. Sie fragte nach Größe und Preislage, aber ich konnte nicht antworten. Ich fühlte mich erbärmlich. ...
Die Verkäuferin zog mir einen hellroten Lackregenmantel an. Er war eine Nummer zu klein und kostete über 300 Kronen. Die Farbe war hübsch. Aber der Mantel sperrte, als ich ihn zuknöpfte. Und außerdem war er zu kurz.
»Okay, ich nehme ihn«, sagte ich (Tropp Erblad 2008, S. 85). <<

I. Tropp Erblad fühlte sich in diesem Moment unterlegen. Und da der Aphasiker solche Erfahrungen täglich macht, wird das Gefühl der Unterlegenheit und Unsicherheit chronisch. Schon bevor er den Mund aufmacht, erwartet der Aphasiker, sich lächerlich zu machen – und verzichtet häufig auf die Äußerung. Woher beziehen wir Normalsprechenden unsere Selbstsicherheit, unser Gefühl, gut durch den Tag gekommen zu sein? Ich denke, zu einem großen Teil gerade aus unseren richtigen und schnellen Reaktionen bei solchen alltäglichen Gelegenheiten. Im richtigen Augenblick das Richtige sagen und tun, das möchten wir, das gelingt uns auch meist, zumindest in den kleinen Dingen des Alltags – und all das kann der Aphasiker nicht mehr.

Jeder Angehörige und jeder Helfer sollte sich überlegen:

- Was macht »mein« Aphasiker alles?
- Welche kleinen alltäglichen Handlungen gehören zu seinem Leben?
- Wieweit sind sie mit Sprache – Sprechen, Verstehen, Lesen, Schreiben – verbunden?
- Wie kann er sie ohne Sprache bewältigen?
- Wieweit kann er mit seinen sprachlichen Möglichkeiten an sie herankommen?

Beim Durchspielen dieser Alltagshandlungen löst häufig die Handlung die blockierte Sprache aus. In dem Moment, in dem die Aufmerksamkeit des Aphasikers nicht auf die Sprache, sondern auf eine Handlung gerichtet ist, ergibt sich die sprachliche Äußerung häufig wie von selbst. In anderen Fällen sollte die Handlung ohne Sprache, nur mit sprachlichen Reaktionen des Helfers, geübt werden – übrigens nicht mehrmals hintereinander, sondern immer wieder zu verschiedenen Zeitpunkten. Nach vielen »stummen« Handlungen kommt eventuell dann doch plötzlich die richtige sprachliche Reaktion.

■■ Vorstellen

Ich merke das immer wieder am »Vorstellen«. Mit fast allen Aphasikern, auch den schwerstgestörten, spiele ich es in fast jeder Sitzung durch (solange ich merke, dass es ihnen Spaß macht). Zuerst bin ich es meist allein, die sich vorstellt: Ich neige meinen Kopf, sage meinen Namen – der Aphasiker neigt auch seinen Kopf – und sagt häufig auch meinen Namen, weil die Tendenz zum Nachsprechen bei den meisten sehr stark ist. »Ach, Sie heißen auch Lutz? Seltsam!« Aber dann schleuse ich den richtigen Namen ein: »Haben Sie gut geschlafen, Frau Berger?« »Frau Berger, wann haben Sie eigentlich Geburtstag? Könnten Sie den Monat sagen, Frau Berger? Fangen Sie an mit Januar ...« Im Laufe der nächsten Therapiesitzung kommt immer mal wieder das Vorstellen, immer wieder mal der Name – und eines Tages, ohne dass ich darauf bestehe, und ohne dass Frau Berger sich anstrengt, sagt sie wie selbstverständlich beim Vorstellen »Berger«. Häufig merken die Aphasiker gar nicht, was in diesem Moment passiert ist – ich sage nichts und freue mich nur im Stillen, denn diese kleinen sprachlichen Reaktionen sollen ja gerade selbstverständlich und unbewusst sein. Wenn man darauf aufmerksam macht, kann der Zauber durchbrochen werden und die Sprache wieder wegblocken. Es ist auch noch ein weiter Weg bis zum lockeren und garantiert funktionierenden »Berger«. Aber durch häufig spielerische Wiederholung könnte auch das eines Tages möglich sein. Deshalb noch einmal:

> - Nicht auf richtige Aussprache bestehen!
> - Spielerisch bleiben!
> - Nichts erzwingen!
> - Je gelöster die Situation, desto besser funktioniert die Sprache.

Auch die folgenden Übungssequenzen zeigen, wie Alltagshandlungen geübt bzw. zum Üben genutzt werden können.

■■ »Herein!«

Der Aphasiker klopft, Sie sagen: »Herein!«. Dann versuchen Sie es umgekehrt, wobei Sie eventuell auch aus dem Zimmer gehen und an die Tür klopfen. Falls der Aphasiker nicht »herein« sagen kann, bringt es ihn auch schon weiter, wenn er zunächst nur die Intonation übt, z. B. mit »äh, äh!«, und sich erst allmählich an die richtige Aussprache heranpirscht.

▪▪ Telefonieren

Anfangs kann der Aphasiker eventuell nur mit »Hallo« telefonieren, je nach Können sollten die Botschaften dann länger werden, über »Falsch verbunden« zu Nachrichten und Fragen wie:

Therapeut: »Ist dort die Bahnauskunft?«
Aphasiker: »Nein.«
Therapeut: »Ach, wer ist dann dort?«
Aphasiker: »M... M... Müller!«
Therapeut: »Ach, Herr Müller! Das passt ja gut! Sie wollte ich ja auch anrufen. Ich wollte Sie fragen, kommen Sie am Mittwoch zur Sprachtherapie?«
Aphasiker: »Ja.«

Viele Aphasiker haben Hemmungen, zu telefonieren, deshalb ist es besonders wichtig, mit ihnen zu üben. In meiner Praxis rufe ich von einem anderen Apparat aus an, aber Imitationen erfüllen genauso den Zweck.

▪▪ SMS verschicken

Aphasiker, die zumindest einen kleinen Teil der Schriftsprache zurückerworben haben und im »Simsen«, d. h. im Versenden von Textnachrichten, erfahren sind, sollten baldmöglichst wieder damit beginnen, auch wenn sie wissen, dass ihre Orthographie und Grammatik nicht der Norm entsprechen.

▪▪ Gratulieren und Schimpfen

Gratulieren (mit Händeschütteln) und Schimpfen (mit Auf-den-Tisch-Hauen) macht fast allen Aphasikern Spaß, besonders das Schimpfen. Auch dabei nicht auf sprachliche Korrektheit achten! Der Ausdruck ist das Wichtigste! Bei »Herz-chen -wunsch!« weiß jeder, was gemeint ist – und nur darauf kommt es an.

▪▪ Anweisungen geben

Im normalen Leben benutzen wir Sprache u. a. dazu, um auf die Handlungen eines anderen einzuwirken: Wir geben z. B. Stoppsignale, wenn wir »Vorsicht« rufen, weil unser Freund gerade auf ein Hindernis zugeht, oder wenn wir »danke« sagen und damit meinen, dass der Suppenteller voll genug ist. Diese Stoppsignale müssen im richtigen Moment gegeben werden: Wenn wir zu früh stoppen, ist nicht so viel im Glas wie wir gern hätten, wenn wir zu spät stoppen, ist unser Freund schon über einen Ast gestolpert. Zeitpunkt und sprachliche Reaktion müssen aufeinander abgestimmt sein. Das ist zwar bei allen sprachlichen Reaktionen der Fall, aber bei diesen Stoppsignalen wird die

Beziehung zwischen Zeit und Sprache besonders deutlich. Das erkennen wir, wenn wir uns solch ein Stoppsignal in Zeitlupe ansehen: Ich beobachte, wie mein Gastgeber den Schöpflöffel mit Suppe füllt und damit auf meinen Teller zusteuert. Ich berechne die Menge Suppe und meinen Hunger, die Größe des Schöpflöffels, die Schnelligkeit, mit der mein Gastgeber ihn bewegt – das sind alles **Verrechnungen zwischen verschiedenen Systemen:**

- meinem visuellen System,
- meinem Magen und
- etlichen anderen Systemen.

Im genau richtigen Moment, noch bevor die Schöpflöffelarbeit meinem Wunsch entsprechend gestoppt werden soll, kurbele ich meine innere Sprache an, programmiere das Stoppsignal über alle Ebenen, gebe dann den Befehl zur Artikulation (mit der richtigen Atmung, dem richtigen Stimmeinsatz, der richtigen Programmierung von mehr als tausend Muskelbewegungen) und sage: »danke, das genügt!«

Den **Aphasikern fallen** diese **zeitlich abhängigen Reaktionen besonders schwer:**

1. Sie reagieren meist entweder zu schnell oder zu langsam.
2. Ihre einzelnen neuronalen Regelkreise sind aus dem Takt geraten.

Sie können visuelle, auditive, taktile und gestische Eindrücke und Reaktionen nicht verbinden oder aufeinander abstimmen, wie wir am Auseinandertriften der Modalitäten (s. ► Kap. 6.5) erkennen können. Deshalb sind diese Übungen sehr wichtig für sie.

Es bieten sich viele **Vorgänge an, die sich jeder schnell der Situation entsprechend ausdenken kann:**

- Ein Stuhl wird in die Mitte des Zimmers gestellt, der Helfer geht mit geschlossenen Augen darauf zu, der Aphasiker soll rechtzeitig »Halt« rufen (oder entsprechende Warntöne von sich geben).
- Der Helfer soll Gegenstände stapeln, z. B. Bücher aus dem Regal, der Aphasiker ruft »stopp«, »halt«, »genug«, »das reicht« etc. Man kann die Übung komplizierter machen, wenn man vorher verabredet, wieviele Gegenstände es sein sollen, dass also der Aphasiker nach dem 10. Buch stoppen soll. Der Helfer darf nicht mitzählen und muss sich auf den Aphasiker verlassen.
- Der Helfer könnte Wasser in ein Glas gießen, den Vorhang ein Stück auf- oder zuziehen, einen Apfel in kleine Stücke schneiden, eine Anzahl Knöpfe, Büroklammern, Pfennige etc. aus einer Schachtel in eine andere Schachtel füllen usw., und der Aphasiker gibt Bescheid, wenn er damit aufhören soll.

Ich habe jetzt nur die Tätigkeiten genannt, die ohne jede Vorbereitung durchgespielt werden können – bei etwas mehr Vorbereitung finden sich sicher viel mehr Tätigkeiten.

Eine Variante des »Anweisungsgebens«, die schon etwas mehr ins Spielerische geht:

■ ■ »Roboter«

Der Helfer (Angehöriger u. a.) ist ein Roboter. Er führt nach Anweisungen des Aphasikers etwas aus, was der Aphasiker mit den Mitspielern verabredet hat, während der Helfer nicht im Zimmer war, z. B. Fenster öffnen, Licht anmachen, Telefonhörer abnehmen, Blume von der Fensterbank auf den Tisch stellen usw. Die Aufträge können je nach Ausdrucksfähigkeit des Aphasikers schwieriger werden bis hin zu: eine bestimmte Seite eines bestimmten Buches aufschlagen etc. Dieses Spiel hat den Vorteil, dass man alle Ausdrucksmöglichkeiten einsetzen kann. Es ist möglich, nur mit Gestik und Pantomime Aufträge zu erteilen, und auch flüssig, aber falsch sprechende Wernicke-Aphasiker haben dabei eine Chance. Alle falschen Anweisungen werden sofort durch die falschen Handlungen des Roboters entlarvt und können zu Verbesserungsversuchen führen.

Frau W. (gebesserte globale Aphasie) und ihr Mann haben sich geeinigt, dass die Therapeutin den Atlas aus dem Bücherregal holen soll. Die Therapeutin kommt wieder ins Zimmer und setzt sich an den Tisch.

Frau W.: (macht mit ihrer linken Hand eine Aufwärtsgeste)

L.L.: (steht auf)

Frau W.: Da (zeigt zum Fenster)

L.L.: (macht einen Schritt zum Fenster, steht mit dem Rücken zu Frau W., schaut aus dem Fenster)

Frau W.: Anders.

L.L.: Umdrehen?

Frau W.: Ja.

L.L.: (dreht sich absichtlich zu weit um, nämlich auf den alten Platz zu)

Frau W.: Nein. Da! (zeigt Richtung Bücherregal)

L.L.: Ah! (stellt sich wieder zurück in die alte Stellung, Gesicht zum Fenster) Nach links drehen?

Frau W.: Ja. Links.

L.L.: (dreht sich nach links, Gesicht jetzt zum Bücherregal)

Frau W.: Geh mal! L.L.: 1 Schritt oder 2 Schritte?

Frau W.: Eins, zwei!

L.L.: (macht 2 Schritte, steht aber noch nicht vor dem Regal)

Frau W.: Eine!

L.L.: (macht 1 Schritt, steht vor dem Regal)

Frau W.: Bild – nein, Karten!

L.L.: (nimmt eine Postkarte, die im Regal liegt)

Frau W.: Nein, Land ... Hamburg!

L.L.: (überlegt – nimmt eine Broschüre über Hamburg heraus)

▼

Frau W.: Nein, Hamburg und ... Karten!! (sehr eindringlich) Land!

L.L.: Ah! Landkarten? (denkt an den Atlas, nimmt ihn aber noch nicht) Welches Regal? Oben? (der Atlas ist im zweiten von oben)

Frau W.: Nein – eins, zwei

L.L.: Ah! den Atlas soll ich holen (nimmt den Atlas, bleibt aber mit dem Gesicht zum Regal stehen)

Frau W.: Her!

L.L.: Umdrehen?

Frau W.: Ja! Um ...

L.L.: (dreht sich Richtung Tisch, bleibt aber stehen)

Frau W.: Geh!

L.L.: Wie viele Schritte? Ein Schritt? Zwei Schritte?

Frau W.: Eins, zwei, drei!

L.L.: (geht drei Schritte bis zu ihrem Stuhl, bleibt aber stehen)

Frau W.: Sitz hin! (lacht) Brav!

L.L.: Sie finden, dass ich brav bin, weil ich alles gemacht habe, was Sie wollten? Weil ich den Atlas geholt habe?

Frau W.: Ja! Atlas! Gut!

Wie man sieht, lassen sich bei einer solch schweren Aphasie spielerisch Wörter auslösen, die von selbst nicht kommen. Keine der unvollständigen Äußerungen sollte verbessert werden – es genügt, dass ihr Inhalt ankommt. Denn das Wichtigste für Frau W. ist, dass auch ihre unvollkommene Sprache verstanden wird – dieses Erfolgserlebnis wird noch lange nachwirken und ihr für weitere Kommunikationsversuche Mut machen.

Natürlich wird das Spiel spannender, wenn die Aphasie nicht so schwer ist. Die Genauigkeit der Befehle kann je nach Schweregrad verändert werden. Bei Aphasikern, die sich besser ausdrücken können, muss jede kleinste Bewegung des Roboters befohlen werden: Arm heben, Hand öffnen, Finger ausstrecken, Augen gerade aus/nach oben/nach vorn etc.

Wenn der Aphasiker ein wenig lesen kann, aber große Mühe mit der Wortfindung hat, kann man auch vor dem Spiel eine Reihe Befehle für den Roboter zusammen mit ihm ausformulieren und auf Kärtchen schreiben, die er vor sich legt (allerdings nicht mehr als vier oder fünf), so dass er sie während des Spiels ablesen kann. Nachdem er sie abgelesen hat, sollte er sie im Kommandoton wiederholen, weil im Leseton nicht die richtige Wort- und Satzmelodie enthalten ist.

Eine amüsante und aufmunternde **Variante** davon ist der »schwerhörige Roboter« – der Roboter versteht alles falsch und fragt häufig nach, der Aphasiker muss seine Anweisungen wiederholen und sie gegen die falschen Wiederholungen des Roboters durchsetzen, was nicht ganz leicht ist, weil Sprache ansteckt, wie wir wissen.

13.2 Sprachspiele

Die eben geschilderten Beispiele beziehen sich immer auf Alltagshandlungen. Der Aphasiker übt das, was er im täglichen Leben braucht.

Zur Abwechslung kann man aber auch **aus dem Alltag aussteigen und wirklich spielen** – mit Bild- oder Wortkarten oder anderen Spielgegenständen. Dabei können einzelne sprachliche Fähigkeiten etwas gezielter geübt werden als in der täglichen Kommunikation, wobei die Aufmerksamkeit wieder nicht auf die sprachlichen Reaktionen, sondern auf den Inhalt des Spiels gerichtet ist. Beim Spielen können die Aphasiker in der Gemeinschaft reagieren und handeln, ohne sich sprachlich unter Druck zu fühlen, da es sich ja nur um ein »Spiel« handelt. Sie kommen dadurch aus ihrer Isolation heraus und fühlen sich angenommen.

❯ Sprachspiele kann man mit nur einem Aphasiker oder mit einer Gruppe durchführen. Die Gruppe sollte möglichst nicht mehr als 6 Personen umfassen (bei Schwerbetroffenen weniger, bei Leichtbetroffenen evtl. einige mehr).

■ ■   Spiele mit Bild- und Wortkarten

Beliebt für alle Schwierigkeitsstufen sind Spiele, bei denen Abbildungen beschrieben, zugeordnet, sortiert oder weitergegeben werden. Als Spielmaterial kommen verschiedene auf dem Markt existierende Spiele in Frage, z. B. Memory oder Quartette, aber man kann sich die Spiele auch leicht selbst herstellen. Gut erkennbare einzelne Gegenstände (für eine Spielvariante: gut erkennbare Tätigkeiten) werden entweder gezeichnet oder aus Illustrierten ausgeschnitten. Je eine Abbildung eines Gegenstandes bzw. einer Tätigkeit wird auf eine Karteikarte geklebt. Von jedem Gegenstand sollten zwei Abbildungen vorhanden sein – je nach Spiel völlig gleiche Bilder oder zwei unterschiedliche Darstellungen des gleichen Gegenstandes.

❯ Bei der Herstellung der Karten – Aussuchen der Bilder, Sortieren, evtl. auch Aufkleben – sollten die Aphasiker möglichst mitmachen.

Wenn die Aphasiker Wörter lesen können, sollten außerdem Wortkarten hergestellt werden, von denen jede in sehr großen deutlichen Buchstaben den Namen eines der abgebildeten Gegenstände bzw. der Tätigkeit trägt.

Einige Spielbeispiele folgen.

■   Informationstransport

Dieses Spiel kann in vielen Variationen gespielt werden. Es beruht auf dem amerikanischen Therapievorschlag PACE (Promoting Aphasics' Communicative Effectiveness), der darauf hinausläuft, dass der Aphasiker Informationen weitergibt, die nur ihm, aber nicht seinen Gesprächspartnern bekannt ist. Der Aphasiker soll mit allen Mitteln, die ihm zur Verfügung stehen – Gestik, Mimik, Assoziationen etc. – seine Information weitergeben. Er **schöpft dabei spielerisch seine kommunikativen Möglichkeiten aus** und **gewinnt an Selbstvertrauen**, wenn er verstanden wird. Das Spiel besteht immer darin, dass dem Aphasiker Objekte oder Bilder vorliegen, die seine Mitspieler nicht sehen können. Er wählt ein Objekt oder Bild aus, das aufgrund seiner Beschreibung erraten werden soll.

Das PACE-Spiel wird vom Steiner-Verlag in deutscher Übersetzung angeboten. Es enthält Fotokarten, auf denen Tätigkeiten abgebildet sind. Pulvermüller (1996) beschreibt dieses Spiel ausführlich unter dem Namen »Karten-Hergeben-Sprachübungsspiel«. Er spricht davon, dass gewisse Äußerungen »trainiert« werden könnten. Man kann dieses Spiel aber auch ohne spezielle Trainingsabsichten durchführen, so dass die Aphasiker äußern, was ihnen gerade einfällt.

Eine **Variante für Aphasiker, die Wörter lesen können:** Gegenstandsbilder, zu denen eindeutig eine Tätigkeit passt: z. B. Kamm, Schere, Schaufel, Füller etc. werden an die Mitspieler verteilt:

▬ **Erster Durchgang:** Wortkarten mit Gegenstandsbezeichnungen werden aus der Mitte gezogen und den Bildern zugeordnet.

▬ **Zweiter Durchgang:** Wortkarten mit Bezeichnungen der Tätigkeiten werden aus der Mitte gezogen und den Bildern zugeordnet. Beim Zuordnen könnten Sätze ausgelöst werden wie »Ich möchte schreiben – ich brauche einen Füller.« »Ich möchte (mich) kämmen – ich brauche einen Kamm«. Auf richtige Aussprache und Grammatik kommt es dabei nicht an – wenn »mich« ausgelassen wird, sollte nicht verbessert werden.

Alle Spiele müssen dem jeweiligen Können der Aphasiker angepasst werden: Wer kaum etwas sagen kann, übermittelt seine Wünsche und Gedanken mit Gebärden etc., ein anderer beschränkt sich auf Einzelworte; diejenigen, die mehr ausdrücken können, üben dabei kurze oder längere Äußerungen. Wenn mehrere Aphasiker zusammen spielen, sollten sie ungefähr die gleiche Sprachfähigkeit haben, damit nicht diejenigen, die weniger sagen können, unterdrückt werden.

❯ Bei einer sehr heterogenen Gruppe muss entweder ein Gruppenleiter oder die Gruppe selbst darauf achten, dass jeder zu Wort kommt.

■   Wortkartenspiele

Wenn das Lesen geübt werden soll, kommen auch reine Wortkartenspiele in Frage. Zum jeweiligen Spiel gehören immer zwei Sets Wortkarten; den Wörtern des einen Sets entsprechen die Wörter des anderen Sets. Ein Set wird unter die Spieler verteilt, das andere mit verdeckten Karten in die Mitte gelegt. Jeder Spieler zieht der Reihe nach eine Karte, liest sie vor und gibt sie dem Spieler, der die zugehörige Karte vor sich hat. Dabei können natürlich auch passende Sätze gesagt werden.

Länder – Hauptstädte. Die Länder-Wortkarten werden an die Spieler verteilt, die Hauptstädte-Wortkarten aus der Mitte gezogen. Der Spieler zieht z. B. »Paris«, der Mitspieler, der »Frankreich« hat, meldet sich und sagt »Paris liegt in Frankreich« (falls er es sagen kann, er muss es nicht sagen – es soll ja ein Spiel bleiben!)

Gegensätzliche Eigenschaften (dick/dünn, lang/kurz etc.). Die Wortkarten für die eine Hälfte der Gegensatzpaare werden aus der Mitte gezogen, die anderen Wortkarten an die Spieler verteilt. Spielablauf wie oben.

13.3 Spiele mit Zahlen

Zahlen sind für viele Aphasiker sehr schwer. Da sie auch sprachlich ausgedrückt werden müssen, betrifft die Wortfindungsproblematik auch sie. Zusätzlich sind für das Umgehen mit ihnen besondere Denkoperationen notwendig, mehrere Sprach- und Denkprozesse müssen gleichzeitig ablaufen: Man muss häufig »einen im Sinn behalten«. Genau diese Operationen fallen Aphasikern schwer.

▪▪ Abzählen
Viele Aphasiker können zwar mit Zahlen umgehen, sie aber nicht aussprechen.

Sie finden die richtigen Lautmuster nicht oder sie produzieren falsche. Fast immer ist dann das **Abzählen der Reihe nach eine große Hilfe**: Der Aphasiker zählt zuerst laut der Reihe nach bis zur gewünschten Zahl und gewöhnt sich dann an, dasselbe leise zu machen und nur die gewünschte Zahl laut auszusprechen. Das ist zwar mühsam und nimmt eine gewisse Zeit in Anspruch, aber das Erfolgserlebnis, die richtige Zahl endlich gesagt zu haben, wiegt die Mühe auf. Für manche schwer betroffenen Aphasiker bleibt dies die einzige Möglichkeit, Zahlen auszudrücken.

Eine spielerische Möglichkeit, einen schwer betroffenen Aphasiker allmählich wieder zum Produzieren von Zahlen zu bringen: Wir brauchen eine Uhr (selbst hergestellt aus Pappe oder Holz), deren Zahlen man herausnehmen kann. Der Aphasiker würfelt mit zwei Würfeln und tippt dann mit dem Würfel, der die höhere Augenzahl zeigt,

▼

der Reihe nach auf die Zahlen. Wenn er z. B. 6 und 3 gewürfelt hat, tippt er auf die Zahlen 1–6 und spricht möglichst diese Zahlen mit, wobei ein ruhiger Rhythmus eingehalten werden sollte. Der Würfel wird neben die 6 gelegt, danach wird mit dem anderen Würfel bei 7 begonnen und im gleichen Rhythmus bis drei gezählt. Dieser Würfel gelangt so bis zur 9 und wird dort abgelegt. Danach tippt der Aphasiker noch einmal mit seinem linken Zeigefinger im gleichen Rhythmus auf die Zahlen von 1 bis 9 und spricht sie mit. Die 9 wird dann auf ein Blatt Papier gelegt, auf dem der Aphasiker sie unter seinem Namen abschreibt. Anschließend würfelt sein Mitspieler, und das Zählen und Mitsprechen beginnt von Neuem.

Ich habe es immer wieder erlebt, dass schwer betroffene Aphasiker auf diese Weise allmählich zur Produktion von Zahlen gekommen sind.

Das Abzählen können manche Aphasiker dadurch verkürzen, dass sie die linke Faust mit Schwung öffnen, wenn sie »5« sagen wollen. Wenn sie das über einen längeren Zeitraum bei jeder gewürfelten »5« gemacht haben, gelingt es ihnen allmählich, durch das Öffnen der Faust das Wort »fünf« zu aktivieren. »10« versuchen wir dadurch zu aktivieren, dass die Aphasiker mit der flachen linken Hand auf den Tisch hauen. Das gelingt – nach längerem Üben – häufig auch schwer betroffenen Aphasikern.

▪▪ Würfeln
Auch ohne Uhr lässt sich der Zahlenabruf durch Würfeln aktivieren. Je nach Möglichkeiten des Aphasikers beginnen wir mit einem, zwei oder drei Würfeln, deren Augen der Aphasiker beim Abzählen antippt, während ich evtl. mitspreche. Die erreichten Zahlen werden unter den Namen der Mitspieler vom Aphasiker notiert. Da das Zahlenschreiben auch häufig gestört ist, schreiben viele Aphasiker zunächst mit meiner Hilfe die Zahlen von 1–6 oder bis 12 bzw. 18 (entsprechend der Anzahl der Würfel) auf ein Extrablatt und können dann die gewürfelten Zahlen aus dieser Liste aussuchen und abschreiben. Nach drei Durchgängen werden die Ergebnisse zusammengezählt. Dabei brauchen die Aphasiker häufig zunächst meine Hilfe, aber vielfach gelingt ihnen das Addieren besser als das Aussprechen der Zahlen.

Bei schweren Aphasien beginne ich häufig die Therapiesitzung mit drei Würfeldurchgängen, die den Aphasikern helfen, in die gewünschte entspannte Konzentration zu gelangen.

▪▪ Zahlenspiele in Gruppen
In Gruppen von schwer betroffenen Aphasikern üben wir mit Zahlenkarten: Die Zahlen von 1–20 (evtl. weniger oder mehr) werden auf Karten geschrieben, gemischt und

an die Spieler verteilt. Wir üben das Zählen auf verschiedene Weise:

- **Lautes Abzählen** der Reihe nach mit oder ohne Zeigen der Karte.
- **Stilles Abzählen:** Die Zahlenkarten werden der Reihe nach hochgezeigt. Jeder muss aufpassen, wann seine Karte fällig ist. Wer die Zahl aussprechen möchte, sagt sie, aber es besteht kein Zwang dazu.
- **Die Zahlenkarten werden an die Spieler verteilt.** In der Mitte liegen verdeckt Bilder, auf denen unterschiedlich viele Gegenstände abgebildet sind. Jeder Spieler zieht eine Bildkarte, zeigt sie, und derjenige, der die entsprechende Zahlenkarte hat, bekommt das Bild. Wenn er die Zahl nennen möchte, sagt er sie, aber sollte sich nicht dazu gezwungen fühlen.

▪▪ Bezahlen

Viele Aphasiker kennen die Geldwerte, können nur die Zahlen nicht aussprechen und die Rechenschritte nicht durchführen. Beide Probleme müssen sehr vorsichtig, kleinschrittig behandelt werden. Wir üben zunächst nur einfache Zahlen (1–10 EUR), später auch das Zusammenzählen und Herausgeben.

13.4   Spielerische Übungen

Es gibt viele Aphasiker, die seit ihrer Kinderzeit nicht mehr gespielt haben und auch keine Lust dazu haben. Manche der Spiele (z.B. Zahlenspiele) kann man ihnen trotzdem schmackhaft machen, indem man sie als »Übungen« bezeichnet. Außerdem gibt es einige Übungen, die eigentlich zum Inventar unserer Sprachtherapie gehören, aber sich so locker und spielerisch durchführen lassen, dass sie auch für Laien geeignet sind. Wichtig ist, dass der Aphasiker sich niemals gedrängt fühlt, diese Übungen mitzumachen – sie sollen ihm Spaß machen. Sobald er zu verstehen gibt, dass sie ihn belasten, entmutigen, zu schwer oder zu leicht sind, sollten Sie abbrechen.

▪▪ Wortlegen

Diese Übung ist für Störungen aller Schweregrade geeignet (s. auch ▶ Kap. 12.3).

Material: Buchstaben aus einem Scrabble-Spiel, aus einem Schubi-Lesekasten* oder selbst hergestellte Buchstaben.

Die für ein Wort benötigten Buchstaben werden vom Helfer ausgesucht und dem Aphasiker durcheinander vorgelegt. Der Aphasiker sollte die Abbildung eines Gegenstandes (oder einer Tätigkeit, wenn seine Störung dies erlaubt) vor sich haben und nun aus den Buchstaben das entsprechende Wort legen.

Der Helfer sagt das Wort und wiederholt es evtl. mehrmals, während der Aphasiker mit dem Zusammenlegen beschäftigt ist.

Häufig hat ein Aphasiker Schwierigkeiten, den ersten Buchstaben zu finden – der sollte ihm dann vorgegeben werden. Die weiteren Buchstaben sollte er allein finden. Falls ihm das sehr schwer fällt, kann der Helfer ihn – ähnlich wie beim Ostereiersuchen – unterstützen mit hilfreichem »Hm«, sobald der Aphasiker den richtigen Buchstaben berührt, und abwehrenden Lauten, wenn der Aphasiker an die falschen Buchstaben gerät. Bei sehr schweren Beeinträchtigungen kann der Helfer aktiv eingreifen, z.B. auch den Endbuchstaben oder andere Buchstaben selbst legen, so dass nur noch ein Vokal einsortiert werden muss. In diesem Fall könnten eventuell zwei oder drei Vokale zur Auswahl angeboten werden, aus denen der Aphasiker den richtigen heraussuchen muss. Oft schiebt ein Aphasiker die Buchstaben einige Zeit hin und her und findet dann die richtige Reihenfolge.

Bei **schweren Beeinträchtigungen** sollte man **mit Wörtern beginnen, in denen Vokal und Konsonant sich abwechseln**, z.B. Rose, Cola. Wörter, in denen mehrere Konsonanten hintereinander vorkommen (z.B. »Bild, Brot, Dach, Licht, Schal, Strumpf«) sind für den Anfang zu schwer, außer wenn es sich um Wörter mit Doppelkonsonanten handelt (z.B. Sonne, Wasser), die den Aphasikern auch relativ leicht fallen.

Bei schweren Störungen muss man auch darauf achten, dass das Wort keine Buchstaben enthält, die man nicht hört: »Uhr, Bahn, Bier,« etc. fallen schwerer, weil »h« und »e« stumm sind. Auch Diphthonge wie in »Auto, Zeitung« sind manchmal zu schwer.

Wenn der Aphasiker das Wort gelegt hat, sollte er es abschreiben und dabei den Hauptvokal (»o« bei »Rose«) selbstständig einsetzen, nachdem der Helfer diesen Buchstaben aus dem fertig gelegten Wort herausgenommen hat. Häufig kann der Aphasiker selbst erkennen, dass das Wort so nicht richtig ist. Beim Verbessern sollte man nicht sofort den richtigen Buchstaben verraten, sondern drei Vokale vorgeben und den Aphasiker den richtigen auswählen lassen. In diesen kleinen Entscheidungen sind gerade die Lernschritte enthalten. Das, worüber man entscheiden muss, prägt sich ein, weil man sich intensiver damit beschäftigt.

❶ Das Buchstabenlegen ist auch für **Aphasiker geeignet, die weniger schwer betroffen sind,** aber noch beim Schreiben Schwierigkeiten haben.

Am sinnvollsten erscheint es mir, mit ihnen – anhand von Zeitungs-, Zeitschriftartikel oder anderen Unterlagen, die viele Fotos enthalten – über Themen zu sprechen, die sie interessieren, und dabei bestimmte Schlüsselwörter zu notieren, die anschließend gelegt und dann abgeschrieben werden, wobei beim Abschreiben der Hauptvokal vom Aphasiker eingesetzt werden sollte. Im Anschluss an das Abschreiben können die Aphasiker häufig das eben geschriebene Wort, das zugedeckt ist, selbstständig schreiben – allerdings nur in diesem Moment, da es noch frisch im Gedächtnis ist. Es ist erstaunlich, welche komplizierten Wörter dabei abgerufen und geschrieben werden können.

Das Buchstabenlegen hat nicht nur den Effekt, dass Aphasiker sich dadurch wieder an die Programmierung des schriftlichen Wortbildes gewöhnen. Durch das Herumschieben mit den Buchstaben entsteht auch die so erwünschte »entspannte Konzentration«: Häufig lockern sich Aphasiker dabei und murmeln beim Zusammenlegen die Wörter, die sie vorher nicht aussprechen konnten.

Die zu hastig sprechenden Wernicke-Aphasiker werden durch das Buchstabenlegen gebremst – es ist eine sehr gute Übung zum Beruhigen.

▪▪ Satzlegen

Für Aphasiker, die Wörter lesen können, aber mit dem Lesen und Schreiben von Sätzen Schwierigkeiten haben; auch für alle Aphasiker (häufig Wernicke), die zu schnell sprechen und lesen, d.h. die beim Lesen Wörter übersehen; außerdem für solche Aphasiker, deren Modalitäten auseinanderdriften (s. ▶ Kap. 6.5).

Auf dem Tisch liegt ein möglichst interessantes, den Aphasiker ansprechendes Situationsbild. Solche Bilder sind z.B. in Illustrierten, Monatszeitschriften etc. zu finden. Gemeinsam mit dem Aphasiker formuliert man eine Bildbeschreibung in einem Satz, der dem sprachlichen Können des Aphasikers entspricht, d.h. der weder zu einfach noch zu komplex ist. Diesen Satz schreibt der Helfer gut leserlich auf einen Papierstreifen. Anschließend wird der Streifen in Einzelworte zerschnitten. Der Aphasiker legt den Satz danach wieder zusammen. Man kann ihm dabei auf die gleiche Weise helfen wie beim Wortlegen. Der fertige Satz sollte laut gelesen werden, wobei der Aphasiker jeweils das Wort, das er gerade liest, mit dem Finger ein Stückchen zur Seite schieben soll. Erfahrungsgemäß fällt das vielen Aphasikern (besonders Wernicke-Aphasikern) sehr schwer. Sie sind mit ihrem Finger nicht bei dem Wort, das sie gerade lesen, weil ihr visuelles System, ihre Gestik und ihr Sprechen auseinanderdriften. Nach einigem Üben fällt es ihnen aber auf, wenn ihr Finger auf ein Wort zeigt, das sie nicht aussprechen. So kommen sie zum genaueren Lesen.

Bei dieser Art Bildbeschreibung lassen sich Wortfindung, Satzaufbau und Lesen sehr gut kombinieren. Flüssig sprechende Aphasiker, die eine Tendenz zur Produktion endloser Sätze haben, können auf diese Weise daran gewöhnt werden, einfachere und kürzere Sätze zu bilden.

Artikel und Substantiv sollten im Block zusammenbleiben. Außerdem sollte man immer die gleiche Satzstruktur anbieten:

Subjekt	Verb	Objekt	präpositionales Objekt
Peter	fährt	Boot	auf dem See.

▪▪ Schreiben

Wenn sich beim Buchstabenlegen zeigt, dass der Aphasiker Reste der Schriftsprache besitzt, könnte er seinen Namen zuerst aus Buchstaben legen und dann allmählich dazu gebracht werden, seine **Unterschrift selbstständig zu schreiben** (wenn der Name nicht zu schwer ist), indem man den aus Buchstaben gelegten Namen mehrmals abschreiben lässt, vor dem jeweiligen Abschreiben aber immer einen Buchstaben mehr wegnimmt.

Falls der Aphasiker dazu fähig ist, könnte man ihn bitten, seine **Adresse zu schreiben**. Auch kurze Einkaufslisten oder wichtige Ereignisse des Tagesablaufs könnten geschrieben werden – eventuell mit der vorgeschalteten Buchstabenlegeübung.

Aphasiker, die schon etwas mehr schreiben können, sollten ermutigt werden, **Notizen zu schreiben** (z.B. Tagebuchnotizen) oder kurze schriftliche Berichte z.B. über eigene Erlebnisse, Weltereignisse etc. herzustellen. Dabei sollten orthographische oder grammatische Fehler übersehen werden. Wichtig ist nur, ob man herausfinden kann, was der Aphasiker mit den geschriebenen Worten meint. Dabei sollte der Leser auch detektivische Fähigkeiten einsetzen und nicht sofort aufgeben, wenn der Text unverständlich erscheint (▶ Kap. 5.3.2, Abb. 5.13, S. 62). Es versteht sich, dass Fehler nur dann verbessert werden, wenn der Aphasiker ausdrücklich darum bittet.

❶ Als Therapeut und Angehöriger nie vergessen: Es geht nicht um fehlerfreie Sprache, sondern um funktionierende Kommunikation.

▪▪ Lesen

Einige Leseübungen sind in den oben beschriebenen Spielen enthalten. Man kann sich außerdem viele Wortkartenspiele ausdenken, bei denen sowohl das Lesen wie das Zuordnen, die Wortfindung, die Kategorisierung geübt werden. Einige Beispiele:

▪ Sätze ziehen

Jeder Teilnehmer hat mehrere Karten mit Abbildungen vor sich liegen, auf denen etwas Spannendes zu sehen ist. Auch diese Bilder kann man aus Illustrierten ausschneiden, es eignen sich aber auch Bildergeschichten – beliebt sind z.B. Loriot-Cartoons. In der Mitte liegen Papierstreifen, von denen jeder einen Satz zu einem bestimmten Bild enthält. Die Sätze sollten – wie beim Satzlegen – möglichst vorher zusammen mit dem Aphasiker formuliert worden sein; sie dürfen nicht zu lang und zu komplex sein, und sollten möglichst auch zum Lachen oder zur Anteilnahme anregen. Wörtliche Rede ist sehr günstig: Sie fällt den Aphasikern leichter.

Jeder zieht der Reihe nach einen Satzstreifen, liest den Satz vor und gibt ihn dem Teilnehmer, der das Bild hat.

■   **Zeitunglesen**

Zeitunglesen ist für alle Schweregrade möglich. Wer sich für das, was in der Welt geschieht, interessiert, kann die wesentlichen Ereignisse durch Schlüsselwörter mit Unterstützung der Bilder aufnehmen. Ich halte es für sehr wichtig, dass die Aphasiker so schnell wie möglich wieder mit Zeitungen umgehen und so das Gefühl bekommen, dass sie am Weltgeschehen teilnehmen.

Da der Zeitungsstil schwierig ist (lange, komplizierte Sätze) und sehr kleine Schrift das Lesen erschwert, können meistens nur die Schlagzeilen und Bildunterschriften gelesen werden, während die Details häufig durch einen Gesprächspartner geliefert werden müssen. So ergibt sich durch das gemeinsame Lesen auch der erwünschte Gesprächsstoff.

Mittelschwer und leichter betroffene Aphasiker können in einer Gruppe gemeinsam Zeitunglesen und über bestimmte Themen diskutieren.

13.5   Gemeinsame Beschäftigungen

Eine Beschäftigung, die nicht mit Sprachübungen zu tun hat, die die Aphasiker aber aus ihrer Einsamkeit herausführt und sie entspannt, kann sich indirekt auch positiv auf ihre Kommunikationsfähigkeit auswirken. Sie kann aus vielfältigen Angeboten bestehen und unter vielen Bezeichnungen laufen, von »Besuch« über »Musikgruppe«, »Malgruppe«, »Kochgruppe«, »Singkreis«, »Tanzkreis«, »Fotogruppe« bis zu »Entspannungsübungen«, »Rollenspiel«, »Theaterspiel« etc.

Ich kenne mehrere **Aphasiker, die gute Schachspieler sind**. Auch **Skatspielen ist Aphasikern möglich**, wenn die entsprechenden Äußerungen durch Wortkarten ersetzt werden.

Sehr sinnvoll – schon fast »Therapie« – ist **Rollen- bzw. Theaterspiel**. Es sollte in allen Aphasikergruppen – Selbsthilfegruppen, Therapiegruppen in Rehakliniken etc. – möglichst überall angeregt werden. Die oben beschriebenen Alltagshandlungen kommen dem Rollenspiel sehr nahe. Es kann aber auch zu längeren Sequenzen ausgedehnt werden.

Gute Erfahrungen machten wir mit einer **Töpfergruppe**, die zweimal wöchentlich von Aphasikern und ihren

Angehörigen besucht wurde. Nach ein paar Stunden Töpfern kehrten jedesmal alle wie verwandelt zurück: Sie hatten gemeinsam gearbeitet und dabei alle Sprachprobleme verdrängt.

Genau solche Begeisterung entstand, als sich eine Gruppe Aphasiker eine Woche lang bei einer Weblehrerin in die Grundkenntnisse des Webens einarbeitete. Die gemeinsame Arbeit verband alle auch ohne viele Worte. Ich denke, das **Weben** ist eine der – leider nicht zahlreichen – Arbeiten, die Aphasiker für eine Umschulung in Betracht ziehen können.

Ulrike Franke beschreibt, wie sie mit einer Gruppe von Aphasikern gemalt hat, während sie dabei Musik hörten:

>> Wie nützt dem Aphasiker die Musik?
Davon ausgehend, dass alle Aphasiker rezeptive Probleme haben und in der Regel Merkfähigkeitsprobleme, bot ich die Musik jeweils erst einmal isoliert an mit Entspannung. Zum einen sollten die Aphasiker vom Alltag abschalten, sie sollten ohne Aufgaben die Musik in sich einlassen können und bekamen dann die Aufgabe, imaginär sich Farben zur Musik vorzustellen. Wir finden bei Aphasikern meist Beeinträchtigungen in der Imagination, den Logopäden fällt meist die Schwierigkeit auf, sich Wörtern imaginativ zu nähern. Sicher empfinden Aphasiker einen weniger starken Druck bei Aufgaben, die sich auf der nichtsprachlichen Ebene befinden. So haben wir mehr Chancen, Prozesse in Gang zu setzen, wenn die Aphasiker entspannt und aufnahmebereit sind und die Aufgaben nicht als schwer oder Sprache betreffend empfinden (Franke 1989). **«**

Die Entspannung, die die Musik bringt, wird auch in Singgruppen deutlich. **Auch sehr schwer betroffene Aphasiker können noch gut singen** – da die Liedtexte zusammen mit den Melodien in der voll funktionsfähigen rechten Hirnhälfte gespeichert sind (▶ Kap. 4.1). Wir merken in unseren Singgruppen immer wieder, welch überwältigendes Erlebnis es für die Aphasiker ist, wenn sie beim Singen wieder Wörter und Sätze hervorbringen können.

Das Singen ist gleichzeitig eine gute Artikulationsübung. Der selbstständige Gebrauch von Sprache wird allerdings dabei nicht geübt.

Trotz ihrer Halbseitenlähmung **können viele Aphasiker tanzen**. Musik, Rhythmus und die Gemeinschaft sind sowohl für die Seele wie auch für die Sprache gut. Auf einer Mitgliederversammlung des Bundesverbandes für die Rehabilitation der Aphasiker wurden Sitztänze vorgeführt, die allen Teilnehmern offensichtlich sehr gefielen. An sehr vielen Orten in der Bundesrepublik besteht die Möglichkeit, solche Sitztänze zu lernen. Auskünfte gibt der Bundesverband Seniorentanz.

Auch **gemeinsames Kochen** – und anschließendes Essen – bietet unterhaltsame und entspannende Anlässe zu Gesprächen. Es gibt gezeichnete Rezepte, die leicht lesbar sind, hergestellt von der Evangelischen Stiftung Alsterdorf, Hamburg (1989), und von Stefanie Hundertpfund (1991). Sie könnten Kochgruppen Anregungen bieten, selbst Rezepte zu zeichnen und zu sammeln.

Auch eine **Fotogruppe** bietet viele Möglichkeiten, Aphasiker sinnvoll einzubeziehen. Einen Fotoapparat speziell für Linkshänder scheint es zwar nicht mehr zu geben, aber viele Aphasiker können mit normalen Kameras gut umgehen.

Es gibt Klaviernoten für die linke Hand (▶ Internet: www.noten-klavier.de).

Bei allen Beschäftigungen sollte nicht die Sprache im Vordergrund stehen, sondern die Tätigkeit, deretwegen man sich zusammengefunden hat, also das Musizieren, Singen, Malen etc.

❯ Der Aphasiker sollte nicht verbessert werden, wenn er Fehler macht – er sollte sich angenommen fühlen.

Gerade im kommunalen Bereich gibt es viele Möglichkeiten, Aphasiker aus ihrer Isolation zu befreien – wenn sie genutzt werden. Kirchengemeinden, Vereine, gemeinnützige Verbände müssten nur auf die Aphasiker in ihrem örtlichen Einzugsbereich zugehen und sie z.B. zu ihren Veranstaltungen (Musikabende, Vorträge, Basare etc.) einladen, wobei evtl. Hilfe für die Anfahrt angeboten werden müsste. Angehörige, Sozialstationen, Ärzte und andere Kontaktpersonen der Aphasiker sollten versuchen, solche Verbindungen, die für die Aphasiker genauso wichtig sein können wie die Sprachtherapie, herzustellen.

Alle genannten Möglichkeiten, die Kommunikationsfähigkeit der Aphasiker zu fördern, können in Selbsthilfegruppen, wie sie z.B. der Bundesverband für die Rehabilitation der Aphasiker (BRA) anbietet, durchgeführt werden. Ich habe in diesen Gruppen viele Aphasiker kennengelernt, die in bewundernswerter Weise Eigeninitiativen entwickelt haben und damit auch anderen Betroffenen helfen.

In Befragungen haben viele Menschen gesagt, dass sie sich dann am glücklichsten fühlen, wenn sie »jenseits von Angst und Langeweile im Tun aufgehen«. Im Tun aufgehen, etwas tun, was man mit voller Aufmerksamkeit tut – das ist ein Heilmittel, das auch bei Aphasie helfen kann. Tätigkeiten, für die man Motivation, Liebe zur Sache, Neugier, eine gewisse Sachkenntnis und eine gewisse Selbstkontrolle braucht, verlangen, dass man sich ganz auf sie konzentriert. Und diese Konzentration auf die Sache, weg von der Sprache, bewirkt wunderbarerweise, dass die Sprache besser funktioniert. Bei solchen Tätigkeiten entsteht nämlich die bei Aphasie so nötige Entspannung, aus der sich Ruhe und Energie ergeben, die sich wiederum günstig auf die Sprache auswirken.

Aphasiker sollten nach Tätigkeiten suchen, die ihnen so viel Freude machen, dass sie dabei die Zeit, ihre Umgebung und sich selbst vergessen.

Vielleicht müssen sie einige Zeit suchen, vielleicht müssen sie etwas völlig Neues lernen. Vielleicht müssen sie dabei ihr Selbstbild umkrempeln, wie Uwe Grefe, ein aphasischer Maurermeister, der ein bewegendes Buch über sein Leben mit Aphasie geschrieben hat (Grefe 2007). Es gibt eine ganze Reihe Aktivitäten, für die man nur eine Hand und kaum Sprache braucht.

Was man als Aphasiker auch macht, allein, zu zweit oder mit Freunden, wenn man es intensiv und mit Freude macht, wird auch die Sprache davon profitieren. Der Aphasiker wird seinen Geist anregen, er wird Lust bekommen, etwas auszutüfteln, er wird merken, dass ihm etwas gelingt – und auf einmal wird er, trotz der Aphasie, ganz locker ein Wort oder sogar ein paar Worte gesagt haben. Tätigkeiten, die man liebt, beflügeln die Sprache – auch oder gerade bei Aphasie.

Angehörige erzählen

■■   Henriette

Andreas hat eine schwere Aphasie. Er ist jetzt 58. Er bekam sie vor 8 Jahren. Kurz danach lernte ich ihn kennen.

Wir waren beide Patienten in einem Rehazentrum.
Ich war 38, frisch geschieden, frischoperiert und sehr
deprimiert. Eines Tages kam Andreas im Rollstuhl ange-
rollt: Sein rechter Arm baumelte gelähmt zur Erde und
wäre fast in die Speichen geraten. Ich sprang erschreckt
auf ihn zu und legte ihm seine Hand auf den Schoß zurück – meine erste Begegnung mit einer gelähmten Hand.
Sie fühlte sich seltsam an, und mir war die Situation peinlich. Andreas sagte nichts, nicht mal »danke«: Er rollte
einfach weiter.

Ein paar Tage später ging ich in der Eingangshalle an
ihm vorbei: Er sagte wieder nichts, grinste mich aber ver-
legen an. Ich grinste zurück und sagte »Hallo!« Da guckte
er mich sehr eindringlich an, zuckte mit der Schulter und
drehte seinen Rollstuhl abrupt weg.

Ich hatte noch nie von Aphasie gehört. Ich grübelte,
was mit ihm los sein könnte. Er sah sehr intelligent aus,
hatte ein aufgeräumtes Gesicht und lebendige Augen.
»Schlaganfall«, sagte mir die Masseuse, »ein Jammer,
nicht? So ein netter Mann! Wird wohl nicht wieder aus
dem Rollstuhl rauskommen. Und reden kann er auch
nicht.«

Allmählich wurden wir Freunde, wie man das so unter Patienten wird: Ich lernte an den Wochenenden seine
Schwester kennen, die sehr an ihm zu hängen schien, und
zeigte ihm die Fotos von meinen beiden Buben (7 und 10).
Ich erzählte, er hörte zu und gab außer »ja« und »nein«
keinen Ton von sich. Er schien mich meist zu verstehen,
aber manchmal unterbrach er mich, indem er seine linke
Hand hob, mich fragend ansah und den Kopf schüttelte.
Dann wiederholte ich langsamer, was ich gesagt hatte, und
er nickte. Auf eine seltsame wortlose Weise verstanden wir
uns gut.

Ich suchte in der Klinikbibliothek nach Beschreibungen über Aphasie – wenigstens das Wort hatte mir die
Masseuse genannt – aber da war nichts. Sprachtherapie
gab es in dem Rehazentrum nicht. Eigentlich war es gar
kein Zentrum für solche Fälle – ich weiß nicht, warum er
gerade da gelandet war.

Zuerst hatte ich Andreas gebeten, aufzuschreiben, was
er nicht sagen konnte, aber er schüttelte den Kopf. Das war
mir unerklärlich. Wieso sträubte er sich? Weil er mit der
linken Hand schreiben musste? Ich malte ihm mit links
ein paar Buchstaben vor, aber er wollte nicht. Und dann
merkte ich, dass er nicht lesen konnte. Das erschütterte
mich. Hatte etwa sein Verstand gelitten? Er wirkte aber total intelligent und normal.

Schließlich erklärte mir unser Stationsarzt das mit der
Aphasie, mit den beschädigten Sprachzentren usw. Da
wäre wohl kaum was zu machen. Ich war sehr betroffen.

Inzwischen machte Andreas erstaunliche Fortschritte: Er lernte, wieder zu laufen. Ich sah ihn im Gymnas-
tikraum hin und her wandern: Mit einem kurzen energischen Schwung warf er das rechte Bein nach vorn und
kam ganz gut vorwärts, zuerst am Arm der Krankengymnastin, später mit einem Stock. Der rechte Arm hing dabei
meist unbeteiligt runter, er sollte ihn in seine Jacke ein-
hängen, vergaß das aber immer wieder.

Gegen Ende der Kur konnte er ganz gut allein gehen,
mit dem Stock. Aber er sagte nichts außer »ja« und »nein«
und hin und wieder ganz verzweifelt: »Mensch, das geht
nicht!«. Ich wollte immer mit ihm üben, aber nachdem
er, nach vielem Zureden, versucht hatte, »Anne« zu sagen
(den Namen seiner Schwester) und nur ein paar sinnlose
Laute herausgegurgelt kamen, wollte er nicht mehr. ...

Er fuhr eine Woche eher ab und fehlte mir sehr.
Plötzlich merkte ich, dass ich noch nie solch einen guten
Freund gehabt hatte. Ohne ihn waren die Tage grau und
langweilig. Ich wusste, er würde nicht auf mich zukom-
men, in seiner Situation. Also fuhr ich zu ihm, als die Kur
zu Ende war. Er kam mir im Garten entgegen und sagte
nur immer »Mensch, Mensch!« Seitdem sind wir zusammen.

Die ersten Jahre waren hart. Manchmal habe ich gedacht, es geht nicht mehr, ich muss weg von ihm, ich halte
diese Belastung nicht mehr aus. Aber ich konnte mir ein
Leben ohne Andreas nicht mehr vorstellen. In den acht
Jahren, die wir jetzt zusammen sind, hat nie ein anderer
Mann auch nur den geringsten Eindruck auf mich gemacht.

Andreas hat dann Sprachtherapie bekommen. Er hat
mit der gleichen gelassenen Unermüdlichkeit, die ich
schon in der Rehaklinik so bewundert hatte, die Laute
und Wörter geübt. Er hat es fertiggebracht, wieder einzelne Wörter und kurze Sätze zu sprechen, gerade soviel, dass
man herausfinden kann, was er meint. Auch das Lesen
geht etwas, Überschriften in der Zeitung, das Fernsehpro-
gramm und meine Postkarten, die ich mit großen Buchstaben schreibe. Aber das Schreiben hat er nicht wieder
gelernt. Er schreibt mir manchmal kleine Briefe, wenn ich
verreist bin – das sind Wortgebilde, die keinen Sinn ergeben, darunter sein Name, den kann er. Und manchmal
kleine Zeichnungen – zeichnen kann er mit der linken
Hand inzwischen gut.

Was schwer ist? Im Anfang war es seine Eifersucht. Ich
hatte viel zu tun, musste beruflich viele Leute treffen, auch
oft verreisen – und Andreas saß zu Hause, hatte nichts zu
tun und rechnete sich genau aus, wann ich zurück sein
musste. Wehe, wenn ich nicht rechtzeitig zurück war! Er
konnte schrecklich wütend werden.

Überhaupt, unser ungleiches Leben. Andreas hatte zu
wenig zu tun, und ich zu viel. Er hockte den ganzen Tag
zu Hause herum und musste sich mit seinem veränderten

Leben abfinden, mit seinem nur halb funktionierenden Körper und damit, dass er nie wieder in seinen Beruf hineinkommt. Er wollte nicht darüber reden. Aber ich fühlte, dass er verzweifelt war. Diese unterschwellige Verzweiflung steckte mich an. Ich glaube, er hatte ziemlich lange gehofft, dass er irgendwann wieder ganz fit werden würde. Wir haben so viel gegrübelt und herumgesucht nach irgendwelchen Berufsmöglichkeiten – aber was sollte er machen? Es gab auch niemand, mit dem wir dieses Problem besprechen konnten. Als er allmählich begriff, dass sein Zustand immer so bleiben würde, muss er Schlimmes durchgemacht haben.

Ich hatte im Beruf hart zu arbeiten – und in meiner Freizeit hätte ich gern alles Mögliche gemacht, was meinen Buben und mir Spaß macht – schwimmen, Rad fahren, in den Bergen herumwandern. Abends wäre ich gern mal ins Kino oder Theater gegangen. Oder mal Freunde treffen, oder lesen ... All das war mit Andreas nicht möglich. Er konnte zwar für kurze Zeit spazieren gehen, aber das war alles. Sauna, Kino, Theater kamen nicht in Frage wegen der zerebralen Krämpfe. Und lesen konnte er ja auch nicht. Manchmal dachte ich, das halte ich nicht aus ... Ich sitz im Käfig, und das Leben läuft draußen ohne mich ab. Ich machte schließlich viel allein mit den Buben, Radtouren, wir gingen ins Kino – aber ich hatte dabei immer ein schlechtes Gewissen, weil ich an Andreas dachte, der allein zu Hause saß. Wir hatten Krachs, wegen irgendwelchen Kleinigkeiten, Missverständnisse ... Das Schlimmste war, dass Andreas dann noch nicht einmal seine Wut rausschreien konnte. Ich konnte ihn anschreien, aber er musste mit seiner Wut stumm fertig werden. Einmal hat er mit solcher Wut auf unseren Glastisch gehauen, dass die Platte sprang.

Die ersten Jahre hatte ich auch nicht raus, wie ich sprachlich mit ihm umgehen musste. Ich konnte zwar meist rauskriegen, was er meinte, aber es war sehr anstrengend. Ich kam müde nach Hause und musste dann immer für beide reden: Ich fragte oder redete, dann rätselte ich über seine Antwort und anschließend formulierte ich sie.

Eine andere Schwierigkeit war, dass ich nicht gut abschätzen konnte, ob er mich wirklich verstanden hatte. Das hat ein paarmal unsere Verabredungen platzen lassen: Er hatte eine ganz andere Uhrzeit verstanden oder einen anderen Ort. Inzwischen bin ich routiniert: Wenn wir uns in der Stadt verabreden, suche ich Treffpunkte aus, die ich auf mehrfache Weise beschreiben kann: »Am Turm, wo wir mal die Demonstration gesehen haben und wo der Bus zum Flugplatz hält, wo du mal den Schlüssel gefunden hast ...« In den letzten Jahren haben wir uns nie mehr verpasst.

Und dann meine alten Freunde ... ich habe eine ganze Reihe guter alter Freunde, die ich durch die Scheidung hindurchgerettet habe. Natürlich wollte ich sie mit Andre-

as zusammenbringen, und er wollte auch dabei sein, wenn ich sie traf. Aber das ging jedes Mal schief. Wenn mehrere Leute durcheinander reden, versteht er viel weniger. Und sprechen kann er dann noch weniger als sonst. Irgendwie entstand jedes Mal eine eigenartige Atmosphäre, wenn er dabei war. Meine Freunde bemühten sich, waren freundlich, aber konnten mit ihm nichts anfangen. Und ich merkte, dass er das merkte. Er war sonst so offen, aber wenn wir mit meinen Freunden zusammen waren, verschloss er sich. Schließlich gab ich es auf – von Zeit zu Zeit sehe ich meine Freunde allein, Andreas bleibt zu Hause.

Er hat noch seine alten Sportkameraden, bei denen er früher sehr beliebt war. Aber da ist es auch so ähnlich. Nur einer seiner alten Freunde hat es raus, auf ganz natürliche Weise mit ihm zu sprechen. Er hat mal zu mir gesagt: »Ich weiß gar nicht, was die anderen haben, man kann doch gut mit ihm reden!« Ich bin wirklich froh, dass es ihn gibt!

Mit meinen beiden Buben war es anfangs auch schwierig. Sie waren genau so eifersüchtig wie Andreas. Sie müssen mich für verrückt gehalten haben. Sie konnten wohl kaum verstehen, warum ich ihn so gern hatte. Und er konnte sie nicht gewinnen mit Fußball oder sonstigen Interessen, die Ersatzväter mit Kindern normalerweise teilen. Er hat sich auf jeden Fall nie in meine Erziehung eingemischt (was ihm sicher nicht immer leicht gefallen ist), und ich glaube, das hat ihm bei den beiden geholfen. Und das Schachspielen. Er hat es ihnen beigebracht, wobei ich »dolmetschte«, und jetzt macht es allen dreien Spaß. Inzwischen haben sie ihn gern. Und inzwischen haben wir auch einige neue Freunde, die wir beide gemeinsam kennengelernt haben und die Andreas nur so kennen, wie er jetzt ist, und ihn voll akzeptieren.

Warum ich bei ihm geblieben bin? Ich habe nie jemanden erlebt, der so ist wie Andreas: Der so mit dem Leben fertig wird. Er ist innerlich aufgeräumt, er nimmt den ganzen täglichen Frust unermüdlich und gelassen auf sich, und dabei ist er zehnmal lebendiger als alle Leute, die ich kenne. Wir sind uns auch ohne Worte sehr nahe. Wir genießen Vieles – Musik, Landschaften zum Beispiel – auf genau die gleiche Weise. Einmal war er sehr krank – ich dachte, er stirbt, und es war so, als ob der Welt der Sauerstoff und alle Farben entzogen wären.

Inzwischen haben wir beide gelernt, mit dieser Art Leben umzugehen. Es zu akzeptieren, wäre zu viel gesagt, das geht wahrscheinlich über unsere Kräfte. Jeder Mensch wünscht sich ein normales Leben. Andreas bewältigt den Haushalt, so gut es bei seiner Lähmung eben geht. Er ist sehr geschickt geworden und kann erstaunliche Dinge mit seiner linken Hand: Neulich hat er sich sogar mit der linken Hand einen Knopf angenäht. Und er bastelt herum, streicht die Gartenmöbel, wäscht ab, kauft ein, erledigt vieles in der Stadt, wozu ich keine Zeit habe. Er fährt immer mit dem Bus und der U-Bahn.

Seine Hobbys? Weil es mit dem Sport nicht mehr geht, zeichnet und fotografiert er; beides kann er inzwischen gut mit der linken Hand. Seine Zeichnungen sehen alle etwas technisch aus, aber sie sind wirklich gut. Und sie haben Witz. Er spielt auch gern Schach mit einem Nachbarn.

Was wir beide zusammen machen? Inzwischen eine ganze Menge. Andreas hat sich sein Leben lang für Politik interessiert, also muss ich ihm jede Woche eine Menge aus der Zeitung vorlesen, und das diskutieren wir durch. Er kann zwar nicht lesen, aber er versteht die kompliziertesten Zusammenhänge, auch technische, und ich bespreche vieles mit ihm, was mit meinem Beruf zusammenhängt, auch meine Steuerangelegenheiten.

Es erschreckt mich immer wieder, wenn Leute, die von Aphasie keine Ahnung haben, mit ihm umgehen, als ob er geistig behindert wäre. Andreas geht mit Leichtigkeit darüber hinweg. Ich fürchte, ich bin nicht so souverän. Mir ist es peinlich, wenn ich im Restaurant alles managen muss oder wenn wir für ihn Kleidung kaufen und ich für ihn rede. Dann gebe ich Erklärungen ab so in der Art: »Mein Mann hatte einen Schlaganfall und kann nicht reden, aber er versteht alles!« Die Leute gucken dann etwas erstaunt und umkreisen ihn so vorsichtig, als ob er ein Pferd wäre, das gleich ausschlägt – während Andreas mich belustigt und mit etwas Spott in den Augen anschaut.

▪▪ ■ Beate

Beate erzählt:

»Wir sind gerade aus dem Urlaub zurück. Es war eigentlich alles so, wie wir es uns gewünscht hatten: die Sonne schien fast jeden Tag, eine idyllische Landschaft, eine gemütliche, kleine Pension mit Garten zum See.

Johannes war so froh, dass ich endlich mal Zeit hatte für ihn – sonst bin ich tagsüber zur Arbeit, und er ist allein zu Hause. Und ich genoss es, ganz für ihn da sein zu können. Es waren fast zweite Flitterwochen. Aber ... Ich habe eine Erfahrung mit mir selbst gemacht, die mich erschreckt hat und mit der ich mich noch herumquäle.

Wir haben uns früher nie miteinander gelangweilt. Wir sind früher zusammen gewandert, wir haben Rad- und Kanutouren zusammen gemacht, wir haben nebeneinander gesessen und gelesen, wir haben miteinander geredet, und wir haben uns früher auch verstanden, wenn wir gar nichts sagten.

Aber dieser erste Urlaub seit Ausbruch der Aphasie war anders. Johannes saß am Wasser und konnte kaum was sagen und nichts lesen ... Er hat natürlich auch manches unternommen: Er hat fotografiert, und er hat, weil er früher selbst gut spielte – öfter die Tennis-Spieler beobachtet; in der Nähe war ein Tennis-Club. Aber die meiste Zeit saß er doch im Garten, ohne irgendwas zu machen.

Ich hatte geglaubt, wir hätten den Schock über den Schlaganfall inzwischen ein Stück verarbeitet, nach fast

zwei Jahren. Johannes schien auch einigermaßen im Gleichgewicht zu sein, aber nun bekam ich die Probleme.

Er kann ja nicht viel laufen, gerade so durch den Garten, bis ans Wasser, und dann mal von einer Bank zur anderen. Aber dann war er froh, wenn wir uns hinsetzten und aufs Wasser schauten. Ein wunderschöner Blick. Ich genoss ihn auch. Aber ich ertappte mich immer wieder, dass ich die Stunden bis zum nächsten Essen ausrechnete. Die Zeit drückte mich, zum ersten Mal in meinem Leben. Ich langweilte mich.

Ich nahm morgens die Zeitung mit und las Johannes die wichtigsten Nachrichten vor. Er war auch interessiert, aber ich fürchte, er muss sich immer noch sehr konzentrieren, um die Texte zu verstehen. Der Gesprächsstoff reichte jedenfalls immer nur für kurze Zeit und versickerte schneller als sonst. Und dann: Stille. Und mein Kopf war leer. Aber keine wohltuende Leere. Eine anstrengende Suche nach sinnvollem Gesprächsstoff – und mir fiel nichts ein. Und je mehr ich darüber nachdachte, desto weniger fiel mir ein. Die Stunden auf der Bank am See kamen nicht voran, die Zeit erschien mir endlos.

Ich verstehe das nicht. Ich bin nicht ein Typ, der immer reden muss. Im Gegenteil. Ich bin eher der Zuhörer-Typ, und ich mag auch gern mal vor mich hinträumen, oder nachdenken. Früher haben wir auch manchmal stundenlang nichts Wesentliches gesagt. Aber nun war mir plötzlich bewusst, dass wir nicht richtig miteinander reden konnten, und dies Schweigen zwischen uns quälte mich. Zum ersten Mal – und wir sind seit über zwanzig Jahren verheiratet – war das Schweigen zwischen uns drückend. Freiwilliges Schweigen scheint etwas anderes zu sein als unfreiwilliges. Vielleicht war ich in diesen Stunden neben ihm auf der Bank übertrieben empfindlich ... Ich geriet fast in Panik. Johannes war mir plötzlich so fremd. Ich schaute ihn manchmal von der Seite an und dachte: »Da kenn' ich ihn nun so viele Jahre, und wir haben uns immer so gut verstanden, aber ich hab' keine Ahnung, was jetzt in ihm vorgeht!« Ich mochte ihn nicht fragen. Ich hatte Angst, ihm weh zu tun. Er hätte vielleicht gemeint, ich gäbe ihm die »Schuld« für diese Situation – dabei war ich nur entsetzt über mich. Ich fühlte so viel Liebe für ihn, er war mir so vertraut – und gleichzeitig so weit weg.

Die ersten Tage hab' ich gedacht, das muss ich doch lernen, einfach so am Wasser sitzen und gucken. Solche Ruhe hab' ich mir doch immer gewünscht. Es gibt so vieles, über das ich schon immer mal nachdenken wollte. Also ist jetzt die Zeit dafür. Aber ich kam nicht in Gang mit dem Nachdenken, konnte mich nicht konzentrieren. Johannes beobachtete, was auf dem See los war – Boote, Enten und Schwäne, Kinder kamen vorbei. Wir zeigten uns dies und jenes. Aber all das ritzte nur so an meiner Oberfläche – und darunter war ich in Aufruhr, wünschte mir ein richtiges, sinnvolles Gespräch, hatte das verzweifelte Gefühl, dass das Leben ohne uns woanders abliefe ... Und hatte eine Vision endloser Stunden, Wochen, Monate, Jahre, die wir so schweigend nebeneinander absitzen würden, während all das, was uns ausfüllen und uns lebendig machen könnte, uns nicht erreicht ... Es war wie Warten, aber Warten ohne Ende, ohne zu wissen, worauf man wartet.

Normalerweise hätte ich gehandarbeitet, vielleicht einen Pullover gestrickt. Aber ich hatte eine Sehnenscheidenentzündung und konnte die Hand nicht benutzen. So saß ich genauso untätig wie Johannes da. Ich glaube aber, es war nicht die Untätigkeit, es war vor allem dieses verkrampfte Schweigen, was mich quälte.

Ich hab' dann vorgeschlagen, mal zu anderen Aussichtspunkten zu fahren. Johannes war gar nicht begeistert – wir sind keine überzeugten Autofahrer, früher haben wir das Auto im Urlaub kaum benutzt. Aber ich hoffte, dadurch aus dieser verkrampften Stimmung herauszukommen. Während wir fuhren, war auch alles gut – aber es war heiß, die Straßen und Wege waren ziemlich voll, und wir wollten ja nicht die ganze Zeit fahren. Also stiegen wir aus, wo es schön war, und suchten uns eine Bank ... Und als ob irgendein Biest in mir schon darauf gewartet hätte: Kaum saßen wir, fiel dies Schweigen wieder über mich her, und ich konnte die Landschaft und Ruhe nicht genießen.

Schließlich habe ich mit schlechtem Gewissen alles Mögliche gemacht: Zuerst hab' ich angefangen, Postkarten zu schreiben, das heißt, ich musste losgehen und Postkarten kaufen –, und das ganze Unternehmen mit Schreiben und zum Briefkasten gehen vertrieb einen Vormittag lang die Zeit. Johannes guckte zu. Dann kaufte ich den »Stern« – zuerst, um ihn Johannes vorzulesen, aber der hatte gar keine Lust. Also las ich ihn allein. Ein Genuss, endlich etwas Zusammenhängendes zu lesen ... Ich wurde so gierig aufs Lesen, dass ich am nächsten Tag gleich zwei Bücher besorgte – und dann tauchte ich in die Bücher ein, mit sehr schlechtem Gewissen. Johannes beklagte sich überhaupt nicht – aber ich fühlte mich egoistisch, weil ich ihn so hängen ließ. Natürlich sah ich alle Augenblicke zu ihm hin – aber innerlich war ich weit weg.

Aber das war noch nicht alles: Nachdem wir eine ganze Woche lang die meiste Zeit gesessen hatten, im Auto, auf irgendeiner Bank und bei den Mahlzeiten, wurde ich sehr kribbelig, schlief immer schlechter und hatte nur noch den Wunsch, herumzulaufen. Zuerst unterdrückte ich dies Gefühl und dachte, das muss ich doch mal Johannes zuliebe durchstehen, aber schließlich schien es mir unmöglich, noch einen Tag länger nur zu sitzen. Während der Arbeit muss ich auch immer sehr viel sitzen, und hier in der frischen Luft bekam ich eine richtige Gier auf Bewegung. Also brachte ich Johannes zu seiner Bank im Garten, bat ihn, mir zu verzeihen, und raste erlöst los – zwei Stunden nonstop um den See – eine ungeheure Erleichterung! Aber mit welch schlechtem Gewissen!

Von da an bin ich jeden Tag ein Stück allein gewandert. Auf diesen Wegen fand ich mich wieder, konnte auch plötzlich wieder nachdenken und kam jedes Mal mit neuen Ideen zu Johannes zurück. Er hat sich nie beklagt, dass ich ihn allein ließ, war enorm verständnisvoll ... Ich frage mich aber, ob er innerlich gelitten hat. Ich kenne ihn so gut, aber konnte es nicht herauskriegen. Er würde es durchaus fertig bringen, mir aus Liebe vorzuspielen, dass es ihm nichts ausmacht, obwohl er eigentlich traurig war.

Wir sind gut erholt zurückgekommen. Aber ich bin erschrocken über mich. Ich liebe Johannes, und ich bewundere ihn, wie er mit seiner schrecklichen Behinderung so tapfer fertig wird. Warum habe ich mich so egoistisch benommen? Was ist mit mir los? Was kann ich nur tun, dass ich im nächsten Urlaub besser fähig bin, auf ihn einzugehen? Er hat es doch so verdient! Wie schaffen andere das? (Fragile Suisse, Dezember 1995).

Leben mit Aphasie

Wie Aphasiker leben (müssen)

» Ein aphasischer Mensch ist einem Gefangenen ähnlich, der aus einem Turm mit meterdicken Mauern nach draußen ruft. Man wird ihn rufen hören, aber wird man ihn auch richtig verstehen? ... Wie turmhoch sind die Mauern zwischen den Menschen, wenn das Wort sie nicht überbrücken hilft (D.Y. von Cramon 1989). «

Aphasie ist nicht nur ein sprachliches Problem. Aphasie reißt die Aphasiker und ihre Angehörigen aus ihrem gesamten Leben heraus. **Durch Aphasie wird alles verändert:**

- Familienleben,
- Beruf,
- Reisen,
- Freizeit,
- freundschaftliche Kontakte,
- Finanzen,
- und vieles mehr.

Von einem Tag auf den anderen bricht für die von Aphasie Betroffenen – sowohl für die Aphasiker wie für ihre Angehörigen – die Welt zusammen. Jeder Patient, der einen Schlaganfall erlitten hat, steht vor großen Problemen. Aphasie raubt den Aphasikern und ihren engsten Vertrauten zusätzlich noch die Möglichkeit, sich miteinander auszusprechen und sich gegenseitig zu stützen. Keiner kann dem anderen seine speziellen Probleme erklären und die Probleme des anderen vollkommen nachfühlen.

» Als ich an jenem Morgen aufwachte, fühlte ich mich gut. Ich war in bester Stimmung. Fand es schön, dass die Operation vorüber war. Dass ich keine Schmerzen hatte. Und dass ich heute wieder sitzen durfte.
Ich lag auf der Intensivstation, im Kontrollsaal, wo die Patienten alleingelassen werden. Jetzt war es sechs Uhr, und die Nachtschwester hatte gerade angefangen, die Fieberthermometer auszuteilen. Ich wartete, bis sie damit fertig war. Dann bat ich sie um ein Becken.
Im nächsten Augenblick wusste ich, dass etwas passiert war. Was ich gesagt hatte, waren keine richtigen Wörter, es war ein Sammelsurium von Buchstaben, sinnlos durcheinander geworfen.
Die Schwester sah mich an. Was hatte ich gesagt? Sie kam an mein Bett, und ich versuchte, die Wörter zu wiederholen. Aber was ich sagte, war nicht mehr zu verstehen. ... Eine Stunde später kam das Tagespersonal. Anna, ein junges Mädchen, dem ich am Tage zuvor geholfen hatte, eine Bewerbung zu schreiben, machte das Bett der Patientin neben mir. Anna und ich hatten uns etwas angefreundet. Aber nun tat sie so, als sähe sie mich nicht.
Ich versuchte, ihren Blick einzufangen. Doch sie wich mir aus und widmete sich verbissen dem Bettenmachen.

▼

Da wurde mir klar, dass sich seit gestern noch mehr verändert haben musste. Ich war, von außen betrachtet, nicht mehr derselbe Mensch. Gestern formulierte ich Annas Bewerbung und redete ihr gut zu. Heute war ich ein Mensch ohne Sprache! ...
Ich begriff, dass Anna traurig war und Angst hatte. Nun war auch ich traurig. Und hatte Angst (Tropp Erblad 2008, S. 9/10). «

14.1   Intellektuelle Einzelhaft

» Was in meinen Augen mein Verhalten einige Wochen nach meinem Schock erklärt, war die völlige Kontinuität meines Bewusstseins, meines Ichs; mein Gehirn war verletzt worden, nicht ich. Mein Sprachzentrum war in Mitleidenschaft gezogen worden, doch nicht das Zentrum meines Denkens (Ramond Aron). «

Diese Erfahrung, die der französische Geschichtsphilosoph Ramond Aron nach einem Schlaganfall machte und 1983 in seinen Memoiren beschrieb, haben viele Aphasiker geschildert. Sie haben ihre Sprachfähigkeit verloren und häufig einen Teil ihrer Bewegungsfähigkeit, aber ihr Denken, ihre Persönlichkeit, ihr »Ich« ist unverletzt geblieben.

Sie haben allerdings große Schwierigkeiten, dies ihrer Umwelt zu signalisieren. Da die Sprache ausdrückt, was wir denken und fühlen, muss der Eindruck entstehen, dass unser Denken und unsere Gefühle gestört sind, wenn unsere Sprache sie nicht mehr adäquat übermitteln kann.

■ ■   **Reaktionen der Umgebung**

Reaktionen wie sie I. Tropp Erblad am Tage nach ihrer Hirnoperation im Krankenhaus erlebte, gehören für fast alle Aphasiker zum Alltag:

- Die Umgebung sieht sie nicht mehr als der Mensch, der sie früher waren.
- Ihre Persönlichkeit, ihre Kenntnisse, ihre Wünsche, Ziele, Fähigkeiten sind hinter der Aphasie verschwunden.
- Sie sind ihrer Umgebung fremd geworden, und die Angst, die ihre Umgebung vor ihnen hat, wirkt auf sie zurück.
- Sie werden sich selbst fremd und bekommen Angst vor sich selbst.

In Gruppengesprächen mit Aphasikern ist immer eine der ersten Fragen: **»Habe ich meinen Verstand verloren?«** Am Anfang dieses Buches habe ich versucht, diese Kettenreaktion auszudrücken: »Wer seine Sprache verliert, verliert seine Umgebung. Wer seine Umgebung verliert, verliert sich selbst.« Woher bekommen wir unser Bild von uns selbst? Es entsteht – zu einem großen Teil – durch den Vergleich mit anderen. Die meist unbewussten Charakterisierungen, die sich aus den täglichen Begegnungen mit anderen ergeben, beeinflussen entscheidend das Bild, das sich jeder von sich selbst macht. Das »Ich« ist auf vielfache Weise verwoben mit allen anderen »Ichs«, mit denen es in Kontakt steht. Wird es von ihnen isoliert, so geht es zugrunde wie ein Baum, der von seinem Wurzelgeflecht abgeschnitten worden ist.

❗ **Die häufig herabsetzenden, ungeduldigen, verständnislosen Reaktionen, die die Aphasiker erleben, zerstören ihr Selbstvertrauen.**

Spätestens wenn sie aus dem Krankenhaus nach Hause kommen und im Leben wieder Fuß zu fassen versuchen, machen sie deprimierende Erfahrungen:

- Verkäufer, Kellner und andere Kontaktpersonen ignorieren sie und wenden sich ihrer Begleitperson zu.
- Nachbarn, mit denen sie früher guten Kontakt hatten, gehen ihnen plötzlich aus dem Weg.
- Gespräche über gemeinsame Interessen, die sie mit ihren Freunden verbunden hatten, sind nicht mehr möglich – also verfallen auch ihre Freunde in verlegenes Schweigen und meiden Begegnungen mit ihnen. Und wenn die von Aphasie Betroffenen sich zurückziehen, um frustrierenden Reaktionen zu entgehen, können sie sich nicht mehr im Spiegel der anderen wahrnehmen – sie verlieren ihr Ich.

Angehörige berichten:

»Sie hat zu nichts mehr Lust. Sie will nirgends hin.« – »Er war früher nie aggressiv, aber jetzt schreit er mich dauernd an.« – »Sie ist so misstrauisch geworden.« – »Er ist schrecklich eifersüchtig.« – »Sie hat sich so verändert …«.

Tatsächlich können Hirnverletzungen Depressionen, Gedächtnisstörungen, Konzentrationsschwäche verursachen. Häufig werden diese Störungen aber auch sekundär als Reaktion auf die veränderte Beziehung zur Umgebung ausgelöst.

■■   **Die veränderte Lebenssituation**

Dazu kommt die veränderte Lebenssituation. Es passiert immer wieder, dass alleinstehende Aphasiker ihre Wohnung verlieren und in ein Heim übersiedeln müssen, ohne¬ dass sie an dieser Entscheidung genügend Anteil haben können. Aber nicht nur für sie, sondern für alle Aphasiker ist der Alltag völlig verändert. Sie sind von einem Tag auf den anderen von fast jeder Tätigkeit abgeschnitten.

Die jüngeren Aphasiker, die **aus ihrem Beruf herausgerissen** worden sind, werden in den meisten Fällen Frührentner – mit allen psychischen, sozialen und finanziellen Konsequenzen. Einige wenige schaffen es, eine Arbeitsstelle zu finden, aber sie entspricht selten ihrem früheren Ausbildungsstand. So hat der Diplom-Physiker Bruno Mickeleit, der ein Buch über seine Rehabilitation geschrieben hat, sich mit einer Stellung als Laborarbeiter zufrieden geben müssen. Andere Aphasiker arbeiten in Behindertenwerkstätten zusammen mit geistig Behinderten – immer in Gefahr, auch zu dieser Gruppe gerechnet zu werden. Dass diese Gefahr prinzipiell besteht, spüren die Aphasiker immer wieder durch viele Reaktionen der unaufgeklärten Öffentlichkeit.

Arbeitslosigkeit, eine schwere Unfallverletzung oder der Verlust der gewohnten sozialen Umgebung können Depressionen, Ängste und Aggressionen verursachen. Bei Aphasie kommen alle diese Schicksalsschläge zusammen, ohne dass die Aphasiker die Hintergründe ihrer Störung kennen, ohne dass sie erfahren können, ob jemals eine Besserung dieses Zustandes zu erwarten ist, und ohne dass sie ihre Ängste und Sorgen jemandem anvertrauen können. Die normalen Möglichkeiten, eine schwere Krise durchzustehen, sind ihnen versperrt: Sie können sich nicht aussprechen, sie können sich nichts »von der Seele schreiben«, sie können nicht lesen, was andere Betroffene oder Fachleute zu diesem Problem an Informationen und Ratschlägen zu sagen haben. Sie können sich nicht einmal ablenken.

❗ **Für viele Aphasiker hat sich das Leben in eine Art Wartezimmer verwandelt: Sie können nichts tun als Warten – Warten, dass jemand kommt, der mit ihnen zusammen die dahinkriechenden Stunden – und Jahre – verbringt.**

Ohne Hilfe von außen können sie sich kaum aus dieser alptraumhaften Situation befreien, die so sehr allem widerspricht, was wir als »Leben« empfinden.

Dazu kommt, dass die ganz normalen Probleme, aus denen unser Leben nun mal besteht, sich nicht verflüchtigt haben und unter den Bedingungen der Aphasie erst recht nicht gelöst werden können. **Schwierigkeiten in der Partnerbeziehung**, die schon vorher bestanden hatten, führen zu unaufhörlichen Reibereien oder zum Verlust des Partners. Die Aphasie führt manchmal dazu, dass Verlobungen gelöst und Ehen geschieden werden. **Probleme mit heranwachsenden oder schon erwachsenen Kindern können nicht ausdiskutiert werden**. Oder die Kinder vertrauen ihre Sorgen nur noch dem nichtaphasischen Elternteil an und schüren damit die Eifersucht des Aphasikers.

■■   **Alltagsprobleme**

Es sind aber nicht nur die großen Probleme: Auch der kräftezehrende tägliche Frust beim Versuch, mit dem Alltag zurechtzukommen, wirkt sich auf die Psyche aus.

Normalerweise achten wir nicht darauf, wie sehr uns die Sprache durch den Tag geleitet, wie viele Fragen wir stellen, wie viele Auskünfte und Anweisungen wir geben, wie viele Gespräche wir führen, wie viele Notizen und Botschaften wir schreiben, wie viele Mitteilungen und Texte wir lesen. Ein ganz normaler Tag wäre ohne Sprache undenkbar. Es gehört sehr viel Durchstehvermögen, Mut, Phantasie und Humor dazu, nicht nur einen Tag, sondern eine unabsehbare Kette von Tagen ohne funktionierende Sprache zu bewältigen. Und allein die Anhäufung so vieler Probleme und die mit ihnen verbundene Frustration kann bewirken, dass man vergesslich und unkonzentriert wird und Fehler macht.

Für viele Aphasiker ist es schwierig, in manchen Fällen fast unmöglich, ohne Begleitperson öffentliche Verkehrsmittel zu benutzen. Bruno Mickeleits Mutter schildert seine Schwierigkeiten:

>> In vielen Straßenbahnen und Bussen ist der »Platz für Behinderte« für Bruno gar nicht zu erreichen. Weil Bruno sich nur mit der linken Hand festhalten kann, muss Bruno den Sitzplatz einnehmen, der ihm am nächsten ist. Oft ist dieser Platz aber schon besetzt, dann kann Bruno diesen Fahrgast nicht bitten, für ihn aufzustehen: Brunos Sprache ist blockiert, weil Bruno sich im Gedränge der Vorbeigehenden konzentrieren muss, dass er bei dem ruckartigen Anfahren der Straßenbahn nicht stürzt (Mickeleit 1988, S. 165). **<<**

Die **Probleme**, die durch die Aphasie – häufig in Kombination mit einer Halbseitenlähmung und Gesichtsfeldeinschränkung – **im Straßenverkehr** entstehen können, sind bei vielen behördlichen Stellen noch nicht bekannt. Ich werde immer wieder von Aphasikern angesprochen, die mit Sicherheit an einer erheblichen Einschränkung ihrer Bewegungsfähigkeit leiden, aber keine offizielle Anerkennung dieser Einschränkung erhalten können, weil sie keine Rollstuhlfahrer sind. Sie können daher eine Reihe von Hilfsmitteln wie Sonderfahrdienste, Taxischeine etc. nicht in Anspruch nehmen und geraten so in noch stärkere Isolation.

Die eingeschränkte Bewegungsunfähigkeit, die sich durch die Lähmung der rechten Körperhälfte ergibt, verursacht nicht nur im Straßenverkehr Schwierigkeiten. **Alle bisher automatisiert ausgeführten und kaum beachteten Tätigkeiten werden plötzlich zu schwierigen Aufgaben:**

- ein Ei essen,
- den Kragenknopf zumachen,
- eine Mineralwasserflasche aufmachen,
- ein Papiertuch aus der Verpackung ziehen.

Der Tag ist voller Fallen, und meist fehlen die Worte, mit denen man um Hilfe bitten könnte. Dazu kommen häufig starke Schmerzen in der rechten Körperhälfte. H. Sommerfeldt, der nach einem Schlaganfall zwar keine Aphasie hatte, aber unter den übrigen körperlichen Beeinträchtigungen litt, schrieb darüber:

>> Alle sind nett zu mir. Aber in meine Lage versetzen kann sich niemand …
Ein Monat ist vergangen. Das ganze Elend ist mir heute klar geworden, als ich versuchen sollte, mich kurz aufs Bett zu setzen und die Füße herabzulassen. Ein Jammerhaufen bin ich mit 53 Jahren. Die Aussichten meiner Genesung sind mir gleichgültig. Auch mein Inneres ist zerbrochen, zerstört. Ich werde nie wieder laufen können! … Es fehlt mir jedes Selbstvertrauen (Sommerfeldt 1987, S. 9ff). **<<**

Solche Gefühle können Aphasiker nicht aussprechen. Dabei wären Aussprachen aus zweierlei Gründen besonders wichtig: Einerseits, um Erklärungen, Rat und effektive Hilfe von außen zu bekommen, andererseits aber auch, um Kummer abzubauen und Spannungen zu lösen. Wie ein Temperaturregler hilft uns die Sprache täglich, das seelische Gleichgewicht auszupendeln, indem wir kleinere Ärgernisse durch ein paar Worte beseitigen, bei größeren auch schon mal »platzen«. Leute, die alles in sich hineinfressen, sind in Gefahr, psychosomatische Krankheiten zu bekommen. Aphasiker müssen ständig alles in sich hineinfressen.

■ ■   **Die physiologische Wirkung der Sprache**

Noch etwas anderes geht bei Aphasie verloren: die physiologische Wirkung der Sprache, die uns normalerweise nicht bewusst ist. Wir haben alle schon erlebt, dass ein **gutes Gespräch »erfrischt«**. Auf zweifache Weise wirken sich Gespräche auf unseren Körper aus: Einerseits werden wir durch die Gesprächsinhalte – Ideen, Pläne etc. – angeregt, was sich auch körperlich auf den Blutdruck, die Muskeln und andere Organe auswirkt. Andererseits hat schon die Tätigkeit des Sprechens allein Auswirkungen auf viele physiologische Prozesse. Die Muskeln unseres Sprechbewegungsapparats arbeiten auf Hochtouren, wir atmen, d. h. wir nehmen Sauerstoff auf, wir bewegen uns insgesamt (Körpersprache!), wir lächeln. Das sind körperliche Tätigkeiten, die wir unser Leben lang ausgeführt haben, an die wir gewöhnt sind und die wir brauchen, um im körperlichen und seelischen Gleichgewicht zu bleiben. Wenn uns die Möglichkeit zum Gebrauch der Sprache entzogen wird, zeigen wir seelische und körperliche Entzugssymptome, die sich zu einem Teufelskreis aus Depressionen, Antriebslosigkeit, Aggression, Wut, Konzentrations- und Gedächtnisschwäche bis hin zu ernsthaften organischen Krankheiten und Suizid äußern können.

Ein Anruf unter den vielen, die ich am Telefon des Aphasikerverbandes entgegengenommen habe:

Mein Nachbar ist vor zwei Monaten aus dem Krankenhaus gekommen. Er hatte einen Schlaganfall. Und nun sitzt er den ganzen Tag allein zu Hause und kann kaum laufen und kann nichts sagen. Er ist Anfang vierzig und ganz allein. Eine Familie oder so hat er anscheinend nicht – ich hab noch nie jemand bei ihm gesehen. Nur ein Zivi kommt einmal am Tag und hilft ihm. Aber der geht ja dann wieder ...

Es gibt auch niemand, den man seinetwegen fragen kann. Ich hab' lange gebraucht, bis ich Sie gefunden hatte. Meine Mutter und ich haben überall herumtelefoniert. Aber niemand kann helfen. Ich bin so ratlos ...

■ ■   **Zu wenig Beratung und Behandlung**

Es gibt tatsächlich zur Zeit außerhalb der behandelnden Kliniken und der vom Aphasikerverband eingerichteten Zentren und Beratungsstellen immer noch zu wenige Möglichkeiten, sich Rat zu holen. Dabei wären Rat und psychotherapeutische Betreuung dringend notwendig. Während bei anderen chronischen Krankheiten wie z. B. Krebs die Notwendigkeit einer (eventuell psychotherapeutischen) Beratung und Nachsorge eingesehen wird, **stoßen Aphasiker und ihre Angehörigen immer noch häufig auf Verständnislosigkeit, wenn sie Beratung suchen.** Das Problem »Aphasie« ist mit seinen Konsequenzen bei Psychotherapeuten und bei den verschiedenen professionellen Beratungsstellen immer noch viel zu wenig bekannt.

Aber nicht nur Beratung fehlt, häufig fehlt sogar die dringend benötigte Sprachtherapie: »... weit und breit kein Logopäde«; »die einzige Praxis kann nur über mehrere Treppen erreicht werden, das schaffen wir nicht«.

Wenn eine Kur genehmigt worden ist, findet dort nicht immer eine Beratung des Aphasikers und seiner Angehörigen über den Umgang mit Aphasie statt – und nicht immer hat man dort Verständnis für ihre speziellen Probleme (s. Brief von Frau Kn., ◻ Abb. 14.1: Sie hatte in der Kurklinik oft Langeweile, weil sie noch nicht lesen konnte.)

In unserem Land wäre es unvorstellbar, Krebs- oder Herzinfarktpatienten, Nierenkranken oder anderen chronisch Kranken dringend notwendige Behandlungen und Beratungen zu verweigern. Solche **Verweigerungen erleben viele Aphasiker.** Sie sind gezwungen, um Rehabilitationsmaßnahmen zu kämpfen, zuweilen sogar bis hin zu Prozessen. Viele sind in ihrer deprimierenden Situation zu solchen Kämpfen nicht imstande.

■ ■   **Zu geringes Wissen über Aphasie**

Die Neurorehabilitation der Aphasiker fehlt in vielen Fällen, weil zu wenig über Aphasie und ihre Folgen bekannt ist. Da auch die Aphasiker und ihre Angehörigen unzureichend über Aphasie aufgeklärt sind, wissen sie nicht, dass

◻ **Abb. 14.1** Die Probleme von Aphasikern werden oft nicht verstanden.

es sich bei all den oben geschilderten psychischen und sozialen Problemen um erwartbare Konsequenzen der Aphasie (und der ihr zugrunde liegenden Störung) handelt. So belasten sie sich noch zusätzlich mit schlechtem Gewissen und Schuldgefühlen. Sie – und alle, die mit ihnen in Kontakt kommen – sollten wissen, dass in einer solchen Situation folgende **Verhaltensweisen** natürlich sind:

▧ Traurigkeit,
▧ Verzweiflung,
▧ Wut,
▧ Aggression,
▧ Gereiztheit.

Niemand sollte es den Aphasikern übelnehmen, wenn sie solche Reaktionen zeigen, und wir dürfen sie mit solchen Gefühlen nicht allein lassen.

■ ■   **Die bewundernswerte Schicksalsbewältigung vieler Aphasiker**

Umso bewundernswerter ist es, dass so viele Aphasiker es schaffen, sich durch alle Probleme hindurchzukämpfen und zu einem lebenswerten Dasein zurückzufinden. Ich habe in 25 Jahren sehr viele Aphasiker als Patienten, als Mitglieder des Aphasikerverbandes und als Freunde erleben dürfen, die – nach großer Trauer und vielen Krisen – diese Größe aufgebracht haben. Ich bin immer wieder überwältigt von ihrem Mut, ihrer Tapferkeit und ihrer positiven Aufgeschlossenheit:

▧ Sie haben den **Mut**, sich trotz ihrer schweren Sprachprobleme unter andere Menschen zu mischen.
▧ Sie haben die **Tapferkeit**, anderen Menschen auch noch ein freundliches Gesicht zu zeigen.
▧ Sie bringen es fertig, über ihre eigenen Probleme hinwegzusehen und **sich für andere und ihre Nöte zu interessieren.**

Bei einem Treffen unserer Selbsthilfegruppe saß da eine ganze Reihe von Aphasikerinnen, die gelassen von den überstandenen Jahren erzählten und erklärten, dass sie nun wieder Freude am Leben hätten. Da ich sie kenne, weiß ich, dass es stimmt.

Selbst bei sehr schweren Störungen gelingt es manchen Aphasikern, ihr inneres Gleichgewicht wiederzufinden. In einem Interview habe ich Herrn G. gefragt:

L.L.: Wo bist du gesegelt? War das immer auf der Ostsee?
Herr G.: ... Ja ... nachher ... dann ... wenn äh ... alles ...
Ostsee Nordsee und ... alles vorbei – So!
L.L.: Warst du auch mal in anderen Ländern? Auf anderen Meeren?
Herr G.: Ja, ja ... alles, von Sieck bis ... voll Sehnsucht, aber auch ... Sehnsucht, aber ... (lächelt).

Hier kam er nicht mehr weiter, aber wer ihn kennt, konnte aus dem Ton seiner Worte erschließen, was er sagen wollte: Von Süd bis Nord hat er alle Meere bereist und denkt voll Sehnsucht daran zurück, aber trotz aller Trauer über den Verlust von so Vielem, was sein Leben ausfüllte, kann er mit Gelassenheit auch seinem jetzigen Leben noch Schönes abgewinnen.

Ich habe viele Patienten kennengelernt, die zu dieser Gelassenheit gefunden haben. Sie haben sich mit ihrer Behinderung auseinandergesetzt, sie haben – unter wer weiß welchen Kämpfen und in wer weiß welchen Tiefen – ihr verändertes, eingeschränktes Leben akzeptiert und dadurch zu einer neuen Lebensqualität gefunden.

Um so zum Leben zurückzufinden, brauchen Aphasiker verständnisvolle Angehörige und Freunde, deshalb ist für uns Therapeuten neben der Therapie die Betreuung der Angehörigen eine ganz wichtige Aufgabe. Nur wenn die Angehörigen über die Wirkung und die Mechanismen der Aphasie aufgeklärt sind und damit umgehen lernen, können sie die Aphasiker unterstützen. Manches aus dem folgenden Brief, den ich an den Ehemann einer Patientin geschrieben habe, könnte deshalb auch andere Angehörige interessieren.

■■   **Brief an Herrn O.**
Lieber Herr O.,
als ich Ihre Frau auf unserer Station kennenlernte, sprach sie den typischen »Wernicke-Jargon«: »Mein berzelt mit die gwiks die ders wiks merzt merz ...«. Sie verstand Sie und uns manchmal ganz gut (aus der Situation heraus), oft aber überhaupt nicht. Auch die Schriftsprache war schwer gestört: Sie konnte zwar laut vorlesen, verstand aber nicht, was sie las. Und sie konnte nicht einmal abschreiben: Ich habe hier ihren Versuch »SCHLÄFT« abzuschreiben – es wurde »SCHHLAAT«.

Es war offensichtlich, dass sie aufgrund dieser entsetzlichen Sprachstörung in anhaltender Angst und Panik lebte. Sie verstand genug, um zu merken, dass sie mit ihrer Umgebung nicht kommunizieren konnte, und sie verstand zu wenig, um sich über diese Störung informieren zu können. Sie gab mir immer wieder zu verstehen, dass sie sich für geistesgestört hielt – und ich fürchte, manche Reaktionen ihrer Umgebung haben sie in dieser Annahme noch bestärkt. Sie fürchtete, dass sie nun bald in eine geschlossene Anstalt geschickt würde, in der sie bis ans Ende ihres Lebens bleiben müsste.

Den größten Teil jeder Therapiesitzung musste ich darauf verwenden, ihr diese Angst zu nehmen. Das gelang immer nur für Minuten, in denen ich dann schnell ein wenig Therapie einschieben konnte. Diese Minitherapien brachten schon eine ganze Menge: Sie lernte, geschriebene Wörter und Sätze Bildern richtig zuzuordnen und die Buchstaben beim Schreiben zu beherrschen, ja sogar einige Wörter selbständig zu schreiben; es gelang ihr auch allmählich, gesprochene Sprache besser zu verstehen, und ganz langsam vergrößerten sich die verständlichen Passagen in ihren Äußerungen.

Was sie nicht lernte, war, ihre Angst abzulegen. Das kann ich völlig nachvollziehen. Sie hatte vor ihrem Schlaganfall mit Ihnen zusammen gearbeitet, als Ihre rechte Hand sozusagen. Sie hatten sie sehr gebraucht, und wahrscheinlich hatte sie einen großen Teil ihres Selbstwertgefühls aus ihrer Arbeit für Sie hergeleitet. Es ist denkbar, dass sie in all den Jahren Ihres Zusammenlebens geglaubt hat, dass sie sich Ihre Liebe erarbeiten muss – die Erziehung hat uns früher ja häufig nahegelegt, dass unser Wert von unseren Leistungen abhängt ... Der Sturz in den Abgrund der Hilf- und Nutzlosigkeit muss unerträglich für sie gewesen sein, muss es noch sein.

Sie muss jetzt mit ansehen, wie andere ihre Arbeit machen (dürfen). Sie fühlt sich durchaus nicht krank, läuft voller Schwung und Energie herum, hat ihre Halbseitenlähmung fast überwunden – und hat doch keine Aufgaben. Ich weiß nicht, wie ich damit fertig werden würde ... Dass sie Aggressionen entwickelt, sich in die Arbeit der anderen einmischt und sie aufgrund ihrer noch bestehenden Verständnis-, Lese- und Schreibstörung durcheinanderbringt, dass sie misstrauisch reagiert, »bockig« wird – ist das ein Wunder? Sie hat die Kontrolle über sich und ihr Leben verloren. Es war anfangs wahrscheinlich »nur« der Verlust der Kontrolle über ihre Sprachprozesse, aber dieses Problem hat sich tief in ihre Psyche hineingefressen und richtet dort täglich, bei jedem neuen Frust, weitere Verheerungen an. Sie befindet sich immer noch in Panik. Sie findet nur für kurze Zeit Ruhe, wenn sprachlich mal alles gut geht und die Situation sie auf freundliche Weise entspannt und ablenkt – kurz danach überfällt sie wieder das innerliche Chaos, das sie auch in äußerliche Unruhe versetzt.

Wahrscheinlich wissen Sie das alles selbst. Trotzdem denke ich, dass es gut für Sie ist, wenn dies auch mal von einem Außenstehenden ausgesprochen wird, denn Sie haben ja auch Ihre Angst und Ihre Panik: »Ist das wirklich noch normal? Wird sie sich weiter bessern? Rede ich mir nur ein, dass es nur die Sprache ist?«

Ingrid Tropp Erblad schreibt:

>> Als ich meine Sprache verlor, verlor ich auch meine Sicherheit. Da mir die Wörter fehlten, konnte ich mich nicht differenziert ausdrücken. Wenn ich sprach, wirkte ich wie jemand, der auch nicht differenziert denkt. Ich hatte nicht die Möglichkeit, das zu ändern. Ich musste mich damit abfinden, dass ich von anderen Menschen – besonders von denen, die mich nicht gut kannten – anders eingeschätzt wurde als früher. Als ich das merkte, wurde meine Stimme unsicher. Nicht nur meine Sprache veränderte sich also, sondern auch meine Stimme. Ich wurde jemand, der ich nicht sein wollte. Jemand, der ich nicht war (Tropp Erblad 2008, S. 121). <<

Ich denke, damit beschreibt I. Tropp Erblad genau das, was auch Ihre Frau fühlt: Sie ist jemand, der sie nicht sein will. Können wir als Nichtaphasiker überhaupt nachfühlen, was dieses Gefühl des Verkehrtseins, der falschen Identität, bedeutet?

Und was kann man tun? Liebe, Geduld, Entspannung und Therapie – genau in dieser Reihenfolge – scheinen mir die Mittel zu sein. Wenn Ihre Frau allmählich tiefgehend überzeugt werden kann, dass Sie sie auch lieben, wenn sie nicht voll »funktioniert« könnte sich der Druck lösen, unter den sie sich selbst setzt. Bis sie soweit ist, werden Sie viel Geduld brauchen.

Entspannung ist sicher ein sehr wichtiges Mittel – Entspannung in jeder möglichen Form – durch echte Entspannungsmethoden oder durch Beschäftigungen, die Freude machen. Ich weiß, dass Ihre Frau früher gut zeichnen konnte – wenn sie anfinge, ernsthaft und konzentriert zu zeichnen, irgendwas abzuzeichnen, wäre schon viel gewonnen. Oder töpfern. Oder gärtnern. Sie muss eine Tätigkeit finden, die ihr wichtig wird, an der sie ihr Selbstbewusstsein hochranken kann. Sie zu Hause und ich in der Therapie: Wir müssen uns auf die Suche machen nach irgend etwas, das Ihre Frau innerlich so fesselt, dass sie zeitweilig alles andere vergisst. Ich bin überzeugt, dass sich die Aphasie noch weiter bessern lässt.

Ihre L.L.

14.2 Die Familie hat auch Aphasie

>> Ich höre mir selber zu, wenn ich mit dir spreche. Alles belanglos, da es dich nicht erreicht, du in dir verborgen bleibst (I. Bacher). <<

14.2.1 Die Partner

Nicht nur das Leben der Aphasiker ist völlig verändert. Auch ihren Angehörigen wird mit einem Sprachverlust die Grundlage entzogen, auf der ihr Leben mit allen Beziehungen und Tätigkeiten ruht. Sie werden von einer Krise erfasst, in der sämtliche Gefühle, Überzeugungen, Gewohnheiten andere Werte bekommen:

- »Was liebe ich am anderen?«
- »Woraus kann unser Leben bestehen, wenn wir alles, was wir gemeinsam machten, nicht mehr tun können?«

In manchen Fällen zeigt sich erst jetzt die Tiefe der Zuneigung, in anderen Fällen droht die Aphasie, die Bindung zu zerreiben.

■■ Die Leiden der Angehörigen

Fast jede Aphasiker-Familie kennt das Dilemma, das Beate beschrieben hat (▶ S. 234 f.): Entweder passen sich die Angehörigen an die beschränkten Möglichkeiten des Aphasikers an und opfern damit einen Teil ihres Lebens, oder sie bezahlen alle Versuche, die eigenen Bedürfnisse und Interessen wenigstens im kleinen Rahmen zu befriedigen, mit Selbstvorwürfen und schlechtem Gewissen. Eine Lösung, die allen gerecht wird, kann es wohl kaum geben. Wer will entscheiden, was zumutbar, was nicht zumutbar ist? Ich glaube aber, dass jeder Mensch bei aller Opferbereitschaft nur eine begrenzte Fähigkeit zur Preisgabe seiner Interessen und Bedürfnisse hat. Das Bedürfnis nach Bewegung, nach Tätigkeit, nach geistiger Nahrung kann vom einen länger, vom anderen vielleicht nur sehr kurz unterdrückt werden. Wahrscheinlich lebt jeder Mensch in einem individuellen rhythmischen Wechsel von Ruhe und Bewegung, Sprechen und Schweigen, aktiver geistiger Anstrengung¬ und geistiger Entspannung. Wird dieser Rhythmus durchbrochen, gerät man aus dem Gleichgewicht – mit vielfältigen psychischen, häufig sogar physischen Konsequenzen. Wenn schon der Wechsel zwischen hektischer, reizüberfluteter Woche und entspanntem, informationsarmem Wochenende von vielen Menschen schwer ertragen wird, dann ist es durchaus verständlich, dass bei einem Urlaub mit einem Aphasiker der plötzliche Wechsel vom Arbeitsalltag mit seinen Gesprächen und Tätigkeiten zu stundenlangem Sitzen und Schweigen für

Angehörige eine so starke Belastung bedeutet, dass sie ihr inneres Gleichgewicht verlieren.

Aphasiker und Angehörige sollten diese ganz natürlichen Reaktionen einkalkulieren. Frustrationen und einschneidende Anpassungsprozesse werden sich nicht vermeiden lassen, aber wer darauf vorbereitet ist, findet vielleicht individuelle vorbeugende Maßnahmen:

- Vielleicht entwickeln die Angehörigen weniger quälende Schuldgefühle, wenn sie erfahren, dass die »egoistischen« Wünsche nach Gesprächen und Bewegung ganz natürlich sind.
- Vielleicht könnten sie, wenn sie sich im Voraus über diese Probleme klar sind, in den Urlaubskoffer irgendwelche **Utensilien einpacken, die auch den Aphasikern zeitweilig selbstständige Beschäftigung ermöglichen** (Zeichenblöcke, Musikkassetten etc.).
- Vielleicht könnten sie über eine Selbsthilfegruppe ein oder zwei **andere Aphasikerfamilien finden, die bereit sind, an den gleichen Urlaubsort zu fahren**, so dass die Aphasiker verständnisvolle Gesellschaft haben, während die Angehörigen einen Spaziergang machen und sich auf diese Weise sowohl den Wunsch nach Bewegung als auch nach Gesprächen erfüllen können.

Die Probleme treten nicht nur im Urlaub auf. Angehörige, die nicht berufstätig sind und den ganzen Tag mit dem Aphasiker verbringen, erleben sie täglich. Sie müssen entweder ständig mit großer Geduld auf die langsam ankommenden Worte warten oder aus einem Schwall unverständlicher verknäulter Sätze die beabsichtigten Botschaften heraushören – beides erfordert ungeheure Kräfte.

- » Das Schlimmste ist das Warten, die Geduld, die ich von morgens bis abends brauche. «
- » Ich rate von morgens bis abends. «
- » Wie kann ich das auf die Dauer schaffen? «
- » Es sind immer nur dieselben Worte, die ich höre, er kann nichts anderes sagen – ich halte es kaum noch aus. «
- » Ich hab immer darauf gewartet, dass mal jemand kommt und mit mir redet. «
- » Unser Gesichtskreis wird immer enger. «
- » Ich bin schließlich weggelaufen, konnte nicht mehr «
(Äußerungen beim Familienseminar).

Angehörige berichten immer wieder bei den Treffen des Aphasikerverbandes von:
- physischer und psychischer Überanstrengung.
- Einsamkeit aufgrund des fehlenden Gesprächspartners.

- Angst und Ratlosigkeit, weil Aufklärung und Hilfe fehlen.
- Ihre Aufopferung geht häufig so weit, dass sie ihre eigenen Bedürfnisse völlig vergessen. Für manche sind diese Belastungen auf die Dauer zu viel.

Aphasie ist wie ein tückischer Moorboden, in dem nicht nur der Aphasiker selbst versinkt, sondern der auch alle die zu verschlingen droht, die ihm zu Hilfe kommen wollen.

Um dem zu entgehen, müssen sie immer wieder für Kontakte mit anderen Menschen sorgen, immer wieder neue gemeinsame Beschäftigungen suchen, immer wieder eigene Interessen verfolgen, so intensiv wie möglich, auch wenn es egoistisch aussieht. Allerdings weiß ich, dass es für viele Angehörige sehr schwer, fast unmöglich ist, solche Möglichkeiten zu finden. Sie brauchen Hilfe. Hilfe von Freunden und Nachbarn, aber auch Hilfe von Menschen, die aufgrund ihres Berufes solche Hilfen leisten könnten, Psychotherapeuten und Ärzten. Meiner Ansicht nach braucht jeder Angehörige eines Aphasikers fachliche Hilfe: die Familie hat auch Aphasie.

Da es solche Hilfen bis jetzt kaum gibt, werden wir Sprachtherapeuten meist als Rettungsstationen angelaufen. Die Gespräche, Telefonate und Briefe über Probleme in Aphasikerfamilien würden ein zweites Buch füllen.

■■ **Brief an Frau K.**
Herr K. war vor einigen Wochen mit einer schweren Broca-Aphasie aus dem Krankenhaus gekommen. Sie haben zwei Kinder im Alter von 3 und 5 Jahren und wohnen in einer kleinen Stadt, in der Frau K. niemanden gefunden hat, der ihr auf ihre Fragen zu den Aphasieproblemen antworten konnte. Sie fühlte sich allein gelassen und ratlos. In dem Brief, den ich ihr daraufhin schrieb, ging es also vor allem um sie, d. h. die Probleme der Angehörigen:

Liebe Frau K.,

ich hoffe, dass Sie durch diesen ersten Kontakt zu mir Mut finden, Schicksalsgefährten zu suchen. Es gibt sehr viele – Aphasie ist leider weiter verbreitet als man normalerweise erfährt. Das Leid der anderen kann zwar nicht Ihr eigenes Leid verringern, aber die Erfahrungen der anderen können Ihnen vielleicht helfen, mit Ihren täglichen Problemen besser fertig zu werden. Zwar hat jede Aphasie ihre eigene Ausprägung, aber die Auswirkungen der Aphasie sind doch in vieler Hinsicht vergleichbar, z. B. die Auswirkungen auf die Familie, die Ehepartner, Lebensgefährten, Kinder, Eltern von Aphasikern.

Sie haben mit Recht gesagt: »Ich will alles für meinen Mann tun. Mir geht es ja gut – ich will ihm in jeder Hinsicht helfen!« Ein Segen für Ihren Mann, dass Sie diese Einstellung haben! Der Schock, unter dem er nach seinem Schlaganfall steht, ist unvorstellbar: Er hat ja alles verloren, was sein bisheriges Leben ausmachte, und er kann sich seine Verzweiflung noch nicht einmal »von der Seele reden«!

Aber Sie werden merken: Die Aphasie betrifft auch Sie und Ihre Kinder. Der Mensch, mit dem Sie alles teilten, Ihre innersten Gedanken austauschten, alle praktischen Angelegenheiten regelten, kann Ihnen plötzlich nicht mehr antworten. Das konnte er zwar auch nicht, wenn er mal für längere Zeit verreist war, aber da war die Situation anders: Sie waren beide darauf vorbereitet, dass Sie einige Zeit die Dinge allein in die Hand nehmen würden, und Sie konnten alles so regeln, wie es Ihnen allein richtig erschien. Jetzt dagegen ist Ihr Mann da: Sie merken, dass er an allem teilnehmen möchte, dass er mitplanen, mitentscheiden, mithelfen möchte, und Sie möchten ihn so gern einbeziehen, aber es ist schwieriger, als Sie es sich vorgestellt hatten. Der früher so gut eingespielte Tagesablauf gerät aufgrund der Kommunikationsprobleme – Missverständnisse, Nachfragen, auf Antwort warten – ständig ins Stocken.

Und Sie sind den ganzen Tag – neben Ihrer normalen Arbeit – mit einer fast unmöglichen Aufgabe beschäftigt: Wie ein Tennisspieler, der versucht, im gegenüberliegenden Feld gegen sich selbst zu spielen und dabei ständig hin- und herrennt, übernehmen Sie im Gespräch die Anteile beider Gesprächspartner. Das hört sich einfacher an als es ist. Es genügt ja nicht, dass Sie Ihrem Mann nur helfen, Worte auszusprechen. Sie müssen sich ständig in ihn hineinversetzen und mitdenken, was er denkt, um seine Gesprächsanteile formulieren zu können. Das ist schon schwierig genug, wenn es um kurze, rein praktische Angelegenheiten geht. Zermürbend wird es aber, wenn Fragen diskutiert werden, die Sie beide tief berühren und in denen Sie evtl. unterschiedlicher Meinung sind.

Hineindenken ist fast immer mit Hineinfühlen verbunden. Das heißt, dass Sie ständig Gedanken- und Gefühlswechselbäder nehmen. Ihre eigenen Gedanken und Gefühle, dann die Gedanken und Gefühle Ihres Mannes, dann wieder ihre eigenen ... Und diese Gefühle sind ja nicht im Lot. Sie beide fühlen Kummer, Wut, Trauer, Verzweiflung. Es kann vorkommen, dass Ihr Mann ärgerlich wird, wenn Sie nicht schnell genug verstehen, was er Ihnen sagen will. Dieser Ärger richtet sich eigentlich nicht gegen Sie, sondern gegen die Aphasie, gegen die Situation. Aber Sie sind der Blitzableiter. Sie sind gezwungen, damit fertigzuwerden, ohne die Beherrschung zu verlieren – ich weiß, dass das auf die Dauer eine große Belastung ist.

Sie haben erzählt, dass Sie auch zwischen Ihrem Mann und Ihren Kindern vermitteln müssen, die zwar meist mehr Verständnis für aphasische Probleme aufbringen als Erwachsene, trotzdem natürlich in Problemsituationen mit der Raterei, die sich bei Aphasie nicht vermeiden lässt, überfordert sind.

Dazu kommt Ihre Einsamkeit. Seien Sie Ihren Freunden, Nachbarn, Bekannten nicht böse, wenn sie sich zunächst zurückziehen. Sie tun es meist nicht aus Rücksichtslosigkeit, sondern eher aus Hilflosigkeit, weil sie Aphasie nicht kennen. Sie dürfen allerdings nicht untätig zusehen, wie Ihr Bekanntenkreis schrumpft. Versuchen Sie, Ihre alten Freunde zurückzugewinnen, indem sie ihnen erklären, was Aphasie ist, was Ihr Mann versteht, was er sagen kann und was er denkt. Gehen Sie auf Ihre Freunde zu – Sie, Ihr Mann und Ihre Kinder brauchen gerade jetzt Freunde, die Ihr Haus mit normaler Sprache füllen, so dass die Aphasie sich nicht wie ein lähmendes Netz über das ganze Leben legt. (Allerdings braucht Ihr Mann mehr Ruhe als früher – er muss die Möglichkeit haben, sich vom Besuch zurückzuziehen, wenn es ihm zu viel wird).

Sie selbst brauchen unbedingt Kontakte, bei denen normal gesprochen wird, bei denen Sie aus Ihren ständigen Gesprächswechselbädern herauskommen und sich wie früher normal und entspannt unterhalten können. Jeder Mensch ist von Kindheit an daran gewöhnt, durch Sprache Neuigkeiten aufzunehmen, »den Geist zu füttern« und mit Hilfe von Sprache Gefühle abzureagieren. Nicht nur Ihr Mann hat diese Chance nicht mehr, auch Sie haben dazu jetzt weniger Möglichkeiten, wenn Sie den ganzen Tag mit Ihrem Mann zusammen sind. Er kann Ihnen nicht viel Neues erzählen, und Sie können ihm jetzt nicht alle Ihre Gefühle – zumindest nicht die negativen – zumuten. Diese plötzliche Amputation Ihrer gewohnten Möglichkeiten, sich mitzuteilen und sich auszusprechen, droht, Sie körperlich und seelisch aus dem Gleichgewicht zu bringen. Sprache knotet ja Geist, Seele und Körper zusammen: Sprachprozesse können nicht ohne körperliche Reaktionen ablaufen, und sie stehen mit Gefühlen und geistigen Prozessen in Wechselwirkung. Wenn dieses feine Netzwerk von Reaktionen gestört wird, reagiert zuerst die Psyche, das empfindlichste Instrument: Abkapselung, Lustlosigkeit, Resignation, Depression, Aggression sind einige der Folgen. Aber auch der Körper wird nicht unbetroffen bleiben: er reagiert mit Müdigkeit, Mattigkeit oder übergroßer Hektik, Schlaflosigkeit, Erschöpfung. Diese Symptome werden lange Zeit überspielt, weil der aphasische Partner im Mittelpunkt steht, aber sie lassen sich nicht über Jahre hin verdrängen, wenn sie nicht zu ernsthaften, irreparablen Schäden führen sollen.

Dazu kommen all die Probleme, die von außen herangetragen werden: Kämpfe um Therapien und Kuren, Verständnislosigkeit bei Behörden, finanzielle Probleme etc. – die ganze Umorganisation des Lebens Ihrer Familie und der damit verbundene Stress fällt ja Ihnen zu.

Ich schreibe dies nicht, um Ihnen Angst zu machen. Je besser Sie den beschriebenen Teufelskreis durchschauen, desto besser können Sie sich wappnen. Dazu einige Anregungen:

— Treten Sie einer Selbsthilfegruppe bei oder gründen Sie eine, wenn es keine gibt. Durch eine Anzeige in Ihrer Lokalzeitung werden Sie wahrscheinlich Betroffene finden. Falls nicht, nützen vielleicht Anfragen bei Ihrem Arzt oder in Krankenhäusern. Aussprache unter Mitbetroffenen hilft.

— Suchen Sie nach einer Möglichkeit, sich täglich zu entspannen: entweder durch direkte Entspannungsmethoden wie autogenes Training oder ähnliches oder durch andere Tätigkeiten, die Ihnen persönlich Entspannung bringen. Sie sollten irgendeine Gewohnheit entwickeln, die ihnen so viel Freude macht, dass Sie dadurch immer wieder das Gleichgewicht zwischen Körper und Seele erreichen, das man normalerweise schon dadurch herstellt, dass man »sich ausspricht«.

— Informieren Sie sich so gut es geht über Aphasie, so dass Ihnen die sprachlichen Reaktionen Ihres Mannes nicht fremdartig, sondern einsehbar erscheinen. Legen Sie Ihr Hauptaugenmerk auf das, was er kann – es ist wichtiger als das, was er nicht kann. Dabei könnte ein Tagebuch eine Hilfe sein. Wenn Sie täglich kurz notieren, was ihm an sprachlichen Reaktionen möglich war, werden Sie nach einiger Zeit beim Zurückblättern eine ganze Menge kleiner Fortschritte entdecken, die ihnen sonst entgangen wären. Machen Sie sich alle kleinen Fortschritte bewusst.

— Fühlen Sie sich nicht verpflichtet, Ihrem Mann selbst Sprachtherapie zu geben. Das ist nicht Ihre Aufgabe, sondern die Aufgabe eines erfahrenen Sprachtherapeuten. Zeigen Sie Ihrem Mann Ihre Liebe und Ihr Verständnis und verständigen Sie sich mit ihm auf irgendeine Weise, aber quälen Sie weder ihn noch sich mit Nachsprechen oder sonstigen Übungen. Er wird die Sprache auf diese Weise nicht zurückgewinnen können.

Jede Aphasie verläuft nach ihren eigenen Gesetzen – wir wissen nicht, wie schnell und wie weitgehend sie sich bei Ihrem Mann bessern wird. Es kann eine relativ schnelle und fast völlige Besserung geben. Aber auch mit schweren Aphasien, die sich nur langsam bessern, kann man umzugehen lernen, so dass das Leben lebenswert bleibt.

Liebe Frau K., bitte vergessen Sie bei allen Problemen, die Sie für Ihren Mann und Ihre Familie zu lösen haben, sich selbst nicht! Ihr Mann ist auch auf Ihre Fröhlichkeit angewiesen, darauf, dass Sie ihn mit Neuigkeiten versorgen, ihm vielleicht neue Interessen nahebringen, ihn mit Ihrem Schwung anstecken. Für Ihre Kinder brauchen Sie Phantasie, Ausgelassenheit, Stärke – stellen Sie von Anfang an die Weichen so, dass Sie von der Aphasie nicht zerrieben werden.

Nach meinen Erfahrungen braucht eigentlich jeder Partner eines Aphasikers fachmännische – am besten psychotherapeutische – Hilfe. Leider gibt es dazu viel zu wenig Möglichkeiten. Falls Sie eine Chance dazu sehen, ergreifen Sie sie.

Mir hat mal jemand gesagt: »Eine Depression kriecht unter den Türen durch, man kann sich ihr nicht entziehen.« Das gilt auch für die Aphasie. Ich hoffe, Sie finden einen Weg, so mit ihr umzugehen, dass Sie und ihre ganze Familie wieder Freude am Leben haben können.

Ihre L. L.

■ ■   **Die spezielle Situation der Lebensgefährten**

Bei Aphasikern, die nicht verheiratet sind, tauchen zusätzliche Probleme auf. Ingrid Bacher hat sie in dem Roman **Das Paar** eindringlich geschildert: Die Lebensgefährtin des Aphasikers hat keine Rechte gegenüber seinen Verwandten. Sie möchte seine Angelegenheiten in seinem Sinn fortführen, möchte ihm seine Wohnung, in der sie auch wohnt, und seine Gärtnerei erhalten. Aber seine Verwandten, die nur noch seine Unfähigkeit sehen, sorgen für eine Heimunterbringung und zerstören alle Brücken, die zu seinem früheren Leben führen könnten. Solche brutalen Eingriffe in das Leben und die Beziehungen eines Aphasikers kommen nicht nur in Romanen vor.

14.2.2 Kinder und Eltern

Auch die **Kinder in einer Aphasikerfamilie brauchen Hilfe**. Auch ihr Leben wird durch die Aphasie völlig verändert, ihr inneres Gleichgewicht ist bedroht.

Das **kleinere Kind** reagiert eventuell ängstlich auf die veränderte Sprache, die den Vater oder die Mutter in eine fremde Person verwandelt. Das Kind vermisst Geborgenheit, zumal häufig der nichtaphasische Elternteil so mit eigenen Sorgen überhäuft ist, dass für die Probleme des Kindes kaum Gedanken bleiben. Glücklicherweise kommt es aber auch vor, dass kleinere Kinder die Sprachproblematik weniger wichtig nehmen, solange die emotionale Atmosphäre wie früher ist.

Bei **Schulkindern** ist die Gefahr, dass sich die Aphasie auf sie auswirkt, noch größer. Es kommt vor, dass sie sich zurückziehen, bockig werden, Hemmungen bekommen, sich wegen der Aphasie und der damit verbundenen häuslichen Problematik vor ihren Schulkameraden schämen. Die gesellschaftlichen Probleme, die immer mit einer Aphasie verbunden sind, werden in diesem Alter besonders deutlich wahrgenommen und als schwerwiegende Beeinträchtigung empfunden. **Mögliche Folgen:**

— Schwierigkeiten in der Schule,
— Essprobleme,
— inneres Absetzen von der ganzen Familie, das sogar bis zum Ausreißen führen kann,
— Depressionen,
— Krankheiten.

Es kommen aber auch **positive Reaktionen** vor: Manche Schulkinder, besonders jüngere, üben gern mit dem aphasischen Elternteil Lesen, Schreiben und Wortfindung oder machen mit ihnen Sprachspiele – und sind dabei häufig geduldigere und auch besser akzeptierte Lehrmeister als die Ehepartner der Aphasiker.

Größere Kinder – **Jugendliche, junge Erwachsene** – leiden häufig sehr mit, identifizieren sich mit dem aphasischen Elternteil. Sie geraten in Gefahr, Prüfungen nicht zu bestehen, eine Lehre oder ein Studium abzubrechen. Ich habe – manchmal schon erwachsene – Söhne und Töchter kennen gelernt, die nur mit Mühe davon abgehalten werden konnten, ihr ganzes Leben dem aphasischen Vater, der aphasischen Mutter zu opfern, die ihren Beruf, ihre Ehe, ihre Gesundheit aufs Spiel setzten, um ihnen zu helfen.

■ ■ Alleinerziehende Aphasiker

In einer besonders schwierigen Situation sind die Kinder alleinerziehender Aphasiker. Frau E. hat beschrieben, was sie fühlte, als ihre 5-jährige Tochter Sarah sie im Krankenhaus besuchte, nachdem sie nach einer Gehirnblutung operiert worden war. Sarah war bei der Untermieterin geblieben, Freunde kümmerten sich um sie.

Zurückblickend muss ich sagen, dass ich mir relativ wenig Sorgen um Sarah gemacht hatte – ich war zu weit weg. Ich war so nah am Tod. Es war, als ob der Schlaganfall all meine gefühlsmäßigen Investitionen in die Zukunft betäubt hätte, und ich hatte angesichts des drohenden Todes einfach nur mit der Schulter gezuckt. Aber jetzt freute ich mich auf Sarah. Man hatte den Verband von meinem kahlen Kopf abgenommen, und ich fühlte mich sehr nackt – nackt an Körper und Seele. Ich war ein Mensch ohne Sprache, ohne Haare und mit einer Halbseitenlähmung.
Ich sah Sarah, ein winzig kleines Mädchen, das so sehr versuchte, tapfer zu sein. Einen Augenblick lang sah ich mich mit Sarahs Augen. Wie benimmt man sich bei einer Mami ohne Worte? Wie denkt Mami? Kann Mami denken, wenn sie keine Wörter hat?
Ich verstand, dass Sarah traurig war und sich fürchtete.

Frau E. und Sarah haben es geschafft – niemand kann ermessen, unter welchen Opfern und Frustrationen. Es hat Jahre gedauert. Ich habe einen Teil ihres Kampfes gegen die Sprachlosigkeit miterlebt. Frau E. musste ganz von vorne beginnen, mit der Bildung von Lauten. Es war schon ein Fortschritt, als wir die Worte suchen und üben konnten, die man braucht, um ein kleines Mädchen zu rufen, zu trösten, zu ermahnen. Es war unbeschreiblich mühsam für Mutter und Tochter. Welches Kind bleibt geduldig, wenn es im Zeitlupentempo ermahnt wird? Welches Kind hört noch zu, wenn die Wörter erst beim dritten Anlauf verständlich herauskommen? Die kleine Sarah

hatte die Größe, ihrer Mutter gegenüber diese Geduld aufzubringen – dieselbe Größe, die ihre Mutter bewies, als sie mit Zähigkeit, Energie und Humor den Kampf gegen die Aphasie täglich wieder aufnahm.

> **Die Probleme der Kinder von Aphasikern sollten nicht vergessen werden.**
> **Verwandte, Freunde, Nachbarn, Lehrer sollten so viel über Aphasie und ihre Folgen für die ganze Familie wissen, dass sie über diese Probleme offen mit den Kindern sprechen können.**

■ ■ Die Eltern jugendlicher Aphasiker

Schließlich dürfen auch die Eltern von – häufig jugendlichen – Aphasikern nicht übersehen werden, die auch meist mit ihren kaum zu bewältigenden Problemen allein dastehen. Oft können sie die Änderung der Lebenssituation, den Zusammenbruch der Hoffnungen auf den geplanten Beruf, die unklare, trostlos wirkende Zukunft noch weniger ertragen als die Aphasiker selbst. Es kommt nicht selten vor, dass die **Ehe der Eltern in Gefahr** gerät, weil die Gedanken der Mutter nur noch um das aphasische Kind kreisen und sie ihre ganze Zeit und Energie dafür einsetzt, für dieses Kind da zu sein, für Therapie zu sorgen, mit Ärzten zu verhandeln etc. Ich kenne Fälle, in denen die Mütter aus Sorge und Verzweiflung krank wurden.

Gerade bei den Eltern aphasischer Kinder besteht die **Gefahr** (die auch bei anderen Angehörigen nicht auszuschließen ist), **dass sie die Aphasiker überbehüten**. Einige Zeit müssen die Angehörigen ja tatsächlich einem Aphasiker alle Entscheidungen abnehmen, müssen für ihn sprechen und ihn in jeder Hinsicht pflegen. Meist ist es dann schwer, die Hilfe und Bevormundung in dem Maße zurückzunehmen, in dem die Aphasie sich bessert. Soweit seine körperlichen und sprachlichen Fähigkeiten es erlauben, sollte aber dem Aphasiker eine seinem Alter entsprechende Selbstständigkeit ermöglicht werden, die für sein Selbstbewusstsein und sein Wohlbefinden viel wichtiger ist als all die Bequemlichkeiten und die Hilfen, die ihm die Familie aus Liebe bietet, die ihn aber einschränken. Große Schwierigkeiten entstehen häufig, wenn ein eigentlich schon erwachsener Aphasiker zu Hause wohnt, weil die Aphasie und eventuell andere Behinderungen es ihm schwer machen, allein in einer eigenen Wohnung zu leben. Die inneren Kämpfe und Frustrationen auf beiden Seiten können die Vorteile des Zusammenlebens wieder zunichte machen. Eine behindertengerechte Wohnung, eventuell das Leben in einer Wohngemeinschaft wären nötig, sind aber immer noch schwer zu realisieren.

■ ■ Die Angst vor weiteren Schlaganfällen/Unfällen

Eine Sorge, die alle Angehörigen mit dem Aphasiker teilen, ist die Angst vor weiteren Unfällen bzw. Schlaganfällen. Sie hat mehrere Ursachen. Es ist einmal eine ganz natürliche Reaktion auf den Schock, den die Ursache der Aphasie – Schlaganfall oder Unfall – ausgelöst hat. Dazu kommt eine gewisse **stärkere Anfälligkeit für Unfälle und Verletzungen**, die durch die Behinderung besteht: durch die Halbseitenlähmung sind die Bewegungen unsicherer geworden oder erscheinen zumindest so. Durch eine **Gesichtsfeldeinschränkung** (Hemianopsie) wird die Gefahr, zu stolpern oder sich zu stoßen, vergrößert. Auch die Aphasie könnte Unfälle verursachen: Warnrufe können nicht verstanden, Warnschilder evtl. nicht gelesen werden. In häufig unerwartete Gefahr geraten Aphasiker im Haushalt, wenn sie gewisse Symbole, die uns von Kindheit an vertraut sind wie z. B. die Markierung »rot« für den Heißwasserhahn, nicht mehr beherrschen.

Häufig werden Angehörige in den Krankenhäusern nicht darauf vorbereitet, dass bei Hirnverletzungen **zerebrale Krämpfe** vorkommen können. Wenn dann solch ein Krampfanfall auftritt, wird er für einen zweiten Schlaganfall gehalten – die Angehörigen geraten so von einem Schock in den nächsten. Die Folge sind ständige Ängste – der Aphasiker wird kaum noch aus den Augen gelassen, was wiederum zu Ärger führt, weil er sich zu stark überwacht fühlt.

■■ Schwankungen der sprachlichen Fähigkeiten

Auch die Schwankungen der sprachlichen Fähigkeiten verursachen häufig Ängste: Gestern Nachmittag konnte der Aphasiker schon so gut sprechen, heute Morgen ist er plötzlich fast stumm. Vor ein paar Tagen hat er beim Schreiben viel weniger Fehler gemacht. Hat sich die Aphasie verschlimmert? Ist womöglich ein zweiter Schlaganfall nicht bemerkt worden? Eine auffallende Verschlechterung kann in manchen Fällen tatsächlich einen erneuten Schlaganfall ankündigen. Aber **in den meisten Fällen haben Verschlechterungen harmlosere Ursachen:**

- Müdigkeit,
- eventuell eine beginnende Erkältung,
- Aufregung aus angenehmen oder unangenehmen Gründen usw.

Wir alle erleben, dass unsere geistigen Fähigkeiten von unserem körperlichen und seelischen Befinden beeinflusst werden – bei Aphasie sind diese Einflüsse noch stärker.

■■ Individuelle Beratung ist notwendig

Die Unsicherheit über die verbliebenen Fähigkeiten des Aphasikers und über tatsächliche oder mögliche gesundheitliche Gefährdungen führt immer wieder zu einer Fülle von Fragen, die meistens nur individuell beantwortet werden können. Dazu gehören auch Fragen wie: »Kann bzw. darf er Auto fahren?«, »Dürfen wir mit ihm Flugreisen unternehmen?« Auskünfte über Möglichkeiten zur Überprüfung der Fahrtüchtigkeit, wie sie z. B. an der Universität Aachen (Neurologie) bestehen, werden von der Zentrale des Bundesverbandes für die Rehabilitation der Aphasiker gesammelt (s. Anhang »Wichtige Adressen«). Auskünfte über Flugreisen müssen vom zuständigen Arzt eingeholt werden.

Allen Angehörigen möchte ich deshalb empfehlen:

- **Informieren** Sie sich weitgehend bei Ärzten und Therapeuten über die speziellen Probleme, die bei »Ihrem« Aphasiker auftreten können, z. B.: Besteht die Gefahr von zerebralen Krämpfen? Hat er eine Gesichtsfeldeinschränkung? Versuchen Sie, diese Probleme sachlich zu behandeln. Halten Sie – wie ein Erste-Hilfe-Set – schriftliche Anweisungen zur Bewältigung dieser Probleme bereit. Diese Anweisungen sollten auch anderen Menschen zugänglich sein, falls Sie gerade nicht da sind, wenn ein Problem auftritt.
- Versuchen Sie, dem Aphasiker so weit wie möglich seine **Selbstständigkeit zu gewähren**. Überprüfen Sie, ob alle Ihre Hilfeleistungen wirklich notwendig sind.
- **Denken Sie auch an sich selbst** – an Ihre Gesundheit, Ihre Wünsche, Ihre Fröhlichkeit und Ausgeglichenheit. Wenn Sie durch die Folgen der Aphasie seelische oder körperliche Schäden erleiden, schaden Sie auch dem Aphasiker, statt ihm zu helfen!

Über den Umgang mit Aphasie

» Wie hast du den Vogel wieder zum Singen gebracht, Momo? Niemand hat das bisher geschafft. «

» Ich denke, man muss ihm auch zuhören, wenn er nicht singt. «

(Aus dem Film Momo nach dem Roman von Michael Ende)

Nicht nur für die Vögel gilt, was Momo erkannt hat: Jemanden verstehen heißt, auch sein Schweigen zu verstehen. Das gilt ganz besonders für die Aphasiker. Selbst wenn sie nichts, nur wenig oder nur Unverständliches sagen können, brauchen sie Gespräche, in denen evtl. alles, was sie sagen möchten, fast wortlos nur durch den Augenausdruck, die Stimme und die Gestik ausgedrückt werden muss und trotzdem ankommt. Oder Gespräche, in denen die Gedanken und Gefühle des Aphasikers aus einem Schwall falscher und unverständlicher Worte herausgefunden werden müssen und doch verstanden werden.

Wenn solche Gespräche ausbleiben, ergibt sich ein Teufelskreis: Je weniger die Aphasiker sich aussprechen können, desto einsamer und deprimierter fühlen sie sich, und diese Traurigkeit wirkt sich wiederum auf die Sprache aus; sie schnürt ihnen die Kehle zu.

Ihren Gesprächspartner geht es aber nicht anders. Ihre sprachlichen Mechanismen, die auf ungestörte Sprache eingestellt sind, versagen gegenüber der Aphasie. Und alle Spielregeln für Gespräche scheinen außer Kraft gesetzt zu sein. Wollen wir das Gespräch nicht abreißen lassen, so müssen wir unser Gesprächsverhalten den aphasischen Bedingungen anpassen.

Dazu müssen wir uns zunächst klar machen: **Sprache ist äußerst wichtig, aber sie darf nicht alles sein.** Der Aphasiker ist nicht nur Aphasiker. Er ist noch der Mensch, der er vor Ausbruch der Aphasie war, mit allen seinen Eigenschaften, seinem Wissen und seinen Wünschen. Darum lautet das wichtigste Gebot, das bei Aphasie bei allen Gesprächen beachtet werden muss:

❗ **Den Aphasiker als gleichwertigen Gesprächspartner behandeln.**

Gegen dieses Gebot verstoßen wir Nichtaphasiker immer wieder. In jedem von uns scheint ein hartnäckiges Verhaltensmuster zu stecken, das besagt:

— Wer schweigt, kann übersehen werden.
— Wer Fehler macht, verdient weniger Respekt.

Aufgrund dieser unbewussten Einstellung verletzen wir häufig das ohnehin stark beeinträchtigte Selbstwertgefühl der Aphasiker. Auch erfahrene Therapeuten sind vor diesem Fehler nicht sicher:

Herr U., Globalaphasiker, wird von seiner Frau zur Therapie gebracht. Sie sind verspätet. Ich öffne die Tür. Frau U. ruft: »Es tut mir leid! Der Tunnel war gesperrt«, und es folgt eine längere Erklärung. Herr U. sitzt abwartend im Rollstuhl. Ich habe noch eine organisatorische Frage an Frau U. und merke erst danach, dass ich Herrn U. noch nicht begrüßt habe.

Was mag in ihm vorgegangen sein, während wir Frauen uns über seinen Kopf hinweg unterhielten?

Gespräche mit Aphasikern und ihren Begleitern laufen häufig so ab, dass nur die Nichtaphasiker miteinander sprechen. Eine **Ehefrau** im Beisein ihres aphasischen Mannes:

Mein Mann kann nächste Woche nicht kommen.

Ein **Therapeut** im Beisein des Aphasikers zu dessen Ehefrau:

Kann Ihr Mann nächsten Mittwoch etwas eher kommen?

In beiden Fällen schaut der Aphasiker stumm zu und fühlt sich wie ein lebloses Anhängsel. Das wird er auch allmählich, wenn sich solche Situationen häufen. Gespräche beleben. Wenn wir angesprochen werden und antworten, geschieht sehr viel in uns: Wir werden körperlich und geistig angeregt. Dabei wird unser Selbstwertgefühl bestätigt, während es dahinschwindet, wenn man uns häufig übergeht.

❯ **Wir sollten Aphasiker immer in das Gespräch einbeziehen und nicht über ihren Kopf hinweg sprechen.**

Als **Begleiter** eines Aphasikers sollten wir ihn, wenn wir für ihn sprechen müssen, gleichzeitig ansprechen:

Peter, wir wollten doch noch sagen, dass du nächste Woche …

Als **Außenstehende** sollten wir den Aphasiker ansprechen und seinen Begleiter einbeziehen:

Herr Schmidt, es wäre schön, wenn Sie nächsten Mittwoch etwas eher kommen könnten. Glauben Sie beide, dass das möglich ist?

Noch besser wäre es, die Aphasiker selbst für sich sprechen zu lassen, auch wenn sie sich nur unvollkommen ausdrücken können und mehr Zeit dafür brauchen.

In ▶ Kap. 7 bin ich auf die Spielregeln eingegangen, die allen Gesprächen zugrunde liegen. Bei Aphasie können diese Regeln nicht mehr eingehalten werden. Aber es gibt auch Möglichkeiten, bei Gesprächen mit Aphasikern zu beiderseitigem Verständnis zu gelangen.

15.1 Das Schweigen verstehen

Aphasiker erleben häufig, dass bei Beginn der Aphasie ein Vakuum um sie herum entsteht: **Nachbarn und Freunde bleiben aus.** Die verstümmelten Wörter und Sätze erzeugen eine solche Beklommenheit, dass die Zuhörer innerlich blockieren und jeglichen Versuch zu verstehen aufgeben. Das ist eine begreifliche Reaktion, denn unser Verstehensapparat ist auf ganz bestimmte Reihenfolgen von Lauten und Wörtern programmiert – eben **die** Reihenfolgen, die in unserer normalen Sprache vorkommen. Wenn nun die aphasische Sprache mit ganz anderen Mustern bei uns ankommt, geraten unsere Verstehensprozesse aus ihrer gewohnten, automatisierten Ordnung. Die Folge: Wir sind blockiert, wir können nicht mehr denken, wir möchten schnellstens diese unangenehme Situation beenden und uns zurückziehen. Der Aphasiker bleibt allein.

Um solche Panikreaktionen zu vermeiden, müssen wir unseren Verstehensapparat auf »aphasisch« – wie auf eine Fremdsprache – umstellen. Das gelingt nicht von heute auf morgen. Es ist ein langsamer Gewöhnungsprozess, der nicht nur Zeit, sondern auch Sensibilität, Aufmerksamkeit und Wissen erfordert. **Verstehen umfasst** ja **mehr als nur das Aufnehmen der Worte.** Beim wirklichen Verstehen dringen wir – durch die Worte hindurch – zu den Gedanken, Wünschen und Problemen des Gesprächspartners vor, und je besser wir ihn kennen, desto besser verstehen wir ihn.

Ein neues Ohr für die veränderte Sprache des Aphasikers erreichen wir dann, wenn wir genügend über ihn und seine Störung wissen, um uns in seine Welt einfühlen zu können und Verständnis für seine Lage zu entwickeln. Aus diesem Verständnis heraus werden wir immer neue Möglichkeiten entdecken, ihn trotz der unverständlichen Worte zu verstehen.

❗ Für die Kommunikation mit einem Aphasiker gilt:
- ▬ Das Wissen über die Störung fördert das Verständnis für die Störung.
- ▬ Das Verständnis für die Störung fördert das Verstehen der aphasischen Sprache.

■■ Zuhören bedeutet Warten

Viele Aphasiker machen die Erfahrung, dass man sie in Gesprächen nie ausreden lässt.

❯❯ ... solange ich zuhöre – ist mein Sprechen blockiert. Und – und ich muss lange suchen – nach dem Einstieg in das Gespräch.
Dazu gehört aber, – dass der Gesprächspartner meine Lage erfasst – und Rücksicht nimmt – auf mein langsames Sprechen. Das haben meine Erfahrungen gezeigt, dass man mich höchstens – einen Satz sprechen lässt, – und wenn ich dann für den zweiten Satz lange überlege – ihn gedanklich vorformulieren muss, – dann ist das Gespräch schon vorbei! (Mickeleit 1988, S. 173). ❮❮

Während der Aphasiker versucht, Laute zu sortieren, Wörter zu finden, Sätze zu konstruieren, gerät die Idee, derentwegen er sich so abmüht, immer mehr in Verzug: Alles, was wir sagen, hat sein Timing. Nur in einem bestimmten Augenblick ist es sinnvoll, einige Minuten später ist schon ein anderes Thema aktuell.

Aphasiker sind immer in Zeitdruck. Dieser Zeitdruck lässt sich in vielen Fällen nicht vermeiden, weil ein bestimmtes Tempo zum allgemeinen Lebensmuster gehört. Auch unsere Kommunikation spielt sich in einem bestimmten Rhythmus ab, der individuell nur schwer verändert werden kann. Sprechtempo und Gesprächstempo haben Informationsgehalt: Durch Verlangsamung kann eine Äußerung an Bedeutung gewinnen; schnelles Sprechen kann in einem Fall gute Stimmung anzeigen, in einem anderen Fall Unsicherheit; eine längere Gesprächspause kann als Signal zum Gesprächsabbruch verstanden werden.

Bei Aphasie ist der Gesprächsrhythmus gestört. Aphasiker sprechen viel zu langsam (Broca) oder viel zu schnell (Wernicke); sie machen entweder ständig überlange Pausen oder versetzen den Gesprächspartner in atemloses Zuhören, weil alle Pausen fehlen. Weil sie die Spielregeln für Gespräche noch kennen, sind sie sich meist ihrer Regelverletzungen bewusst und geraten in einen Teufelskreis aus Zeitdruck, Stress, Verkrampfung und Sprachblockierung.

»Schnell – – – schnell – – – schnell – – – nicht gut! Alle – – – immer – – – schnell – – – geht nicht! – – – LANGSAM geht! – – – Im Kopf – – – alles – – – da, – – – aber – – – raus – – – geht nicht – – – schnell!«
(Ingo)

Um den Aphasikern gerecht zu werden, **müssen wir uns auf ihr Zeitmuster einstellen.**

❗ Nichtaphasiker müssen lernen:
- ▬ Tempo und Pausen neu zu interpretieren,
- ▬ eigene Reaktionen zu ändern,
- ▬ überlange Pausen in absoluter Stille durchzustehen und mit ihren »Hms« und »ja, jas« später einzusetzen,
- ▬ über unverständliche Passagen hinweg in Geduld abzuwarten, dass sich der Sinn der Äußerung ergibt.

Dabei müssen wir darauf gefasst sein, dass wir anfangs bei diesem stummen Warten ungeduldig und nervös werden. Das ist eine natürliche Reaktion, die wir weder dem Aphasiker noch uns anlasten dürfen: Die Umstellung auf den ungewohnten Gesprächsrhythmus erfordert sehr viel Selbstbeherrschung. Aber es ist möglich, sich an dieses Gesprächsverhalten zu gewöhnen. Im Laufe der Zeit werden wir uns besser in unsere aphasischen Gesprächspartner einfühlen können und unsere Ungeduld verlieren.

Besonders viel Geduld müssen wir gegenüber den zu **schnell sprechenden Aphasikern** aufbringen. Auch im Gespräch mit ihnen bedeutet Zuhören Warten, nämlich Abwarten, dass sich aus ihren ineinander verknäulten Worten und Sätzen allmählich das herausschält, was sie sagen möchten. Dabei sollten wir nicht Verstehen heucheln, sondern durch unsere Gestik und Mimik zeigen, dass wir noch nicht verstanden haben, aber aufmerksam zuhören und uns um Verstehen bemühen.

Wenn sie uns nicht zu Wort kommen lassen, sollten wir ihnen mit den Augen, eventuell unterstützt durch entsprechende Handbewegungen, freundlich signalisieren, dass wir auch etwas sagen möchten. Dabei besteht die Gefahr, dass wir mit Verärgerung reagieren, weil wir es aufgrund unserer bisherigen Gesprächserfahrung als unhöflich und rücksichtslos empfinden, wenn man uns nicht zu Wort kommen lässt. Ein Wernicke-Aphasiker kann aber seine Sprachprozesse nicht so stoppen, wie es die Gesprächssituation erfordert. Wir dürfen ihm nicht vorwerfen, dass das Gespräch anders verläuft als wir es gewohnt sind.

■■ Sprechen steckt an

Wir müssen lernen, unsere Ungeduld zu zügeln, so dass wir den Aphasiker nicht ständig »hilfreich« unterbrechen. Mit unserer gut gemeinten Hilfe bringen wir ihn erst recht aus der Bahn: Das von uns vorgeschlagene Wort ist häufig nicht das, was der Aphasiker suchte, aber wenn er es mit seinen langsam arbeitenden Verstehensprozessen mühevoll aufgenommen hat, kann er es nicht wieder unterdrücken: Unwillkürlich wiederholt er es oder baut es in seinen schon begonnenen Satz ein und sagt schließlich etwas ganz anderes, als er eigentlich sagen wollte.

So ungewöhnlich ist dieses Verhalten gar nicht: Sprechen steckt an (wie Gähnen). Auch wir Nichtaphasiker lassen uns anstecken vom Sprechtempo unseres Gesprächspartners, von seinem Stil, ja, sogar von einzelnen Wörtern. Wenn ich morgens mit »Guten Morgen« angesprochen werde, antworte ich »Guten Morgen«; werde ich vom nächsten mit »Moin« begrüßt, grüße ich mit »Moin« zurück, und zum Dritten sage ich auch »Hallo«, wenn er mit »Hallo« vorbeigeht.

Dieser bei Aphasie übermäßig starke Ansteckungseffekt sollte uns bewusst sein, wenn wir dem Aphasiker Fragen stellen:

Schwester: Möchten Sie Kaffee oder Tee?
Herr B.: Tee (obwohl er Kaffee möchte)

Arzt: Was tut ihnen weh? Wieder die Schulter?
Herr B.: Schulter (obwohl ihm diesmal der Arm wehtut)

Herr A.: War das Ihre Tochter?
Herr B.: Ja, Tochter (obwohl es seine Nichte war).

Immer wieder verursacht dieses Ansteckungsphänomen großen Ärger: »Er weiß nicht, was er will! Vor 5 Minuten hat er Tee bestellt, und jetzt trinkt er ihn nicht!« Aber Verbesserungen, Ermahnungen, Vorwürfe helfen nicht, verschlimmern eher diese Reaktion, weil sie den Aphasiker unter noch größeren Druck setzen, der die Störung verstärkt. Helfen können nur Verständnis und Mitdenken des Gesprächspartners. Wenn man Zweifel hat, ob der Aphasiker das antwortet, was er wirklich meint, sollte man eine zweite Frage stellen. Wenn der Aphasiker Tee erbeten hatte: »Oder möchten Sie doch lieber Kaffee?« Wenn er jetzt »Kaffee« antwortet, sollte man zumindest mit dem Ansteckungsphänomen rechnen und vorsichtshalber nochmal überprüfen: »Also Kaffee?« Vielleicht kann der Aphasiker dann »ja« oder »nein« antworten.

Manche Aphasiker werden vom Sprechen ihrer Gesprächspartner so sehr angesteckt, dass sie ständig deren Sätze mitsprechen (Fachausdruck: Echolalie). Das irritiert die Gesprächspartner und lässt bei ihnen Zweifel am Verstand des Aphasikers aufkommen. Tatsächlich weicht dieses Mitsprechen aber gar nicht so sehr vom normalen Kommunikationsverhalten ab. Das, was wir beim Verstehen **unhörbar innerlich** vollziehen – das schnelle (automatisierte) Mitkonstruieren der Wörter und Sätze des Sprechers – vollzieht der Aphasiker laut, weil bestimmte sprachliche Hemmprozesse ausgefallen sind, die normalerweise für die Unterdrückung dieser mitgesprochenen inneren Sprache sorgen. Der Ansteckungseffekt hat also nichts mit dem Verstand des Aphasikers zu tun und kann von ihm auch nicht willentlich beeinflusst werden.

■■ Mit dem Herzen hören

Hinter allem, was wir sagen, steckt:
- ein Gedanke,
- ein Wunsch,
- eine Botschaft.

Mal äußern wir sie direkt: »Komm bitte herein!« oder: »Fahr vorsichtig!«, in anderen Fällen verpacken wir sie in indirekte Äußerungen, so dass der Hörer uns nur versteht, wenn er uns und die Situation kennt. »Es regnet« könnte je nach Situation heißen: »Hol bitte die Wäsche rein« oder: »Wir sollten die Fahrradtour verschieben«. – »Wann gibt es Essen?« könnte u. a. heißen: »Ich hab Hunger!« oder: »Wie lange kann ich im Schwimmbad bleiben?« Im Allgemeinen verstehen wir so mühelos die in zahllosen Variationen ausgedrückten Wünsche, Bitten, Mahnungen, Warnungen, dass wir den feinen Unterschied zwischen den geäußerten Worten und den in ihnen versteckten Botschaften nicht bemerken. Wir suchen normalerweise nicht bewusst nach der Absicht hinter den Worten, sondern reagieren meist unbewusst richtig.

Dieses **unbewusste Erkennen der Absicht gelingt nicht mehr**, wenn der Aphasiker mit seinen Worten nicht die richtigen Signale dafür gibt. Plötzlich setzt unser automatisiertes Verstehen aus. In diesem Moment müssen wir auf »Handsteuerung« schalten: Wir müssen alle Fähigkeiten – Aufmerksamkeit, Verstand, Gedächtnis, Kombinationsgabe etc. – einsetzen, um die Absicht des Aphasikers herauszufinden. Wenn das, was wir mit den Ohren hören, nicht mehr genügt, müssen wir – so wie es Saint Exupérys **Kleiner Prinz** für das Sehen empfahl – »mit dem Herzen hören«.

Das kann man lernen. Sprachtherapeuten und alle, die mit einem Aphasiker zusammenleben, werden mit der Zeit Experten in dieser Kunst.

Ingo am Telefon:

Ingo: Kur.. klappt – aber.. eins ... zwei.

L.L.: Das ist ja großartig, dass die Kur genehmigt ist! Eins, zwei – meinst du, es dauert noch ein oder zwei Monate?

Ingo: Nein ... aber.. ja.

L.L.: Du willst sagen, zwei Monate ist nicht richtig, aber mit der Zeit hat es was zu tun?

Ingo: Ja!

L.L.: Zwei Wochen?

Ingo: Nein!! (der Ton sagt: »Völlig falsch!«)

L.L.: Warte mal – jetzt haben wir Oktober.. meinst du mit eins, zwei Januar, Februar?

Ingo: Ja!! Februar!! (Ton erleichtert, aber irgendwas scheint noch nicht gesagt zu sein).

L.L.: Toll! Im Februar wirst du da unten Schnee und Sonne haben! Rufst du an, weil du mir das erzählen wolltest?

Ingo: Ja ... nein! Liste ... fünf, sechs, sieben.

L.L.: Liste?? Hast du vielleicht eine Liste bei mir vergessen?

Ingo: Nein!! (Ton: »Völlig falsch«)

L.L.: Meinst du gar nicht »Liste«? Meinst du was anderes?

Ingo: Ja ... Doktor.. Februar...

L.L.: (rätselnd) im Februar hast du deine Kur.. Brauchst du noch irgendwas dafür von einem Arzt?

Ingo: Ja! Nein!

L.L.: Also, du brauchst was?

Ingo: Ja!

L.L.: Irgendwas wie eine Liste? Von einem Arzt? Was braucht man von einem Arzt? Ein Rezept ...

Ingo: Ja!! Rezept!!

L.L.: Stimmt! Dein Rezept ist bald abgelaufen, wir haben schon sieben Sitzungen gehabt – das hast du mit sieben gemeint. Und wenn du erst im Februar zur Kur fährst, möchtest du von der Kasse noch ein neues Rezept genehmigt haben, und dafür brauchst du ein Sprachgutachten. Ist es das?

Ingo: Ja! Gut! Richtig! Danke!

Ingos Botschaft hatte gelautet: »Ich brauche ein Sprachgutachten« – er hatte dazu mehrere Umwege benutzen müssen.

■ ■ **Wegweiser (Assoziationen) benutzen**

Wenn man mit dem Herzen hören und die Absicht des Aphasikers erkennen möchte, muss man häufig ein falsches Wort überhören und überlegen: »Was kann er mit diesem Wort meinen? Wofür ist es ein Wegweiser?«

Wir haben in ▶ Kap. 5 gesehen, dass die Wörter in unseren Wortspeichern nach bestimmten Ordnungsprinzipien gespeichert sind und dass sich auf diese Weise Beziehungen zwischen Wörtern bilden: »heiß« und »kalt«, »Vater« und »Mutter«, »Blume« und »gießen«, »Haus« und »Maus« stehen in bestimmten Beziehungen zueinander, und jeder Mensch hat zusätzlich individuelle Beziehungen zwischen den Wörtern aufgebaut.

Bei **Aphasie** passiert es häufig, dass **statt des beabsichtigten Wortes ein Wort gesagt wird, das mit ihm in Beziehung steht** (Assoziation). Das kann eine Strategie sein (»Ich rede einfach drauf los, wenn's nicht anders geht!«), geschieht aber meistens – wie bei Versprechern – unbewusst.

» Wollte ich »rot« sagen, konnte es »blau« werden. Wollte ich »Winter« sagen, wurde es sicher »Sommer«. Aus »Gabel« wurde »Löffel«, aus »warm« wurde »kalt«. Immer wieder musste ich mich berichtigen. Es war ermüdend (Tropp Erblad 2008, S. 48). **«**

In der Einleitung (▶ Kap. 1) habe ich beschrieben, dass mich das Wort »Insel« auf der Suche nach dem Thema für »dicht« auf den richtigen Weg (über »Wasser«) zu »Alster« gebracht hat. Man sollte also ein Wort, das offensichtlich nicht passt, nicht sofort verwerfen. Es könnte als Wegweiser nützlich sein.

Die Wörter, die als Wegweiser dienen, können auf verschiedene Weise mit dem gesuchten Wort verbunden sein. »Insel« und »Wasser« stammen aus dem **gleichen situativen Zusammenhang** und lösten sich deshalb gegenseitig aus. Gegensatzpaare haben auch solch einen Effekt:

L.L.: Sie haben gesagt, dass Sie Ibiza kennen, Frau D. Waren Sie vor kurzem dort?

Frau D.: Lange hier. – Sommer. – Nein.

L.L.: Im Winter?

Frau D.: Ja! Winter.

Auch über **visuelle Merkmale** kann der Wegweiser mit dem gesuchten Wort verbunden sein. Ingo unterstützt seine Äußerungen häufig durch Zeichnungen und Schrift, wobei die geschriebenen Wörter manchmal ebenso rätselhaft sind wie die mündlich produzierten. Als er mir erzählen wollte, welchen Film er am Abend vor der Therapiesitzung gesehen hatte, fertigte er eine Zeichnung an

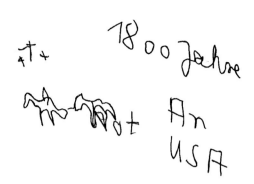

Abb. 15.1 Wegweiser mit Hilfe von Zeichnungen - Ingo beschreibt, welchen Film er gesehen hat.

(Abb. 15.1). Es ging um Pferde. »1800 Jahre« brachte mich darauf, dass der Film in den Jahren 18.. (also im 19. Jh.) gespielt hatte, und USA erklärte mir das zunächst unverständliche »An«: Es handelte sich um Indianer. Bei den Kreuzen, die an einen Friedhof erinnerten, fiel mir ein, dass ich mal einen Western gesehen hatte, in dem Weiße eine Begräbnisstätte der Indianer nicht genügend respektiert hatten. Tatsächlich war es dieser Film.

Es ist auch möglich, dass der Wegweiser über die gleiche Silbenzahl oder das Lautbild mit dem gesuchten Wort verbunden ist. Herr Sch., der am Wochenende bei regnerischem Wetter mit einem Boot auf der Elbe gewesen war, wollte erklären, warum er nicht nass wurde.

Herr Sch.: Gelütte.
L.L.: Geläute??
Herr Sch.: Nein! Ge-lüt-te!! (Jede Silbe einzeln betont)
L.L.: Oh, das ist etwas schwer zu verstehen! Sie waren auf der Elbe und sind trotz des Regens nicht nass geworden?
Herr Sch.: Ja! Glocken! Gelütte!
L.L.: (ich dachte: »Glocken« und »Geläute« kann ja nicht passen. Dann kam ich über das Lautbild und die Silbenzahl auf die Lösung). Mit »Glocken« meinen Sie »Trocken«? Und »Gelütte« bedeutet »Kajüte«? Sie waren die ganze Zeit in der Kajüte und sind deshalb nicht nass geworden?
Herr Sch.: Ja! Kajüte! Trocken!

Wir Nichtaphasiker versprechen uns auch manchmal auf diese Weise: Ich habe vor kurzem gesagt: »Er geht heute abend zur Paritätischen Gesellschaft«, wollte aber sagen: »... zur Patriotischen Gesellschaft«.

Manchmal bildet die Gestik den Wegweiser:

Frau T. beschreibt ihr Haus:
L.L.: Wie sieht es aus?
Frau T.: Wie es eif?
L.L.: Ja.

▼

Frau T.: Es ist ein fo spirch (legt die Hände so zusammen, dass die Fingerspitzen sich berühren und ein Dach bilden) spo hoch
L.L.: Ein spitzes Dach?
Frau T.: Ja! spo spicht!

Einen raffinierten Wegweiser bildete eine Patientin, der es – wie vielen Aphasikern – schwer fiel, die Uhrzeit auszudrücken. Sie schaute auf die Uhr, zeigte auf die sechs und die acht und sagte »sechs mal acht«. Das bedeutete »halb acht«. Ein anderes Mal verblüffte sie mich mit »zwölf Uhr sechs – eins«, als sie sieben Uhr meinte.

Manchmal führen die Wegweiser einen nichteingeweihten Hörer völlig in die Irre – nur derjenige versteht sie, der mit der Lebenssituation des Aphasikers vertraut ist:

Meine Patientin Frau M. hat eine schwere Aphasie. Ich möchte ihrem Mann zeigen, auf welche Weise er mit ihr zu Hause üben kann. Jeder hat eine Reihe Bilder vor sich auf dem Tisch, in der Mitte liegen Wortkarten mit den Bezeichnungen für die abgebildeten Objekte. Jeder zieht eine Wortkarte und liest das Wort vor. Derjenige, der das passende Bild hat, bekommt die Wortkarte und legt sie zum Bild. Frau M. übt auf diese Weise das Lesen und prägt sich dabei spielerisch die Namen der Dinge ein. Sie ist an der Reihe, zieht eine Wortkarte und ruft »Hut«. Ich weiß, dass in dem Spiel weder Hut noch Mütze vorkommen und frage: »Steht wirklich Hut auf der Karte, Frau M.?« »Nein«, sagt sie, »aber doch ... Hut!« »Ist es was zum Anziehen?« »Nein«, sagt sie, »aber – schmeckt gut!« Ihr Mann fragt: »Zuckerhut?« »Nein«, sagt sie wieder, – »aber doch – Hut!« Ihr Mann überlegt. Dann hat er es: »Apfel?« »Ja, Apfel!« sagt Frau M. Ich bin völlig verblüfft, aber ihr Mann klärt mich auf. »Meine Sekretärin hat einen Garten und bringt uns immer Äpfel mit, und sie hat immer so auffallende Hüte!«

Ingrid Tropp Erblad beschreibt, auf welche Weise sie versuchte, ihren Hörern das gesuchte Wort zu suggerieren: Sie stellte sich bildlich eine Situation vor, in der das gesuchte Wort vorkam, und dann fielen ihr andere Wörter ein, die mit dem gesuchten Wort zu tun hatten. Natürlich führte das nicht immer zum Erfolg:

» Ich wusste, dass es ein bestimmtes Wort gab, aber konnte es nicht finden. So begann die folgende rätselvolle Unterhaltung: »Arbeiter«, sagte ich. »Arbeiter?« »Niedriglöhne«, sagte ich. »An der Uni«. Was ich suchte, war das Wort »Archiv«. Da ich es nicht fand, dachte ich an »Archivarbeiter« und versuchte, das Wort zu erklären. Natürlich begriff das keiner. Und ich gab auf (Tropp Erblad 2008, S. 49/50). «

Wir sollten immer daran denken, dass abwegige, völlig unerklärliche Wörter oder Zeichnungen nicht »falsch« sein müssen, sondern vermutlich auf der Basis von vernünftigen Gedankenschritten produziert worden sind. Nur fehlt uns als Hörern das Hintergrundwissen, um diese Gedankenschritte nachzuvollziehen und damit die »falschen« Wörter als Wegweiser zu erkennen. Ein großer Teil der »falschen« Antworten in Tests würde sich wahrscheinlich auf diese Weise erklären lassen.

Diese Gedankenschritte werden vermutlich in den meisten Fällen unbewusst vollzogen; die **Wegweiser fallen dem Aphasiker ohne bewusstes Nachdenken ein**, so wie mir und Ihnen hilfreiche Wörter oder Bilder einfallen, wenn wir jemandem etwas erklären möchten, was er auf Anhieb nicht versteht.

Wer mit Aphasikern häufig zu tun hat und ihre individuellen Lebensumstände kennt, bekommt Routine im Umgang mit solchen Wegweisern – und empfindet manchmal Ehrfurcht vor der Erfindungskraft des menschlichen Geistes, die es den Aphasikern ermöglicht, sich über solche phantasievollen Umwege verständlich zu machen.

■ ■   **Die Dinge sprechen lassen**

Im Laufe der Zeit lernt man nicht nur, dem Aphasiker die Wünsche an den Augen, an der Stimme oder an der Körperhaltung abzulesen, sondern entdeckt auch, dass »die Dinge sprechen«.

Alles, was wir sagen, ist ja in eine Situation eingebettet. Häufig sind unsere Äußerungen Reaktionen auf etwas, das um uns herum existiert: »Es zieht« – »Die Servietten fehlen noch« – »Kannst du mir mal die Tür aufhalten?«

Manche rätselhaften aphasischen Äußerungen lassen sich aufklären, wenn man die Situation genau beobachtet und sich in den Aphasiker hineinversetzt.

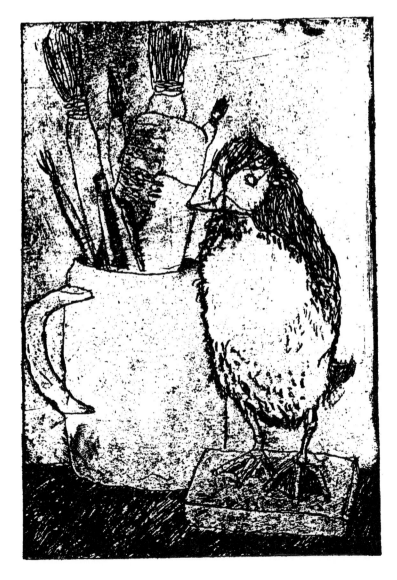

🔲 **Abb. 15.2** Jenny hat sich von der Aphasie nicht unterkriegen lassen. Sie malt und zeichnet jetzt mit der linken Hand.

Herr Ma. (Globalaphasiker) saß im Speisesaal zwischen den anderen Patienten beim Mittagessen. Nach wenigen Bissen legte er die Gabel aus der Hand, wandte sich an seinen linken Tischnachbarn, dann an den rechten, und zeigte über den Tisch. Man reichte ihm das Salz: Er schüttelte den Kopf. Kartoffeln, Gemüse, Braten, Soße wurden ihm gereicht, aber er wollte etwas anderes. – Die Schwester eilte herbei. »Tut Ihnen etwas weh?« Herr Ma. setzte zu einer Erklärung an – unverständlich. »Soll ich das Fenster zumachen?« Herr Ma. guckte verständnislos. Die Schwester überprüfte den Tisch: Serviette, Glas, Mineralwasser waren da, Bestecke fehlten nicht ... was konnte ihm nur fehlen? – Langes Rätselraten. Schließlich holte die Schwester die Sprachtherapeutin. Sie konnte die Worte des Aphasikers genau so wenig verstehen wie alle anderen, aber sie war geübter, »die Dinge sprechen zu lassen«. Ein Blick über den Tisch, und der erste Versuch traf ins Schwarze: »Soll ich die Wasserflasche für Sie aufmachen?« Herr Ma. lächelte: Das war's! Sein Glas war leer, und er konnte die Flasche nicht öffnen.

■■ Das Thema suchen!

Die Geschichte von Herrn Ma. ist noch nicht zu Ende. Die Lösung des Rätsels irritierte seine Tischgenossen: »Wir haben ihm doch Wasser angeboten!« Es stellte sich heraus, dass sie auf die Flasche, aber nicht auf den Drehverschluss gezeigt hatten. Herrn Ma.s Gedanken kreisten aber um den Verschluss: Der Verschluss war sein »Thema« – nicht die Flasche (▶ Kap. 7.2.4). Er hätte sich und seinen Tischgenossen einiges an Problemen erspart, wenn er das klar gezeigt hätte. Aber das konnte er nicht, denn sein Thema war für ihn so selbstverständlich, dass ihm nicht einfiel, es durch Zeigen auszudrücken.

Aphasiker sind nicht immer fähig, einen Gedanken, den sie gerade mit so viel Mühe auszudrücken versuchen, loszulassen und ihr Problem auf andere Weise zu erklären. So »verrennen« sie sich – ein Fehler, den wir alle machen, wenn wir uns in irgendetwas hineinsteigern und unsere Bemühungen nicht abbrechen, obwohl sich längst gezeigt hat, dass sie nicht zum Erfolg führen können.

Bei zwei Episoden in der Einleitung sind die gleichen Mechanismen am Werk gewesen: Ich hätte Herrn U. besser verstanden, wenn er – statt den komplizierten Weg durch die Klinik zu zeichnen (S. 3) – seinen Stock gezeichnet hätte. Aber darauf kam er nicht. Sein Thema war für ihn so klar, dass es ihm nicht einfiel und er nur auszudrücken versuchte, was ihm damit passiert war. Und Herr G. konnte nur »dicht« sagen – sein Thema »Alster« konnte er nicht ausdrücken (S. 5).

Immer wenn Aphasiker eine Aussage produzieren, ohne zu sagen, worauf sie sich beziehen, sollten wir uns geduldig auf die Suche nach dem Thema begeben: »Worüber möchtest du jetzt etwas sagen? Über dich? – Nein? Über mich?« ... und dann muss die Detektivarbeit einsetzen: Wegweiser benutzen, die Dinge sprechen lassen – mit dem Herzen hören.

■■ Durch die Sprache hindurchhören!

Bei den **flüssig sprechenden Aphasikern** (den Wernicke-Aphasikern) verknäulen sich die Laute, Wörter und Sätze; viele Wörter sind entstellt (verstümmelt oder erweitert), aber wenn man durch die Worte hindurchhört, ergibt sich doch häufig, eventuell rückwirkend, der Sinn.

Frau T. hat erzählt, dass bei ihr zu Hause die Lebensmittel am Lieferwagen verkauft werden, und fährt dann fort:

Frau T.: Der Bettet kommt auch – Sonnabend komm er denn und und er kommt und und macke war er man haben habe Brone alles alles kann kriegen, ja.
L.L.: Schön.
Frau T.: Nur de Frachten muss man denn im Dorp broden. Das ist ein bischen weiter de.
L.L.: Meinen Sie jetzt den Schlachter?
Frau T.: De sind Erken dort, ja.
L.L.: Im Dorf?
Frau T.: Ja, da muss man mal einer holden. Ja, das ist weiter weg.
L.L.: Ja ...?
Frau T.: Muss man ... wenn ich, ich muss, ich muss'n ... Tickikaste ... Es ist nur was weit für mich.
L.L.: Ja ...?
Frau T.: Früher konnte man das von alleine laufen und so.
L.L.: Ja.
Frau T.: Aber früher nicht mehr. Dann muss man dau...
L.L.: Jetzt ist es schwer?
Frau T.: Wenn ich dahin, dann muss schon frefruwer oder zum Autor da. Muss ich dann tak'n Taxi nehmen.

Es wäre falsch gewesen, Frau T. ständig zu unterbrechen, sobald ein unverständliches Wort auftauchte. Sie hätte das einzelne Wort nicht verbessern können, denn es ist bei flüssigen Aphasien sehr schwer, ein einzelnes Wort richtig »anzusteuern«. Der Gesprächspartner kann nur von Zeit zu Zeit den viel zu schnellen Strom der Worte zu stoppen versuchen, durch eine Handbewegung, durch fragenden Gesichtsausdruck, durch Kopfschütteln – immer mit gleichzeitigem Augenkontakt. Der Aphasiker merkt dadurch, dass er nicht verstanden wird, und setzt nochmal neu an. Möglicherweise gelingt ihm dann ein Wort, das er vorher nur bis zur Unkenntlichkeit entstellt herausbrachte, so wie »Tickikaste« sich ein paar Sätze weiter als »Taxi« enthüllte.

Wenn ein Aphasiker reinen **»Wernicke-Jargon«** (▶ Kap. 3.2.3) produziert, ist es unmöglich, seine Worte zu verstehen. Dann bleibt nur die Möglichkeit, aus der Situation und der Intonation den Sinn zu erraten. Man sollte nicht Verstehen heucheln, sondern dem Aphasiker auf freundliche Weise (Augenkontakt!) klar machen, dass man ihn nicht verstanden hat. Er kann häufig nicht hören, dass seine Sprache unverständlich ist (weil er nicht gleichzeitig sprechen und hören kann), sondern glaubt, genau das gesagt zu haben, was er sagen wollte.

Viele **Wernicke-Aphasiker** können allmählich ihr schriftsprachliches System teilweise wiedergewinnen. In Zusammenarbeit mit dem Sprachtherapeuten könnten die Gesprächspartner versuchen, auf diesem Weg die Kommunikation anzubahnen.

Noch schwieriger ist der Umgang mit einem **Globalaphasiker**, der nichts außer Sprachautomatismen produziert. Sein einziges Sprachinventar besteht aus immer wiederkehrenden sinnlosen Silben, Wörtern oder Phrasen. Meist ist es in solchen Fällen kaum möglich, die Schriftsprache einzusetzen, und die Sprachautomatismen widersetzen sich lange allen Therapieversuchen. Als **Kommunikationsmöglichkeit** bleiben dann nur:

- Intonation,
- Augen- und Gesichtsausdruck und
- andere nonverbale Verständigungsmittel.

Auf keinen Fall sollte man den Aphasiker auffordern, die falschen Lautketten zu unterdrücken und vorgesagte Wörter nachzusprechen. **Er kann diese Sprachautomatismen nicht unterdrücken,** er kann nicht nachsprechen. Da er spürt, dass seine sprachlichen Äußerungen unangemessen sind, bedeuten Ermahnungen und Aufforderungen zum Nachsprechen zusätzliche Qual für ihn.

Frau K. (Globalaphasikerin) ist in einem Pflegeheim. Sie kann nur »sososo« sagen. Die Schwestern haben sie eindringlich ermahnt: »Das ist falsch, Frau K. Das dürfen Sie nicht sagen! Das wollen wir nicht mehr hören!« Ein Helfer, der sich mit diesen Störungen nicht gut auskennt, versucht mit Hilfe eines Spiegels, Frau K. die richtigen Laute beizubringen. Sie soll im Spiegel ihre Mundbewegungen überprüfen. Das kann sie nicht; die Automatismen sind stärker, Frau K. bleibt bei ihrem »sososo«. Sie ist nun doppelt verzweifelt, weil sie die Liebe und den Zuspruch der Schwestern braucht, deren Wünsche nach richtiger Aussprache aber nicht erfüllen kann.

»Durch die Sprache hindurchhören« heißt in solchen schweren Fällen, die Störung zu akzeptieren und den Aphasiker trotz seiner unverständlichen Sprache zu respektieren (und auf jeden Fall den Spiegel wegzuräumen, er kann hier überhaupt nicht helfen). Als nonverbale Verständigungshilfe könnten in manchen Situationen Bilder, vielleicht ein »Kommunikationsheft«, dienen. Zumindest bei alltäglichen und häufig wiederkehrenden Anliegen (»Milch kaufen«, »Bluse bügeln« etc.) könnte der Aphasi-

ker, wenn man das mit ihm geübt hat, auf die entsprechende Abbildung zeigen.

■ ■ Nur auf den Inhalt achten – die Form übersehen

Wenn wir durch die Sprache hindurchhören, dann reagieren wir genau im Sinne des Aphasikers: Er möchte einen Inhalt ausdrücken, der für ihn wichtig ist. Er möchte mit dem, was er zu sagen hat, ernst genommen werden – mit der unvollkommenen Äußerung würde er sich eher abfinden, wenn wir sie akzeptieren.

Das bedeutet oft, dass man auch eine Aussage akzeptiert, die »völlig daneben ist« (solange man sicher ist, dass man den Inhalt verstanden hat):

- Herr L. hilft nach dem Kaffeetrinken, das Geschirr in die Küche zu bringen, hält eine Papierserviette hoch und sagt: »Genutzt«. Aus seinem Ton geht hervor, was auch ein Blick auf die Serviette beweist: Sie ist nicht benutzt worden. Die einzige für ihn akzeptable Reaktion: »Danke« sagen und die Serviette ergreifen.
- Mit Frau I. im Garten. Ich sage: »Wenn die Hecke höher gewachsen ist, wird man den Parkplatz gar nicht mehr sehen.« Frau I.: »Nein, das glaub ich nicht.« Aus ihrem Ton ist deutlich herauszuhören, dass sie sagen will: »Ich glaube auch nicht, dass man den Parkplatz noch sehen wird, wenn die Hecke höher ist.«

Widerspruch würde mit einer anderen Intonation ausgedrückt. Wahrscheinlich hat sie eine Satzverschränkung produziert: »Ja, das glaub ich auch« und »Nein, man wird den Parkplatz nicht mehr sehen«. Eine Diskussion dieser Äußerung würde das Gespräch, das im Augenblick um den Garten und den Parkplatz kreist, völlig aus dem Kurs bringen. Also akzeptiere ich die Äußerung so, wie sie gemeint ist.

In einem Gespräch mit einem Aphasiker sollten wir immer nur auf den Inhalt achten und die Fehler überhören. Das machen wir normalerweise in allen Gesprächen: Wir überhören die Versprecher unserer Gesprächspartner oder übergehen sie. Unsere Reaktionen sollten immer nur den Inhalt der aphasischen Äußerung betreffen; für die Bearbeitung der Fehler sind die Sprachtherapeuten zuständig. Aber sie verbessern gar nicht so viel, sondern nur das, was gerade geübt wird, d. h. nur so viel, wie der Aphasiker in diesem Moment verarbeiten kann.

Wir sollten auch bei Hörersignalen nur den Inhalt beachten und den Wortlaut überhören. Aphasiker können nicht immer die passenden Hörersignale geben (▶ Kap. 7.3.1). Wenn wir »toll« oder »interessant« erwarten und der Aphasiker sagt: »Das weiß ich«, sein Ton aber »toll« ausdrückt, sollten wir die Äußerung so annehmen, wie die Intonation suggeriert.

Die Versuchung ist groß, dass die gesamte Umgebung des Aphasikers – aus Liebe – in die Rolle von Therapeuten schlüpft und ständig seine Fehler verbessert oder darüber diskutiert. Damit versetzt man ihn aber in die Rolle eines Schülers – eine entwürdigende Rolle, wenn sie täglich stundenlang durchgehalten werden muss. Überdies auch eine sinnlose Rolle, denn diese Verbesserungen helfen dem Aphasiker nicht. Er kann die Sprache nur in kleinen Schritten zurückgewinnen. Er kann nicht alles auf einmal behalten; die vielen Verbesserungen gehen zum einen Ohr hinein, zum anderen hinaus: Was bleibt, ist Traurigkeit, weil all die Inhalte, die ihn erfüllten und die er weitergeben wollte, bei der Verbesserung der Fehler übersehen worden sind.

■■   Nachsprechen ist keine echte Kommunikation

In einer noch unglücklicheren Lage befindet sich der Aphasiker, wenn man ihn zum Nachsprechen auffordert. Er fühlt sich wie ein kleines Kind. »Sag Danke« oder: »Sag Auf Wiedersehen«, bei solchen Aufforderungen (die ich tatsächlich erlebt habe) hat der Aphasiker allen Grund zu verzweifeln, denn er weiß ja, wann »Danke« oder »auf Wiedersehen« gesagt werden sollte, kann es aber nicht spontan äußern.

Kommunikation findet dann statt, wenn der eine Gesprächspartner das, was er denkt, fühlt oder wünscht, dem anderen übermittelt – durch Sprache oder durch andere Ausdrucksformen wie Gesichtsausdruck, Körperhaltung, Gesten. In dem Moment, in dem der Gesprächspartner die Gedanken, Gefühle, Wünsche, um die es geht, verstanden hat, ist die Kommunikation geglückt. Wenn ein Aphasiker das, was er sagen möchte, auf nonverbale Weise ausdrückt, ist es überflüssig, ja für ihn belastend, wenn seine schon gegebene Nachricht von einem anderen noch einmal in Worte gefasst wird und er diese Worte nachsprechen soll. Die **Kommunikationssituation wird** dadurch **unnatürlich** – und Aphasiker haben dafür ein sensibles Gespür.

In dem Film »Triumph der Liebe« wird beschrieben, wie die amerikanische Schauspielerin Patricia Neal ihre Aphasie überwindet. In einer Episode geschieht etwas Typisches, was sicher in vielen Aphasikerfamilien so abläuft. Patricia sitzt am Tisch und bittet um den Zucker, indem sie darauf zeigt. Ihr Mann, der Schriftsteller Roald Dahl, der sich große Mühe gibt, sie wieder zum Sprechen zu bringen, will ihn ihr nur geben, wenn sie das Wort »Zucker« ausspricht. Patricia fühlt sich ungerecht behandelt und gerät in Wut und Verzweiflung.

Der Film schildert eine wahre Geschichte, und ich bezweifle nicht, dass sich diese Zuckerepisode tatsächlich so ereignet hat. Mir hat auch schon eine Angehörige erzählt: »Ich übe immer mit ihm. Wenn wir am Tisch sitzen, verlange ich immer, dass er sagt, was er haben möchte. Er soll es wenigstens nachsprechen.«

❶ Nachsprechübungen können die Sprachstörung nicht beheben (▶ Kap. 12.5). Bei Aphasie sind nicht einzelne Wörter »vergessen«, sondern innerhalb des Netzwerks der Sprachprozesse bestehen Blockaden, die nur durch weitergehende Maßnahmen behoben werden können.

Sinnvoller Umgang mit Aphasie bedeutet, gerade nicht eine lautsprachliche Formulierung zu verlangen, sondern auch alle nonverbalen Kommunikationsversuche zu akzeptieren.

■■   Konzentrieren hilft nicht

Angestrengte Konzentration scheint bei Sprachprozessen nicht hilfreich zu sein. Sprache entsteht »von selbst«, spielerisch. Wörter kommen oder kommen nicht – erzwingen lassen sie sich nicht.

Ich habe bei der Beschreibung der Therapieprinzipien (▶ Kap. 12.2.3) schon auf ein Phänomen hingewiesen, das wir alle kennen: Solange wir angestrengt nach einem Namen suchen, fällt er uns nicht ein, aber wenn wir aufgegeben haben und an etwas anderes denken, taucht er plötzlich auf. Den Aphasikern geht es nicht anders. Solange sie sich bewusst um bestimmte Wörter und Satzformulierungen bemühen, sind sie **blockiert**. Sobald sie ihre Aufmerksamkeit auf etwas anderes richten und weniger unter Druck stehen, fällt ihnen das (nun fast unbewusste) Sprechen leichter.

Frau M. (Globalaphasikerin) versteht schon wieder ganz gut, hat aber große Mühe, auch nur ein einziges Wort zu sagen. Die Wörter fallen ihr nicht ein, und wenn ihr doch mal eines in den Sinn kommt, kann sie die Laute dafür nicht finden. Auch in der Gruppentherapie bringt sie kein Wort heraus, wenn sie an der Reihe ist. Aber sie blüht auf, sobald jemand anders ein auf dem Tisch liegendes Bild zu benennen versucht, dann platzt sie mit dem gesuchten Wort heraus. Die anderen sind leicht irritiert. Sie schämt sich, hält sich den Mund zu – aber es passiert ihr immer wieder, dass sich die Wörter, die so lange blockiert waren, nun nicht unterdrücken lassen. Inzwischen lächeln die anderen – sie haben aufgrund eigener Erfahrungen Verständnis.

Ich erlebe auch immer wieder, dass Aphasiker gerade dann, wenn sie eine Sache beschreiben sollen, ohne sie zu benennen, mit dem Namen herausplatzen, der ihnen vorher nicht einfiel.

Dieses für Aphasie typische Phänomen, dass die Wörter und Sätze manchmal geäußert werden können, zu anderen Zeiten und – besonders unter Druck – aber nicht zur Verfügung stehen, bringt den Aphasiker immer wieder in Schwierigkeiten. Seine Umgebung kann sich diese unterschiedlichen Reaktionen nicht erklären. »Heute Morgen hat er das so schön gesagt! Aber nun will er nicht. Nun sag doch, wo du wohnst!« Und der Aphasiker quält sich, aber umsonst ...

Solche Situationen ergeben sich häufig, wenn der Aphasiker »vorgeführt« werden soll. Man könnte dieses Phänomen auch den **»Visiteneffekt«** nennen:

Arzt: Macht Frau R. Fortschritte in der Sprachtherapie?
Therapeut: Ja, sie kommt voran. Wir üben gerade ihren Namen. Sie kann ihn schon ganz gut schreiben, und heute Morgen hat sie ihn auch deutlich gesagt.
Arzt: (zur Patientin) Dann sagen Sie mir doch mal, wie Sie heißen!
Frau R.: Bo – nein – Mo – nein – nein... (guckt verzweifelt)
Arzt: (will ihr helfen) Vielleicht können Sie mir Ihren Namen aufschreiben?
Frau R. produziert Buchstaben, die aber keinen Sinn ergeben. Weint.
Die weißen Kittel verschwinden aus dem Zimmer. In die Stille hinein sagt Frau R. plötzlich laut und deutlich ihren Namen. Nun entsteht er auch völlig richtig auf dem Papier. Sie versteht sich selbst nicht und zweifelt an ihrem Verstand.

❗ **Unter Stress sind die gerade neu angebahnten sprachlichen Fähigkeiten eines Aphasikers kaum abrufbar.**

Wir sollten Verständnis dafür haben – uns fallen ja auch die besten Antworten erst ein, wenn es zu spät ist.

Wenn ein Aphasiker zu angestrengt nach einem Wort sucht, besteht die Gefahr, dass er sich verkrampft und dadurch noch stärker blockiert. Man sollte ihm dann vorschlagen, dass er auf andere Art versucht, seinen Gedanken zu äußern (indem er eine Geste macht, auf ein Bild zeigt, ein anderes Wort sucht, auf eine Frage antwortet etc.).

➡ **Bei Blockierungssituationen kann folgender Satz den Aphasiker vom Druck befreien: »Vielleicht kannst du es später sagen!«**

Natürlich ist ein gewisses Maß an Konzentration notwendig. Aber sie sollte nicht zu verbissen sein. Bei entspannter Konzentration können blockierte Sprachprozesse besser abgerufen werden.

■■ **Bei Perseverationen ablenken**

Manchmal kann ein Aphasiker von einem Wort oder Satz nicht wieder loskommen. Er wiederholt das, was er eben gesagt hat, gegen seinen Willen. Solche Wiederholungen, die so hartnäckig und quälend wie ein Schluckauf sein können, werden Perseverationen genannt.

In diesen Fällen hat es keinen Sinn, den Aphasiker darauf hinzuweisen, dass seine Äußerung falsch ist. Das

weiß er selbst. Die einzige Hilfe besteht in Ablenkung. Dies ist einer der wenigen Fälle, in denen man den Aphasiker unterbrechen darf. Wenn er sich auf etwas anderes konzentriert, verschwindet die Perseveration häufig von selbst.

L.L.: Fahren Sie jetzt gleich nach Hause?
Herr O.: Nein – Blumen – nein – Blumen – nein (gequälter Ton)
L.L.: Wollten Sie etwas anderes sagen?
Herr O.: Blumen – nein – Blumen –
L.L.: Gucken Sie mal, Herr O., ein richtiger Sturm ist das da draußen! Windstärke 9 haben sie im Radio gesagt. Ist bei Ihnen zu Hause auch solch Sturm gewesen?
Herr O.: Sturm! Ja!
L.L.: Hoffentlich weht es nicht so, wenn Sie zum Taxi gehen. Fahren Sie jetzt gleich nach Hause?
Herr O.: Nein, Turnen! (»Turnen« hatte er sagen wollen, als er »Blumen« produzierte. Er musste noch zur Krankengymnastik: »Blumen« hatte sich wegen des gleichen Hauptvokals, der gleichen Silbenzahl und des gleichen Wortendes als Perseveration eingeschlichen).

■■ **Nicht aufgeben**

Weil Aphasiker so häufig nicht verstanden werden, neigen sie dazu, schnell aufzugeben. Resignation würde den Aphasiker aber in jeder Hinsicht – sprachlich, psychisch und sogar physisch – zurückwerfen. Er muss deshalb immer wieder **zu neuen Versuchen, sich auszudrücken, ermutigt werden.** Er muss die Hoffnung haben, dass seine Absicht gleich, bald oder zumindest später, bei einem neuen Versuch, verstanden wird.

»Wir werden es herausfinden – fang nochmal an!« ist ein wichtiger Satz. Jeder Wunsch, jeder Gedanke, der nicht verstanden wurde, belastet den Aphasiker schwer. Jeder von uns weiß, wie lange ein Missverständnis nachwirken und beunruhigen kann – der Alltag der Aphasiker ist voller Missverständnisse, die im Laufe der Zeit zu Resignation und Depression führen können.

15.2   Das Verstehen erleichtern

Ob, wie viel und was ein Aphasiker versteht, ist nicht leicht abschätzbar. Die Verstehensfähigkeit hängt von vielen verschiedenen Einflüssen ab (▶ Kap. 6.2). Es kommt vor, dass der Aphasiker in einem Moment besser versteht als in einem anderen. Sein Verstehen kann auch vom Gesprächspartner abhängig sein: Der Aphasiker versteht vielleicht seine Ehefrau oder seinen Sohn besser oder schlechter als andere Gesprächspartner. Das Verstehen wird auch **vom Thema beeinflusst:**

❶ **Der Aphasiker versteht eventuell das, was mit seinem Beruf zusammenhängt, besser als manches andere.**

Und natürlich ist das Verstehen von der Situation abhängig:

❶ **Der Aphasiker versteht das, was er aufgrund der Situation erwartet.**

Es kommt vor, dass eine Ehefrau beim ersten Besuch in der Sprachtherapieabteilung sagt: »Mein Mann versteht alles, aber sagen kann er nichts.« In vielen Fällen täuscht sie sich. Viele Aphasiker verfügen noch über das normale Repertoire an Hörersignalen, das wir alle in Gesprächen verwenden: Wir schauen interessiert, nicken, sagen »hm«, »aha«, »ja«, schütteln den Kopf – kurz, wir begleiten den Sprecher bei seinen Äußerungen mit entsprechenden Reaktionen, die ihm versichern, dass wir zuhören, und die ihm unsere Einstellung zu seinem Thema zeigen. Wir müssen allerdings zugeben, dass wir manchmal gar nicht oder nur halb zuhören und trotzdem die richtigen Reaktionen zeigen. Da unsere Hörersignale automatisiert ablaufen, funktionieren sie auch, wenn sie von unserem bewussten Verstehensapparat losgekoppelt sind. Genau das kann auch bei Aphasie passieren: Obwohl der Aphasiker nicht alles versteht, reagiert er automatisch auf die Intonation seines Gesprächspartners und sendet die richtigen Hörersignale (▶ Kap. 7.3.1). Andererseits besteht auch die Möglichkeit, dass er falsche Hörersignale sendet, obwohl er richtig verstanden hat. Wenn wir uns mit einem Aphasiker unterhalten, können wir also nicht immer sicher sein, dass er uns völlig versteht.

Völliges Verstehen ist aber auch unter uns Nichtaphasikern häufiger in Frage gestellt, als wir im Allgemeinen annehmen. Oft geht durch Störgeräusche, Unaufmerksamkeit oder falsche Hörererwartungen ein Teil der Information verloren, und trotzdem wird das Gespräch – mehr oder weniger erfolgreich – weitergeführt.

Wenn sich also herausstellt, dass ein Aphasiker nicht alles Wort für Wort verstehen kann, heißt das noch nicht, dass die Kommunikation mit ihm zusammenbrechen muss. Er unternimmt all das zur Verständnissicherung, was wir unter erschwerten Kommunikationsbedingungen – bei Lärm etc. – auch machen: Er schaut uns auf die Lippen, er achtet auf die »Schlüsselwörter«, er beobachtet uns, unseren Gesichtsausdruck, unsere Körpersprache, er interpretiert die Situation, er setzt sein Wissen über die Welt ein. All das zusammen ergibt häufig erstaunliche Treffer trotz stark eingeschränkter Verstehensfähigkeit.

■ ■   **Ruhe ist wichtig**

❶ **Aphasiker brauchen viel Ruhe zum Verstehen.**

Ihre Sprachprozesse, die die im Ohr eintreffenden Schallwellen in Sprache umformen, sind störungsanfälliger als unsere Verstehensprozesse. Aphasiker können Nebengeräusche – Gespräche im Hintergrund, Radiomusik, Verkehrslärm etc. – nicht genügend ignorieren.

❯ **Gespräche mit Aphasikern sollten in möglichst ruhiger Umgebung stattfinden.**

Auch die **Anzahl der Gesprächsteilnehmer** spielt eine Rolle. In einer Gesprächsrunde, in der das Gespräch schnell von einem Sprecher zum anderen wechselt, hat ein Aphasiker Mühe, sich jeweils auf die einzelnen Sprecher umzustellen. Er wird weniger gut verstehen, schneller ermüden und eventuell leichter gereizt erscheinen als in einem Zweiergespräch.

■ ■   **Nonverbale Signale einsetzen**

Alles, was uns zusätzlich zu Worten zur Verfügung steht, um Informationen zu übermitteln, sollten wir zu Hilfe nehmen.

Neben Tonfall, Mimik und Körpersprache sollten wir auch Schrift und Bilder einsetzen. Manchmal können Aphasiker einzelne geschriebene Wörter besser erfassen als die flüchtigeren gesprochenen Wörter. Manchmal können wir das, was wir sagen möchten, auch durch Zeichnungen (oder Bilder in einem Kommunikationsheft) signalisieren.

❯ **Bei allen Gesprächen sollten wir besonders auf Blickkontakt achten.**

Wir sollten also den Aphasiker immer von vorne ansprechen, wenn wir uns mit ihm unterhalten.

■ ■   **Lautstärke nicht erhöhen**

Wir sollten ruhig und nicht zu schnell, im Übrigen aber ganz natürlich, d. h. mit normaler Intonation, sprechen.

❯ **Auf keinen Fall ist es nötig, die Lautstärke zu erhöhen.**

Manche Aphasiker berichten, dass sie in der ersten Zeit der Aphasie den Eindruck hatten, dass alle Menschen um sie herum viel zu laut redeten. Sie waren besonders geräuschempfindlich geworden.

■ ■   **Den Wortlaut variieren**

Wenn ein Aphasiker mich nicht verstanden hat, dann liegt es vermutlich daran, dass er entweder einige meiner Wörter (eventuell die Funktionswörter) oder den Satzzusammenhang nicht verstehen konnte. Wenn ich dieselben Worte bzw. den gleichen Satz wiederhole, sollte ich meine Botschaft umformen:

L.L.: Wir möchten nächsten Mittwoch einen Ausflug nach Lübeck machen. Kommen Sie mit?

Aphasiker: ???

L.L.: Nächste Woche – nicht Montag – nicht Dienstag – sondern Mittwoch – gehen wir zum Hauptbahnhof – und fahren – mit dem Zug – nach Lübeck. – Haben Sie Zeit, – mitzufahren?

Aphasiker: Ja. Schön.

■■　**Kürze kann helfen**

Wie in dem Lübeck-Beispiel ist es in manchen Fällen sinnvoll, nach einigen Wörtern eine kleine Pause einzulegen, um dem Aphasiker Zeit zu geben, die aufgenommenen Worte zu verarbeiten. Die Pause sollte aber nicht auffallend lang sein, denn die Sprechmelodie sollte möglichst natürlich bleiben. Je nach den individuellen Möglichkeiten des Aphasikers muss die Information so dosiert werden, dass er sie – auf seine langsame Art – verarbeiten kann.

Lange Sätze können Schwierigkeiten machen, z. B. Sätze wie:

Die Jacke, die Du vorige Woche bei Karstadt im Schaufenster gesehen hast und die so enorm runtergesetzt war, obwohl sie zur neuen Kollektion zu gehören scheint, wird immer noch angeboten.

Bis die eigentliche Aussage des Satzes kommt (»wird immer noch angeboten«) muss der Aphasiker zu viele Informationen, die das Thema betreffen, verarbeiten und im Kurzzeitgedächtnis aufbewahren. Damit ist er überfordert. Wir sollten zwar nicht unnatürlich kurz sprechen, aber uns möglichst vor solchen Informationsanhäufungen hüten und solche Sätze in kleinere Einheiten zerlegen wie:

Erinnerst du dich an die Jacke bei Karstadt? – Sie war im Schaufenster. – Sie war enorm runtergesetzt. – Sie schien zur neuen Kollektion zu gehören. – Diese Jacke wird immer noch angeboten.

Einer der Gründe, weshalb Aphasiker häufig bei Nachrichtensendungen Schwierigkeiten haben, sind solche Sätze, in denen das Satzthema zu lang ist: »Die 57 Passagiere und 5 Besatzungsmitglieder des britischen Verkehrsflugzeuges, das vorgestern von drei unbekannten Männern auf dem Weg nach Melbourne entführt worden war, sind heute Morgen von einem australischen Frachtschiff unversehrt geborgen worden.« Solche Sätze müssen wir für den Aphasiker umformulieren.

■■　**Ja-Nein-Fragen stellen**

Offene Fragen (»Was hast du heute vor?«) und Alternativfragen (»Gehst du in die Stadt, oder kommt deine Sprachtherapeutin?«) sind für Aphasiker häufig schwer zu beantworten (▶ Kap. 7.5.1). Aphasiker können leichter antworten, wenn sie nur »ja« oder »nein« sagen müssen (»Gehst du heute in die Stadt?«).

Allerdings müssen wir dabei wissen, dass »ja« und »nein« nicht immer richtig eingesetzt werden. Eventuell müssen wir noch einmal nachfragen:

Frage: Gehst du heute in die Stadt?

Aphasiker: Ja

Frage: Du bleibst also nicht zu Hause?

Aphasiker: Ja

Frage: Gehst du schon am Vormittag weg?

Aphasiker: Nein – Nachmittag.

Durch (möglichst unauffälliges) mehrfaches Fragen können wir die gegebenen Antworten absichern. Wenn in unseren Fragen Gegensätze (»Stadt – zu Hause«, »Vormittag – Nachmittag«) ausgedrückt werden, kann der Aphasiker besonders gut darauf reagieren.

15.3　Was Aphasiker beachten sollten

Da jede Aphasie sich auf vielfache Weise von jeder anderen Aphasie unterscheidet, ist es unmöglich, jedem Aphasiker genau die Ratschläge zu geben, die ihm in Gesprächen am besten weiterhelfen. Individuelle Ratschläge müssen in der Therapie ausgearbeitet werden.

Aber ein paar Hinweise gelten für alle Aphasiker:

Das Wichtigste:

❶ Auch Ihre nichtaphasischen Gesprächspartner sind von der Aphasie betroffen.

Es ist wichtig, dass Sie für Ihre Gesprächspartner Verständnis aufbringen. Ihre Gesprächspartner müssen sich auch sehr anstrengen: Beim Zuhören müssen sie sich stark konzentrieren. Beim Sprechen müssen sie ihre gewohnte Sprechweise verändern. Alle diese Veränderungen sind sehr anstrengend. Ihre Gesprächspartner sind oft genau so müde wie Sie.

Manchmal scheint das, was Sie sagen wollen, völlig klar zu sein. Das ist es aber nur für Sie. Werden Sie also nicht ärgerlich, wenn man Sie nicht versteht. Ihre Gesprächspartner können Ihre Gedanken nicht immer genau verfolgen.

Ihre Angehörigen vermissen reibungslose Gespräche genau so wie Sie. Fühlen Sie sich nicht als Einzelkämpfer. Sie und Ihre Angehörigen sind gemeinsam betroffen. Auch für Ihre Angehörigen hat sich das ganze Leben verändert. Haben Sie Verständnis für sie.

Sie können den Gesprächsablauf verbessern, wenn Sie Folgendes beachten:

- Verhören ist möglich.
- Nichtverstehen sofort signalisieren.
- Auf den Hörer achten.

▪▪ Verhören ist möglich

Wir alle verhören uns hin und wieder, ohne es zu merken. Bei Aphasie kommt das häufiger vor. Die Sprachprozesse, die für das Verstehen nötig sind, funktionieren unterschiedlich gut.

Diese Gefahr sollten Sie kennen. Auch wenn Sie sonst gut verstehen, sollten Sie in wichtigen Situationen besonders aufmerksam zuhören. Prüfen Sie häufiger, ob Sie wirklich alles verstanden haben.

▪▪ Nichtverstehen sofort signalisieren

Für Ihre Gesprächspartner ist nicht immer erkennbar, ob Sie alles verstanden haben. Sie sollten nicht warten, dass sich eine Unklarheit später auflöst. Zeigen Sie dem Sprecher in Worten oder durch Gesten, wenn Sie ihn nicht völlig verstehen.

Manchmal möchten Sie nicht eingestehen, dass Sie nicht alles verstanden haben. Man könnte Sie für dumm halten, fürchten Sie. Dass Ihr Verstand und Ihre Intelligenz nicht betroffen sind, kann man aber an Ihrem Augenausdruck und Ihrem gesamten Verhalten erkennen. Wer Sie gut genug anschaut, kann sehen, dass Sie Sprachprobleme, aber keine Denkprobleme haben.

▪▪ Auf den Hörer achten

Achten Sie immer darauf, ob Ihr Hörer Sie versteht. Halten Sie Augenkontakt. Für Wernicke-Aphasiker: Machen Sie Pausen.

Für Globalaphasiker und Broca-Aphasiker: Versuchen Sie anzugeben, worüber Sie sprechen, notfalls mit Gesten oder Bildern.

15.4 Die wichtigsten Regeln

▪▪ Wie kann ich den Aphasiker besser verstehen?

1. Zuhören bedeutet: Warten
   Der Aphasiker braucht mehr Zeit für seine Äußerung.
2. Sprechen steckt an
   Das, was der Aphasiker sagt, wird häufig vom Gesprächspartner beeinflusst. Nicht zu früh mit Wortvorschlägen helfen!
3. Mit dem Herzen hören
   Darauf achten, ob die Absicht des Aphasikers verstanden wurde.
4. Wegweiser (Assoziationen) benutzen
   Ein Wort, das nicht passt, nicht verwerfen – es könnte zum beabsichtigten Wort hinführen.
5. Die Dinge sprechen lassen
   Mitdenken und genaues Beobachten der Situation helfen beim Verstehen.
6. Das Thema suchen

Gemeinsam mit dem Aphasiker herauszufinden versuchen, worauf sich seine Aussage bezieht.
7. Durch die Sprache hindurchhören
   Bei unverständlichen Äußerungen nicht ständig unterbrechen – abwarten, dass sich der Sinn nachträglich ergibt.
8. Nur auf den Inhalt achten – die Form übersehen. Nicht ständig verbessern.
9. Nachsprechen ist keine echte Kommunikation. Nicht auf sprachliche Äußerungen bestehen, auch nichtsprachliche akzeptieren.
10. Konzentrieren hilft nicht
    Schlüsselsatz: »Vielleicht kannst du es später sagen!«
11. Bei hartnäckigen Wortwiederholungen unterbrechen und ablenken.
12. Nicht aufgeben
    Schlüsselsatz: »Wir werden es herausfinden – fang nochmal an!«

▪▪ Was kann ich tun, damit der Aphasiker mich besser versteht?

1. Ruhe ist wichtig
   Hintergrundgeräusche stören das Verstehen. Zweiergespräche sind leichter als Gruppengespräche.
2. Nonverbale Signale einsetzen
   Neben Tonfall, Mimik und Körpersprache Schrift und Bilder einsetzen.
3. Lautstärke nicht erhöhen
   Ruhig, nicht zu schnell, mit natürlicher Sprechmelodie und in normaler Lautstärke sprechen.
4. Den Wortlaut variieren
   Bei Nichtverstehen andere Formulierung wählen.
5. Kürze kann helfen
   Je nach individuellen Möglichkeiten der Aphasiker nach kürzeren Abschnitten (Satzteilen, Sätzen) Pausen einlegen.
6. Ja-Nein-Fragen stellen
   Offene Fragen und Alternativfragen sind oft zu schwer.

▪▪ Wie kann ich als Aphasiker das Gespräch erleichtern?

1. Verhören ist möglich
   Prüfen Sie: »Habe ich wirklich verstanden?«
2. Nichtverstehen sofort signalisieren
   Ihre Gesprächspartner erkennen nicht immer, ob Sie alles verstanden haben.
3. Auf den Hörer achten
   Halten Sie Augenkontakt. Prüfen Sie: Weiß mein Hörer, worüber ich spreche?

❶ **Geben Sie nicht auf!**

15.5   Ratschläge eines Betroffenen

Der Aphasiker Uwe K. setzt sich mit großer Motivation für die Belange der Aphasiker ein und ist Vorstandsmitglied des Bundesverbandes der Aphasiker. Aufgrund seiner Erfahrungen hat er mit anderen Betroffenen zusammen bei einem Workshop Ratschläge für Aphasiker erarbeitet, die ich hier wiedergebe:

■ ■ **Situationen, die aufgrund der Aphasie nur schwer oder gar nicht bewältigt werden können**

a. falsche, entwürdigende Wertungen/Reaktionen der Umwelt:
- als betrunken bezeichnet werden
- nicht ausreden können, weil zu schnell »geholfen« wird
- missachtet werden = Ausgrenzung (in meinem Beisein wird über mich gesprochen)

b. sich anderen nicht gut mitteilen zu können:
- telefonieren mit Fremden/Ämtern
- Angaben am Telefon/auf Ämtern machen müssen (z.B. Zahlen)
- Wünsche/Bedürfnisse äußern

■ ■ **Ratschläge für die Erleichterung der oben genannten schwierigen Situationen**

1. In die »Offensive« gehen = mitteilen, dass man einen Schlaganfall/Unfall hatte und nun eine Sprachstörung zurückgeblieben ist.

2. Damit
- verhindern, dass falsche Vorstellungen entstehen
- dem Gegenüber »den Wind aus den Segeln nehmen«
- dem Gegenüber mitteilen, dass man nicht betrunken ist, auch wenn es sich so anhört
- dem Gegenüber mitteilen, dass man nicht geistig behindert ist, sondern dass das Sprechen eben etwas schwerer fällt und länger dauert

3. Wichtige, immer wiederkehrende Angaben (Name, Adresse, Telefonnummer, zu benachrichtigende Angehörige) auf einem »Spickzettel« immer bei sich tragen und den Aphasiker-Ausweis besorgen

> ❶ **Bundesverband Aphasie e.V., Wenzelstraße 19, 97084 Würzburg**
> **Telefon: 0931/250130-0**
> **E-Mail: info@aphasiker.de**

4. Bei Kontaktaufnahme (mit Ämtern etc.) das Gespräch gut planen:
- notwendige Unterlagen/Angaben (Kunden-/Kontonummer, Geburtsdatum etc.) schriftlich dabei haben
- zur Einleitung eines Gesprächs evtl. »Wunschkarten« vorbereiten:

Wunschkarten
- Bitte lassen Sie mir Zeit zum Sprechen.
- Bitte sprechen Sie nicht für mich. Ich teile Ihnen mit, wenn ich Hilfe benötige.
- Bitte fahren Sie erst los, wenn ich sitze. (für Busfahrten)
- Bitte schneiden Sie mir das Fleisch. (für Restaurantbesuche)
- Bitte wählen Sie diese Nummer für mich.
- Bitte rufen Sie mir ein Taxi.

- Mitteilungen vorher üben und auf ein Diktiergerät sprechen, so dass der Text notfalls abgespielt werden kann. Diktiergeräte im Internet selbst recherchieren, z. B.
  - http://en.wikipedia.org/wiki/Wiki.Diktiergeraet (für allgemeine Informationen über Diktiergeräte)
  - www.shopping.com/xPP_diktiergeräte (Diktiergeräte für Preisvergleiche, Beschreibungen)
  - Software, um am PC selbst verfasste Schriftstücke (z.B. E-Mails) korrigieren und vorlesen zu lassen: WordQ
  - www.computer-fuer-behinderte.de/produkte/2komm-wordq.htm
- Erhaltene Schriftstücke einscannen und vorlesen lassen.

■ ■ **Weitere Ratschläge**

- In der Wirtschaft Essen bestellen, das man nicht schneiden muss oder die Bedienung fragen, ob es in der Küche geschnitten werden kann. Oder ein Pizzarad verwenden, um Fleisch zu schneiden.
- Es macht mir Spaß, die Bedienung zu fragen, ob sie mir mein Brötchen schmieren kann. Dann kann ich gleich meine Sprache trainieren, brauche mich nicht mit dem Brötchenschmieren rumärgern und habe dazu noch nette Unterhaltung, zumindest fast immer.
- Da ich ziemlich zittrig bin, wenn ich aufgeregt bin, habe ich eine Zeitlang meine Suppe mit dem Röhrchen gezogen. Aber das ist in der Wirtschaft nicht sehr schön, und meist bleibt was im Röhrchen hängen. So habe ich mir, wenn es nicht anders geht, die Suppe in einer Tasse kommen lassen. Aber wenn es geht, esse ich am liebsten keine Suppe.
- Eventuell eine eigene Tasse dabei haben. Ich bin ziemlich grobmotorisch und habe dazu noch große Finger. Wenn ich dann bei manchen Kaffeetassen nicht durch den Henkel greifen kann, werde ich unsicher und verschütte den ganzen Kaffee. Um dem aus dem Weg zu gehen, habe ich ganz oft meine eigene Tasse dabei. Und das funktioniert wunderbar.

- Einen kleinen Schraubstock in der Wohnung an einem Schrank oder Tisch anbringen: In ihm kann man Gläser einspannen zum Aufdrehen.
- Wenn man mit Bus/Bahn sehr unsicher ist, Hauptverkehrszeiten meiden.
- Taxifahrern ein Adresskärtchen zeigen.
- Behindertenausweis um den Hals hängen. Ich hatte damit große Probleme gehabt – nicht, weil ich behindert bin, sondern weil ich mir wie ein kleines Kind vorkam, das man auf Reisen schickt. Aber es hat sich als sehr hilfreich herausgestellt, denn die Leute werden auf einen aufmerksam und schauen, was einem da um den Hals hängt.
- Fragen »Können Sie mir bitte helfen?«

Ich habe die Erfahrung gemacht: So, wie ich in den Wald hinein rufe, so schallt es auch wieder heraus. Ich habe verzweifelt versucht, meine Jacke anzuziehen, und eine Frau im Zug hat mich beobachtet. Und ich bin fast umgefallen, weil ich es einfach nicht schaffte. Als ich die Jacke total verkrumpelt an hatte, fragte sie mich, ob sie mir helfen kann. Ich antwortete ziemlich patzig: »Jetzt nicht mehr, aber vor 2 Minuten hätte ich mich sehr darüber gefreut.« Ich habe das meiner Schwester erzählt, sie musste herzhaft lachen und sagte: »Uwe, da hast du dabei so grimmig geschaut, dass die Frau sich vorher nicht getraut hat zu fragen und froh war, dass du endlich deine Jacke anhattest.« Wenn ich vorher frage: »Können Sie mir bitte helfen?«, ist das kein Problem, bis jetzt nie gewesen.

15

Anhang

Literaturverzeichnis

16.1   Zeitschriften für Betroffene

Aphasie und Schlaganfall, Zeitschrift für Rehabilitation und Selbsthilfe. Offizielles Organ des Bundesverbandes für die Rehabilitation der Aphasiker e. V., D-50389 Wesseling

Aphasie und verwandte Gebiete/et domaines associés. Bulletin der Schweizerischen Arbeitsgemeinschaft für Aphasie (SAA), CH-6204 Sempach

FRAGILE, Zeitschrift der Schweizerischen Vereinigung für hirnverletzte Menschen, CH-8006 Zürich

16.2   Literatur

Andresen H (1985) Selektiv erhaltene sprachliche Fähigkeiten bei schwerer Aphasie. Untersuchungen zu sprachlichen Stereotypien bei einem schwer gestörten Aphasiker. In: Andresen H, Redder A (Hrsg) Aphasie. Kommunikation von Aphasikern in Therapiesituationen. OBST, Bremen (OBST Osnabrücker Beiträge zur Sprachtheorie) 32, S 43–71

Andresen H (1989) Über die Folgen eines unzureichenden Sprachbegriffs für Aphasieforschung und -therapie. In: Roth VM (Hrsg) Kommunikation trotz gestörter Sprache. Narr, Tübingen, S 47–64

Andresen H (1990) »Hamburg ... Reeperbahn«. Rekonstruktion eines Missverständnisses und einer Erzählung in der Interaktion zwischen einem Aphasiker und seiner Therapeutin. In: Ehlich K, Koerfer A, Redder A, Weingarten R (Hrsg) Medizinische und therapeutische Kommunikation. Westdeutscher Verlag, Opladen, S 321–337

Aron R (1983) Erkenntnis und Verantwortung: Lebenserinnerungen. Piper, München

Auer JCP (1981) Wie und warum untersucht man Konversation zwischen Aphasikern und Normalsprechern? In: Peuser G, Winter ST (Hrsg) Angewandte Sprachwissenschaft. Bouvier, Bonn, S 480–512

Bachér I (1987) Das Paar. Fischer Taschenbuch, Frankfurt

Bauby J-D (2010) Schmetterling und Taucherglocke. dtv, München

Bauer A, Kaiser G (1989) Verbesserungsbehandlungen in der sprachlichen Interaktion zwischen Aphasikern und Sprachgesunden. In: Roth VM (Hrsg) Kommunikation trotz gestörter Sprache. Narr, Tübingen, S 27–46

Bauer J (2008) Das Gedächtnis des Körpers. Piper, München Zürich

Baursch E (2008) Die Blitze des Zeus. Schmitz, Overath

Becker E (1993) Ich sehe deine Sprache, wenn du schweigst. Junfermann, Paderborn

Becker R, Elstner W (1986) Das aphasische Kind. The aphasic child. Bericht des Schulkomitees (CS) der Internationalen Gesellschaft für Logopädie und Phoniatrie (IALP) über die Tagungen in Oslo 1982 und in Zürich 1984. VEB Volk und Gesundheit, Berlin

Betten A (1980) Fehler und Kommunikationsstrategien. In: Cherubim D (Hrsg) Fehlerlinguistik. Niemeyer, Tübingen, S 189–211

Bierwisch M (Hrsg) (1980) Psychologische Effekte sprachlicher Strukturkomponenten. Fink, München

Bindel RW (1993) Zurück zur Sprache. Prozessorientierte Aphasietherapie. Pressevertrieb Saar, Heusweiler

Biniek R (1993) Akute Aphasien. Thieme, Stuttgart New York

Biniek R, Huber W, Willmes K, Glindemann R, Brand H, Fiedler M, Annen C (1991) Ein Test zur Erfassung von Sprach- und Sprechstörungen in der Akutphase nach Schlaganfällen. Nervenarzt 62:108–115

Blanken G (1985) Gestörtes Sprachverhalten bei seniler Demenz und Aphasie. Eine vergleichende neurolinguistische Studie. Dissertation, Universität Freiburg

Blanken G (1996) Materialien zur Neurolinguistischen Aphasiediagnostik. NAT-Verlag, Hofheim

Blanken G (Hrsg) (1991) Einführung in die linguistische Aphasiologie. Theorie und Praxis. Hochschulverlag, Freiburg

Blanken G, Dittmann J, Wallesch CW (1988) Sprachproduktionsmodelle. Neuro- und psycholinguistische Theorien der menschlichen Spracherzeugung. Hochschulverlag, Freiburg

Blumstein SE (1973) A phonological investigation of aphasic speech. Mouton, The Hague

Blunk R (1985) Möglichkeiten und Grenzen mimisch-pantomimischer Kommunikationshilfen für Aphasie. In: Kattenbeck G (Hrsg) Aphasie. tuduv, München, S 173–204

Böhme GL (1980) Therapie der Sprach-, Sprech- und Stimmstörungen. Fischer, Stuttgart

Bongartz R (1998) Kommunikationstherapie mit Aphasikern und Angehörigen. Thieme, Stuttgart

Borges JL, Ferrari O (1990) Lesen ist Denken mit fremdem Gehirn. Gespräche über Bücher & Borges. Arche, Zürich

Böttcher R (1980) Sprachliche Strukturfaktoren und aphasische Störungen. In: Bierwisch M (Hrsg) Psychologische Effekte sprachlicher Strukturkomponenten. Fink, München, S 447–478

Braitenberg V (1973) Gehirngespinste. Springer, Berlin Heidelberg New York

Broca P (1861) Remarques sur le siège de la faculté du language articulé suivies d'une observation d'aphemie. Bulletin de la société d'Anatomie Paris 36:330–357

Brügelmann H (2000) Kinder auf dem Weg zur Schrift, 3. Aufl. Faude, Konstanz

Butterworth B (1985) Jargon aphasia: process and strategies. In: Newmann ST, Epstein R (eds) Current perspectives in dysphasia. Churchill Livingstone, Edinburgh, pp 61–96

Calvin WH (2000) Die Sprache des Gehirns. Carl Hanser, München Wien

Caplan D (1987) Neurolinguistics and linguistic aphasiology. Cambridge University Press, Cambridge

Carroll L (1963) Alice im Wunderland Alice hinter den Spiegeln. Insel, Frankfurt

Changeux J-P (1984) Der neuronale Mensch. Wie die Seele funktioniert – die Entdeckung der neuen Gehirnforschung. Rowohlt, Reinbek

Chapey R (ed) (1986) Language intervention strategies in adult aphasia, 2nd edn. Williams & Wilkins, Baltimore

Chomsky N (1981) Regeln und Repräsentationen. Suhrkamp, Frankfurt

Clahsen H (2003) Mir fehlen die Worte. Mabuse Verlag, Frankfurt

Coleman D (1996) Emotionale Intelligenz. Carl Hanser, München Wien

Coltheart M, Patterson K, Marshall JC (1980) Deep dyslexia

Cramon D von (1989) Ansichten zum Umgang mit aphasischen Menschen. In: Bundesverband f. d. Rehabilitation der Aphasiker (Hrsg) Tagungsbericht über das Symposium »Aphasiker und Rehabilitation – fachübergreifende Zusammenarbeit« 23./24.9.1988 in Würzburg. Bundesverband f. d. Rehabilitation der Aphasiker, Bonn, S 51–56

Cramon D von, Zihl J (Hrsg) (1988) Neuropsychologische Rehabilitation. Grundlagen – Diagnostik – Behandlungsverfahren. Springer, Berlin Heidelberg New York London Paris Tokyo

Critchley M (1970) Aphasiology and other aspects of language. Arnold, London

Damasio A R (1994) Descartes' Irrtum. List, München Leipzig

Damasio A R (2007) Ich fühle, also bin ich. Die Entschlüsselung des Bewusstseins. List Verlag, Berlin

Davis AG, Wilcox MJ (1985) Adult aphasia rehabilitation. Applied pragmatics. College Hill Press, San Diego

Deegener G (1978) Neuropsychologie und Hemisphärendominanz. Enke, Stuttgart

Dongen H van (1987) An introduction to acquired childhood aphasia and dysarthria. Unveröff. Arbeitspapier des European Postgraduate Course in Language Pathology. Neurolinguistik, Universität Brüssel

Döppler R (1991) Spezifische Effekte der Gruppenbehandlung von Aphasikern. In: Simons B, Körner A (Hrsg) Gruppentherapie in der klinischen Linguistik. Lange, Frankfurt/M., S 51–60

Douglas K (2002) Ein Fall von Glück. Mein neues Leben nach dem Schlaganfall. Lübbe, Bergisch Gladbach

Eccles JC (1984) Das Gehirn des Menschen. Piper, München

Eco U (1987) Semiotik. Entwurf einer Theorie der Zeichen. Fink, München

Edelmann GM (1993) Unser Gehirn – ein dynamisches System. Die Theorie des neuronalen Darwinismus und die biologischen Grundlagen der Wahrnehmung. Piper, München Zürich

Ehlich K, Koerfer A, Redder A, Weingarten R (Hrsg) (1990) Medizinische und therapeutische Kommunikation. Diskursanalytische Untersuchungen. Westdeutscher Verlag, Opladen

Eigen M, Winkler R (1985) Das Spiel. Naturgesetze steuern den Zufall. Piper, München

Ellersiek C (1988) Aphasie und ihre Auswirkungen auf das Sprachenpaar Englisch/Deutsch bei Bilingualen – dargestellt am Beispiel einer Patientin aus Afrika (Zimbabwe). Unveröff. Magisterarbeit, Universität Hamburg

Ellis WE, Young AW (1991) Einführung in die kognitive Neuropsychologie. Hans Huber, Bern Stuttgart Toronto

Ende M (1973) Momo. Thienemann, Stuttgart

Ender OF (1994) Sprache und Gehirn. Darstellung und Untersuchung der linguistischen Aspekte des Verhältnisses von Sprache und Gehirn. Fink, München

Enderby P (1991) Frenchay-Dysarthrie-Untersuchung. G. Fischer, Stuttgart Jena New York

Engelkamp J (1974) Psycholinguistik. Fink, München

Engelkamp J (1984) Psychologische Aspekte des Verstehens. Springer, Berlin Heidelberg New York Tokyo

Engl EM, Kotten A (1982) Sprachübungen zur Aphasiebehandlung. Ein linguistisches Übungsprogramm mit Bildern. Marhold, Berlin

Esa M (1991) Bedingungen und Ausdruck der Personenreferenz im Deutschen. Lang, Frankfurt

Fawcus M, Kerr J, Whitehead S, Williams R (1996) Aphasie-Therapie in der Praxis: Verbaler und nonverbaler Ausdruck. G. Fischer, Stuttgart Jena

Fawcus M, Robinson M, Williams R (1992) Die Behandlung von Aphasikern. G. Fischer, Stuttgart Jena

Fechtelpeter A, Göddenhenrich S, Hinkeldey S, Spitzer H (1995) Therapiematerial zur Behandlung phonematischer Störungen. G. Fischer, Stuttgart Jena New York

Finkelnburg FC (1870) Über Aphasie. Berl Klin Wochenschr 7:449–462

Fischer EP (1985) Die Welt im Kopf. Faude, Konstanz

Fischer R (1985) Zur Variabilität des Sprachgebrauchs bei Aphasie (am Beispiel der Tempora im Französischen). Lang, Frankfurt

Fodor JA (1983) The modularity of mind. MIT Press, Cambridge/MA

Förster U (1993) Dysarthrie bei Erwachsenen: Einteilung, differentialdiagnostische und therapeutische Aspekte aus sprachpädagogischer Sicht. In: Grohnfeld M (Hrsg) Zentrale Sprach- und Sprechstörungen. Handbuch der Sprachtherapie 6. Marhold, Berlin, S 389–408

FRAGILE Zeitschrift der Schweizerischen Vereinigung für hirnverletzte Menschen. CH-8006 Zürich

Franke U (1978) Logopädisches Handlexion. Reinhardt, München (UTB 771)

Franke U (1989) Musik und Malen in einer Aphasikergruppe. Aphasie Sprachverlust 34:30–33

Fremlin C (1972) Klimax oder Außerordentliches Beispiel von Mutterliebe. Diogenes, Zürich

Friederici A (1984) Neuropsychologie der Sprache. Kohlhammer, Stuttgart

Friederici A (1987) Kognitive Strukturen des Sprachverstehens. Springer, Berlin Heidelberg New York London Paris Tokyo

Fromm E (1980) Die Kunst des Liebens. Ullstein, Frankfurt

Garrett MF (1980) Levels of processing in sentence production. In: Butterworth B (ed) Language production, vol 1. Academic Press, London, pp 177–220

Gazzaniga MS (1983) Right hemisphere language following brain bisection. Am Psychologist 525–537

Geisseler T (1991) Halbseitenlähmung – Hilfe zur Selbsthilfe. Springer, Berlin Heidelberg New York Tokyo

Geschwind N, Levitsky W (1968) Human brain: left-right asymmetries in temporal speech region. Science 161:186–187

Göddenhenrich S (1988) Standardized test for the detection of dissociations in aphasic language performance. Aphasiology 2:375–380

Goldstein K (1912) Die zentrale Aphasie. Neurol Zentralbl 31:739–751

Gosch-Callsen S (1989) Aphasisch gestörte Sprache – Kindersprache – Versprecher: Ein Vergleich zwischen pathologischen und nichtpathologischen Abweichungen von der sprachlichen Norm. Unveröff. Magisterarbeit, Universität Hamburg

Gosch-Callsen S (1996) Gruppentherapie mit Aphasikern: Probleme und Lösungsmöglichkeiten. In: Simons B (Hrsg) (1996) Gruppentherapie bei Aphasie. Probleme und Lösungen. Bad Salzhausener Beiträge zur Aphasieforschung Band 6. Peter Lang, Frankfurt Bern New York Paris

Greitemann G (1988) Sprache. In: v. Cramon, Zihl J (Hrsg) Neuropsychologische Rehabilitation. Grundlagen-Diagnostik-Behandlungsverfahren. Springer, Berlin Heidelberg New York Tokyo, S 274–288

Grefe U (2007) 3+4=8 Vergraben und verschüttet sind meine Worte. Schulz-Kirchner Verlag, Idstein

Grice HP (1975) Logic and conversation. In: Cole P, Morgan JL (eds) Syntax and semantics, vol 3. Academic, New York

Grohnfeld M (Hrsg) (1993) Zentrale Sprach- und Sprechstörungen. Handbuch der Sprachtherapie Bd 6. Marhold, Berlin

Gutknecht CH (Hrsg) (1977) Grundbegriffe und Hauptstörungen der Linguistik. Hoffmann & Campe, Hamburg

Gutknecht CH, Panther KU (1973) Generative Linguistik. Ergebnisse moderner Sprachforschung. Kohlhammer, Stuttgart

Hanke R (1988) Bericht über eine Aphasikergruppe. Aphasie und verwandte Gebiete 4:1–17

Hatfield FM, Elvin MD (1978) Die Behandlung des Agrammatismus bei Aphasikern. Sprache Stimme Gehör 2:145–151

Heeschen C, Reischies F (1981) Zur Lateralisierung von Sprache. Argumente gegen eine Überbewertung der rechten Hemisphäre. In: Schnelle H (Hrsg) Sprache und Gehirn. Roman Jakobson zu Ehren. Suhrkamp, Frankfurt

Helm-Estabrooks N, Fitzpatrick PM, Barresi B (1982) Visual action therapy for global aphasics. Speech Hear Disord 47:385–389

Hennig J, Huth L (1975) Kommunikation als Problem der Linguistik. Vandenhoeck & Ruprecht, Göttingen

Herrigel E (1956) ZEN in der Kunst des Bogenschiessens. Otto-Wilhelm-Barth, München

Hielscher M, Rickheit G, Schade U (2008) Aphasie. Stauffenburg, Tübingen

Hinckeldey S von (1983) Kommunikationstraining und Rollenspiel in einer Gruppentherapie für Aphasiker. Sprache Stimme Gehör 7:101–105

Hoffmann J (1980) Klassifizierung und Übertragbarkeit semantischer Relationen im menschlichen Gedächtnis. In: Bierwisch M (Hrsg) Psychologische Effekte sprachlicher Strukturkomponenten. Fink, München, S 145–190

Hoffmann J (1986) Die Welt der Begriffe. Psychologische Untersuchungen zur Organisation des menschlichen Wissens. VEB Deutscher Verlag der Wissenschaften, Berlin

Hofmann E (1987) Der Aachener Aphasie-Test als therapierelevantes Abklärungsverfahren? Neurolinguistik 1:27–39

Hofstadter DR (1985) Gödel, Escher, Bach. Ein Endloses Geflochtenes Band. KlettCotta, Stuttgart

Höhle B (1995) Aphasie und Sprachproduktion. Sprachstörungen bei Broca- und Wernicke-Aphasikern. Westdeutscher Verlag, Opladen

Hörmann H (1970) Psychologie der Sprache. Springer, Berlin Heidelberg New York

Hörmann H (1978) Meinen und Verstehen. Suhrkamp, Frankfurt

Hörmann H (1987) Einführung in die Psycholinguistik, 2. Aufl. Wissenschaftliche Buchgesellschaft, Darmstadt

Howard D, Hatfield FM (1987) Aphasia Therapy. Historical and Contemporary Issues. Lawrence Erlbaum, Hove

Huber W (1985) Sprachliche Strukturen und Strategien bei Aphasie. Unveröff. Habilitationsschrift, Aachen

Huber W (1988) Methodik und Erfolg der Aphasietherapie. Therapiewoche 38:2294–2300

Huber W (1989) Dysarthrie. In: Poeck K (Hrsg) Klinische Neuropsychologie. Thieme, Stuttgart, S 137–164

Huber W, Poeck K, Springer L (2006) Klinik und Rehabilitation der Aphasie. Thieme, Stuttgart

Huber W Poeck K, Springer L (1991) Sprachstörungen. Ursachen und Behandlung von Sprachstörungen (Aphasien) durch Schädigung des zentralen Nervensystems. Trias, Stuttgart

Huber W Poeck K, Weniger D (1989) Aphasie. In: Poeck K (Hrsg) Klinische Neuropsychologie, 2. Aufl. Thieme, Stuttgart, S 89–137

Huber W Poeck K, Weniger D, Willmes K (1983) Der Aachener Aphasie-Test (AAT). Hogrefe, Göttingen

Huber W, Klingenberg G, Poeck K, Willmes K (1993) Die Supplemente zum Aachener Aphasie-Test. Aufbau und Resultate der Validierung. Neurolinguistik 7(1):43–66

Huber W, Willmes K, Göddenhenrich S (1988) Die Diagnose von aphasischen Leistungsdissoziationen beim lexikalischen Diskriminieren. In: Günther K-B (Hrsg) Sprachstörungen. Probleme ihrer Diagnostik bei mentalen Retardierungen, Entwicklungsdysphasien und Aphasien. Schindele, Heidelberg, S 306–352

Huemer-Drobil B, Kletter G, Langbein L (1987) Leben nach dem Schlag¬anfall. Ein Ratgeber für Kranke, ihre Familien und Betreuer. Kiepenheuer & Witsch, Köln

Hüttemann J (1990) Sprachstörung und Kommunikation aus hand¬lungstheoretischer Sicht, Diagnostische und therapeutische Aspekte eines handlungsorientierten Konzepts zur Patholinguistik. Narr, Tübingen

Jackson JH (1874) On the nature of the duality of the brain. In: Jackson JH (ed) (1958) Selected writings, vol 2. Staples, London, pp 129–145

Jakobson R (1981) Gehirn und Sprache. Gehirnhälften und Sprachstruktur in wechselseitiger Beleuchtung. In: Schnelle H (Hrsg) Sprache und Gehirn. Suhrkamp, Frankfurt/M., S 18–40

Johannsen-Horbach H, Wallesch C-W (1988) Indikationen nonverbaler Behandlungsansätze in der Aphasietherapie. Neurolinguistik 1:1–20

Kafka F (1952) Gesammelte Werke. Erzählungen. Fischer, Frankfurt

Kay J, Lesser R, Coltheart M (1992) Psycholinguistic Assessments of Language Processing in Aphasia. Lawrence Erlbaum, Hove

Keller U (2010) Plötzlich sprachlos. Diagnose: Schlaganfall. Hartung-Gorre Verlag, Konstanz

Kelter ST (1990) Aphasien. Hirnorganisch bedingte Sprachstörungen und Kognitive Wissenschaft. Kohlhammer, Stuttgart

Kemelmann H (1969) Quiz mit Kemelmann. Rowohlt, Reinbek (roro thriller 2172)

Kessler J, Kalbe E, Heiss W-D (2003) Sprachstörungen – Phänomenologie, Diagnostik und Therapie der Aphasie. UNI-MED Verlag, Bremen

Kleist H von (1978) Über die allmähliche Verfertigung der Gedanken beim Reden. In: Heinrich v. Kleist, Werke und Briefe, Bd 3. Aufbau, Berlin, S 453–459

Klingenberg G (1990) Zur Erfassung von Oberflächendyslexie mit Hilfe des AAT Supplements »Dyslexie«. In: Mellies R, Ostermann F, Winneken A (Hrsg) Beiträge zur interdisziplinären Aphasieforschung. Narr, Tübingen, S 31–45

Köhler T (2001) Biopsychologie. Ein Lehrbuch. Kohlhammer, Stuttgart

Kolb B, Wishaw JQ (1993) Neuropsychologie. Spektrum, Heidelberg

Körner A (1991) Maximen des aphasischen Diskurses. In: Simon B, Körner A (Hrsg) Gruppentherapie in der klinischen Linguistik. Lang, Frankfurt/M., S 73–87

Kosa U (1994) Sprechende Computer in der pädagogischen Praxis. Deutscher Studien Verlag, Weinheim

Kotten A (1981) Aphasietherapie: Linguistisch gesteuerter Wiedererwerb der Muttersprache. In: Peuser G, Winter S (Hrsg) Angewandte Sprachwissenschaft: Grundfragen – Bereiche – Methoden. Bouvier, Bonn, S 361–390

Kotten A (1984) Phonematische und phonetische Probleme in Sprachproduktion und Perzeption und ihre Konsequenzen für die Aphasietherapie. In: Roth VM, S 83–99

Kotten A (1986) Sprechen – fast wie im täglichen Leben? In: Mellies R, Ostermann F, Vauth F (Hrsg) Erschwerte Kommunikation und ihre Analyse. Buske, Hamburg, S 127–153

Kotten A (1989a) Evaluation von Aphasietherapie. Neurolinguistik 3: 83–106

Kotten A (1989b) Textproduktion bei Aphasie. In: Antos G, Krings HP (Hrsg) Textproduktion. Ein interdisziplinärer Forschungsüberblick. Niemeyer, Tübingen, S 463–482

Kotten A (1990) Rehabilitation sprachlicher Kommunikationsstörungen. NeuroPsychologie 1:45–56

Kotten A (1991a) Aphasietherapie auf neurolinguistischer Basis. In: Blanken G (Hrsg) Einführung in die linguistische Aphasiologie. Hochschulverlag, Freiburg, S 381–408

Kotten A (1991b) Gruppentherapie. Ein kritischer Überblick. In: Simons B, Körner A (Hrsg) Gruppentherapie in der Klinischen Linguistik. Lang, Frankfurt/M., S 21–49

Kotten A (1993) Theoretische Grundlagen therapeutischer Verfahren: Modelle und Methoden in der Aphasietherapie. In: Grohnfeld M (Hrsg) Zentrale Sprach- und Sprechstörungen. Handbuch der Sprachtherapie 6. Marhold, Berlin

Kotten A (1994) Offene Fragen: Zur Anwendung von Prozessmodellen in der Aphasietherapie. In: Ohlendorf I, Pollow T, Widdig W, Linke D (Hrsg) Sprache und Gehirn. Festschrift zum 85. Geburtstag von Anton Leischner. Hochschul Verlag, Freiburg

Kotten A (1997) Lexikalische Störungen bei Aphasie. Georg Thieme, Stuttgart

Krämer G (1993) Dem Schlaganfall vorbeugen. Durchblutungsstörungen des Gehirns, Risikofaktoren, Warnsignale, Untersuchungs- und Behandlungsmöglichkeiten. TRIAS, Stuttgart

Kroker I (1993) Sprachverluste nach Schlaganfall. Ein Leitfaden für Aphasiker und deren Angehörige, 3. Aufl. Haug, Heidelberg

Lang CH, v. Stockert TR (1986) Zum gegenwärtigen Stand der Aphasietherapie. Fortschr Neurol Psychiatr 54:119–137

Langen EG de (1988) Lesen und Schreiben. In: v. Cramon D, Ziehl J (Hrsg) Neuropsychologische Rehabilitation. Springer, Berlin Heidelberg New York Tokyo, S 289–305

Lebrun Y (1990) Mutism. Whurr, London

Leischner A (1987) Aphasien und Sprachentwicklungsstörungen, 2. Aufl. Thieme, Stuttgart

Lenneberg EH (1972) Biologische Grundlagen der Sprache. Suhrkamp, Frankfurt

Lenz S (1981) Der Verlust. Hoffmann & Campe, Hamburg

Lesser R (1978) Linguistic investigations of aphasia. Arnold, London

Lesser R (1985) Aphasia therapy in the early 1980s. In: Newman St, Epstein R (eds) Dysphasia, Churchill Livingstone, Edinburgh, pp 198–216

Lesser R, Milroy L (1993) Linguistics and Aphasia. Psycholinguistic and Pragmatic Aspects of Intervention. Longman, London New York

Letsche K (1988) Agrammatismus und syntaktische Theorie – zur methodischen und empirischen Problematik der linguistischen Beschreibung eines aphasischen Syndroms. SAIS Arbeitsberichte, Heft 10. Christian-Albrechts-Universität, Kiel

Leuninger H (1986) Modularität und Autonomie von Sprachverarbeitungssystemen. In: FLF Frankfurt Linguistische Forschungen. Institut f. Deutsche Sprache und Literatur II, Johann Wolfgang Goethe-Universität, Frankfurt

Leuninger H (1989) Neurolinguistik. Westdeutscher Verlag, Opladen

Levelt WJM (1989a) Speaking. From intention to articulation. MIT Press, Cambridge/MA

Levelt WJM (1989b) Hochleistung in Millisekunden – Sprechen und Sprache verstehen. Universitas. Wiss Kunst Lit 1:56–68

Liberman AM, Cooper FS, Shankweiler DS, Studdert-Kennedy M (1967) Perception of the speech code. Psychol Rev 74:431–461

Lichtheim L (1985) Über Aphasie. Dtsch Archi Klin Med 36:204–268

Linck H-A, Fröscher M (1984) Medizinische Grundlagen der Aphasie. In: Bundesarbeitsgemeinschaft Hilfe für Behinderte (Hrsg) Aphasie. Kommunikation zwischen Partnern. Düsseldorf

Linke D (1981) Ganzheit und Teilbarkeit des Gehirns. Aphasie ist keine Störung des Kommunikationsvermögens. In: Schnelle H (1981) Sprache und Gehirn. Suhrkamp, Frankfurt, S 81–96

Luria AR (1970) Die höheren kortikalen Funktionen des Menschen und ihre Störungen bei örtlichen Hirnschädigungen. VEB Deutscher Verlag der Wissenschaften, Berlin

Luria AR (1982) Sprache und Bewußtsein. Volk & Wissen, Berlin

Luria AR (1991) Der Mann, dessen Welt in Scherben ging. Rowohlt, Reinbek

Luria AR (1992) Das Gehirn in Aktion. Einführung in die Neuropsychologie. Rowohlt, Reinbek

Luria AR (1993) Romantische Wissenschaft. Forschungen im Grenzbezirk von Seele und Gehirn. Rowohlt, Reinbek

Lutz L (2010) Grammatik im Dialog. Therapievorlagen zu MODAK. Prolog, Köln

Lutz L (1981) Zum Thema »Thema«. Hamburger Buchagentur, Hamburg

Lutz L (2009) MODAK – Modalitätenaktivierung in der Aphasietherapie. Springer, Heidelberg Berlin

Lyncker B (1995) Aphasisch gestörte Spontansprache im Englischen und Deutschen unter Betrachtung ihrer syntaktischen Besonderheiten. Unveröffentlichte Magisterarbeit. Universität Hamburg

Mann M (1989) Projektbericht über den Computer-Einsatz in der Hamburger Selbsthilfegruppe der Aphasiker. Unveröff. Manuskr.

Marshall JC, Newcombe F (1980) The conceptual status of deep dyslexia: an historical perspective. In: Coltheart M, Patterson K, Marshall JC (eds) Deep dyslexia. Routledge & Kegan Paul, London, pp 1–21

Mäurer H-C (1989) Schlaganfall. Rehabilitation statt Resignation. Thieme, Stuttgart

Mäurer H-C (Hrsg) (1989) Schlaganfall. Rehabilitation statt Resignation. Thieme, Stuttgart

Mäurer H-C, Mäurer R (1991) Der Schlaganfall. Ursachen, Vorbeugung, die Behandlung im Krankenhaus, Rehabilitation und Rückkehr in den Alltag. Ein Ratgeber für Patienten und Angehörige. TRIAS, Stuttgart

McCrum R (1998) Mein Jahr Draußen. Wiederentdeckung des Lebens nach einem Schlaganfall. Berlin Verlag, Berlin

Meinhold G, Stock E (1980) Phonologie der deutschen Gegenwartssprache. VEB Bibliographisches Institut, Leipzig

Mellies R (1989) Die Zusammenarbeit zwischen Betroffenen und Linguisten in Selbsthilfegruppen. Aphasie Sprachverlust 36:18–23

Mellies R, Ostermann F, Vauth F (1986) Erschwerte Kommunikation und ihre Analyse. Buske, Hamburg

Mellies R, Ostermann F, Winneken A (Hrsg) (1990) Beiträge zur interdisziplinären Aphasieforschung. Narr, Tübingen

Mellies R, Winneken A (1990) Aphasie und Emotion. In: Ehlich K, Koerfert A, Redder A, Weingarten R (Hrsg) Medizinische und therapeutische Kommunikation. Westdeutscher Verlag, Opladen, S 309–320

Menninger D (1992) Lerne Abschied nehmen. Protokolle eines Schlaganfalls. Fischer, Frankfurt

Mickeleit B (1988) Ein Aphasiker erlebt seine Rehabilitation: Erfahrungen nach einer Hirntumor-Operation. Reha-Verlag, Bonn

Middeldorf V (1999) Komm doch aus dem Schweigen. Sprachliche Handicaps und ihre erfolgreiche Behandlung. Verlag Gesundheit, Berlin

Miller GA (1956) The magical number seven plus or minus two. Psychol Rev 63:81–97

Miller GA (1993) Wörter. Spektrum der Wissenschaft, Heidelberg

Missun D (1987) Probleme von Schreibstörungen bei Aphasie. Unveröff. Examensarbeit, Universität Hamburg

Morton J (1980) The Logogen Model and orthographic structure. In: Frith U (Hrsg) Cognitive Process in Spelling. Academic Press, London New York, pp 117–135

Moss CS (1972) Recovery with aphasia. The aftermath of my stroke. University of Illinois Press, Urbana

Müller H M, Rickheit G (Hrsg) (2003) Neurokognition der Sprache. Stauffenburg Verlag, Tübingen

Neppert J, Petursson M (1986) Elemente einer akustischen Phonetik. Buske, Hamburg

Neubert C, Rüffler N, Zeh-Hau M (1992) Neurolinguistische Aphasietherapie. Materialien. NAT, Hofheim

Newman ST, Epstein R (Hrsg) Current perspectives in dysphasia. Churchill Livingston, Edinburgh

Nietzsche F (1921) Die fröhliche Wissenschaft. In: Nietzsche Werke, Bd. 5. Körner, Stuttgart, S 3–368

Oeser E, Seitelberger F (1995) Gehirn, Bewußtsein und Erkenntnis. Wissenschaftliche Buchgesellschaft, Darmstadt

Ohlendorf IM, Pollow TA, Widdig W, Linke DB (Hrsg) (1994) Sprache und Gehirn. Grundlagenforschung für die Aphasietherapie. 3. Rhein-Ruhr-Meeting in Bonn. Hochschulverlag Freiburg

Ostermann F (Hrsg) (2003) Ohne Worte. Sprachverarbeitung und Therapie bei globaler Aphasie. Verlag modernes Lernen, Borgmann KG, Dortmund

Parr S, Byng S, Gilpin S, Ireland Ch (1999) Aphasie. Leben mit dem Sprachverlust. Ullstein Medical, Wiesbaden

Peuser G (1978) Aphasie. Eine Einführung in die Patholinguistik. Fink, München, Patholinguistica 3

Peuser G (Hrsg) (1979) Studien zur Sprachtherapie. Fink, München, Patholinguistica 4

Pfretzschner A (1986) Probleme von Lesestörungen bei Aphasie. Unveröff. Examensarbeit, Universität Hamburg

Pinker St (1996) Der Sprachinstinkt. Kindler, München

Pinker St (1998) Wie das Denken im Kopf entsteht. Kindler, München

Pinker St (1999) Words and Rules. The Ingredients of Language. Weidenfels & Nicolson, London

Plauen EO (1962) Vater und Sohn. Südverlag, Konstanz

Poeck K (1981) Was verstehen wir unter aphasischen Syndromen? In: Schnelle H (Hrsg) Sprache und Gehirn. Suhrkamp, Frankfurt/M., S 97–109

Poeck K (Hrsg) (1989) Klinische Neuropsychologie, 2. Aufl. Thieme, Stuttgart

Ponzio J, Lafond D, Degiovani R, Joanette Y (1991) L' Aphasique. Edisem, Quebec

Pöppel E (1997) Grenzen des Bewusstseins. Insel, Frankfurt/M. Leipzig

Pössl J, Mai N (2002) Rehabilitation im Alltag. Ein Ratgeber für Angehörige hirngeschädigter Patienten. Borgmann, Dortmund

Pullwitt E (2009) Im Lande Gänseklein. Edition Ebersbach, Berlin

Pulvermüller F (1996) Aphasische Kommunikation. Grundfragen ihrer Analyse und Therapie. Narr, Tübingen

Pulvermüller F (1991) Sprachübungsspiele in der Gruppe. In: Simon B, Körner A (Hrsg) Gruppentherapie in der Klinischen Linguistik. Lang, Frankfurt/M., S 61–72

Quasthoff UM (1990) Das Prinzip des primären Sprechers, das Zuständigkeitsprinzip und das Verantwortungsprinzip. Zum Verständnis von »Alltag« und »Institution« am Beispiel der Verteilung des Rederechts in Arzt-Patient-Interaktion. In: Ehlich K, Koerfer A, Redder A, Weingarten R (Hrsg) Medizinische und therapeutische Kommunikation. Westdeutscher Verlag, Opladen, S 66–81

Reichert H (1990) Neurobiologie. Thieme, Stuttgart

Reinhold G (2001) Zum Schweigen verurteilt. Der Kampf der 5 Jahre. Buchverlag Andrea Schmitz, Toppenstedt

Reitz J (1994) Erworbene Schriftsprachstörungen. Eine neurolinguistische Aufgabensammlung zur Erfassung schriftsprachlicher Leistungen. Westdeutscher Verlag, Opladen

Rickheit G, Mellies R, Winneken A (Hrsg) (1992) Linguistische Aspekte der Sprachtherapie: Forschung und Intervention bei Sprachstörungen. Westdeutscher Verlag, Opladen

Ross FC, Whurr R, Wyke MA (1987) Aphasia. Whurr, London

Rossberg K-A (1990) Sprachstörungen nebensächlich? Vortrag bei der Mitgliederversammlung des BRA September 1990 in Bad Bevensen. Aphasie Sprachverlust 41:7–10

Roth G (1994) Das Gehirn und seine Wirklichkeit. Suhrkamp, Frankfurt/M.

Roth VM (1984) Sprachtherapie. Narr, Tübingen

Roth VM (1987) PAKT und STACH. In: Roth VM (Hrsg) Kommunikation trotz gestörter Sprache. Narr, Tübingen, S 101–117

Roth VM (Hrsg) (1989) Kommunikation trotz gestörter Sprache. Narr, Tübingen

Roth VM (Hrsg) (1992) Computer in der Sprachtherapie. Neue Wege. Narr, Tübingen

Roth VM, Messmer D (1991) WEGE zum computerunterstützten Sprachtraining und Philosophie der Sprachhandlungen. In: Simons B, Körner A (Hrsg) Gruppentherapie in der Klinischen Linguistik. Lang, Frankfurt/M., S 103–119

Roth VM, Pulvermüller F (1987) Sprachspiel, Witz und Weisheit. Aphasie 29:19–25

Roth VM, Pulvermüller F (1988) Sprach-Spiel. In: Aphasie: Sprachverlust 30:29–32

Rueffer AM (1987) Herr, ich kann schweigen. Texte einer Genesung. Patmos, Düsseldorf

Sabadel (1980) L'Homme qui ne savait plus parler. Nouvelles editions baudiniere, Paris

Sacks O (1987) Der Mann, der seine Frau mit einem Hut verwechselte. Rowohlt, Reinbek

Sacks O (1991) Awakenings – Zeit des Erwachens. Rowohlt, Reinbek

Salinas DC (1993) Texte verstehen. Materialien zur Diagnostik und Therapie. Borgmann, Dortmund

Saur D, Lange R, Baumgaertner A, Schraknepper V, Willmes K, Rijntjes M et al. (2006) Dynamica of language reorganization after stroke. Brain 129: 1371-84.

Saussure F de (1967) Grundfragen der Allgemeinen Sprachwissenschaft, 2. Aufl. de Gruyter, Berlin

Schalch F (1992) Schluckstörung und Gesichtslähmung. G. Fischer, Stuttgart

Schlenck C, Schlenck KJ, Springer L (1995) Die Behandlung des schweren Agrammatismus. Reduzierte-Syntax-Therapie (REST). Thieme, Stuttgart New York

Schlote W (1988) Sprache und Sprachstörungen – Neuroanatomie und Neurophysiologie. In: Radigk W (Hrsg) Sprache und Sprachstörungen. Neurologie – Sprachheilpädagogik – Linguistik. Modernes lernen, Dortmund, S 13–50

Schmidt K (2009) Du stirbst nicht. Kiepenheuer & Witsch, Köln

Schmidt-Heikenfeld E (1987) Semantisches Sortieren bei Aphasie. Rader, Aachen

Scholz W von (1980) Merkwürdige Rettung. In: Thiel H (Hrsg) Kurze Geschichten zum Nacherzählen und für andere sprachliche Übungen. Diesterweg, Frankfurt, S 12

Schönebeck S (1989) Übungen zur Aphasiebehandlung. Borgmann, Dortmund

Schröder A, Lorenz A, Burchert F, Stadie N (2009) Komplexe Sätze. NAT-Verlag, Hofheim

Schuell H (1974) Aphasia theory and therapy. University Park Press, Baltimore

Schulz von Thun F (1987) Miteinander reden. Störungen und Klärungen. Psychologie der zwischenmenschlichen Kommunikation. Rowohlt, Reinbek

Schweizerische Arbeitsgemeinschaft für Aphasie SAA (1997) Aphasie – Sprachverlust. Ein Informationsheft für Betroffene und deren Angehörige, für Betreuer, Pflegepersonal, Sozialdienste und andere Interessierte, 2. Aufl. Sempach

Shepherd GM (1993) Neurobiologie. Springer, Berlin Heidelberg

Shewan CM, Bandur DL (1986) Treatment of aphasia. Taylor & Francis, London

Simenon G (1979) Die Glocken von Bicêtre. Diogenes Taschenbuch Nr. 13518. Diogenes, Zürich (Schlaganfall)

Simons B (1992) Linguistische Übungen für Sprachgestörte. Ein Übungsbuch für Patienten und Angehörige. Lang, Frankfurt Bern New York Paris

Simons B (1994) Schreib- und Leseübungen für Sprachgestörte. Ein Übungsbuch für Patienten und Angehörige. Lang, Frankfurt Bern New York Paris

Simons B (Hrsg) (1996) Gruppentherapie bei Aphasie. Probleme und Lösungen. Bad Salzhausener Beiträge zur Aphasieforschung Bd 6. Peter Lang, Frankfurt Bern New York Paris

Simons B, Körner A (Hrsg) (1991) Gruppentherapie in der Klinischen Linguistik. Lang, Frankfurt Bern New York Paris

Simons B, Körner A (Hrsg) (1996) Gruppentherapie in der Klinischen Linguistik 2. Lang, Frankfurt Bern New York Paris

Sommerfeldt H (1987) Geänderte Tage. Leben nach dem Schlaganfall. Alekto, Klagenfurt

Sparks RW, Deck JW (1986) Melodic intonation therapy. In: Chapey R (ed) Language intervention strategies in adult aphasia. Williams & Wilkins, Baltimore, pp 320–333

Spitzer M (1996) Geist im Netz. Spektrum Akademischer Verlag, Heidelberg Berlin

Springer L (1985) Erfahrungen mit der Visual Action Therapy. In: Springer L, Kattenbeck G (Hrsg) Aphasie. tuduv, München, S 205–228

Springer L, Deutsch G (1988) Linkes rechtes Gehirn. Funktionelle Asymmetrien. Spektrum der Wissenschaft, Heidelberg

Springer L, Kattenbeck G (Hrsg) (1985) Aphasie. tuduv, München

Springer L, Weniger D (1980) Aphasietherapie aus logopädisch-linguistischer Sicht. In: Böhme G (Hrsg) Therapie der Sprach-, Sprech- und Stimmstörungen. Fischer, Stuttgart, S 190–207

Stachowiak FJ (1987a) Computer als Werkzeug der Sprachtherapie. Neurolinguistik 1:57–94

16

Stachowiak FJ (1987b) Sprachtherapie am Computer. In: Tagungsbericht: Symposium »Computer helfen heilen«, Ludwigshafen. Kuratorium ZNS, Bonn

Stachowiak FJ (1992a) Was leisten Computer in der Aphasietherapie? In: Widdig W, Ohlendorf I, Pollow TA, Malin JP (Hrsg) Sprache und Sprechen aus neurolinguistischer und medizinischer Sicht. Beiträge des 1. Rhein-Ruhr-Meetings Bochum 1991. Freiburg, S 85–139

Stachowiak FJ (1992b) Computer based aphasia therapy with the Lingware/STACH system. In: Stachowiak FJ, de Bleser R, Deloche G, Kashel R, North P, Pizzomiglio L, Robertson J, Wilson B (Hrsg) Developments in the Assessment and Rehabilitation of Brain-damaged Patients. Perspectives from a European Concerted Action. Narr, Tübingen

Stadie N, Schröder A (2009) Kognitiv orientierte Sprachtherapie. Methoden, Material und Evaluation für Aphasie, Dyslexie und Dysgraphie. Urban & Fischer, München Jena

Stark J (1992) Erfahrungen aus dem Leben des Alltags. ELA. Eine Fotoserie für Sprachtraining, Sprachtherapie und Sprachevaluierung, die die Kreativität und Phantasie fördert. Jacqueline Stark, Wien

Steiner J (1989) Der kommunikative Ansatz in der Aphasietherapie. Die Sprachheilarbeit 34:80–85

Steiner J (1991) Argumente pro PACE. Neurolinguistik 5(2):131–134

Steiner J (1992) Die phonologische Dimension gestörter Sprache. Theoretische Reflexion, Diagnose und Therapie bei Aphasie. Wilhelm Fink, München

Steiner J (1993) Grundzüge einer ganzheitlichen Aphasiebehandlung und -forschung. In: Grohnfeld M (Hrsg) Zentrale Sprach- und Sprechstörungen. Handbuch der Sprachstörungen 6. Marhold, Berlin

Steiner J (1994) »Du kannst mich einfach gut verstehen«. Erfolgreiche Strategien in Gesprächen. LOGOS INTERDISZIPLINÄR:288–294

Steiner J (Hrsg) (2002) «Von Aphasie mitbetroffen". Zum Erleben von Angehörigen aphasiebetroffener Menschen. Steiner, Zell am Hamersbach

Stockert TR von (1984) Theorie und Praxis der Aphasietherapie. Fink, München, Patholinguistica 12

Surminski A (1988) Kudenow oder An fremden Wassern weinen. Rowohlt, Reinbek

Tannen D (1994) Das hab' ich nicht gesagt. Kommunikationsprobleme im Alltag. Goldmann Sachbücher. Goldmann, München

Taylor ML (1981) Mit Aphasikern leben. Reinhard, München
Teil 1 (1992) Lexikalisch-semantische Störungen Teil 2 (1992) Agrammatismus
Teil 3 (1994) Lexikalisch-phonematische Störungen Teil 4 (1995) Bild-semantische Störungen Neurolinguistik. Zeitschrift für Aphasieforschung und -therapie. Hochschulverlag, Freiburg

Tesak J (1991) Zur Variabilität linguistischer Aspekte in aphasischer Sprache. In: Simons B, Körner A (Hrsg) Gruppentherapie in der Klinischen Linguistik. Lang, Frankfurt/M., S 163–202

Tesak J (2006) Einführung in die Aphasiologie. Thieme, Stuttgart New York

Tesak J (2007) Grundlagen der Aphasietherapie. Schulz-Kirchner, Idstein

Tesak J (2005) Geschichte der Aphasie. Schulz-Kirchner, Idstein

Tropp Erblad I (2008) Katze fängt mit S an. Aphasie oder der Verlust der Wörter. Fischer, Frankfurt

Tsvetkova LS (1982) Aphasietherapie bei örtlichen Hirnschädigungen. Narr, Tübingen

Tucholsky K (1960) Mir fehlt ein Wort. In: Panter, Tiger & Co. Rowohlt, Reinbek, S 106–107

Vogel M, Ziegler W Morasch H (1988) Sprechen. In: v. Cramon D, Zihl J (Hrsg) Neuropsychologische Rehabilitation. Springer, Berlin Heidelberg New York Tokyo, S 319–359

Vogeler I (1988) Die zerebrale Organisation von Sprachen bei mehrsprachigen Aphasikern und ihr Einfluss auf deren sprachliche Restitution. Unveröff. Magisterarbeit, Universität Hamburg

Vormbrock S (1984) Zum Sprachverhalten von Aphasikern. Linguistische Merkmale aphasischen Dialogverhaltens. Unveröff. Examensarbeit, Universität Hamburg

Waalkes O (1989) Das Buch der Ottifanten. Rasch & Röhring, Hamburg

Wahmhoff S (1980) Inneres Sprechen. Psycholinguistische Untersuchungen an aphasischen Patienten. Beltz, Weinheim

Wallesch C-W (1993) Medizinische Grundlagen bei erworbenen zentralen Kommunikationsstörungen. In: Grohnfeld M (Hrsg) Zentrale Sprach- und Sprechstörungen. Handbuch der Sprachtherapie 6. Marhold, Berlin, S 13–29

Wallesch W (1986) Fokale und generalisierte Störungen höherer Hirnleistungen. Z Allg Med 62:1212–1217

Wallesch W (1990) Zum Problem der Repräsentation höherer Hirnleistungen. In: Ehlich K, Koerfer A, Redder A, Weingarten R (Hrsg) Medizinische und therapeutische Kommunikation. Westdeutscher Verlag, Opladen, S 276–291

Watzlawick P, Beavin JH, Jackson DD (1969) Menschliche Kommunikation. Formen Störungen Paradoxien. Huber, Bern

Wehmeyer M, Grötzbach H (2010) Aphasie. Wege aus dem Sprachdschungel. Springer, Berlin Heidelberg

Weigl E (1981) Neuropsychology and neurolinguistics. Selected papers. Mouton, The Hague

Weigl I (1979) Neuropsychologische und psycholinguistische Grundlagen eines Programms zur Rehabilitation aphasischer Störungen. In: Peuser G (Hrsg) Studien zur Sprachtherapie. Fink, München, S 491–514

Weinert S (1991) Spracherwerb und implizites Lernen. Studien zum Erwerb sprachanaloger Regeln bei Erwachsenen, sprachunauffälligen und dysphasisch sprachgestörten Kindern. Hans Huber, Bern Göttingen Toronto

Wepman JM (1972) Aphasia therapy: a new look. J Speech Hear Res 37:203–214

Wernicke C (1974) Der aphasische Symptomcomplex. Eine psychologische Studie auf anatomischer Basis. Reprint. Springer, Berlin Heidelberg New York Tokyo

Whitehouse E (1989) Zu leben ist uns aufgetragen. Ekelmann, Berlin

Woolf V (1977) Orlando. Fischer, Frankfurt

Wygotski LS (1979) Denken und Sprechen. Fischer Taschenbuch, Frankfurt

Ziegler W (1991) Sprechapraktische Störungen bei Aphasie. In: Blanken (Hrsg) Einführung in die linguistische Aphasiologie. Theorie und Praxis. Hochschul-Verlag, Freiburg

Zimmer DE (1987) So kommt der Mensch zur Sprache. Haffmanns, Zürich

16.3 Internet

www.aphasiker.de
www.computer-fuer-behinderte.de/produkte/2komm-wordq.htm
www.noten-klavier.de
www.shopping.com/xFS?KW=diktierger%C3%A4te&CLT=SAS
www.wikipedia.org/wiki/Diktierger%C3%A4twww.

Wichtige Adressen

Bundesverband für die Rehabilitation der Aphasiker e. V.
(BRA)
Wenzelstraße 19
97084 Würzburg
Tel.: 0931/250130-0
info@aphasiker.de
www.aphasiker.de
Der Bundesverband gibt Auskunft über alle Beratungs-
und Selbsthilfe-Zentren.

Aphasiker-Zentrum Unterfranken GmbH
Robert-Koch-Str. 36
07080 Würzburg
Tel.: 0931/29975-0
info@aphasie-unterfranken.de
www.aphasie-unterfranken.de
Dieses Zentrum veranstaltet jährlich die Würzburger
Aphasie-Tage (WAT).

Stiftung Deutsche Schlaganfall-Hilfe
Carl-Miele-Straße 210
33311 Gütersloh
Tel.: 01805/093093
info@schlaganfall-hilfe.de
www.schlaganfall-hilfe.de

Bundesarbeitsgemeinschaft Hilfe für Behinderte e. V.
(BAGH)
Kirchfeldstraße 149
40215 Düsseldorf
Tel.: 0211/31006-0
info@bag-selbsthilfe.de
www.bag-selbsthilfe.de

Bundesarbeitsgemeinschaft für Rehabilitation
Solmsstraße 18
60486 Frankfurt/Main
Tel.: 069/605018-0
info@BAR-Frankfurt.de
www.bar-frankfurt.de

Schweizerische Arbeitsgemeinschaft für Aphasie:
aphasie suisse
Habsburger Straße 20
CH-6003 Luzern
Tel.: 0041/41/2400583
info@aphasie.org
www.aphasie.org

Fragile Suisse
Beckenhofstraße 70
CH-8006 Zürich
mail@fragile.ch
www.fragile.ch

Selbsthilfegruppen für Aphasie in Österreich
www.netdoktor.at

Lachen
Leben!
Denken!
Ja! Wirklich wahr!

Kopf ist da,
strengt an,
aber macht nichts:
Zeit, viel Zeit!

Kommt –
Aber kommt langsam!

Ingo

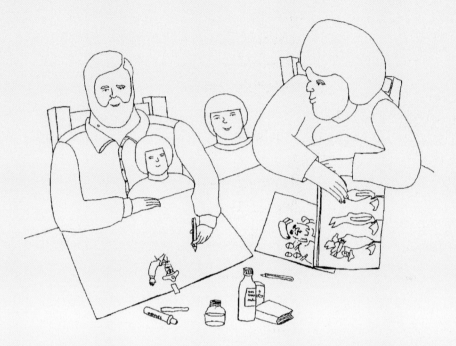

Sabadel hat wieder Mut zum Leben.